中药材种子质量检验方法研究

主　编　李先恩　魏建和

编　委

丁万隆	于福来	马小军	王子艳	王文全	刘玉军	王秋玲	王　钰
王俊杰	王继永	王喜军	刘义梅	刘春生	孙卫邦	任跃英	吴　卫
李卫东	李先恩	李学兰	何敬胜	何　瑞	张丽霞	张美德	张　昭
沈晓霞	陈菁瑛	单成钢	金　钺	杨成民	罗光明	侯俊玲	赵润怀
徐　荣	秦民坚	郭巧生	郭　靖	舒少华	董学会	董诚明	蒋舜媛
魏建和							

编写人员

丁万隆	于福来	于　晶	马小军	马满驰	马毅平	王子艳	王志芬
王文全	王文君	王长林	王　波	王　钰	王有为	王秋玲	王俊杰
王宪昌	王继永	王喜军	韦树根	文　浩	方　磊	牛迎凤	由金文
艾伦强	刘　千	刘义梅	刘玉军	刘同宁	刘　丽	刘春生	纪宏亮
孙卫邦	孙荣进	孙　鹏	任广喜	任跃英	吴　卫	吴　波	杜丽华
李卫东	李先恩	李学兰	李晓婷	李建春	李　勇	李隆云	朱玉野
朱再标	朱彦威	邢　丹	何银生	何敬胜	何　瑞	张小广	张　争
张丽霞	张晓丽	张忠廉	张美德	张　昭	张　雪	张蕊蕊	张　锋
张教洪	沈晓霞	邵金凤	孟祥才	姜　丹	陈科力	陈　泉	陈菁瑛
陈董强	陈蔚文	单成钢	金　钺	金顺姬	杨成民	罗光明	贺玉林
姚绍嫦	赵润怀	侯俊玲	秦民坚	倪大鹏	徐　荣	徐常青	唐德英
曹　琦	淡红梅	郭巧生	郭　靖	郭　爽	董学会	董诚明	董青松
蒋舜媛	韩春艳	韩金龙	焦连魁	谢小龙	童家赟	曾　燕	舒少华
隋　春	詹若挺	蔡文国	瞿显友	管燕红	谭　均	魏建和	

人民卫生出版社

·北京·

图书在版编目（CIP）数据

中药材种子质量检验方法研究/李先恩，魏建和主编．—北京：人民卫生出版社，2022.1

ISBN 978-7-117-32703-9

Ⅰ.①中… Ⅱ.①李…②魏… Ⅲ.①药用植物－种子－质量检验－方法研究 Ⅳ.①S567.024

中国版本图书馆 CIP 数据核字（2021）第 277458 号

| 人卫智网 | www.ipmph.com | 医学教育、学术、考试、健康，购书智慧智能综合服务平台 |
| 人卫官网 | www.pmph.com | 人卫官方资讯发布平台 |

中药材种子质量检验方法研究

Zhongyaocai Zhongzi Zhiliang Jianyan Fangfa Yanjiu

主　　编：李先恩　魏建和
出版发行：人民卫生出版社（中继线 010-59780011）
地　　址：北京市朝阳区潘家园南里 19 号
邮　　编：100021
E - mail：pmph @ pmph.com
购书热线：010-59787592　010-59787584　010-65264830
印　　刷：北京盛通印刷股份有限公司
经　　销：新华书店
开　　本：787×1092　1/16　　印张：27
字　　数：591 千字
版　　次：2022 年 1 月第 1 版
印　　次：2022 年 3 月第 1 次印刷
标准书号：ISBN 978-7-117-32703-9
定　　价：228.00 元

打击盗版举报电话：010-59787491　E-mail：WQ @ pmph.com
质量问题联系电话：010-59787234　E-mail：zhiliang @ pmph.com

前　言

　　种子质量是由种子不同特性综合而成,通常包括品种质量和播种质量两个方面。品种质量(genetic quality)是指与遗传特性有关的品质,如品种的特征、特性等,而播种质量(seedling quality)是指种子播种后与田间出苗状况有关的质量,如出苗率、出苗速度、幼苗健壮程度等。种子检验通过对植物种子样品主要质量特性的鉴别、测定,判断和评价种子批种子质量,其目的是防止假冒伪劣种子流入市场、播入田间,保障农业生产的安全与健康发展。种子检验工作贯穿种子工作的各个环节,是种子质量控制与管理的主要依据,提高种子检验水平,对保障种子质量具有重要的作用。

　　我国于1984年曾颁布过粮食、蔬菜、林木和牧草种子质量标准,对当时开展种子检验工作,加强种子质量管理起到了积极作用。随着农业良种化推进和种植业水平的提高,1984年制定的种子检验规程显然不能适应当时种子管理和质量检验工作的需要,并且与国际种子检验规程的技术差异较大,根据国家标准局尽量采纳国际标准和靠拢国际标准的精神,农业部种子检验处于1995年编制和颁布《GB/T 3543.1—1995　农作物种子检验规程　总则》《GB/T 3543.2—1995　农作物种子检验规程　扦样》《GB/T 3543.3—1995　农作物种子检验规程　净度分析》《GB/T 3543.4—1995　农作物种子检验规程　发芽试验》《GB/T 3543.5—1995　农作物种子检验规程　真实性和品种纯度鉴定》《GB/T 3543.6—1995　农作物种子检验规程　水分测定》《GB/T 3543.7—1995　农作物种子检验规程　其他项目检验》等农作物种子检验方法。1996年颁布了《GB 4404.1—1996　粮食作物种子　禾谷类》《GB 4404.2—1996　粮食作物种子　豆类》《GB 4407.1—1996　经济作物种子　纤维类》《GB 4407.2—1996　经济作物种子　油料类》等主要农作物种子质量标准,对规范我国农作物种子质量和检验方法起了巨大的作用。

　　中药材种子种苗质量标准的研究是中药材产业发展的基础,基源准确、种质优良、质量稳定的优质种子不仅能提高药材产量,而且对提高和稳定中药材的质量起着极其关键的作用,是实施中药材生产质量管理规范(GAP)的首要条件。目前在中药材生产中,大多数供生产用的种子种苗靠采集野生或半野生状态的药材种子,家种中药材种子种苗的生产也主要系农户自繁自育,多数既缺乏种子种苗质量标准与检验方法,也无稳定种子种苗生产基地、生产技术规程和严格的制种技术规范。因此,对中药材种子种苗质量标准进行系统的研究,制定出中药材种子种苗质量标准以及相关的技术规范,对规范中药材种子市场,保证中药材的生产质量具有重要意义。

　　"十一五""十二五"期间,在"重大新药创制"国家科技重大专项课题"中药材种子种苗和种植（养殖）标准平台"的支持下，中国医学科学院药用植物研究所联合全国47个大学与科研院校400多名科研人员，开展了柴胡、黄芩、丹参等100多种中药材种子种苗质量检验方法与质量标准的研究。本书就是在上述工作的基础上，总结中药材种子质量检验方法的研究内容撰写而成，内容主要包括中药材种子真实性鉴定、水分测定、重量测定、发芽试验、生活力测定、种子健康度检查等方面。本书编委均为参与国家科技重大专项课题的一线科研人员，每个品种的内容都是试验结果的总结。由于试验样品的代表性问题，部分检验方法与生产实践会有所差异。

　　本书适合种子领域的科研人员、高等院校师生以及种子生产者、经营管理者和使用者在种子采收、调运、播种、贮藏时使用和参考。

　　由于时间仓促和水平所限，本书内容难免存在错误及不足之处，敬请读者指正。

编委会

2021 年 8 月

目　　录

第一章 药用植物种子质量检验方法研究

种子是农业生产中的重要环节，开展种子检验工作，是评定种子质量，提高作物产量和品质的重要保证，也是种子贸易市场的要求。

种子是具有生命的生物产品，其质量状况不同于检验无生命或非生物产品可准确测定，采用的检验方法必须依据种子科学知识和种子检验工作者积累的经验。种子检验结果与所采用的检验方法紧密相关，不同方法往往得到不同的结果。随着种子贸易在全世界范围内的进一步发展，种子检验在世界各地的实验室进行，为了使种子检验结果具有可靠性和重现性，在规定的范围内得到普遍互认，需要制定统一、科学、能被普遍接受的种子检验方法，即检验规程。通过检验规程对种子各质量性状进行科学检测，从而为种子质量分级和综合评价提供理论依据。

第一节 农作物种子质量检验

一、《国际种子检验规程》的建立和发展

1924年，在英国剑桥召开的第四次国际种子检验大会上成立了国际种子检验协会（International Seed Testing Association，ISTA）。ISTA的宗旨是："推动与种子检验和评价的所有有关问题"。其主要目的是制定、修订、出版和推行种子扦样与检验方法的标准程序，促进在国际贸易流通中广泛采用这些标准程序来评价种子质量，积极促进种子科学和技术各领域的研究。

1931年，在ISTA成员和Franck博士的共同努力下，ISTA颁布了第1版《国际种子检验规程》。1953年版《国际种子检验规程》解决了第1版中没有统一的净度和发芽定义问题，此后受到各国的重视和普遍采纳。1976年版《国际种子检验规程》正式分为规程和附件两部分，标志着规程趋向成熟。随着国际种子检验技术的不断发展，ISTA不断将先进、有效的种子检验方法补充到修订规程中，20世纪90年代后，ISTA基本遵循每3年对规程进行一次小修订，每6年进行一次全面修订。如今《国际种子检验规程》被经济合作与发展组织（OECD）的国际种子质量认证制度引用，成为举世公认的国际种子贸易流通必须遵循的准则，被世界各国所普遍采用。

2003年，ISTA秘书处正式颁发的《国际种子检验规程（2003）》在世界各国实施，其分为规程、附件和附录3个部分，由绪言、扦样、净度分析、其他植物种子数测定、发

芽试验、生活力的生物化学测定、种子健康测定、种和栽培品种鉴定、水分测定、重量测定、包衣种子检验、生活力的离体胚测定、称重重复种子测定、X 射线测定、活力测定、容许差距、国际种子检验证书 17 章组成。辅以若干图表和应用示例，详细描述了种子检验原理、定义、检验标准技术和程序。此规程适用于世界上的主要作物种类，但如果不涉及具体细节，则适用于任何作物，甚至适用于文中没有涉及的植物。

二、我国农作物种子检验技术的发展

除少数国家直接执行 ISTA《国际种子检验规程》外，世界上大多数国家根据《国际种子检验规程》的标准化技术，结合本国的具体情况，制定了本国的种子检验规程。我国是农业大国，种子是农业最基本的生产资料，种子质量的控制尤为重要，国家相关部门对农业种子检验规程和相关法规的建立也十分关注。20 世纪 50 年代初，国家启动了种子标准化建设工作，内容包括 5 个方面：种子检验规程、种子质量分级标准、种子生产技术规程、加工包装与贮藏标准和良种标准。通过这 5 个方面，对种子生产加工、包装、运输、贮存、种子检验方法和种子质量等方面做出明确的技术规定，并制定一系列技术标准，对种子产业的各环节进行有效管理。

1955 年，农业部组织起草了《农作物种子检验方法和分级标准》，于 1957 年又对《农作物种子检验实施办法和主要农作物种子分级标准》进行了认真修改，第一次明确了种子质量分级的 4 项技术指标（纯度、净度、发芽率和水分）。1964 年，农业部又重新拟定了《农作物种子检验试行办法和农作物种子分级试行标准》，进一步推动了种子检验技术的发展和普及。1975 年，在总结各地规程和标准多年实践经验的基础上，农林部正式颁布了《主要农作物种子检验技术规程》和《主要农作物种子分级标准》。

20 世纪 80 年代以来，我国直接吸收和借鉴了发达国家种子科学质量管理的先进技术，在对原有大部分种子检验规程和质量分级标准修订与补充的基础上，制定和颁布了《农作物种子检验规程》《牧草种子检验规程》《农作物种子质量标准》《蔬菜种子质量标准》《主要农作物种子包装》《主要农作物种子贮藏》等国家标准。为了满足我国农业发展与世界接轨的要求，我国于 20 世纪 90 年代重新修订和颁布了粮食作物（禾谷类和豆类）、经济作物（纤维类和油料类）、瓜菜作物（瓜类、白菜类、茄果类、甘蓝类和叶菜类）等主要农作物种子检验规程和质量标准。同时颁布了种子相关的普通法规和专业法规，对我国种子行业进行规范化管理，促进我国种子业健康迅速发展。1995 年，我国颁布了等效采用 ISTA 规程技术的《农作物种子检验规程》（GB/T 3543.1—1995 等），使我国的种子检验技术逐步接近国际水平。

多年国内外实践经验证明，种子标准化是指导种子现代化生产和质量管理最有效的办法，我国在这方面也取得了较大成就，但与发达国家相比较，还存在很大差距。中国成为世界贸易组织成员国以后，种子国际贸易对中国种子生产和质量管理提出了新的要求和更高的标准。随着种子科学技术的进步，人们对种子质量的认识不再局限于纯度、净度、发芽率和水分 4 项传统内容，种子活力和种子健康检验等要求日益加强，原有种子检验规程和种子质量分级标准以及品种标准所涵盖的内容已经远远不能适应种子产业发展的需要。目前我国正由传统农业向优质、高效、特色农业转变，随着社会发展的需求，以前许多不被重视的植物种植面积迅速扩大，特别是作为特殊经济作物类的药用植物，栽培种类多，种植面积大，生产经营规模小且不规范，繁殖用的种子具有很多与农作物不一样的特性，但至今为止几乎没有全国统一的种子检验规程和种子质量分级标准。为了满足种子产业发展的要求和消费者的需要，要积极借鉴和吸收国外先进的标准科研成果和检验技术，加紧对农作物种子检验规程和质量分级标准的修订工作，还要制定药用植物种子检验规程和质量标准，为中国种子产业健康发展和参与世界竞争提供技术支持与法律保障。

三、国内外农作物种子检验技术

种子质量是由不同特性组成的综合概念，这些特性对于种子不同产业部门——生产者、加工者、经营者、使用者及种子管理部门都极为重要。在种子检验中，种子质量一般可概括为 2 个方面，一是反映品种品质的纯度和真实性；二是体现种子播种品质的净度、千粒重、发芽率、生活力、活力、健康度、含水量等。尽管衡量种子质量特性较多，最终目的是要测定种子的种用价值。我国从 20 世纪 50 年代至今执行的农作物种子质量标准中，以纯度、净度、发芽率和水分 4 项指标对种子质量进行分级定级。但是随着种子产业发展的需要，在发达国家种子质量评价不再局限于传统的 4 项指标，对种子健康度、种子活力和品种纯度检验的要求也日益增多。种子检验项目中扦样、发芽率、千粒重、水分等检测项的检验技术在 ISTA 推动下已经发展成熟，并且被广泛引用于其他各国种子检验规程。下文从种子生活力和活力、种子纯度鉴定、种子健康检测等方面对国内外研究技术进行介绍。

（一）扦样

又称取样或称抽样。检验样品是从种子批不同部位随机抽取若干次的小部分种子合并而得，从该样品经一个或几个步骤分成几个更小的样品，每个步骤都要经过反复对分递减或随机抽取小量重新合并，以达到样品的充分混合，这个过程称为取样。室内检验取样时通常借助一种特制的扦样器进行，所以称为扦样。

（二）种子净度

样品中除去各种混杂物和其他植物的种子后，留下的本植物洁净种子重量占检验样品的总重量百分率，称为种子净度。

检验方法：从要测定的种子中取平均样品，称重（试样重量），计数后倒在试验台上，进行精选，分出净种子、无生命种子、其他植物种子，并分别称重，用公式求得种子净度（%）、无生命杂质百分率、其他植物种子百分率。应重复测 2 次以上，取其结果的平均值。

（三）种子生活力的快速测定

目前种子生活力快速测定方法主要有氯化三苯基四氮唑法（TTC 法），红墨水染色法和溴麝香草酚蓝（BTB）法等，其他方法都有不同程度的局限性，但是 TTC 法更被大家接受。以下重点介绍 TTC 法的发展。

1942 年，德国 Soealed Hoheneim 学校 H.Lakon 教授发明了 TTC 法，于第二次世界大战期间传入美国。1950 年 ISTA 成立了 TTC 测定技术委员会，致力于世界 TTC 测定技术的发展和推广。1953 年在爱尔兰都柏林世界大会上，ISTA 第一次把 TTC 法列入《国际种子检验规程》。1996 年，《国际种子检验规程》已将 TTC 法用于农业、园艺和林木的大多数种类种子生活力的快速测定。

TTC 法根据种子生化代谢的强弱，经脱氢还原反应显现差异性红色特征，通过判断种子胚和主要结构组织染色状况来判断种子生活力。它适用于：①收获后需马上播种的种子；②具有深休眠特性的种子；③发芽缓慢的种子；④发芽末期未发芽的种子；⑤收获或加工损伤种子；⑥发芽试验中遇到异常问题时，检查不正常幼苗产生的原因或分析杀菌剂和包衣处理问题等。TTC 法具有原理可靠、结果准确、不受种子休眠限制、方法简便、节时快速的特点，一般可在 12～24h 获得测定结果。国际多位种子科学家进行的标准发芽试验与 TTC 法的对比试验表明，TTC 法测定结果与标准发芽率很接近，TTC 法是最有希望代替发芽试验的方法。一般种子检验规程规定要求测定种子发芽率，以了解其在田间最大的发芽潜力，评价种子批的种用价值。但由于标准发芽试验存在程序多、耗时长等缺点。多年来，种子科学家都在寻找快速、简单和可靠的方法来代替发芽试验。E.E.Hardin 认为，TTC 法是代替发芽试验最有前途的方法，M.Kmse 也认为 TTC 法是一种普遍代替发芽试验的方法，并认为在 TTC 法测定时，通过检查分离胚的根尖和盾片染色情况判断其生活力是有效的。E.Savonen 认为，利用真空 TTC（23.6kPa 和 1.0% TTC）测定欧洲赤松种子生活力的时间可缩短至 10min。据文献报道，经过对小麦、水稻、天南星等种子发芽试验和 TTC 法的相关性研究，认为正确掌握 TTC 法完全可能代替发芽试验，并且其测定结果与标准发芽试验结果误差不超过 2%，在容许差距范围内。如果用温水和 H_2O_2 快速预湿，增加 TTC 溶液浓度，提高染色反应温度和使用真空技术，大多数作物均可在 3～5h 得到 TTC 法测定的结果。

（四）种子活力测定技术

种子活力表示种子强壮程度，具体是指种子在广泛大田条件下能迅速、整齐地发芽，苗壮生长，并能长成正常幼苗和植株而达到丰产及优质的潜在能力，是种子优良性状的综合体现，是衡量种子质量的重要指标之一。

ISTA 和北美官方种子认证协会（Association of Official Seed Certifying Agencies，AOSCA）在 20 世纪 50 年代就成立了活力测定委员会；20 世纪 80 年代，在总结活力测定研究成果的基础上，ISTA 和 AOSCA 分别编写了《活力测定方法手册》和《AOSA 活力测定手册》。目前用于活力测定的方法有幼苗分级测定、幼苗生长测定、抗冷测定、低温发芽试验、加速老化试验、控制劣变、种子浸出液电导率测定、TTC 含量测定、ATP 含量测定等。由于种子活力测定是一项难以将结果具体量化的测定技术，每一种活力测定方法都需要对仪器、用品和测定条件做出明确、严格的规定，因此 ISTA 和 AOSCA 主要致力于加速老化试验和电导率测定 2 种种子活力测定方法的标准化。在《国际种子检验规程（2003）》中，ISTA 已列入大豆、玉米和小麦种子加速老化试验和豌豆种子浸出液电导率测定的标准化技术。

1. 电导率法　早在 1928 年电导率法便用于数种作物种子的质量测定，现在已成为预测豌豆种子田间出苗率的常规检验方法。该法在欧洲、北美、澳大利亚和新西兰等地广泛用于大粒作物种子。据报道电导率可有效地评价三叶草、紫花苜蓿、百脉根、扁蓿豆、红豆草、柠条和花棒等豆科牧草种子的田间表现。Powell 等发现随箭舌豌豆种子活力下降，渗出物质如磷、还原糖、氨基酸等迅速增加。石海春等用电导率法测定 18 种基因型甜玉米种子活力的结果表明，电导率法可对玉米田间成苗能力进行预测。用电导率法测定豌豆种子、杂交水稻种子、山杏种子、沙棘种子、玉米种子活力，并结合这些种子的田间生产性能相关分析研究，认为电导率法能较好预测田间生长性能。

2. 加速老化试验　加速老化试验最初用于测定商业种子的贮藏寿命，其中包括绛三叶和高羊茅等牧草种子，随后扩展至预测种子的田间出苗率等。加速老化试验现已成功用于三叶草、雀麦、黑麦草、羊茅和草芦属等种子活力的测定。老化试验的结果极易受温度和老化后种子含水量等因素影响，对于粒小、吸湿快的种子，由于老化处理后易发生腐烂造成种苗次生感染而影响测定结果的准确性。Mc Donald 建议用饱和食盐水代替自来水，可控制老化时的相对湿度在 80% 以下，便于小粒种子的活力测定。颜启传等对杂交水稻种子活力进行研究，认为人工加速老化和自然老化种子在苗期后的生长发育特性存在本质差异。自然老化种子活力能持续影响田间整个生育过程的生产性能，最终影响产量；而人工老化种子活力只影响植株早期生产性能，但可随生长发育而逐渐修复，对后期生产性能几乎没有影响。

随着计算机技术的迅速发展，国外种子活力自动评价系统已经问世，Mc Cormac 等开发了一个评价生菜种子批活力的自动系统，采用斜板发芽，用灰度摄像机采集幼苗图像，测得根长，通过平均根长来获得种子活力值。Hoffmaster 等将计算机图像处理技术应用到生长 33d 的大豆幼苗上，开发了大豆种子活力自动评价系统，测定大豆种子的活力指数。通过系统获取幼苗图像并转换成数字化信息，将大豆幼苗分成正常幼苗和不正常幼苗两大类。然后对正常幼苗图像进行细化，分为 6 种类型，根据每个幼苗所属的类型将子叶去除，随后根据幼苗形状的类别，使用不同的算法决定幼苗骨架中需测量的部分，计算幼苗生长速率及生长均一性，并根据幼苗总长度和均一度得到代表该批大豆种子活力的活力指数。通过这种方法获得的数据精确、可靠性高。

虽然目前种子活力测定方法较多，但由于影响田间生产性能和潜力的因素复杂，还缺少准确、有效预测田间生产潜力的测定方法。ISTA 活力测定委员会提倡今后应研究和开发更为准确并且用数量关系表示的种子活力测定新方法。

（五）种子真实性和品种纯度研究

种子真实性和品种纯度代表种子的遗传品质，是种子质量检验的两项首要内容。种子真实性（seed genuineness）是指一批种子所属品种、种或属与文件（品种证书、标签等）是否相同，是否名副其实。品种纯度（cultivar purity）是指品种在特征特性方面典型一致的程度，即一批种子中（或良种繁殖田块中）本品种的种子数（或株、穗数）占供检本作物（种）样品数的百分率。

目前，种子纯度和品种真实性鉴定大致有 3 种方法，即种子形态鉴定法或植株形态大田鉴定法、生化标记鉴定法、DNA 分子标记鉴定法。

种子形态鉴定法一般在实验室进行，借助放大镜等手段对种子进行直接鉴定，此方法要求对种子形态结构熟悉，但形态相近的种子难以鉴定。大田鉴定法多采用异地鉴定，该法比较直观、可靠，但费时、费工、成本高，许多性状受栽培技术及环境因素的影响，其鉴定结果的准确性依赖观测者丰富的实践经验。此外，大量新品种不断涌现，有的新品种本身就缺乏可鉴定的新农艺性状，因此增加了鉴定难度。

生化标记鉴定法包括蛋白质电泳和同工酶电泳，特异酶类的活性试验及抗体反应等。用于小麦和大麦品种鉴定的聚丙烯酰胺凝胶电泳、豌豆属和黑麦草属品种鉴定的 SDS- 聚丙烯酰胺凝胶电泳、玉米杂交种子纯度和鉴别品种真实性鉴定的超薄层等电聚焦电泳等都已列入《国际种子检验规程（1996）》。经多种电泳方法的比较研究，专家一致认为，玉米种子盐溶蛋白聚丙烯酰胺酸性凝胶电泳贮藏蛋白谱带多态性丰富，鉴定品种效果好，方法简便。农业相关部门已着手制定标准化程序并推广应用；水稻种子酯酶同工酶聚丙烯酰胺凝胶电泳杂交水稻组合互补带清楚、稳定，鉴定效果好；白菜、番茄等许多蔬菜种子利用等电聚焦电泳，也有很好的鉴定效果。然而生化标记鉴定法要求检测的蛋白产物易提取，但蛋白质多态性有较严格的组织与时间、空间表达特异性。此外，蛋白质或同工酶极不稳定，受环境影响较大。

DNA 分子标记鉴定法是以生物体的遗传物质，即 DNA 分子的多态性为基础的遗传标记，组成 DNA 分子的 4 种核苷酸在排列次序或长度上的任何差异都会产生 DNA 分子的多态性。用 DNA 分子标记方法鉴定种子质量，就是利用父本、母本及杂交种之间稳定遗传的 DNA 分子的多态性进行鉴定。由于 DNA 分子标记能够散布整个基因组，并能对几十个基因位点同时进行标记，因此理论上能够区分种子在基因型上存在的任何微小差异。分子标记技术的发展很快，已经有限制性片段长度多态性（restriction fragment length polymorphism，RFLP）、随机扩增多态性 DNA（random amplified polymorphic DNA，RAPD）、扩增片段长度多态性（Amplified fragment length polymorphism，AFLP）、简单序列间区重复多态性（inter-simple sequence repeat，ISSR）、简单序列重复（simple sequence repeat，SSR）以及衍生出的序列特异性扩增区（sequence-characterized amplified regions，SCAR）标记。近年来分子标记技术在植物种质鉴定上发挥了新的作用。

Smith 利用 RFLP 技术，用 38 个探针酶组合准确鉴别了 78 个玉米杂交种，其中许多是用同工酶和蛋白质电泳技术难以区分的品种，但仍有少数杂交种间带型一样或差异太小。袁力行等利用 56 个探针酶组合在 29 个玉米自交系中检测到了 187 个等位基因变异。

郭景伦等利用 RAPD 分析了 46 个自交系，通过几个引物的组合将 46 个玉米自交系全部区分开；朱海山等应用 RAPD 标记鉴定番茄杂交种子纯度，从 160 条随机引物中筛选出一个引物，便可将杂交一代及其父本、母本三者清楚地区分开，同时也能鉴别其他混杂种子。此外，利用 RAPD 标记技术成功对辣椒、大白菜、油葵、甜瓜和西瓜等作物种子的真实性和纯度进行了鉴别。

应用 AFLP 标记技术对大白菜、甘蓝、向日葵、哈密瓜种子亲本和杂交种真实性及品种纯度进行鉴定，实验证明该方法对真假杂交种和亲本纯度的鉴定是可行的，并获得了与大田纯度检测一致的结果。

吴渝生等利用 SSR 标记建立了云南省推广的 3 个玉米杂交种及其亲本的标准 DNA 指纹图谱，用于玉米品种鉴定。刘勤红等筛选了 217 对异源四倍体棉花的 SSR 引物，获得了十几个足以区分"鲁棉研 15 号"父、母本及其 F1 的标记位点，为"鲁棉研 15 号"杂交种的纯度鉴定提供了准确、稳定、快捷、实用的方法。SSR 标记具有很高的多态性，非常适用于品种鉴定研究。

于澄等通过对杂交油菜"蜀杂 6 号"父、母本和 300 个杂种 F1 代单株的父、母本的 SCAR 检测，建立了用 SCAR-PCR 检测"蜀杂 6 号"杂种纯度的方法并逐一对照大田 F1 生产种的表现型，验证了本方法的可靠性。欧阳新星等研究认为，通过某种 DNA 标记技术找到特征条带，采用 SCAR 技术设计引物，转换成 SCAR 标记，特异性强，不通过电泳就可以直接对 PCR 产物的有无进行检测。

用 RAPD 分析法对木蓝属药用植物进行种内分子水平上的鉴定研究，效果很好，实验结果表明 RAPD 分析法是一种有效的鉴定同属不同种植物的方法，有报道 SSR 和 RAPD 技术已成功用于鉴定党参的道地产区。采用分子生物学技术包括任意引物聚合酶链式反应（AP-PCR）和 RAPD 方法扩增蒲公英及其 6 种土公英混淆品的基因组 DNA，获得清晰、可靠的 DNA 指纹图谱。根据琼脂糖凝胶上显示的 DNA 带型差异可鉴别蒲公英和土公英混淆品种。

转基因食品的安全性历来受到大家的关注。转基因玉米流通入市场后，一直备受争议。美国农业部食品安全检验局（FSIS）用 RFLP 分子标记技术为主，建立了快速、简便、易行的玉米种子纯度和品种真实性的鉴定方法，对转基因玉米生产的各环节进行严格的质量控制，确保产品和产品商标相一致，确保商品和转基因作物管理法规相一致。Bhattacharya 报道印度竹子品种繁多，在造纸业中，使用 SCAR 分子标记技术对所用竹子具体品种进行鉴别，控制原料所用品种的纯度，保证产品质量。樱草属植物以变态花受到大家的关注，不同程度变态花的种子和植株在形态上难以鉴别，I.W. Manfield 等用 RAPD 和 SCAR 分子标记，发现不同程度变态花的 S 等位点的花丝基因不一样，由此可有效鉴定不同程度变态花的种子和植株。在种质资源的收集分类和鉴定方面，分子标记已作为一种常规的技术，能够在很大程度上提高基因库的运作效率。

（六）种子健康检测

种子健康是种子质量构成的重要指标，健康优质种子是确保种植业成功，实现高产、优质、低耗、高效的保证。种子健康检测是检测种子是否携带病原菌（如真菌、细菌、病毒）、有害动物（如线虫、害虫）等，以便了解种子健康情况。它是一种预防和控制种传病虫害和有害杂草因种子跨国和跨地区贸易而引起大范围内传播的有效措施，并且为种子的安全贸易提供理论依据。世界很多国家在种子贸易中要求商家出示种子健康检测报告，因此很多发达国家专门建立种子健康检验室。我国开展种子健康检测工作起步较晚，但是种子健康测定已被列入《农作物种子检验规程》。

目前在我国种子健康检测的主要方法有种子目测法、洗涤检验法、吸水纸检验法、琼脂平皿法、胚计数法、幼苗症状测定法。琼脂平皿法在国内文献中报道较普遍。

汪国平等用琼脂平皿法对来自英国及波兰的 2 个相同品种的油菜种子样品种进行了健康检测，分析两个国家不同地区种子受油菜黑胫病病原菌感染的程度及菌系类型，发现两个品种间受病原菌感染的差异不大。谭仲夏等采用平板培养测定法分别对云南省 8 个烟草种子生产基地的烟草种子内部进行带菌检测和分离鉴定，结果表明 8 个样品中样品带菌率高达 87.5%，烟草种子内部携带的真菌主要有链格孢菌、芽枝孢菌。龚月娟等采用 PDA 平皿法和滤纸法检测了市售 5 个牧草品种和 3 个草坪草品种种子样品内部和外部寄藏真菌优势菌群和各自的带菌量情况。吴利敏采用平皿培养方法分别对 3 种草花共计 9 个品种的种子样品进行了种子寄藏真菌检测、纯化、鉴定，结果表明 3 种草花种子寄藏真菌共有 9 种类型，并且各自的优势菌群和带菌量均不相同。孙君灵等用平皿法对我国棉花主产区的 8 个省 24 个县市种子枯、黄萎病菌带菌量进行了检测，结果表明，除新疆维吾尔自治区莎车县的种子外部未发现枯萎病菌外，其他地方的种子外部均携带枯、黄萎病菌，并且带菌量随地区不同呈现较大差异。吴学宏等对来自新疆等 4 个省区的 14 个西瓜品种进行种子检测，杨峻等对来自宁夏、陕西和内蒙古的紫花苜蓿、柠条、沙打旺、花棒和踏郎种子进行检测，均用平皿法测定出了种子内外所携带真菌的优势菌群、各自带菌量等带菌情况，并据此对种子进行了药剂消毒处理效果评价，为种子筛选出了合适的保健处理药剂。王建华等通过使用干检和吸水纸培养 2 种方法，对种皮为无色素组和有色素组的 22 份菜豆种质进行了健康检测研究。结果表明，肉眼可检测菜豆种子外观病害症状为虫蛀、皱缩、畸形和种皮变色。吸水纸培养检测发现在 22 份材料中共携带已知真菌 11 种，互隔链格孢霉、镰刀菌属、青霉属、根霉属真菌存在于绝大多数的供试材料中。种皮有色的种子真菌携带种类和感染百分率均低于白色种皮种子。种子畸形和皱缩严重影响种子的发芽成苗能力。肉眼检测菜豆种子外观健康结果可作为有效指标判定种质的健康状况。

琼脂平皿法、洗涤检验法和吸水纸检验法花费时间长，检测结果实验室之间差异大，因此种子病理学家积极发展更简便、快速、可靠的方法。

目前主要发展的方法有噬菌体 - 溶菌斑方法、血清学方法，多聚酶链反应（PCR）、RAPD 及其他生化检测法。G.Kritzaman 等利用 PCR 有效鉴定了辣椒种子欧文氏菌。J.Badul 等利用 PCR 鉴定甘蓝种传霜霉病获得成功。罗来鑫等用实时 PCR 检测西红柿种子携带的番茄细菌性溃疡病菌，已取得不错的进展。J.G. Hampton 等利用 RAPD 技术区分大豆茎溃疡病拟茎点霉菌和大麦网斑病核腔霉，并认为这是一种快速、准确、灵敏的健康测定方法。R.Corbiere 等报道，利用酶联免疫吸附分析（DAS-ELISA）法检测豌豆细菌性茎枯病是一种可靠的方法。

第二节　药用植物种子生物学特性

一、药用植物种子形态特征

（一）药用植物种子的外部形态

药用植物种类较多，个体差异较大，就大小而言，药用植物种子大的如椰子 *Cocos nucifera* L.，长 10～15cm，最长可达 40cm 以上；无患子 *Sapindus mukorossi* Gaertn.、乌榄 *Canarium pimela* Leenh.、大枫子 *Hydnocarpus anthelminticus* Pier.、马钱 *Strychos nux-vomica* L. 等植物的种子千粒重为 1.5kg 左右；兰科植物天麻 *Gastrodia elata* Bl.、白及 *Bletilla striata*（Thunb.）Reichb.f. 等植物的种子，小到肉眼很难分清其形态；龙胆 *Gentiana scabra* Bge.、钩藤 *Uncaria rhynchophylla*（Miq.）Miq. ex Havil.、瓦松 *Orostachys fimbriatus*（Turcz.）Berger、当药 *Swertia pseudochinensis* Hara、地耳草 *Hypericum japonicum* Thunb.、阴行草 *Siphonostegia chinensis* Benth.、金丝桃 *Hypericum patulum* Thunb. 等植物的种子千粒重只有几十毫克。

种子外部形态各异：有球形，如麦冬 *Ophiopogon japonicus*（L.F.）Ker-Gawl.、白芥 *Brassica hirta* Moench.、竹叶花椒 *Zanthoxylum armatum* DC.；椭圆形，如甘遂 *Euphorbia kansui* T.N.Liou ex T. P. Wang、党参 *Codonopsis pilosula*（Franch.）Nannf.、桔梗 *Platycodon grandiflorum*（Jacq.）A.DC.、白扁豆 *Dolichos lablab* L.；肾形，如猪屎豆 *Crotalaria pallida*、合欢 *Albizzia julibrissin* Durazz、五味子 *Schisandra chinensis*（Turcz.）Baill.、黄芪 *Astragalus membranaceus*（Fisch.）Bge.、枸杞 *Lycium chinense* Mill.；菱形，如决明 *Cassia tora* L.；薄片状，如木蝴蝶 *Oroxylum indicum*（L.）Vent.、马兜铃 *Aristolochia debilis* Sieb. et Zucc. 等。

药用植物种子颜色丰富多彩：有白色的，如紫苏 *Perilla frutescens*（L.）Britt；黑色的，如芍药 *Paeonia lactiflora* Pall.、牡丹 *Paeonia suffruticosa* Andr.；红色的，如相思豆 *Abrus Precatorius* L.、卫矛 *Euonymus alatus*（Thunb.）Sieb. 等；大部分种子为褐色、棕色或杂色。

（二）种子的内部结构

种皮结构多样。种皮比较简单的如天麻、白及种子，种皮仅为一层透明的薄壁组织，形成一囊状结构，将胚包围在内。而如甘草 *Glycyrrhiza uralensis* Fisch.、黄芪、合欢、山楂 *Crataegus pinnatifida* Bge.、山茱萸 *Cornus officinalis* Sieb. et Zucc. 等植物的种子，种皮非常坚硬，水分很难渗透进去。

1. 胚的形态　根据胚的形状和在种子内的位置，可以分为：

（1）胚未分化完全种子：一般情况下胚位于胚乳的一端，如五加科的人参 *Panax ginseng* C. A. Mey.、五加 *Acanthopanax gracilistylus* W. W. Smith、刺五加 *Acanthopanax senticosus* Harms.；百合科的浙贝母 *Fritillaria thunbergii* Miq.、伊贝母 *Fritillaria pallidiflora* Schrek .、川贝母 *Fritillaria cirrhosa* D. Don；伞形科的黄连 *Coptis chinensis* Franch.

（2）直立型胚种子：如知母 *Anemarrhena asphodeloides* Bge.、杜仲 *Eucommia ulmoides* Oliv.。

（3）弯曲型胚种子：如韭菜 *Allium tuberosum* Rottler ex Sprengel、萹蓄 *Polygonum aviculare* L.、虎杖 *Polygonum cuspidatum* Sieb. et Zucc. 等。

（4）环状胚：种胚弯曲成一环，如土荆芥 *Chenopodium ambrosioides* L.、地肤 *Kochia scoparia*（L.）Schrad.、土牛膝 *Achyranthes aspera* L.、川牛膝 *Cyathula officinalis* Kuan。

（5）折叠状胚种子：如金荞麦 *Fagopyrum dibotrys*（D.Don）Hara、牵牛 *Pharbitis Pharbitis nil*（Linn.）Choisy、大麻槿 *Hibiscus cannabinus* Linn.、白芥等。

2. 胚乳的形态　根据胚乳的有无可分为：

（1）有胚乳种子：如五加科、百合科、苋科、蓼科等植物的种子。

（2）无胚乳种子：即胚乳的营养被子叶吸收形成两片发达的子叶，如豆科、蔷薇科、葫芦科植物的种子。

二、药用植物种子休眠类型

种子在适宜的外界环境条件下未能萌发就叫休眠，这是植物在长期进化过程中形成的对环境的适应，对维持生命、繁衍后代有重要意义。不同的植物处于不同的环境条件下，形成的休眠机制不相同，可分为以下 3 种类型：

（一）胚休眠

胚未完全分化引起的休眠。这类种子成熟时，胚未分化完全，处于原胚状，必须经过形态后熟进行胚的进一步分化发育，再经低温生理后熟才能萌发。属于这种类型的药用植物种子有许多，根据其解除休眠要求的温度条件可分为：

1. 高低温型　这类种子形态分化要求较高的温度，而生理后熟在较低的温度下进行，如人参、西洋参 *Panax quinquefolium* Linn.、五加、刺五加、羌活 *Notopterygium incisum* Ting ex H. T. Chang 等。

2. 低温型　这类种子形态后熟和生理后熟均在较低的温度条件（5℃左右），如黄连、五味子、伊贝母、北沙参 *Glehnia littoralis* Fr. Schmidt ex Miq. 等。

3. 下胚轴休眠　这类种子在较高的温度条件下完成形态分化，长出胚根，再经低温打破下胚轴休眠，幼芽才能出土，如细辛 *Asarum heterotropoides* Fr. Schmidt var. *mandshuricum*（Maxim.）Kitag.、芍药、牡丹等。

（二）生理休眠

这类种子胚的形态分化完全，但由于存在某些因子（如抑制物质）影响了种子的萌发，或由于胚乳的原因影响了胚的萌发。因此，必须采取一定的措施，如低温层积、光照或变温处理、外源激素处理等，解除种子的休眠。需要进行生理休眠的药用植物种子有很多，如商陆 *Phytolacca acinosa* Roxb.、麦瓶草 *Silene conoidea* L.、金莲花 *Trollius chinensis* Bge.、鬼臼 *Podophyllum emodi* Wall. var. *chinense* Sprague、木防己 *Cocculus orbiculatus*（L.）DC.、杜仲、金银花 *Lonicera japonica* Thunb.、黄柏 *Phellodendron amurense* Rupr.、卫矛、龙胆、紫草 *Lithospermum erythrorhizon* Sieb. et Zucc.、苦楝 *Melia azedarach* L. 等。

有些种子干藏一段时间，就能解除休眠，如木芙蓉 *Hibiscus mutabilis* L.、红颠茄 *Solanum coagulans* Forsk.、舞草 *Desmodium gyrans* DC.、糯米团 *Memorialis hirta*（Bl.）Wedd. 等。

（三）综合休眠

是由于种皮障碍和胚休眠共同引起的休眠。打破这类种子的休眠，首先必须突破种皮障碍，然后运用一定的技术措施解除胚的休眠后，种子才能萌发，如山楂、樱桃 *Prunus pseudocerasus* Lindl.、山茱萸等。

总之，药用植物种子的休眠多种多样，是植物适应不同的生态环境的结果。

三、药用植物种子萌发习性

种子的萌发是植物生活史的开始。在长期的进化过程中，植物种子的萌发形成了与环境相适应的习性，因此种子的萌发习性也是植物长期适应自然的结果，如上所述的种皮障碍影响种子的萌发就是一个例子。

种子的休眠解除过程也是种子的萌发过程。种子萌发的基本三要素为光照、水分和温度。根据种子萌发对温度条件的要求，将药用植物种子的萌发分为以下几种类型：

（一）低温型

种子萌发的最适宜温度为 15℃左右。属于此类型的植物种子有：铁苋菜 *Acalypha australis* L.、白术 *Atractylodes macrocephala* Koidz.、北柴胡 *Bupleurum chinense* DC.、土荆芥、苦丁 *Lactuca taiwaniana* Maxim. epith. mut.、甘草、鸡血藤 *Spatholobus suberectus* Dunn、苦楝、大黄 *Rheum officinale* Baill.、防风 *Saposhnikovia divaricate*（Turcz.）Schischk.、荆芥 *Schizonepeta tenuifolia* Briq.、山莨菪 *Scopolia tangutica* Maxim.、千里光 *Senecio scandens* Buch. -ham.、麦瓶草、了哥王 *Wikstroemia indica*（L.）C. A. Mey.、胡芦巴 *Trigonella foenum-graecum* L. 等。

（二）中温型

种子萌发的最适温度范围为 20～25℃，如龙芽草 *Agrimonia pilosa* Ledeb. var. *japonica*（Miq.）Nakai、威灵仙 *Clematis chinensis* Osbeck、盾叶薯蓣 *Dioscorea zingiberensis* C. H. Wright、秦艽 *Gentiana macrophylla* Pall.、枸杞、虎杖、茜草 *Rubia cordifolia* L.、白花丹 *Plumbago zeylanica* L. 等。

（三）高温型

种子的最适发芽温度为 25～30℃，如穿心莲 *Andrographis paniculata*（Burm. f.）Nees、鸦胆子 *Brucea javanica*（L.）Merr.、望江南 *Cassia occidentalis* L.、决明、薏米 *Coix lachryma-jobi* L. var. *ma-yuen*（Roman.）Stapf、徐长卿 *Cynanchum paniculatum*（Bunge）Kitag.、连翘 *Forsythia suspensa*（Thunb.）Vahl、云南萝芙木 *Rauvolfia yunnanensis* Tsiang、澳洲茄 *Solanum aviculare* Forst.、玄参 *Scrophularia ningpoensis* Hemsl.、马鞭草 *Verbena officinalis* L. 等。

（四）变温型

种子的萌发以昼夜有一定温度变化为好，恒温下种子的发芽不佳。一般的变温条件为 15～25℃。属于此类型的植物种子有：防风、点地梅 *Androsace umbellata*（Lour.）Merr.、朱砂根 *Ardisia crenata* Sims、木通 *Akebia quinata*（Thunb.）Decne、马兜铃、黄花蒿 *Artemisia annua* L.、紫菀 *Aster tataricus* L.f.、射干 *Belamcanda chinensis*（L.）DC.、白术、半夏 *Pinellia ternata*（Thunb.）Breit.、白首乌 *Cynanchum bungei* Decne.、唐松草 *Thalictrum aquilegifolium* L. var. *sibiricum* Regel et Tiling 等。

（五）广适型

种子的发芽最适温度范围比较大，为 15～30℃，如牛膝、知母、石竹 *Dianthus chinensis* L.、莨菪 *Hyoscyamus niger* L.、板蓝根 *Isatis tinctoria* L.、胡枝子 *Lespedeza bicolor* Turcz.、紫薇 *Lagerstroemia indica* L.、桔梗、补骨脂 *Psoralea corylifolia* L.、丹参 *Salvia miltiorrhiza* Bge.、黄荆 *Vitex negundo* L. 等。

一般来说，种子的最适发芽温度同植物的原产地有关，产于北方的药用植物种子萌发温度较低，而且要求变温，而产于热带或亚热带的植物种子萌发要求的温度条件较高。广适型种子引种范围比较广且容易成功，如板蓝根、补骨脂、丹参、牛膝等。

四、药用植物种子的寿命

药用植物种子的寿命同植物的种类有关，豆科植物的种子一般寿命较长，如决明、黄芪、合欢、甘草等。不同植物之间种子寿命差异较大，如决明、合欢等种子的寿命在100 年以上，莲子 *Nelumbo nucifera* Gaertn. 储藏千年以上仍有发芽能力，而槟榔 *Areca catechu* L.、肉桂 *Cinnamomum cassia* Presl 等药用植物种子的寿命很短，一般只有十几天，有的甚至几天就丧失发芽能力。根据种子在自然条件下寿命的长短，分为以下几种类型：

（一）随采随播不耐干藏的种子

这类种子的寿命很短，必须随采随播，否则活力迅速丧失。这类种子多由于种子失水，造成了种子活力丧失，称为顽拗型种子。大多数顽拗型种子为热带植物。部分亚热带、温带植物的种子如黄连、细辛等，也必须随采随播，失水不能太多，时间不能过长，否则会使种子寿命迅速丧失，它们是否属于顽拗型种子还值得研究。这类种子包括芍药、牡丹、五味子、金莲花、大血藤 *Sargentodoxa cuneata*（Oliv.）Rehd. et Wils.、狼毒 *Stellera chamaejasme* Linn.，以及南药的胖大海 *Sterculia lychnophera* Hance、肉桂、槟榔、八角 *Illicium verum* Hook.f.、龙眼 *Dimorcarpus longana* Lour.、荔枝 *Litchi chinensis* Sonn.、丁香 *Eugenia caryophylata* Thunb.、土沉香 *Aquilaria sinensis*（Lour.）Gilg 等。

（二）较短命的种子

隔年不能作种子用，如儿茶 *Acacia catechu*（L.）、五加、乌头 *Aconitum carmichaeli* Debx.、知母、白芷 *Angelica dahurica*（Fisch, ex Hoffm.）Benth. et Hook. f.、当归 *Angelica sinensis*（Oliv.）Diels、罗布麻 *Apocynum venetum* L.、白术、明党参 *Changium smyrnioides* Wolff、党参、地黄 *Rehmannia glutinosa* Libosch、薯蓣 *Dioscorea opposita* Thunb.、杜仲、

连翘、北沙参、枸杞、紫苏、黄柏、拳参 *Polygonum bistorta* L.、虎杖、茜草等。

（三）较长命种子

种子寿命为 2 年左右，超过 2 年种子发芽率显著降低，如怀牛膝、杏叶沙参 *Adenophora axilliflora* Borb、轮叶沙参 *Adenophora tetraphylla*（Thunb.）Fisch.、藿香 *Agastache rugosa*（Fisch. et Mey.）O. Ktze.、穿心莲、青蒿 *Artemisia caruifolia*、颠茄 *Atropa belladonna* L.、射干、石刁柏 *Asparagus officinalis* L.、红花 *Carthamus tinctorius* L.、长春花 *Catharanthus roseus*（L.）G. Don、薏米、徐长卿、益母草 *Leonurus heterophyllus* Sweet、金银花、补骨脂等。

（四）长命种子

种子寿命在 3 年以上，如牛蒡 *Arctium lappa* L.、白芥、望江南、决明、甘草、黄甘草 *Glycyrrhiza korshiskyi* G. Hrig.、罗勒 *Ocimum basilicum* L. var. *pilosum*（Billd）Benth.、王不留行 *Vaccaria segetalis*（Neck.）Garcke、文冠果 *Xanthoceras sorbifolia* Bunge、夏枯草 *Prunella vulgaris* L.、牵牛、金盏花 *Calendula officinalis* L. 等。

第三节　中药材种子质量与检验方法

药用植物是一类特殊的经济作物，文献记载的药用植物有 1 万多种，常用栽培药用植物有 200 多种，大部分用种子繁殖。近年来随着中药材 GAP 的推行和中国种子标准化的推进，中药材种子检验规程和质量分级标准制定是中药材种植标准化的重要研究内容之一。

目前中药材的种植和种子生产多为小规模独立经营，易造成种质多样，一些生产上用的种子还依赖于野生收集，种子的质量难以控制。近年来中药材种植面积逐渐增加，种子在各地之间频繁流通。由于没有种子的检验规程和质量分级标准，假冒伪劣药材种子案件时有发生，给中药材生产造成了不可弥补的损失。为了保护种子生产、经营和使用者的利益，避免不合格种子用于生产带来的损失，使栽培的优良品种更优质、高产，必须有统一的质量标准，因此开展种子检验规程和质量分级标准化工作非常重要。

一、中药材种子种苗质量标准化的内容和意义

种子品质是由种子的不同特性综合而成，通常包括品种品质和播种品质两方面。品种品质（genetic quality）是指与遗传特性有关的品质（种子的内在品质），如品种的特征、特性等，而播种品质（seedling quality）是指种子播种后与田间出苗状况有关的质量（也即种子的外在品质），如出苗率、出苗速度、幼苗健壮程度等。

种子质量标准化是指对药用植物种子的特征特性、种子生产、种子质量、种子检验方法及种子包装、运输、贮存等方面，制定出一系列科学、合理、明确、可行的技术规定和技术标准，并在生产中执行。简言之，就是实行品种的标准化和种子质量的标准化。品种的标准化是指生产上使用的品种符合品种的特征、特性，种子质量的标准化是指

生产上使用的种子质量基本达到国家规定的质量标准。

药用植物种子种苗质量标准化研究，是我国药用植物生产迈向规范化、标准化和现代化的重要工作内容，也是药用植物生产标准和行业规范的重要组成部分。

我国的药用植物种子产业已初步形成，但与农业种子产业相比尚不规范。由于缺乏相应的种子检验规程，种子交易无法可依。由于缺乏原种生产操作技术规程和药用植物种子质量标准，市场流通的种子质量低下，假冒伪劣种子充斥市场，坑农害农事件时有发生，从事药用植物良种繁育的生产者利益得不到应有保护。因此，药用植物种子质量标准和检验规程的研究与制定，将极大地推动我国药用植物种子产业的发展。

二、中药材种子质量分级标准

种子质量的优劣直接影响药用植物的产量和药材品质。种子质量分级标准是衡量种子质量优劣的标准。目前农作物和其他植物的种子等级标准划分以品种纯度、净度、发芽率、含水量等为指标。因我国大多数药用植物还没有育成品种大面积应用于生产，所以我国药用植物种子质量标准化应按种子净度、发芽率、含水量、千粒重等指标进行分级。

三、中药材种子质量检验方法

种子质量是否符合规定的标准，必须通过种子检验才能得出结论。种子检验的结果与所采用的检验方法关系极为密切，不同的方法往往得到不同的结果。为了使种子检验获得普遍一致和正确的结果，就要制定统一、科学的种子检验方法，即种子检验技术规程。

种子检验可分为田间检验和鉴定、室内检验两部分，一般所说的种子检验规程是指种子室内检验规程。

种子检验的主要步骤可分为扦样、检验和签证3个步骤。而检验又包含种子净度、发芽试验、生活力测定、含水量、千粒重、种子健康度检查等多项内容。

（一）扦样

又称取样或抽样。检验样品是从种子批不同部位随机抽取若干次的小部分种子合并而得，从这个样品经一个或几个步骤分成几个更小的样品，每个步骤都要经过反复对分递减或随机抽取小量重新合并，以达到样品的充分混合，又因室内检验取样时通常借助一种特制的扦样器进行，所以这个过程称为扦样。

（二）种子净度

样品中除去各种混杂物和其他植物的种子后，留下的本植物净洁种子重量占检验样品总重量的百分率，称为种子净度。

检验方法：从要测定的种子中取平均样品，称重（试样重量），计数后倒在试验台上进行精选，分出净种子、无生命杂质、其他植物种子，并分别称重，用以下公式求得种子净度（%）、无生命杂质百分率、其他植物种子百分率。应重复测2次以上，取其结果的平均值。

种子净度(%)= 净种子重量 /(净种子重量 + 无生命杂质重量 + 其他植物种子重量)×100%

无生命杂质重量(%)= 无生命杂质重量 /(净种子重量 + 无生命杂质重量 + 其他植物种子重量)×100%

其他植物种子重量(%)= 其他植物种子重量 /(净种子重量 + 无生命杂质重量 + 其他植物种子重量)×100%

两份试样之间,各相同成分的百分率相差不能超过规定的容许差距。如超过容许范围,则须重新分析成对试样,直至得到各成分的差距均在容许范围之内。

（三）种子发芽试验

1. 发芽的定义　在检验室内幼苗出现和生长达到一定阶段,其主要构造表明能在田间适宜条件下生长为正常植株,称为发芽,而能出苗但幼苗生长不正常的不能算是发芽。

2. 发芽试验的目的　一是测定种子样品的最大发芽潜力,从而估测种子批田间播种价值。二是比较不同种子批的种用价值。不同种子批在同一条件下进行发芽试验,发芽率高的种子批具有较高的种用价值。

发芽力是指种子在适宜条件下发芽的能力,一般用发芽势(germinative energy)和发芽率(germinative percent)表示。发芽势是指种子发芽初期(规定日期内)发芽的种子数占供试种子数的百分率。种子发芽势高,则表示种子活力强,发芽整齐,出苗一致。种子发芽率是指在发芽试验终期(规定日期内)全部发芽种子数占供试种子数的百分率。种子发芽率高,则表示有生活力的种子多,播种后出苗数多。

3. 发芽试验的主要程序

（1）选用和准备发芽床:小、中粒种子可用纸上发芽床;大粒种子或对水分敏感的小、中粒种子宜用沙床发芽。

（2）试样来源、数种置床和贴标签:试验样品必须是经充分混合的净种子,数取400粒种子,一般小、中粒种子(桔梗、黄芩等)通常以100粒为1次重复,4次重复。而大粒种子(射干、板蓝根等)每份试样为50粒,8次重复;特大种子25粒为一份试样,16次重复。

种子置床时应注意使种子均匀分布在发芽床上,并且种子之间保持其1～5倍间距,以防病菌相互感染。

在发芽皿或其他器皿的侧面贴上或放上标签,注明种子种类、编号、重复、置床时间等。

（3）破除休眠:许多药用植物的种子由于存在休眠,直接置于发芽床上不能整齐、良好、快速发芽。为此在移置规定的发芽条件下进行培养前,需经过破除休眠处理,处理的方法应根据药用植物种子的休眠习性和破除休眠的方法进行。

（4）培养条件:将置床后的种子在规定的条件下发芽,一般采用恒温或变温培养,根据药用植物种子萌发习性采用给予光照或黑暗培养条件。

（5）检查管理:在种子发芽期间,一般要求间隔一定时期(2～3d)检查发芽试验的状态,以保持适宜的发芽条件,发芽床应始终保持湿润,切忌断水,也不能水分过多或过干。温度应保持在所需温度的±1℃范围内。如作变温处理,应按规定的条件作温度变换。如发现霉烂种子,应及时取出发霉种子,当发霉种子超过 5% 时,应调换发芽床,以免种子相互污染。如发现腐烂死亡种子,应及时去除并做好记录。

(6)观察记录:在整个发芽期间至少应观察记录 2 次,即在发芽势和发芽率的规定时间各记录 1 次。许多药用植物种子发芽时间比较长,应增加观察记录次数。在初次和中间记录时,将符合标准的正常幼苗、明显死亡的腐烂发霉种子拿出并记录,而将未达到正常发芽标准的小苗、畸形幼苗和未发芽的种子放回原发芽床或调换发芽床后继续发芽。在末次记录时,将正常幼苗、不正常幼苗,硬实、新鲜不发芽的种子和死种子,通过鉴定、分类,分别计数和记录。

(7)重新试验:当怀疑未发芽种子有休眠,对幼苗的正确评定发生困难,或由于种子受到霉菌感染引起结果不可靠时,或发现试验条件、幼苗评定或计数有差错,以及试验结果超过容许差距时,应重新进行发芽试验。

(8)结果计算:发芽试验结束后,计算正常幼苗各次重复发芽势和发芽率,以百分率表示,计数时以 100 粒种子为 1 次重复。如采用 50 粒或 25 粒的副重复,则应将相邻副重复合并成 100 粒的重复。计算 4 次重复的正常幼苗平均百分率,检查结果,如果在其容许差距范围内,则认为结果是可靠的。如超过规定的差距,则须重做试验。

发芽势(%)=[发芽初期(规定日期内)正常发芽种子数]/(供试种子数)×100%

发芽率(%)=[发芽终期(规定日期内)全部正常发芽种子数]/(供试种子数)×100%

(四)种子活力测定

1. 种子活力、生活力和发芽率的含义、区别和关系

(1)种子活力:是指种子在广泛的田间条件下,迅速整齐出苗和长成正常幼苗的潜在能力。

(2)种子生活力:是指种子发芽的潜在能力或种胚具有的生活力,通常用供检样品中活种子数占样品总数的百分率表示。

(3)种子发芽率:是指种子在适宜条件下(检验室控制条件下)长成正常植株的能力,通常用供检样品中长成正常幼苗占样品总数的百分率表示。

一般情况下,如果鉴定正确,生活力测定和发芽率测定的结果基本一致,即种子生活力和发芽率没有明显差异。而种子活力与发芽率之间不一定存在正相关,通常高发芽率的种子具有较高活力,但高发芽率的种子批中仍然表现出种子活力的差异。有时种子具有高发芽率,但种子活力不高。例如两批发芽率均为 80% 的种子,其中一批田间出苗率为 61%,而另一批种子却完全不出苗,这是由于前者种子活力较高,后者种子活力较低,许多陈种子就是这样。

2. 种子活力测定方法　种子活力测定方法有很多,一般分为直接法和间接法两种。

(1)直接法:是在检验室条件下模拟田间不良环境测定田间出苗率的方法,如低温处理模拟早春播种期的低温条件,砖砂(砾)试验模拟田间板结或黏土地区条件。

(2)间接法:是在检验室内测定与田间出苗率(活力)相关的种子特性的方法,如测定某些生理生化指标（酶的活性、呼吸强度）及测定生化劣变处理后的发芽率（加速老化试验、人工劣变试验等）。

1999 年版《国际种子检验规程》推荐两种已基本标准化的方法，即电导率测定和加速老化法。

种子生活力的测定方法有许多，常用的方法为生物化学法，如 TTC 染色法、靛红染色法。

（五）种子水分测定

种子水分（seed moisture content）又称种子含水量，通常有两种含义：一种以湿重为基数，是指种子样品中所含水的重量占供检种子样品重量的百分率。另一种以干重为基数，是指种子样品中所含水的重量占样品中干物质重量的百分率。种子水分常以湿重为基数。

目前种子水分测定最常用的方法有烘干减重法和电子仪器测定法。

（六）种子重量测定

种子千粒重（weight per 1 000 seeds）通常是指自然干燥状态下 1 000 粒种子的重量。

混合经过去杂的净种子，随机数取两份试样，大粒种子每份 500 粒；中、小粒种子每份 1 000 粒，两次重复，精确称重后计算千粒重，如果两份试样重量相差不超过 5%，可用两份试样的平均重量为其千粒重。如果两份试样重量之差超过容许差距，应再数取第 3 份试样称重，取其差距最小的两份试样计算平均千粒重。

（七）种子健康度检查

种子健康测定（seed health testing）的目的是测定种子是否携带病原菌（如真菌、细菌及病毒），有害的动物（如线虫及害虫）等健康状况。许多植物病虫害通过种子进行传播，因此种子健康测定是防止病虫害传播的重要途径，同时也是评价种子批的质量、确定其使用价值的有效措施之一。种子健康测定主要包括种子病害测定和种子虫害测定两方面内容。

种子病害测定的主要方法有：肉眼检验、过筛检验、洗涤检验、滤纸培养检验、琼脂培养检验、离体胚检验、漏斗法检验。

种子虫害测定的方法有：肉眼检验、过筛检验、剖粒检验、染色检验、比重检验等。

药用植物种子健康测定的内容除检验农作物的种传病虫害外，随着药用植物种植面积的扩大，也应该注意检验药用植物种子传播的病虫害。

第二章　根与根茎类中药材种子质量检验方法

川牛膝

川牛膝为苋科植物川牛膝 *Cyathula officinalis* Kuan 的根。主产于四川天全、金日河、汉源、峨眉、洪雅及云南，湖南，湖北等地。有逐瘀通经，通利关节，利尿通淋功效。用于经闭癥瘕，胞衣不下，跌扑损伤，风湿痹痛，足痿筋挛，尿血，血淋等证。

川牛膝喜冷凉、湿润、光照充足，怕酷热、干旱。多栽培于 1 200m 以上的山地阳坡林缘，以黄壤深厚、肥沃的土壤为佳。种子直播，分春播和秋播，主产区一般采取高山春播或低山秋播。春播于惊蛰至谷雨，海拔低的地区可稍早，高山区可稍迟。秋播于 9 月前后。播种时按 0.5kg 种子与 100kg 火土灰，加适量清粪水拌和。

（一）真实性鉴定

从送检样品中随机数取 400 粒种子，鉴定时须设重复，每个重复不超过 100 粒种子。根据种子的形态特征，如种子大小、形状、颜色、光泽、表面构造、气味等，必要时可借助放大镜等进行逐粒观察，与标准种子样品或鉴定图片以及有关资料对照。

川牛膝种子形态特征：具浅黄褐色苞片，长 3.1～5.2mm，直径 1.3～2.5mm，内含 1 枚种子。种子卵圆形，有光泽，无毛，种皮赤褐色，长 2.0～3.0mm，宽 1.3～1.6mm，千粒重 1.80～3.20g。

（二）水分测定

称取粉碎样品 3.000g 左右，每个样品 2 次重复，分别用高恒温（133±2）℃和低恒温（105±2）℃烘干 1～5h。结果发现，高恒温下烘干，乐山材料的含水量在 1～5h 差异不显著，宝兴材料在 3h 后无显著变化，综合考虑认为高恒温烘干 3h 为宜；低恒温下烘干，乐山材料的含水量在 3h 后无显著变化，宝兴材料在 4h 后无显著变化（图 2-1，图 2-2）。综合考虑，选择高恒温烘干 3h 作为川牛膝种子含水量测定方法最佳。

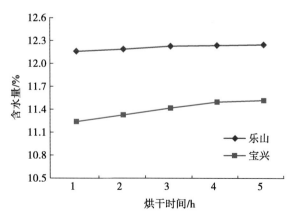

图 2-1　高恒温法测定川牛膝种子含水量

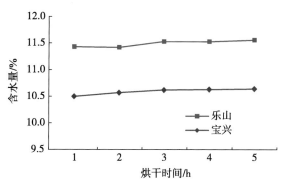

图 2-2 低恒温法川牛膝种子含水量

（三）重量测定

分别用人工手数和数粒机数考察了百粒法、五百粒法和千粒法。

t 检验结果表明（表 2-1～表 2-6），人工手数和数粒机计数间无显著性差异。采用百粒法、五百粒法和千粒法测定种子重量，其变异系数以五百粒法最小，因此建议采用五百粒法。

表 2-1 百粒法测定川牛膝种子千粒重（人工计数）

样本	千粒重 /g	标准差	变异系数 /%
乐山	1.97	0.019 7	9.96
宝兴	2.53	0.012 6	4.96

表 2-2 五百粒法测定川牛膝种子千粒重（人工计数）

样本	千粒重 /g	重复间差数	差数和平均值之比 /%
乐山	2.08	0.023 0	2.22
宝兴	2.68	0.040 2	3.01

表 2-3 千粒法测定川牛膝种子千粒重（人工计数）

样本	千粒重 /g	重复间差数	差数和平均值之比 /%
乐山	2.01	0.006 9	0.35
宝兴	2.28	0.105 5	4.62

表 2-4 百粒法测定川牛膝种子千粒重（数粒机计数）

样本	千粒重 /g	标准差	变异系数 /%
乐山	1.94	0.011 3	5.84
宝兴	2.72	0.006 5	2.37

表 2-5 五百粒法测定川牛膝种子千粒重（数粒机计数）

样本	千粒重 /g	重复间差数	差数和平均值之比 /%
乐山	2.13	0.011 7	1.10
宝兴	2.57	0.042 4	3.31

表 2-6　千粒法测定川牛膝种子千粒重(数粒机计数)

样本	千粒重 /g	重复间差数	差数和平均值之比 /%
乐山	2.24	0.048 7	2.24
宝兴	2.50	0.164 0	6.57

（四）发芽试验

考察了不同发芽床、发芽温度和发芽前处理对种子发芽率的影响。

1. 发芽床　纸上、褶裥纸间、海绵、沙上和蛭石 5 种发芽床,在 25℃温度条件下进行发芽床的试验,结果见图 2-3。方差分析结果表明,采用不同发芽床处理的川牛膝种子发芽率有极显著差异($P < 0.01$)。多重比较结果表明,褶裥纸间效果最好,其他依次为海绵、沙上、蛭石和纸上,但褶裥纸间、海绵和沙上三种发芽床种子发芽率的差异未达显著水平,综合考虑实验操作及观察方便等因素,选择了褶裥纸间法。

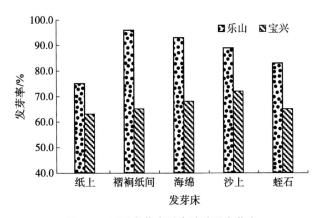

图 2-3　不同发芽床川牛膝种子发芽率

2. 发芽温度　分别于 15℃、20℃、25℃和 30℃条件下,在滤纸上进行发芽温度试验,结果见图 2-4。方差分析结果表明,采用不同发芽温度处理的川牛膝种子发芽率有极显著差异($P < 0.01$)。多重比较结果表明,25℃和 20℃处理下发芽率显著高于其他处理,考虑到 25℃下出苗较快,更整齐,选取 25℃处理。

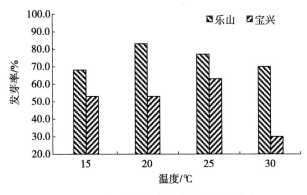

图 2-4　不同发芽温度川牛膝种子发芽率

3. 发芽前处理　分别对种子进行不作处理、清水浸种 24h、去外壳和赤霉素（GA）
（100mg/kg、200mg/kg、300mg/kg）浸种 6h，结果见图 2-5。方差分析结果表明，采用不
同发芽前处理的川牛膝种子发芽率有极显著差异（$P<0.01$）。多重比较结果表明，除去
外壳的川牛膝种子发芽率极显著高于其他处理，其次为不作处理、清水浸种者极显著
高于其余处理。考虑到川牛膝种子脱壳比较困难，生产中均不去外壳播种，选择不作
处理方式。

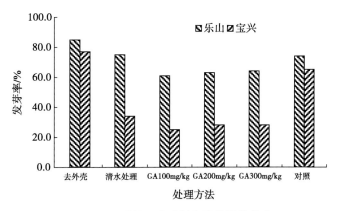

图 2-5　不同处理方法川牛膝种子发芽率

4. 初末次计数时间的确定　采用乐山和宝兴的两份材料按上述确定的方法进行
发芽，每个材料取 400 粒，每个培养皿放 100 粒，4 次重复，每天统计发芽数，连续统计
14d，结果见图 2-6。从图中可以看出，初次计数时间为第 2 天，末次为第 7 天，考虑到
部分材料第 9 天仍有个别出芽，末次计数时间确定为第 9 天。

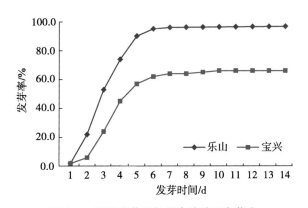

图 2-6　不同发芽天数川牛膝种子发芽率

（五）生活力测定

分别采用红墨水法、BTB 法和 TTC 法对种子生活力进行检验。

1. 红墨水法　30～35℃浸种过夜，将种子沿胚的中线纵切成两半。100 个半粒为
1 个重复，2 次重复；或 50 个半粒为 1 个重复，4 次重复。置 0.2% 红墨水中浸染 10～
15min。取出后清水冲洗，胚染成红色为有生活力的种子。

2. BTB法　取0.1% BTB溶液100ml置于烧杯中,加入1g琼脂,用小火加热并不断搅拌。待琼脂完全溶解后,趁热倒在4个干燥、洁净的培养皿中,使成一均匀薄层,冷却后备用。将30~35℃浸泡过夜的种子,100粒为1个重复,2~3个重复,将种胚朝下平放,间隔距离至少1cm。然后将培养皿置于30~35℃下培养2~3h,在蓝色背景下观察,种胚附近呈现较深黄色晕圈为有生活力的种子。

3. TTC法　考察0.1%、0.3%、0.5%和0.7% 4个浓度,染色时间1h、2h、3h和4h。30~35℃浸种过夜,将种子沿胚的中线纵切成两半。100个半粒为1个重复,2次重复;或50个半粒为1个重复,4次重复。将种子置于不同浓度TTC溶液中,30~35℃避光染色,胚染成红色为有生活力的种子。

结果表明,红墨水法染色的胚与子叶染色部位不够清晰;BTB法由于每次制作培养基较费工、费时,而且受培养基浓度和厚度等因素影响,重复性欠佳,判断黄色晕圈较困难。TTC法染色效果最佳。对TTC法不同浓度、不同处理时间下川牛膝种子生活力进行测定,结果见表2-7。方差分析结果表明,不同浓度TTC以及不同处理时间对测定川牛膝种子生活力有显著影响。多重比较结果表明,以0.1% TTC处理3h结果最佳(表2-7)。

表2-7　溶液浓度及处理时间对川牛膝种子生活力测定的影响(TTC法)

TTC浓度	样本	种子生活力/%				
		1h	2h	3h	4h	5h
0.1%	乐山	86.60	87.60	87.60	87.60	87.60
	宝兴	59.80	72.40	75.00	75.00	75.00
0.3%	乐山	23.80	28.60	29.80	29.80	29.80
	宝兴	32.00	42.40	44.40	44.40	44.40
0.5%	乐山	2.00	4.40	7.80	7.80	7.80
	宝兴	7.40	13.00	14.20	14.20	15.00
0.7%	乐山	0.00	0.40	0.40	0.40	1.60
	宝兴	1.20	3.20	4.40	4.40	5.20

(六)种子健康度检查

对两份种子分别采用以下4种方法处理:①随机数10粒种子,不作处理;②10粒种子置于20ml无菌水中,静置2h;③10粒种子置于20ml无菌水中,超声40min;④10粒种子置于20ml无菌水中,以130r/min振荡1.5h。分别将以4种方法处理后的牛膝种子接种于PDA培养基上,每个平皿接种10粒种子,重复3次。另将4种方法处理后的洗涤液分别稀释1倍、10倍、100倍,各移取1ml接种于PDA培养基上,重复3次。置于恒温培养箱28℃培养5d。

$$种子带菌率(\%) = 带菌种子数 \times 100 / 供试种子数$$

从上述4种方法处理后的牛膝种子中均能分离出真菌和细菌,从表2-8中可以看出,不同处理方法的种子带菌率与微生物种类差异明显,第一种处理方法,即不处理种子直接将其接种于 PDA 培养基上，分离得到的微生物多样性最丰富，真菌的种类最多，建议采用该法进行川牛膝种子健康度检查。此外，种子健康度检查试验结果还表明，从以上 4 种处理方法的洗涤液及其不同倍数的稀释液中均仅分离到细菌，且各种洗涤液中的细菌种类均较少，多为 1～2 种，其种类和数量随稀释倍数的增加而减少。

表 2-8　4 种处理方法牛膝种子带菌率与微生物种类

处理方法	乐山				宝兴			
	微生物带菌率 /%		微生物种类 / 种		微生物带菌率 /%		微生物种类 / 种	
	真菌	细菌	真菌	细菌	真菌	细菌	真菌	细菌
1	70.0	30.0	4	2	70.0	40.0	3	3
2	60.0	40.0	2	1	20.0	80.0	2	2
3	30.0	30.0	2	1	20.0	80.0	1	2
4	20.0	80.0	1	3	30.0	30.0	1	1

三七

三七为五加科人参属植物三七 *Panax notoginseng*（Burk.）F. H. Chen 的干燥根及根茎。有散瘀止血，消肿定痛功效。用于咯血，吐血，衄血，便血，崩漏，外伤出血，胸腹刺痛，跌扑肿痛。主产于云南文山州各县，如文山市、砚山县、马关、西畴、广南、麻栗坡、富宁、丘北等，另广西田阳、靖西、田东、德保等地也有种植。云南省文山州的三七栽培面积和产量均占全国的 90% 以上，是三七的主产区。三七为我国名贵中药材，是著名中成药云南白药、片仔癀、复方丹参滴丸等产品的主要原料。

三七多栽培于海拔 800～1 500m，气候冷凉，年温差幅度小，年相对湿度较大的半山区缓坡地，土壤以红壤或棕红壤、富含有机质为佳。用种子繁殖。每年 10—11 月，选 3～4 年生植株所结的饱满成熟变红果实，摘下，放入竹筛，搓去果皮，洗净，晾干表面水分。种子只宜阴干，不宜在阳光下曝晒，应随采随播或采用层积处理保存。将种子一粒一粒放入整好畦面的土中，播种宜浅，以深 1～1.5cm 为宜，行距 5～7cm，然后用稻草盖于畦面，以盖满不见土为宜，第 2 年 2—3 月可发芽。

（一）真实性鉴定

1. 种子形态鉴定　三七成熟果实为核果状，鲜红色，有光泽，肾形或球状肾形，少数三棱形，含种子 1～3 粒（图 2-7）。种子白色，侧扁或三角状卵形，表面粗糙，微具三棱，种子平直的一面有种脊，靠基部有一圆形吸水孔。种皮两层，软骨质。胚乳丰富，白色，胚细小，位于胚乳基部，歪斜。种子长 3.40～8.95mm，宽 3.23～7.85mm，厚 3.11～8.57mm。千粒重 54.53～91.37g。

2. 幼苗鉴定　播种 15d 后，三七种子即开始萌发。胚根最先突破种皮，露出种子，然后向下生长，形成主根。胚根伸出不久，胚轴细胞也相应生长和伸长，将胚芽连同子叶一起推出种子，而后胚芽发展为新植株的茎叶系统。随后，第 1 片真叶长出，为掌状复叶，叶缘具重细锯齿，叶两面沿脉疏被刚毛（图 2-8）。

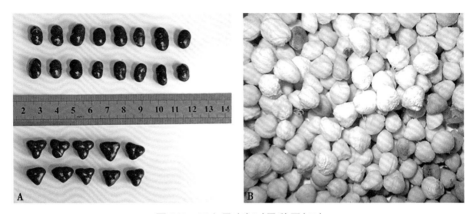

图2-7 三七果实（A）及种子（B）

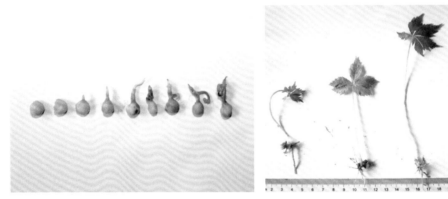

图2-8 三七种子萌发过程

（二）水分测定

三七种子含水量测定结果表明，三七种子低恒温下烘干17h的含水量，与6h相比无显著性差异；且6h从烘干时间上与《农作物种子检验规程 水分测定》(GB/T 3543.6—1995)规定的时间较吻合。因此，使用103℃低恒温法烘干6h测定三七种子含水量（图2-9）。

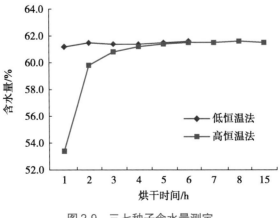

图2-9 三七种子含水量测定

（三）重量测定

随机选取经净度分析后的三七种子试样进行测定,百粒法、五百粒法和千粒法各处理间变异系数（CV）均小于 4.0%。对 3 种方法测定的千粒重值进行多重比较,无显著性差异。在实际操作中,百粒法为国际通用且操作简便,为与国际接轨,从标准化角度出发,选择百粒法作为三七种子千粒重的测定方法（表 2-9）。

表 2-9　三七种子不同测定方法千粒重比较

不同试样	百粒法			五百粒法			千粒法		
	百粒重 /g	标准误差	变异系数 /%	五百粒重 /g	标准误差	变异系数 /%	千粒重 /g	标准误差	变异系数 /%
1	7.52	0.09	3.55	37.04	0.48	2.61	73.55	0.40	1.08
2	7.47	0.08	2.97	36.95	0.39	2.11	73.32	1.13	3.08
3	7.41	0.10	3.88	34.99	0.49	2.80	74.49	0.64	1.71
4	7.36	0.06	2.43	37.35	0.27	1.45	74.18	0.52	1.39
平均值	7.44	0.08	3.20	36.58	0.41	2.24	73.88	0.67	1.82

（四）发芽试验

1. 发芽床的确定　纸上、纸间和沙中 3 个处理组的发芽率无显著性差异,均可作为三七种子的发芽床。纸上和纸间采用的是滤纸,取材方便,且易于观察种子萌发状况,其中纸上操作更简便,因此,选择纸上作为三七种子最适宜的发芽床（表 2-10）。

表 2-10　不同发芽床三七种子发芽率比较（$\bar{x} \pm s$, $n = 4$）

发芽床	发芽率 /%
纸上	90.00 ± 1.41a
纸间	91.00 ± 1.00a
沙中	92.50 ± 0.50a

注:处理间多重比较采用 LSD 法,同一列中含有不同小写字母者为差异显著（$\alpha = 0.05$）。

2. 发芽温度的确定　三七种子在 5～15℃的温度范围内,发芽率显著高于其他温度处理组;随着温度的上升,其发芽率逐步下降,至 35℃时降为 0。其中,恒温 5℃和10℃处理组的发芽率最高,达 90%,但是 5℃低温下种子萌发速率较慢,周期长。因此,选择 10℃作为三七种子最适宜的萌发温度（图 2-10）。

3. 光照对发芽的影响　光照和黑暗处理对三七种子的发芽率无显著影响,说明三七种子对光反应不敏感。但是黑暗发芽的幼苗生长缓慢、纤弱;在实验室内检验时,不同季节自然光照不一,会对发芽结果产生一定影响。从标准化角度出发,每天给予固定光照的条件更合适,且便于鉴定黄化或白化的畸形苗（表 2-11）。

4. 发芽计数时间的确定　通过休眠期的三七种子置发芽床后第 15 天胚根突破种皮约 2mm,以后种子逐渐萌发,第 45 天后发芽速度明显下降,第 60 天后发芽基本结束。因此,整个发芽计数时间在第 15～60 天。第 15 天为初次计数时间,第 60 天可作末次计数时间(图 2-11)。

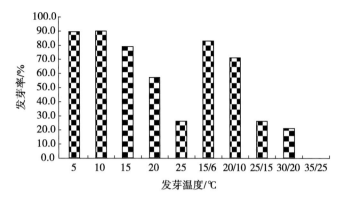

图 2-10 不同温度对三七种子发芽率的影响

表 2-11 光照对三七种子发芽率的影响($\bar{x} \pm s$, $n = 4$)

处理	发芽率 /%
光照	$89.33 \pm 2.66a$
黑暗	$86.33 \pm 3.13a$

注:处理间多重比较采用 LSD 法,同一列中含有不同小写字母者为差异显著($\alpha = 0.05$)。

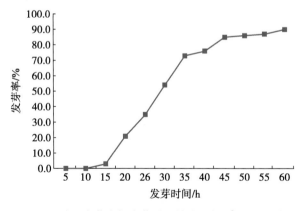

图 2-11 三七种子发芽率与发芽时间的关系(10℃及光照条件下)

（五）生活力测定

1. 染色条件的确定 三七种子染色情况受染色时间、温度和染色液浓度的影响,综合染色时间、染色液浓度及染色效果,0.5% TTC,35℃,染色 1～2h,三七种子着色率高,颜色鲜红,便于观察,宜作为三七种子生活力检测的染色条件(表 2-12)。

2. 生活力鉴定标准(图 2-12) 有活力的三七种子被 TTC 染为鲜红色,染色均匀。符合下列任意情况的即为有生活力的种子:①胚及胚乳完全着鲜红色;②胚全部着鲜红色,胚乳浅红色。

表2-12 三七种子生活力测定——TTC法

时间/h	生活力/%											
	0.1% TTC			0.5% TTC			1.0% TTC			1.5% TTC		
	30℃	35℃	40℃	30℃	35℃	40℃	30℃	35℃	40℃	30℃	35℃	40℃
1	0a	0a	0a	67a	100a	100a	100b	100c	50b	100c	75c	100c
2	20b	66b	75b	100b	100a	100a	75a	75b	50b	80b	50b	75b
3	67c	100c	100c	100b	100a	100a	100b	67b	25a	75b	0a	0a
4	75d	100c	100c	67a	100a	100a	75a	25a	25a	25a	0a	0a

注：生活力为4个重复的平均值。同一列中含有不同小写字母者为差异显著（$\alpha = 0.05$）。

无生活力的种子染色情况：①胚及胚乳完全不着色（或粉白色）；②胚或胚乳不着色（或粉白色）。

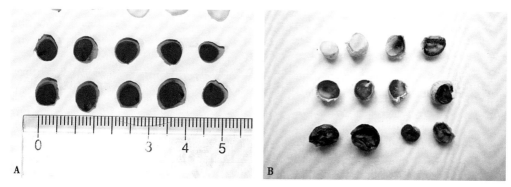

图2-12 三七种子生活力染色形态
A. 有活力的种子；B. 无活力种子。

丹参

丹参为唇形科植物丹参 *Salvia miltiorrhiza* Bge. 的干燥根及根茎。又名紫丹参、红根、血参、大红袍等。有活血祛瘀，通经止痛，清心除烦，凉血消痈的功效。常用于治疗胸痹心痛，脘腹胁痛，癥瘕积聚，热痹疼痛，心烦不眠，月经不调，痛经经闭，疮疡肿痛。主产于河南、陕西、山东、安徽、四川等地。丹参作为我国传统常用中药材，有近2000年的悠久历史。丹参用途广、疗效好，是临床常用的药物之一。近年来，随着人们膳食结构的变化和人口老龄化的出现，心血管病的发病率呈上升趋势，导致国内外对丹参的需求量迅速增加，栽培面积也随之增大。种子育苗移栽是丹参生产上最常用的方法，少数地区也用分根繁殖。丹参种子繁殖比分根繁殖简便快捷，而且移栽苗成活率高、长势整齐。但是，由于丹参花期长，受自然条件影响大，种子成熟度不一致，出苗率低，自然条件下丹参种子的萌发率一般只有30%~40%，且出苗不齐。丹参种子易霉烂、不耐贮藏，阴湿、高温都使种子迅速劣变。目前中药材种子生产还多为一家一户小规模经营，由于各地气候差异和种子储藏的条件与习惯不一致，使得种子质量难以控制。

（一）真实性鉴定

种子形态特征是植物生活史中较为稳定的性状之一，通过对种子形态、大小、颜色等表面特征的鉴定，能够快速检验种子的真实性。随机数取 100 粒净种子，4 次重复，逐粒观察丹参种子形态特征并记录。

丹参种子外部形态特征：小坚果，三棱状长卵形，长 2.5～3.3mm，宽 1.3～2mm，灰黑色或茶褐色，表面为黄灰色糠秕状蜡质层覆盖，背面稍平，腹面隆起脊，圆钝，近基部两侧收缩稍凹陷；果脐着生腹面纵脊下方，近圆形，边缘隆起，密布灰白色蜡质斑，中央有一条 C 形银白色细线（图 2-13）。

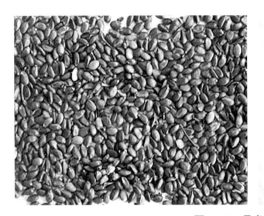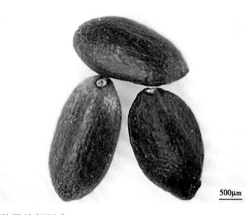

图 2-13　丹参种子外部形态

（二）水分测定

根据高恒温烘干法测得丹参水分和烘干时间的关系见图 2-14。丹参种子在最初的 30min 内迅速失去水分，随后失水缓慢；烘干 2.5h、3h、3.5h 时，测得种子的含水量趋于稳定，故选择适宜烘干时间为 3h。

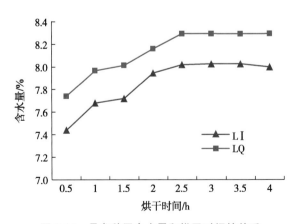

图 2-14　丹参种子含水量和烘干时间的关系

注：LI，LQ 为样品代号。

（三）重量测定

本试验中，采取了百粒法、千粒法测定丹参种子重量。

1. 百粒法　取 6 份丹参净种子：①将净种子混合均匀，从中随机取试样 8 个重复，每个重复 100 粒；②将 8 个重复分别称重（g），结果精确到 0.000 1g；③计算 8 个重复的标准差、平均重量及变异系数。

2. 千粒法　选取 SⅠ、SFⅡ、BB 3 份净种子：①将净种子混合均匀，从中随机取试样 2 个重复，每个重复 1 000 粒；②将 2 个重复分别称重（g），结果精确到 0.000 1g；③计算 2 个重复的平均值。两份重量的差数和平均值之比不超过 5%，如果超过，则需做第 3 个重复，直到差数＜5%。

3，千粒法和百粒法测定同一样本种子千粒重　取 BB 净种子样本：①按百粒法测定 BB 样本千粒重，4 次重复；②按千粒法测定 BB 样本千粒重，4 次重复；③对两组千粒重数据进行显著性差异分析。

表 2-13 是 6 份丹参种子百粒法测定的结果，由表可知，丹参种子千粒重较稳定。ML 样本千粒重最大，为 1.99g，BB 样本千粒重值最小，为 1.81g，各样品测定值之间变异系数均＜4.0%，结果有效。

表 2-13　百粒法测定丹参种子千粒重

编号	千粒重 /g	标准差	变异系数 /%
LQ	1.98	0.002	0.9
Q	1.96	0.003	1.4
BL	1.82	0.001	0.8
ML	1.99	0.001	0.4
BB	1.81	0.001	0.3
BW	1.93	0.000	0.3

用千粒法测定的 3 份丹参种子千粒重如表 2-14 所示。3 份种子千粒重 2 个重复之间的差数均＜5%，结果有效。

表 2-14　千粒法测定丹参种子千粒重

项目	SⅠ		SFⅡ		BB	
	Ⅰ	Ⅱ	Ⅰ	Ⅱ	Ⅰ	Ⅱ
千粒重 /g	1.94	1.99	2.16	2.08	1.84	1.90
千粒平均重 /g	1.97		2.12		1.87	
差数	0.05		0.08		0.06	
差数和平均值之比 /%	2.53		3.77		3.21	

由表 2-15 可知千粒法和百粒法测定同一丹参种子样本千粒重值之间没有显著性差异，但从整个试验过程来看，百粒法相对简单且有效。

表 2-15　千粒法和百粒法测定丹参种子"BB"样本千粒重比较

方法	千粒重 /g				平均值 /g
	Ⅰ	Ⅱ	Ⅲ	Ⅳ	
千粒法	1.93	1.81	1.79	1.88	1.85a
百粒法	1.77	1.91	1.97	1.87	1.88a

注：处理间多重比较采用 LSD 法，同一列中含有不同小写字母者为差异显著（$\alpha = 0.05$）。

（四）发芽试验

1. 发芽前处理　丹参种子在发芽过程中易出现霉烂现象，发芽前用 3% 次氯酸钠、0.3% 次氯酸钠和流水冲洗 3 种清洁处理方式，10d 后统计。3% 次氯酸钠溶液处理后的种子，霉烂率为 1%，发芽率为 6%；0.3% 次氯酸钠溶液处理后，霉烂率为 4%，发芽率为 42%；流水处理后霉烂率为 6%，发芽率为 64%，而空白对照霉烂率为 17%，发芽率为 54%（表 2-16 和图 2-15）。可见，3% 次氯酸钠溶液处理后，对抑制种子发霉效果最佳（94.1%），但同时大大降低了种子发芽率；流水冲洗比 0.3% 次氯酸钠消毒效果略差，为 64.7%，但同时发芽率提高 10%。流水冲洗种子的清洁效果最合适，选用此法为丹参种子发芽前清洁消毒处理。

表 2-16　发芽前消毒处理对丹参种子发芽率和发病率的影响

参数	0.3% 次氯酸钠	3% 次氯酸钠	水冲洗	对照
始发芽所需天数 /d	5	7	5	5
10d 后霉烂率 /%	4	1	6	17
消毒效果 /%	76.5	94.1	64.7	—
10d 后发芽率 /%	42	6	64	54

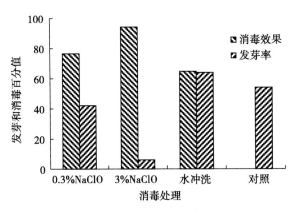

图 2-15　丹参种子发芽前消毒效果比较

种子发芽前的清洁处理是为了能够更真实地反映种子在最适条件下的发芽潜力，丹参种子由于活力低而易受到霉菌的侵入，发芽前进行清洁处理是很必要的。

2. 蒸馏水浸种时间　统计分析结果表明，浸种 6h 和不浸种处理丹参种子的发芽率无显著性差异（$P < 0.05$），随着浸种时间的增加，丹参种子发芽率有所降低，而且初

始发芽的天数也增加了,因此发芽前蒸馏水浸种并不能提高丹参发芽率(表2-17)。丹参种子表面有一层果胶,遇水后迅速吸涨,在种子萌发过程中可以维持种子发芽微环境的湿润,所以发芽试验前不需增加种子发芽前浸种吸涨时间,而浸种时间增加反而妨碍了活力低种子的呼吸,加速了种子的死亡。

表2-17　不同浸种时间对丹参种子发芽率的影响

处理	始发芽所需天数 /d	平均发芽率 /%	标准差	变异系数 /%	差异显著性 ($\alpha = 0.05$)
对照	3	60	1.91	6.37	a
6h	3	58	3.10	10.69	a
12h	4	52	2.94	11.32	ab
24h	5	50	2.06	8.16	b
36h	7	46	2.50	10.75	b

注:处理间多重比较采用LSD法,同一列中含有不同小写字母者为差异显著($\alpha = 0.05$)。

3. 去除种子外果胶的方法　种子经揉搓脱去果胶后,发芽率明显降低(图2-16),发芽持续时间延长。未进行脱胶处理的种子发芽持续时间为14d,脱胶后18d还有种子陆续发芽。发芽率降低可能是由于种子失去果胶,失去保水功能引起的,也有可能是由于物理方法处理不当,对种子造成一定的机械损伤,使种子发芽率降低。总之,丹参种子表面的果胶层对种子的发芽有促进作用。

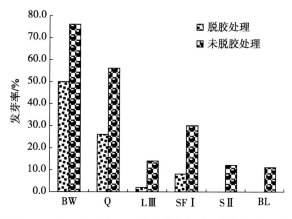

图2-16　物理方法除去果胶后对丹参种子发芽率的影响

4. 发芽床的筛选　不同发芽床上丹参种子发芽状况见表2-18。

就发芽率而言,丹参在纸上(培养皿)、海绵 + 纸上(发芽盒)、褶裥纸(发芽盒)与沙上(发芽盒)、蛭石(发芽盒)上发芽率差异显著,说明纸上(培养皿)、海绵 + 纸上(发芽盒)和褶裥纸(发芽盒)更适宜种子发芽。蛭石(发芽盒)不适宜作为丹参种子的发芽床,发芽率为0。而在纸上发芽床(培养皿),丹参种子不仅发芽率最高(64%),而且初始发芽需时最短(3d),发芽最整齐,因此为丹参种子最适宜的发芽床。

丹参种子不同发芽床对发芽率影响较大。蛭石发芽床,种子几乎不能发芽,可能是因为蛭石保温、不透气的特性加速了丹参种子劣变,从而抑制了种子发芽。沙上发芽床发芽率也较低,可能是由于沙中水分控制不当,加之在25℃条件下加快了活力低种子的老化和死亡。

表2-18 不同发芽床丹参种子发芽率比较

发芽床	始发芽所需天数 /d	平均发芽率 /%	标准差	变异系数 /%	差异显著性（ $\alpha=0.05$ ）
纸上	3	64	1.29	4.10	a
海绵+纸上	3	56	3.11	11.31	a
褶裥纸	4	56	3.77	13.36	a
沙上	7	24	3.30	26.97	b
蛭石	—	0	0	—	c

注:处理间多重比较采用LSD法,同一列中含有不同小写字母者为差异显著($\alpha=0.05$)。

5. 发芽温度的选择 丹参种子在4个不同的温度处理下发芽率差异较大。25℃、20℃温度条件下种子的发芽率无显著性差异,30℃与其他温度条件的发芽率有显著性差异。在25℃条件下丹参种子发芽率最高(64%),始发芽天数最短,第3天便开始发芽,且发芽最整齐,因此25℃是丹参种子发芽的最适宜温度(表2-19)。

表2-19 不同发芽温度丹参种子发芽率比较

处理	始发芽所需天数 /d	平均发芽率 /%	标准差	变异系数 /%	差异显著性（ $\alpha=0.05$ ）
25℃	3	64	1.26	3.90	a
20℃	5	60	2.87	9.50	ab
15℃	8	50	5.56	20.79	b
30℃	3	44	1.50	6.47	c

注:处理间多重比较采用LSD法,同一列中含有不同小写字母者为差异显著($\alpha=0.05$)。

6. 发芽首末次计数时间 由图2-17可知,丹参种子在第4天时才有少量发芽,到第7天后,3份样本(Q、BW、05LI)的发芽率都达到了15%以上,可作为丹参发芽的初次计数时间;在第12天时发芽率达到最高,以后随发芽时间延长,发芽率不再发生较大变化,因此将第14天作为丹参种子发芽末次计数时间。

7. 丹参幼苗鉴定标准结果 初步确定以下为丹参发芽试验中正常与不正常幼苗的鉴定标准:

(1)正常幼苗(图2-18)

1)完整幼苗:幼苗具有初生根,乳白色的茎和两片完整的嫩绿的小叶,并且生长良好、完全、匀称、健康。

2)带有轻微缺陷的幼苗:幼苗的主要构造出现某种轻微缺陷,如两片初生叶的边缘缺损或坏死,或茎有轻度的裂痕等,但在其他方面仍比较良好而能均衡发展的完整幼苗。

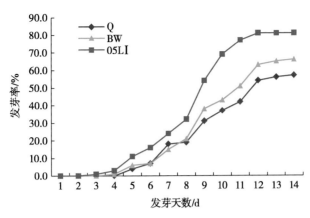

图 2-17　丹参发芽率随发芽时间的变化

3）次生感染的幼苗：幼苗明显符合上述完整幼苗和带有轻微缺陷幼苗的要求，但已受到不是来自种子本身的真菌或细菌的病原感染。

（2）不正常幼苗（图 2-19）

1）损伤的幼苗：幼苗的任何主要构造残缺不全，或受严重的和不能恢复的损伤，以致不能均衡生长者。

2）畸形或不匀称的幼苗：幼苗生长细弱，或存在生理障碍（白化或黄化苗），或其主要构造畸形或不匀称者。

3）腐烂幼苗：由初生感染（链格孢属、镰刀菌属、根霉属等）引起的幼苗主要构造（茎和叶）发病和腐烂，以致妨碍其正常生长者。

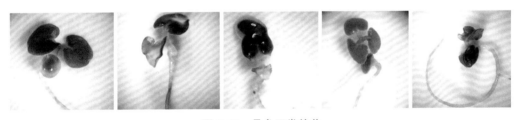

图 2-18　丹参正常幼苗

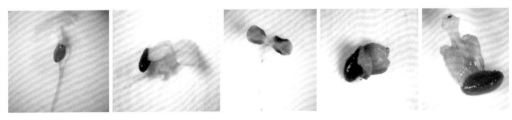

图 2-19　丹参不正常幼苗

（五）生活力测定

1. BTB 法　此法用于测"LⅡ"和"Q"两份种子生活力测定，结果重复性较差。制备溴麝香草酚蓝琼脂凝胶及染色结束进行观察的过程中，部分或全部 BTB 琼脂凝胶容易变成黄绿色，该颜色与活种子周围应产生的黄色晕圈很相近，观察、计数染色结果很困难。故用此法测定丹参种子生活力效果不佳。

2. 红墨水染色法 此法用于"LⅡ"和"Q"这两份种子生活力测定,结果重复性较差;之前数项试验表明"LⅡ"和"Q"这两份丹参种子的活力和生活力差别很大,但用红墨水法测定时两份胚染色种子百分率却基本相同,不能反映种子的真实生活力。因此,不宜用此法测定丹参种子的生活力。

3. TTC法

(1)预湿处理:丹参种子直接浸泡在水中能够吸水充分,不容易出现破裂和损伤,而在滤纸上预湿24h种子尚未达到吸涨充分状态。

预湿12h后,种子吸涨充分而不过度,切剖最容易。预湿2h、4h、6h的种子还未充分吸涨,且种皮尚硬;预湿18h、24h的种子吸水过度,组织腐软。故预湿方法选取常温下在蒸馏水中直接浸泡12h。

(2)暴露种子组织的方法:完整剥去种皮的种子染色情况较好,颜色均匀。但在观察时还需再将种子剖开露出胚,同时在操作上费工、费时,故不宜采用;沿腹缝线纵切与从子叶末端横切去2/5的种子染色不太均匀,不易观察,故也不宜采用;而垂直腹缝线纵切去2/5的种子染色情况较好,颜色均匀,也方便观察,所以最终采用此法。

(3)溶液的浓度和染色时间:用浓度为0.5%的TTC溶液染色,能够得到染色均匀、深浅适宜的种子,且不需很长时间。用5% TTC溶液经4h已经充分染色,且4~6h颜色未见异常;7h后颜色过深,不便观察。4h内,完全染色的种子数随着染色时间增加而增加,此后染色的数目基本不再变化,故丹参种子生活力测定方法以0.5% TTC溶液染色4h最为适宜(表2-20)。

表2-20 不同染色时间对丹参种子染色的影响

染色情况	染色时间							
	1h	2h	3h	4h	5h	6h	7h	8h
完全染色数	48	52	60	65	66	66	68	65
部分染色数	42	35	23	16	16	14	15	17
完全不染色数	10	13	17	19	18	20	17	18

(4)生活力鉴定:丹参种子离体胚发芽试验和种子TTC溶液染色结果如下:

离体胚发芽试验中,可以看到有些完整胚发芽后长成完整幼苗,有些新鲜完整胚却不能发芽(图2-20);有些种子胚能生成完整的子叶,但根有缺损,也不能生长成正常幼苗;子叶破损面积达1/2以上的胚不能发芽;生成的正常幼苗中,子叶若有破损,均是端处或侧边破损等于或小于子叶总面积的1/3。

对照比较表2-21中两组数据,拟定丹参种子生活力TTC溶液染色的鉴定标准(表2-21,图2-21)。

根据上述试验结果,拟定丹参种子生活力鉴定标准如下:

1)有生活力种子类(图2-22):胚全部染色;子叶远胚根一端≤1/3不染色,其余部分完全染色;子叶侧边总面积≤1/3不染色,其余部分完全染色。

表 2-21　丹参种子离体胚发芽和 TTC 溶液染色结果统计

离体胚发芽情况			种子 TTC 溶液染色情况	
离体胚状态	发芽数	未发芽数	TTC 溶液染色状态	染色数目
完整且新鲜	65	15	完全着色	64
仅胚根破损	0	1	仅胚根不着色	1
仅子叶破损	0	1	仅子叶不着色	2
子叶远胚根处或侧边≤1/3破损	1	0	子叶远胚根处或侧边≤1/3不着色	2
子叶远胚根处或侧边1/3～1/2破损	0	1	子叶远胚根处或侧边1/3～1/2不着色	2
子叶远胚根处或侧边≥1/2破损	0	2	子叶远胚根处或侧边≥1/2不着色	3
子叶近胚根处≤1/3破损	0	2	子叶近胚根处≤1/3不着色	1
子叶近胚根处1/3～1/2破损	0	1	子叶近胚根处1/3～1/2不着色	1
子叶近胚根处≥1/2破损	0	1	子叶近胚根处≥1/2不着色	2
胚根及部分子叶破损	0	5	胚根及部分子叶不着色	4
组织腐烂	0	5	组织腐烂	6
—	—	—	完全不着色	12

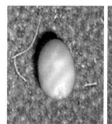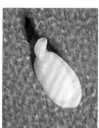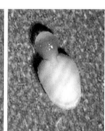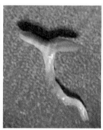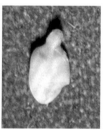

图 2-20　丹参种子离体胚发芽生长情况

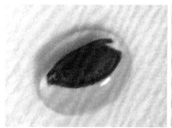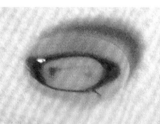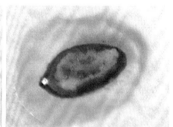

完全染色　　　　　　　胚及部分子叶不染色　　　　　　种子组织腐烂

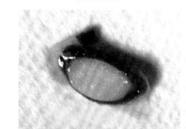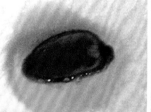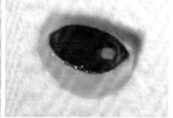

完全不染色　　　　　　胚及部分子叶不染色　　　　　　　仅胚不染色

图 2-21　丹参种子 TTC 溶液染色效果图

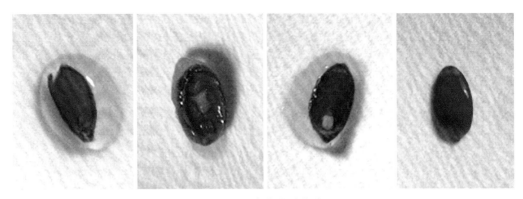

图 2-22　丹参有生活力种子

2）无生活力种子类（图 2-23）：胚完全不染色；子叶近胚根处不染色；胚根不染色；子叶不染色总面积＞1/3；胚所染颜色异常，且组织软腐。

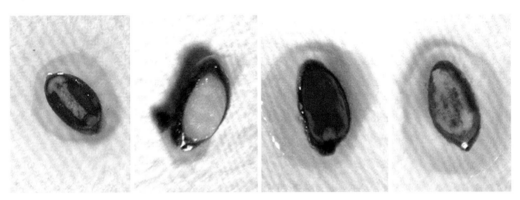

图 2-23　丹参无生活力种子

4. 纸上荧光法　荧光法测定种子生活力的误差较大。发芽法检测出的种子平均发芽率为 46%，荧光法则为 15%。丹参种子外表皮有一层果胶，遇水后迅速吸涨，果胶中的糖类等有机物溶解，在荧光下出现光圈，用此方法不能准确地分辨死种子与活种子，故荧光法不能用于丹参种子的生活力测定（图 2-24）。

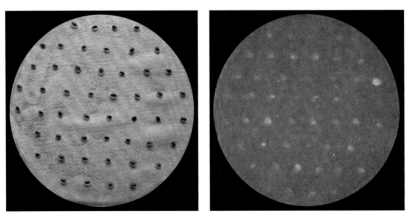

图 2-24　丹参种子荧光试验效果

（六）种子健康度检查

1. 种子外部带菌检测 不同样品的丹参种子外部携带真菌差异较大。平邑、临朐和莱芜的孢子负荷量较大，均超过了 25 个孢子/粒种子，优势菌群为青霉属、曲霉属和链格孢属。同时从平邑的样品上分离到了毛霉属，莱芜的样品上分离到了聚端孢霉属（*Trichothecium*）。而曲阜和莱芜（白花）孢子负荷量较小，分别为 4.38 个/粒和 2.50 个/粒，优势菌群为曲霉属（*Aspergillus* spp.）和链格孢属（*Alternaria* spp.）（表 2-22）。

表 2-22 丹参种子外部携带真菌种类和分离比例

丹参样品	培养总数	孢子负荷量/个·粒$^{-1}$	真菌种类和分离比例/%					
			曲霉属 *Aspergillus*	青霉属 *Penicillium*	链格孢属 *Alternaria*	聚端孢霉属 *Trichothecium*	毛霉属 *Mucor*	其他
平邑	400	31.25	72.00	26.00	—	—	2.00	—
临朐	400	41.88	86.57	8.96	1.49	—	—	2.99
曲阜	400	4.38	71.43	—	28.57	—	—	—
莱芜	400	28.13	60.00	15.56	4.44	2.22	—	4.44
莱芜（白花）	400	2.50	100.00	—	—	—	—	—

注："—"表示未分离到真菌。

2. 种子内部带菌检测结果 不同样品丹参的整粒种子带菌率均高于去除果胶后的带菌率。去除果胶前后，曲霉属和链格孢属的分离频率均较高。在丹参整粒种子的带菌率方面，平邑和临朐的样品带菌率较高，分别为 9.25% 和 8.50%，曲阜的样品带菌率最低，为 2%。同时还在莱芜的整粒种子样品上分离到了灰霉属，在临朐的整粒种子样品上分离到了毛霉属（表 2-23）。

表 2-23 丹参整粒种子携带真菌种类和分离比例

丹参样品	培养总数/粒	带菌总数/粒	带菌率/%	真菌种类和分离比例/%					
				链格孢属 *Alternaria*	曲霉属 *Aspergillus*	青霉属 *Penicillium*	灰霉属 *Botrytis*	根霉属 *Rhizopus*	其他
平邑	400	37	9.25	2.70	56.76	35.14	—	5.41	—
临朐	400	34	8.50	—	85.29	2.94	—	—	8.82
曲阜	400	8	2.00	100.0	—	—	—	—	—
莱芜	400	26	6.50	34.62	—	—	30.77	—	14.39
莱芜（白花）	400	14	3.50	64.29	—	—	—	—	21.42

注："—"表示未分离到真菌。

丹参去除果胶后的带菌率，仍然是曲阜的样品带菌率最低，为 1%。平邑和临朐的带菌率略高，超过了 5%。同时还在莱芜去除果胶的种子样品上也分离到了灰霉属（表 2-24、图 2-25）。

表 2-24　丹参去果胶种子携带真菌种类和分离比例

| 丹参样品 | 培养总数/粒 | 带菌总数/粒 | 带菌率/% | 真菌种类和分离比例/% | | | | |
				青霉属 Penicillium	曲霉属 Aspergillus	链格孢属 Alternaria	灰霉属 Botrytis	其他
平邑	400	21	5.25	19.05	71.43	4.76	—	—
临朐	400	22	5.50	31.82	59.09	—	—	9.09
曲阜	400	4	1.00	—	—	25.00	—	75.00
莱芜	400	8	2.00	—	12.50	37.50	12.50	37.50
莱芜（白花）	400	6	1.50	—	33.33	50.00	—	16.67

注:"—"表示未分离到真菌。

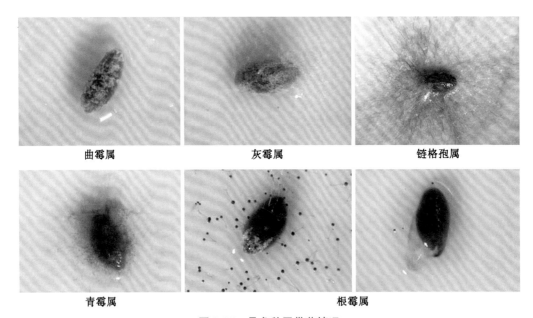

图 2-25　丹参种子带菌情况

牛膝

　　牛膝 Achyranthes bidentata Blume 为苋科多年生草本植物，又称怀牛膝、对节草等，以干燥肉质根入药，因其主产河南省古怀庆府（今焦作市），故称怀牛膝，是驰名中外的"四大怀药"之一。牛膝药材为牛膝干燥根，以根条粗长、肉肥、皮细和灰黄色者为佳，有补肝肾、强筋骨、逐瘀通经、引血下行之功效。现代药理学研究认为牛膝具有降血糖、降血压、抗衰老以及抗肿瘤和增强免疫等多种作用。

　　牛膝以种子繁殖，种子的优劣直接影响药材的质量和产量。牛膝种子没有休眠特性，活力较高，容易发芽，且发芽率较高。在地温 20℃左右，土壤湿度适宜条件下播种，7～10d 可出齐苗。当年生的种子叫"蔓蔓子"，生产上几乎不用"蔓蔓子"作种。一般用 2 年生牛膝种子，又称"秋子"进行播种，发芽率高，长势较好且容易控制。"蔓蔓子"和"秋子"在形态上差异不大,难以区分,容易混杂。混杂的种子会给药材生产带来严重损失。

（一）真实性鉴定

种子形态特征是植物生活史中较为稳定的性状之一。通过对种子形态、大小、表面特征和种子颜色的判断,能够快速鉴定种子真实性。随机数取 400 粒净种子,鉴定时设 8 个重复,每个重复 50 粒;逐粒观察牛膝种子形态特征,测定其长、宽并记录。

种子附带有黄色苞片及小苞片,在苞片内有深褐色的胞果,胞果上方有宿存的花柱,苞果内有种子 1 粒,黄褐色。种胚紧靠种皮,外胚乳肉质,在种胚的内方。带苞片的种子长 3.16～5.14mm,宽 1.24～1.50mm（图 2-26）。

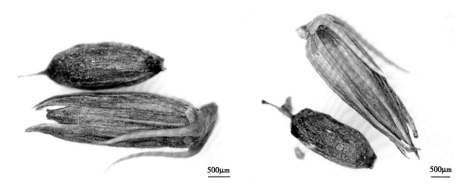

图 2-26　牛膝种子外观形态

（二）水分测定

用高恒温烘干法和低恒温烘干法检测 QⅡ 和 S.5.4 DFN 两份种子样本的含水量,每次 2 个独立重复（表 2-25,表 2-26）。

表 2-25　两种烘干法测定牛膝种子样品 QⅡ 含水量

方法	含水量 /%				
	Ⅰ	Ⅱ	Ⅲ	Ⅳ	平均值
高恒温烘干法 2h	12.25	12.28	13.86	13.79	13.05a
低恒温烘干法	12.03	12.07	13.61	14.93	13.16a

表 2-26　两种烘干法测定牛膝种子样品 S.5.4 DFN 含水量

方法	含水量 /%				
	Ⅰ	Ⅱ	Ⅲ	Ⅳ	平均值
高恒温烘干法 2h	14.29	14.18	14.21	14.39	14.28a
低恒温烘干法	14.79	12.57	13.87	14.32	13.89a

两个样本的两次测定中,每次 2 个独立重复之间,误差测定值都 <0.2%,因此两种烘干法测定值均有效。两种烘干法测定的两个样本含水量之间没有显著性差异,并且误差都在 0.2% 以内,鉴于低恒温烘干法需要时间长,推荐使用高恒温烘干法。

（三）重量测定

采用百粒法和千粒法来测定牛膝种子重量。

1. 百粒法　取 QⅠ、QⅡ、QⅢ三份牛膝净种子,按百粒法测定。由表 2-27 可知,各样品各测定值之间变异系数均<4.0%,结果有效。

表 2-27　百粒法测牛膝种子千粒重结果分析

项目	QⅠ	QⅡ	QⅢ
百粒平均重 /g	0.232	0.230	0.253
标准差	0.008	0.009	0.005
变异系数 /%	3.251	3.987	2.138
千粒重 /g	2.318	2.301	2.526

2. 千粒法　用千粒法测定 3 份牛膝种子的千粒重。由表 2-28 可知,3 份种子千粒重 2 个重复之间的差数与平均值之比均<5%,结果有效。

表 2-28　千粒法测牛膝种子千粒重结果分析

项目	QⅠ		QⅡ		QⅢ	
	1	2	1	2	1	2
千粒重 /g	2.318	2.335	2.291	2.304	2.524	2.529
千粒平均重 /g	2.327		2.297		2.527	
差数 /g	0.017		0.013		0.005	
差数和平均值之比 /%	0.73		0.56		0.19	

由表 2-29 可知,千粒法和百粒法测定牛膝千粒重没有显著性差异($P>0.05$),说明两种方法都可用作牛膝种子千粒重的测定。从整个试验过程看来,百粒法相对简单,推荐使用百粒法测牛膝种子千粒重。

表 2-29　千粒法和百粒法测牛膝种子样本"QⅢ"千粒重结果比较($P>0.05$)

方法	千粒重 /g				
	Ⅰ	Ⅱ	Ⅲ	Ⅳ	平均值
千粒法	2.49	2.62	2.56	2.53	2.55a
百粒法	2.67	2.83	2.71	2.6	2.70a

（四）发芽试验

1. 发芽前处理　通过预试验得知,由于牛膝种子没有休眠,带菌也少,种子发芽率可达 90% 以上,所以发芽前处理只需要用自来水冲洗 2min 以清洗种子即可。

2. 发芽床的选择　取 QⅡ、MT 两份牛膝净种子,自来水冲洗 2min,将冲洗后的种子分别置于 5 种发芽床上(图 2-27),每皿 100 粒,每种处理 4 次重复,25℃、8h 光照、16h 黑暗培养,记录各处理牛膝种子发芽情况,并计算发芽率。

表 2-30、表 2-31 展示了不同产地牛膝种子在不同发芽床上的发芽情况。从两个样本的发芽率看,MT 样本种子在纸上(培养皿)、海绵＋纸上(发芽盒)和褶裥纸(发芽盒)

3 种发芽床上,始发芽天数为 5d,平均发芽率均在 98% 左右,发芽指数约 16.30,三者间无显著性差异。QⅡ在上述 3 种发芽床上,3 个指标间也没有显著性差异。而两种样本在沙上(发芽盒)发芽率稍低,蛭石(发芽盒)发芽率显著低于其他发芽床(图 2-28)。从试验结果看,纸上(培养皿)、海绵＋纸上(发芽盒)和褶裥纸(发芽盒)这 3 种发芽床都适用于牛膝种子的发芽,但从实际操作考虑,优选纸上(培养皿)发芽床。

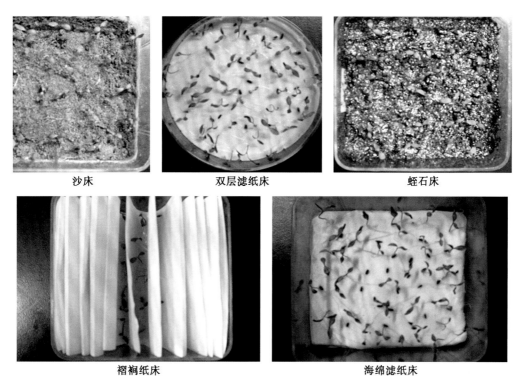

沙床　　　　　　双层滤纸床　　　　　　蛭石床

褶裥纸床　　　　　　　　海绵滤纸床

图 2-27　不同发芽床牛膝种子发芽比较

表 2-30　不同发芽床上牛膝种子样品 MT 发芽情况（$P > 0.05$）

处理	始发芽所需天数 /d	平均发芽率 /%	平均发芽指数
纸上	5a	98a	16.16a
海绵＋纸上	5a	99a	16.32a
褶裥纸	5a	98b	16.24a
沙上	7b	91b	14.37b
蛭石	9c	49c	9.15c

表 2-31　不同发芽床上牛膝种子样品 QⅡ发芽情况（$P > 0.05$）

处理	始发芽所需天数 /d	平均发芽率 /%	平均发芽指数
纸上	5a	96a	15.92a
海绵＋纸上	5a	95a	15.64a
褶裥纸	5a	96b	15.87a
沙上	7b	88b	13.71b
蛭石	9c	46c	8.92c

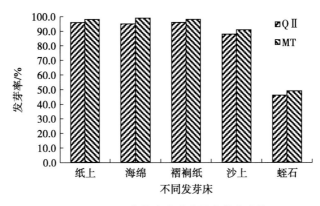

图 2-28　不同发芽床牛膝种子发芽率比较

3. 发芽温度的筛选　取大封北、大封南、温农尖、温农圆和北平奥 5 份牛膝净种子，自来水冲洗 2min，将冲洗后的种子分别置于培养皿双层滤纸上，每皿 100 粒，4 次重复。设 15℃、20℃、25℃、30℃和 30/20℃变温 5 个处理，8h 光照、16h 黑暗培养，记录各处理牛膝种子发芽情况，并计算发芽率。

不同温度条件下 5 份牛膝净种子在双层滤纸培养皿上的发芽情况见表 2-32。在25℃条件下 5 份种子发芽率均最高、始发芽天数最短，且发芽最整齐，因此 25℃是牛膝种子发芽的最适宜温度条件（图 2-29）。

表 2-32　不同温度条件下牛膝种子发芽率

种子样本	发芽率 /%				
	15℃	20℃	25℃	30℃	30/20℃
大封北	82	80	96	83	29
大封南	44	55	94	62	35
温农尖	95	93	99	91	37
温农圆	88	97	99	94	62
北平奥	75	50	87	55	54

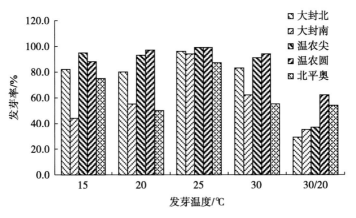

图 2-29　不同温度条件下牛膝种子发芽率比较

4. 发芽首次和末次计数时间 取 S5.25WNJ、S5.25WNY、S5.25DFN 三份净种子，自来水冲洗 2min，将冲洗后的种子置于 15cm 培养皿上，每皿 100 粒，4 次重复，25℃恒温，8h 光照、16h 黑暗条件下培养，每日查看记录种子发芽情况，保持皿内充足水分，随时挑去腐烂死种子。

牛膝种子很容易萌发，萌发始于下胚轴伸长。置床后第 2 天即有胚根露出种皮，随后胚芽鞘伸出且长势较快，在水分充足的情况下，胚根长到一定长度后，子叶才突破种皮，逐渐展开，萌发过程基本完成。

由图 2-30 可以看出，3 份牛膝种子发芽率和发芽时间的动态变化图趋于一致，表现在第 3 天种子就有一定的发芽量，第 5 天时均达到了 20%，此时可作为初次计数时间。牛膝种子在水分充足的情况下，发芽较快且整齐，第 10 天以后没有新发芽的种子出现，可作为末次计数时间。

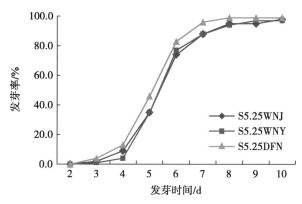

图 2-30 牛膝种子发芽率的动态变化

5. 幼苗评定标准

（1）正常幼苗：牛膝正常幼苗必须符合下列类型之一（图 2-31）。

1）完整幼苗：幼苗具有初生根，乳白色的茎和两片完整的嫩绿小叶，并且生长良好、完全、匀称和健康。

2）带有轻微缺陷的幼苗：幼苗的主要构造出现某种轻微缺陷，如两片初生叶的边缘缺损或坏死，或茎有轻度的裂痕等，但在其他方面仍能比较良好而均衡发展的完整幼苗。

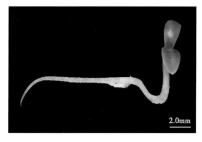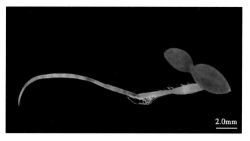

图 2-31 牛膝正常种苗

3）次生感染的幼苗：幼苗明显符合上述完整幼苗和带有轻微缺陷幼苗的要求，但已受到不是来自种子本身的真菌或细菌的病原感染。

（2）不正常幼苗：下列幼苗列为不正常幼苗（图2-32）。

1）损伤的幼苗：幼苗的任何主要构造残缺不全，或受严重的和不能恢复的损伤，以致不能均衡生长者。

2）畸形或不匀称的幼苗：幼苗生长细弱，或存在生理障碍（白化或黄化苗），或其主要构造畸形或不匀称者。

3）腐烂幼苗：由初生感染（链格孢属、镰刀菌属、根霉属等）引起的幼苗主要构造（茎和叶）的发病和腐烂，以致妨碍其正常生长者。

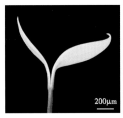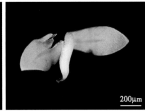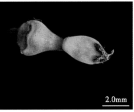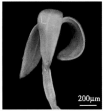

图2-32 牛膝不正常种苗

（五）生活力测定

从牛膝种子发芽情况来看，种子活力较强，发芽快且整齐，发芽持续时间短。本研究尝试TTC法测定牛膝种子的生活力。

1. TTC法染色的预湿处理和组织暴露方式

（1）种子的预湿处理：取2份适量净种子，除去种子外的苞叶后，分别置于湿润滤纸上，常温下预湿或直接浸泡于蒸馏水中常温下预湿，隔2h、4h、6h、12h、18h、24h分别取适量种子观察并解剖，根据种皮的软化程度和解剖的难易程度来确定最适宜的预湿方法与时间。

（2）暴露种子组织的方法：取2份净种子，每份200粒。预湿后，分别进行以下处理：①完整剥去内种皮，取出完整的胚和子叶；②沿腹缝线纵切；处理后放入0.5% TTC溶液，于黑暗下染色，根据染色情况和操作难易程度来确定最适宜方法。

直接在水中浸泡种子能够良好吸水，不容易出现破裂和损伤，在滤纸上预湿24h的种子尚未达到吸涨充分的状态。预湿18h后，种子吸涨充分而不过度，最易除去内种皮取出完整的胚和子叶。故预湿方法选取为：常温下在蒸馏水中直接浸泡18h。牛膝种子胚倒立，两片子叶合生侧立，胚和子叶间嵌着糊粉层，为了染色时避免淀粉溶解，建议取出整个胚。

2. TTC溶液的浓度和染色时间 设0.1%、0.3%、0.5%、0.7% 4个浓度处理，将处理好的种子置于10ml塑料离心管，每管100粒，每个处理4次重复，30℃恒温避光染色；每间隔1h取出1个处理，自来水冲洗净，观察并记录其染色情况，选出染色的最佳时间、浓度的组合。

按照 TTC 染色方法和步骤对牛膝种子进行染色，TTC 溶液的浓度、染色时间对种子染色的效果影响较大（表 2-33、图 2-33、图 2-34）。

表 2-33　TTC 溶液浓度和染色时间对种子完全染色的影响

浓度 /%	染色时间 /h					总和 (T_i)	平均值 (X_i)
	1	2	3	4	5		
0.1	11	18	42	46	50	167	33.4
0.3	34	69	92	93	93	381	76.2
0.5	35	79	91	92	91	388	77.6
0.7	39	77	92	92	90	390	78.0
T_j	119	243	317	323	324	1 326	—
X_j	29.75	60.75	79.25	80.75	81.00	—	66.30

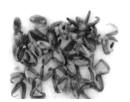 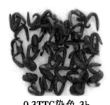

0.3TTC染色 1h　　**0.3TTC染色 2h**　　**0.3TTC染色 3h**　　**0.3TTC染色 4h**

图 2-33　牛膝种子在 0.3% TTC 溶液中染色效果与染色时间的关系

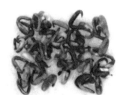 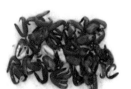 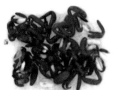 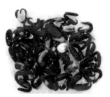

0.1TTC染色 3h　　**0.3TTC染色 3h**　　**0.5TTC染色 3h**　　**0.7TTC染色 3h**

图 2-34　牛膝种子不同 TTC 溶液浓度染色 3h 的染色效果

F 检验结果表明，浓度间和染色时间间的 F 值都大于 $F_{0.01}$，表明不同的浓度与染色时间和完全染色的种子数之间关系密切（表 2-34～表 2-36）。

表 2-34　TTC 溶液浓度和染色时间牛膝种子染色结果方差分析

变异来源	df	SS	S^2	F	$F_{0.05}$	$F_{0.01}$
浓度（A）	3	7 225.00	2 408.33	58.03	3.49	5.95
时间（B）	4	7 837.20	1 959.30	47.21	3.26	5.41
误差	12	498.00	41.50			
总变异	19	15 560.20	818.96			

多重比较结果表明，不同 TTC 溶液浓度及染色时间对牛膝种子染色的影响有着极显著性差异。0.7%、0.5% 和 0.3% TTC 溶液处理的效果较好，并且处理效果之间差异不显著，考虑到 TTC 溶液有毒性，所以最终选定 0.3% TTC 溶液。在染色时间中，以

表 2-35 不同浓度 TTC 溶液牛膝种子染色结果差异显著性检验

浓度 /%	平均值(X_i)	差异显著性	
		$\alpha = 0.05$	$\alpha = 0.01$
0.7	78.00	a	A
0.5	77.60	a	A
0.3	76.20	a	A
0.1	33.40	b	B

注：处理间多重比较采用 LSD 法，同一列中含有不同字母者为差异显著。

表 2-36 不同染色时间牛膝种子染色结果差异显著性检验

时间 /h	平均值(X_i)	差异显著性	
		$\alpha = 0.05$	$\alpha = 0.01$
5	81.00	a	A
4	80.75	a	A
3	79.25	a	A
2	60.75	b	B
1	29.75	c	C

注：处理间多重比较采用 LSD 法，同一列中含有不同字母者为差异显著。

5h、4h 和 3h 染色效果最好，由于 5h、4h 和 3h 处理效果差异不显著，综合考虑，用浓度为 0.3% TTC 溶液染色，能够得到染色均匀、深浅适宜的种子，且不需要很长时间。参考《国际种子检验规程》的要求，推荐使用低浓度 TTC 溶液，所以选定 0.3% TTC 溶液染色 3h 为最适宜条件。

3. TTC 染色鉴定标准

（1）有生活力种子：符合下列任意一条的列为有生活力种子一类（图 2-35）。

1）胚和子叶全部均匀染色。

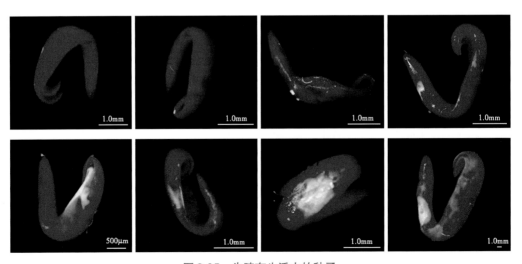

图 2-35 牛膝有生活力的种子

2）子叶远胚根一端≤1/3不染色，其余部分完全染色。

3）子叶侧边总面积≤1/3不染色，其余部分完全染色。

（2）无生活力种子：符合下列任意一条的列为无生活力种子一类（图2-36）。

1）胚和子叶完全不染色。

2）子叶近胚根处不染色。

3）胚根不染色。

4）胚和子叶染色不均匀，其上有斑点状不染色。

5）子叶不染色总面积＞1/2。

6）胚所染颜色异常，且组织软腐。

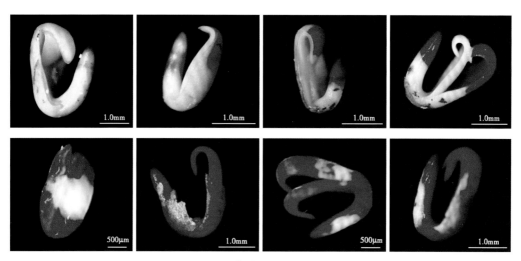

图2-36　牛膝无生活力的种子

（六）种子健康度检查

取牛膝种子3份，分别来自河南的温县、武陟，北京的药用植物研究所。

1. 种子外部带菌　每份样品随机选取400粒种子，放入100ml锥形瓶中，加入50ml无菌水充分振荡，吸取悬浮液1ml，以2 000r/min的转速离心10min，弃上清液，再加入1ml无菌水充分振荡、浮载后，吸取100μl加到直径为9cm的PDA平板上，涂匀，每个处理4次重复。相同操作条件下设无菌水空白对照。放入25℃恒温箱中，黑暗条件下培养5d后观察，记录种子外部带菌种类和分离比例。

不同样品牛膝种子外部携带的真菌差异较大（表2-37）。河南温县和武陟的孢子负荷量特别高，分别为321.94个孢子/粒种子和168.13个孢子/粒种子，种子表面携带的优势菌群主要为青霉属。药用植物研究所的牛膝种子样品外部孢子负荷量较低，为17.81个/粒，优势菌群为青霉属、曲霉属和链格孢属。

2. 种子内部带菌检测结果　将每份牛膝种子的颖壳与籽粒分开，颖壳用5%次氯酸钠溶液中浸泡5min，籽粒用5%次氯酸钠溶液中浸泡2min，再用无菌水冲洗3遍，将同一样品的颖壳和籽粒分别均匀摆放在直径为15cm的PDA平板上，每皿摆放100粒，

表 2-37　牛膝种子外部携带真菌种类和分离比例

牛膝样品	培养种数	孢子负荷量 / 个·粒$^{-1}$	真菌种类和分离比例 /%			
			青霉属 Penicillium	曲霉属 Aspergillus	链格孢属 Alternaria	其他
温县	400	321.94	98.64	—	—	1.36
武陟	400	168.13	79.18	—	—	20.82
药用植物研究所	400	17.81	94.74	3.51	1.75	—

注:"—"表示未分离到真菌。

每个处理 4 次重复。在 25℃恒温箱中黑暗条件下培养 5～7d 后检查,记录种子带菌情况、不同部位的真菌种类和分离频率。

结果表明,不同种子内部所带真菌种类差异不明显,颖壳和籽粒携带的优势菌群均为链格孢属、青霉属和根霉属。药用植物研究所的牛膝样品颖壳和籽粒的带菌率均小于温县和武陟的带菌率,分别为 19.50% 和 13.50%。而镰刀菌属只在武陟一个样品的颖壳和籽粒上分离得到(表 2-38,表 2-39)。

表 2-38　牛膝种子内部(颖壳)携带真菌种类和分离比例

样品	带菌总数 / 粒	带菌率 /%	真菌种类和分离比例 /%				
			链格孢属 Alternaria	青霉属 Penicillium	镰刀菌属 Fusarium	根霉属 Rhizopus	其他
温县	269	67.25	37.10	46.80	—	1.15	25.05
武陟	194	48.50	40.62	11.03	26.70	—	21.65
药用植物研究所	78	19.50	39.49	18.94	—	14.10	27.47

注:"—"表示未分离到真菌。

表 2-39　牛膝种子内部(籽粒)携带真菌种类和分离比例

样品	带菌总数 / 粒	带菌率 /%	真菌种类和分离比例 /%				
			链格孢属 Alternaria	根霉属 Rhizopus	镰刀菌属 Fusarium	青霉属 Penicillium	其他
温县	76	19.00	44.47	13.16	—	7.89	34.48
武陟	190	47.50	34.74	1.58	23.16	11.58	28.94
药用植物研究所	54	13.50	51.48	26.67	—	1.85	20.00

注:"—"表示未分离到真菌。

天冬

天冬为百合科天冬属植物天冬 *Asparagus cochinchinensis*（Lour.）Merr. 的干燥块根。有滋阴润燥、清火止咳之效,用于阴虚发热,咳嗽吐血,咽喉肿痛,消渴,便秘,小便不利。分布于河北、山西、陕西、甘肃等省的南部，以及华东、中南、西南等地。也见于朝鲜、日本、老挝和越南。

天冬多野生于山林缘阴湿地、丘陵地灌木丛中或山坡草丛。喜温暖，不耐严寒，忌高温，常分布于海拔 1 000m 以下山区。夏季凉爽、冬季温暖、年平均气温 18～20℃ 的地区适宜生长。喜阴、怕强光，幼苗在强光照条件下生长不良，叶色变黄甚至枯苗。天冬块根发达，入土深达 50cm，适宜在土层深厚、疏松肥沃、湿润且排水良好的砂壤土（黑砂土）或腐殖质丰富的土壤中生长。种子繁殖，每年的 9—10 月，果实由绿色变成红色时采收。堆积发酵后，选粒大而充实的作种。播种期分为春播和秋播。秋播在 9 月上旬至 10 月上旬，秋播发芽率高；春播在 3 月下旬。

（一）真实性鉴定

从用于发芽试验的种子中随机取 100 粒，根据种子的形态特征，如种子大小、形状、颜色、光泽及表面构造等，借助放大镜进行逐粒观察、测定。在萌发期间，观察种苗发育过程，参照《国际种子检验规程》，对天冬进行评价和归类。

天冬种子为圆球形，黑色，表面光滑而有光泽，质地坚硬。种子直径 3.2～4.9mm，平均直径 4.2mm。根据对天冬种子发芽及种苗的观察，可以将它归为：子叶留土的单子叶农作物种子。在对种苗进行评价时，应该遵循该类种子的鉴定标准。

（二）水分测定

称取两份样品（来源于坝芒村和百岁村）各（25.00±0.02）g，置于扁形称量盒中，在（103±2）℃ 烘箱中预烘 30min。取出后放在室温冷却和称重。此后立即将这两份半干样品分别磨碎，并将磨碎物各取一份样品，分别采用高恒温烘干法和低恒温烘干法进行测定。高恒温烘干法 133℃，烘 1～4h；低恒温烘干法 105℃，烘（17±1）h。烘干过程中，每隔 30min 取出迅速放入干燥器中冷却至室温后称重。直至前后 2 次重量差不超过 0.01g 为止，以最后一次重量作为烘干后重量，进行含水量计算。

预烘干后，坝芒村和百岁村种子含水量分别为 40.61% 和 40.72%。高恒温烘干法得到的含水量比低恒温高，且所需时间短，因此天冬种子含水量测定采用高恒温烘干，烘干时间为 3h（表 2-40）。

表 2-40　不同烘干法天冬种子含水量的变化

烘干时间 /h	坝芒村样品		百岁村样品	
	（105±2）℃	（133±2）℃	（105±2）℃	（133±2）℃
1	35.91b	39.50c	36.36a	39.74a
2	38.75a	40.37b	38.55a	40.52a
3	39.27a	40.61ab	39.11a	40.72a
4	39.50a	40.76a	39.27a	40.86a
5	39.65a	40.81a	39.39a	40.90a
6	39.99a	40.80a	39.77a	40.89a
7	40.03a	—	39.84a	—

注："—"表示已恒重。处理间多重比较采用 LSD 法，同一列中含有不同小写字母者为差异显著（$\alpha = 0.05$）。

（三）重量测定

采取百粒测定法和千粒测定法测定天冬种子质量。

1. 百粒法　取 8 个重复,每个重复 100 粒净种子,重复间变异系数 <4.0%,测定值有效。

2. 千粒法　取 2 个重复,每个重复 1 000 粒净种子,两重复间差数与平均值之比 <5%,测定值有效。用 1/10 000 电子天平称重,称重后计算组平均值。

结果表明,用百粒法测定的 2 份样品各测定值之间变异系数均 >4.0%,因此认为,百粒法不适宜用于天冬种子的质量测定。千粒法测定的 2 份样品两重复间差数与平均值之比 <5%(表 2-41),测定值有效。因此,天冬种子质量可采用千粒法测定。测得百岁村种子千粒重为 56.033g,坝芒村种子千粒重 55.846g。

表 2-41　天冬种子重量测定方法比较

样本来源	百粒法			千粒法	
	千粒重 /g	标准差	变异系数 /%	千粒重 /g	差数与平均数之比 /%
百岁村	55.508	0.185	5.39	56.033	0.32
坝芒村	55.861	0.134	7.5	55.846	0.02

（四）发芽试验

1. 浸泡时间对天冬种子萌发的影响　分别将天冬种子用蒸馏水浸泡 24h、48h、72h、96h 后,在 30℃、纸床、黑暗条件下培养。以不浸泡的天冬种子为对照。比较不同浸泡时间下天冬种子的发芽情况。

结果表明(表 2-42),浸泡对种子发芽率及发芽指数没有显著影响。浸泡后种子发芽所需时间显著比对照缩短。浸泡 48h、72h、96h 后天冬种子的发芽时间无显著性差异,但显著短于浸泡 24h 及对照。因此,认为对天冬种子浸泡 48h 以上能显著促进其萌发,缩短发芽周期。

表 2-42　浸泡时间对天冬种子萌发的影响

浸泡时间 /h	发芽率 /%	发芽指数	发芽总天数 /d
0	89.67a	19.86a	53a
24	90.23a	21.05a	45b
48	93.06a	20.71a	33c
72	94.47a	23.49a	32c
96	92.79a	23.67a	33c

注: 处理间多重比较采用 LSD 法,同一列中含有不同小写字母者为差异显著($\alpha=0.05$)。

2. 发芽温度的选择　设 15℃、20℃、25℃、30℃、35℃ 5 个温度处理。处理时用培养皿为容器,皿底铺 3 层滤纸作为发芽床。每个处理设 3 个重复,每个重复 50 粒种子。试验过程中保持滤纸湿润,每天记录种子的发芽数。结果表明,30℃下天冬种子发芽率最高,为93.6%。方差分析结果表明,25℃、30℃及35℃下发芽率无显著性差异,但显著高于20℃和15℃的发芽率。15℃下发芽率最低,为6.1%。就发芽指数而言,15℃下发芽指数显著低于其他温度。综合来看,天冬种子在30℃发芽率最高,且发芽相对较快。因此,天冬种子的最适发芽温度为30℃(表2-43)。

表2-43　温度对天冬种子发芽的影响(光照条件下)

处理温度/℃	坝芒村样品		百岁村样品	
	发芽率/%	发芽指数	发芽率/%	发芽指数
15	6.1c	0.19b	3.1c	0.11b
20	80.9b	19.86a	79.2b	18.00a
25	91.5a	19.71a	89.2a	19.11a
30	93.6a	21.05a	96.0a	22.02a
35	90.5a	20.01a	94.5a	19.99a

注:处理间多重比较采用LSD法,同一列中含有不同小写字母者为差异显著($\alpha=0.05$)。

3. 发芽床的选择　在最适发芽温度30℃下,在纸上、纸间、沙上、沙间4种不同发芽床上进行发芽试验。纸上是在培养皿中铺3层湿润的滤纸,后置种;纸间是在培养皿中铺3层湿润滤纸,置种后再在种子上铺1层湿润滤纸;沙上是在平底烧杯中铺3cm厚的湿沙(沙水比为4:1),后置种;沙间是在平底烧杯中铺3cm厚的湿沙(沙水比为4:1),置种,再盖上一薄层湿润的细沙。天冬种子在不同发芽床上的发芽率及发芽指数结果见表2-44。方差分析结果表明,在30℃,光照条件下,不同发芽床之间的发芽率以及发芽指数均不存在显著性差异,但纸上的发芽率及发芽指数比其他处理高,因此认为天冬种子发芽床以纸上为最好。

表2-44　发芽床对天冬种子发芽的影响(30℃,光照)

发芽床	坝芒村样品		百岁村样品	
	发芽率/%	发芽指数	发芽率/%	发芽指数
纸上	84.9a	24.70a	80.9a	25.66a
纸间	76.4a	23.69a	77.2a	22.01a
沙上	77.5a	22.30a	79.5a	20.30a
沙间	82.9a	20.49a	80.0a	22.25a

注:处理间多重比较采用LSD法,同一列中含有不同小写字母者为差异显著($\alpha=0.05$)。

4. 光照条件的选择　分别选择15℃、20℃、25℃、30℃和35℃5个温度,在纸床上进行光照(2 000lx)与黑暗对照发芽。由表2-45可以看出,在不同温度下,黑暗条件下的发芽率及发芽指数要高于光照条件下,但并无显著性差异。就发芽总天数而言,在25℃、30℃及35℃黑暗条件下发芽总天数要比在光照条件下显著缩短1周左右。因此,可以看出天冬种子发芽时不需要光照,黑暗条件下发芽更快。

表2-45 光照与黑暗对天冬种子发芽的影响

温度/℃	黑暗			光照		
	发芽率/%	发芽指数	发芽天数	发芽率/%	发芽指数	发芽天数
15	6.21a	0.20a	54a	5.43a	0.18a	54a
20	85.33a	19.31a	52a	80.38a	18.86a	52a
25	93.79a	22.52a	40b	93.70a	21.05a	47a
30	94.67a	23.40a	33b	94.57a	19.71a	40a
35	92.02a	21.92a	34b	92.4a	20.05a	41a

注:处理间多重比较采用LSD法,同一列中含有不同小写字母者为差异显著($\alpha=0.05$)。

5. 发芽时间的确定 以胚根长等于种子直径作为发芽标准进行统计,以种子萌发数达到最高,以后再无萌发种子出现时的天数为末次计数时间。结果表明,在最适的萌发条件下,天冬种子在置床后第15天开始萌发,种子发芽集中在第16~28天,第33天种子完全萌发。因此可确定天冬种子初次计数时间为发芽后第15天,末次计数时间为第33天。

（五）生活力测定

天冬种子发芽缓慢,按照《国际种子检验规程》,采用TTC(0.5%)染色法测定天冬种子的生活力。天冬种子属于硬实类种子,生活力测定之前需对种子样品进行预处理（预措）,其主要目的是使种子加快和充分吸湿,软化种皮,方便样品准备和促进活组织酶系统的活化,以提高染色的均匀度、鉴定的可靠性和正确性。

取2份样品进行生活力测定,每份样品设3次重复,每个重复30粒种子。先用解剖刀将种子的黑色种皮刮掉,注意预措不能损伤种子内部胚的主要构造。预措后用35℃温水浸泡24h,再用配制好的0.5% TTC溶液浸泡,密封,置于30℃黑暗环境中36h。染色后根据种胚的着色程度和部位,按照《国际种子检验规程》鉴定种子生活力。结果表明,供试天冬种子的生活力很高,可达95%以上。测定结果与用同一种批为试验材料的发芽试验结果比较一致。

（六）种子健康度检查

1. 直接检验法 分别从2份样品中取试样200~400粒,放在白纸或玻璃纸上,用肉眼或5~10倍放大镜检验,果核表面有病症斑点者即为病粒,挑出后数清粒数,计算病粒率。

2. 破口检验法 分别从2份样品中取试样50粒,然后逐粒用刀片沿内果皮结合痕将种子切开,观察被害粒数,计算被害率。

结果表明,天冬种子由于硬实,内部几乎无病害损伤。所以采用简单的直接检验法即可。

云木香

云木香为菊科植物云木香 *Aucklandia lappa* Decne. 的干燥根。有行气止痛,温中和胃的功效。用于胸腹胀痛,呕吐,泄泻,痢疾里急后重。原产克什米尔地区,主产于云南丽江纳西族自治县、鲁甸等地。在我国四川峨眉山，云南丽江、维西、昆明，广西，贵州贵阳、独山有栽培。陕西秦巴山区引种栽培。

云木香生长于海拔 2 700～3 300m 的山区，海拔低、温度高的地区栽培易退化，生长不好。年平均温度 5.6℃，最高气温不超过 23℃，最低气温不低于 −14℃，年降雨量 800～1 000mm 的地区适宜生长，无霜期 150d。栽培地土壤以肥沃、疏松、排水良好的黑油沙土为好，pH 6.5～7。种子繁殖。植株生长到第 3 年大部分开花结果，当茎秆由青褪色，冠毛接近散开，种子即成熟，分期分批将健壮、无病虫害的植株花序割下，扎成小把倒挂通风干燥处，使总苞松散，打出种子，除去杂质，扬净，晒干。分春播或秋播，春播在 4 月上旬，播种时种子用 30℃温水浸泡，搅拌放凉，漂去上面浮的杂质和秕粒，沉底的饱满种子泡 24h，取出种子，阴至半干后播种。秋播在 8—9 月，种子不需处理，直接播种，条播，行距 45cm，开沟深 2～3cm，将种子均匀撒入沟内，覆土 3～5cm。

（一）真实性鉴定

采用种子外观形态法，通过对种子形态、大小、颜色等表面特征能够快速检验种子的真实性。从试验样本中随机数取 100 粒净种子，4 次重复；逐粒观察云木香种子形态特征并记录。

云木香种子外观形态特征：瘦果线形，暗褐色、灰褐色或浅棕色，三棱或四棱状，有黑色色斑，顶端生 1 轮黄色直立的锯齿冠毛，果熟时脱落，果顶有花柱基部残留，种子长 7～10mm，宽 2.0～3.8mm（图 2-37）。

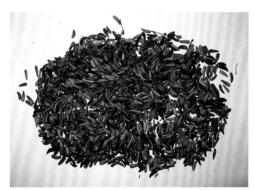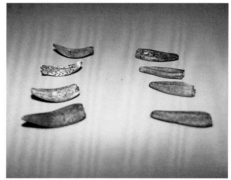

图 2-37　云木香种子形态图

（二）水分测定

依据《国际种子检验规程》中规定，种子水分测定方法为烘干法，包括高恒温烘干法和低恒温烘干法。

1. 高恒温烘干法　取云南丽江、四川雅安、湖北利川 3 个产地的净种子样本，程序与低恒温烘干法相同，设 4 个时间处理即 1h、2h、3h 和 4h。将试样放入 140～145℃的恒温烘箱内，使烘箱温度在 5～10min 内回至 133℃时开始计时，温度保持在 130～133℃；样品分别烘干 1h、2h、3h、4h。根据所得数据，选择高温烘干时间。

采用高恒温烘干法 1h、2h、3h、4h 对 3 个产地的整粒和粉末云木香种子含水量进行测定。结果显示（图 2-38，图 2-39），采用高恒温烘干法，云木香种子在最初的 2h 内迅速失去水分，随后失水缓慢；烘干 3h、4h 时，测得种子的含水量趋于稳定，故选择适宜烘干时间为 3h。而整粒较粉末方便，故使用整粒高恒温烘干法 3h。

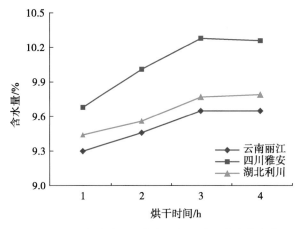

图 2-38　云木香种子粉末高温烘干种子含水量变化

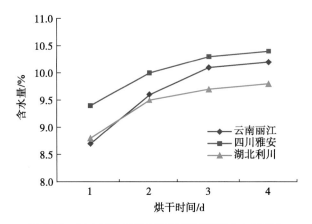

图 2-39　云木香整粒种子高温烘干种子含水量变化

2. 低恒温烘干法　取四川明礼乡、四川新江村、四川崇兴村、四川罗盘村、四川大窝村、四川镇坪乡 6 个产地的净种子样本。先将样品盒预先烘干、冷却、称重，并记下盒号，称取试验样品 2 份，每份 4.0g，将试样放入预先烘干和称重过的样品盒内，再称重（精确至 0.000 1g）。放置在温度达 110～115℃的恒温烘箱内，使烘箱温度在 5～10min 内回至 103℃时开始计时，温度保持在（103±2）℃；烘（17±1）h 后取出放入干燥器内冷却至室温，30～45min 后再称重。根据烘后失去的重量计算种子水分百分率。

对高恒温烘干 3h 和低恒温烘干 17h 测定的含水量进行测定，结果显示：采用高恒温烘干法比低恒温烘干法测得的含水量高（图 2-40），并且误差都在 0.2% 以内，鉴于低恒温烘干法需要时间长，故使用高恒温烘干法。

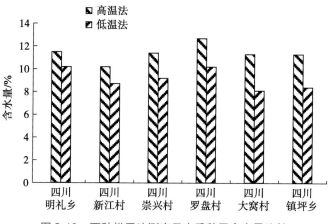

图 2-40　两种烘干法测定云木香种子含水量比较

（三）重量测定

选取云南大理、四川雅安、湖北利川、云南丽江 4 个产地的净种子样本，采取百粒法和千粒法测定每份种子重量，对 2 组千粒重数据进行显著性差异分析。

1. 百粒法　从试验样品中随机数取 8 个重复，每个重复 100 粒种子；将 8 个重复分别称重（g），结果精确到 0.000 1g；计算 8 个重复的平均重量、标准差及变异系数。重复间变异系数 <4.0%，测定值有效。

2. 千粒法　从试验样品中随机数取 2 个重复，每个重复 1 000 粒种子；将 2 个重复分别称重（g），结果精确到 0.000 1g；计算 2 个重复的平均重量、标准差及两重复间差数与平均值。两重复间差数与平均值之比 <5%，测定值有效。

分别采用百粒法和千粒法对云南大理、四川雅安、湖北恩施、云南丽江 4 个产地的种子进行了千粒重测定，结果见表 2-46 和表 2-47。

表 2-46　百粒法测定云木香千粒重

样本产地	百粒重 /g	千粒重 /g	标准差	变异系数 /%
云南大理	3.11	31.12	0.07	2.28
四川雅安	2.78	27.80	0.05	1.84
湖北利川	2.53	25.33	0.05	2.16
云南丽江	2.45	24.52	0.03	1.10

注：变异系数 <4.0%。

表 2-47　千粒法测定云木香千粒重

样本产地	千粒重 /g	重复间差数	差数和平均值之比 /%
云南大理	30.27	0.28	0.91
四川雅安	27.29	0.11	0.39
湖北利川	24.89	0.02	0.09
云南丽江	24.41	0.05	0.21

注：差数与平均值之比 <5%。

通过方差分析表明，采用 2 种方法测定 4 批云木香种子的千粒重，各处理间无显著性差异，且数据重复间变异系数均小于 4.0%，测定值有效，鉴定百粒法所需种子量较少，所以确定百粒法为云木香种子重量测定的方法。

（四）发芽试验

1. 发芽前处理　清选种子试验结果显示（表 2-48），采用水分离法和风选法清选云木香种子后，实粒种子比例较高的是水分离法，将经过 2 种方法分离出来的实粒种子进行发芽试验，水分离法的种子发芽率最高。因此，应采用水分离法清选云木香种子空壳。

表 2-48　不同清选方法对云木香种子萌发的影响

样品编号	水分离法		风选法		未处理	
	实粒数 /%	发芽率 /%	实粒数 /%	发芽率 /%	实粒数 /%	发芽率 /%
SC	95.33	62.33	90.33	52.67	89	52.67
CQ	98.00	50.67	81.67	38.33	72.67	34.00

最适浸泡时间试验结果显示（表 2-49），浸泡时间在 0h 和 6h 的发芽率显著高于浸泡 12h、18h、24h 的发芽率（$P<0.05$）。考虑时间问题，此试验采用不浸泡种子。

因此，发芽前处理方法为：采收成熟果实后，用水分离法清选种子后可直接进行试验。

表 2-49　不同浸泡时间对云木香种子发芽率的影响 /%

浸泡时间 /h	云南丽江	四川雅安	湖北利川
0	97.75ab	66.00a	86.67a
6	99.00a	65.50a	85.33a
12	93.25b	52.25ab	82.67a
18	93.75b	43.25bc	78.67a
24	95.5ab	33.00c	83.33a

注：处理间多重比较采用 LSD 法，同一列中含有不同小写字母者为差异显著（$\alpha=0.05$）。

2. 发芽床　取云南丽江、四川雅安、湖北利川 3 个产地的净种子样本，经水分离后，选取纸上、纸间、沙上、沙间 4 种发芽床试验。将种子分别置于不同发芽床，于25℃恒温光照（12h 光照、12h 黑暗）培养箱中发芽。每个处理 100 粒种子，4 次重复。

3 个产地的云木香种子在不同的发芽床上发芽结果显示，以纸上、沙上、沙间（$P<0.05$）做发芽床较为适宜。鉴于纸上发芽床操作简便，观察也更清晰，因此规定纸上作为云木香种子发芽床（图 2-41）。

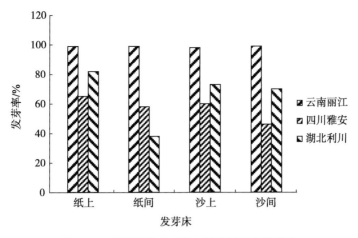

图 2-41　不同发芽床对云木香种子萌发的影响

3. 滤纸层数　取云南丽江、四川雅安、湖北利川 3 个产地的净种子样本，经水分离后，分别置于 1 层、2 层、3 层纸上，25℃恒温（12h 光照、12h 黑暗）条件下培养箱中发芽。每个处理 100 粒种子，4 次重复。

3 个产地的云木香种子在不同滤纸层数的萌发试验结果显示，各产地间纸张层数对云木香种子无显著性差异（$P < 0.05$）。但从保湿时间和经济实惠上考虑，用 2 层作为云木香发芽的纸张数（图 2-42）。

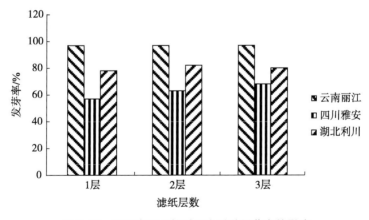

图 2-42　不同滤纸层数对云木香种子萌发的影响

4. 发芽温度　取云南丽江、四川雅安、湖北利川 3 个产地的净种子样本；经水分离后，分别置于 15℃、20℃、25℃、30℃、35℃恒温和 20/30℃、15/25℃变温，12h 光照12h 黑暗条件下培养；以双层滤纸（纸上）做发芽床。每个处理 100 粒种子，4 次重复。

3 个产地的云木香种子在不同的温度条件下萌发试验结果显示，3 份样品云木香种子在 25℃恒温条件下（$P < 0.05$）发芽率均显著高于其他温度处理，因此，规定 25℃恒温作为云木香种子的发芽温度（图 2-43）。

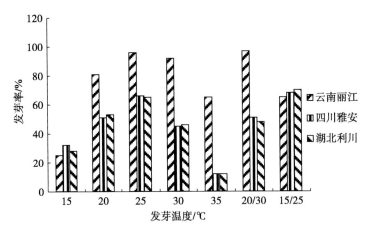

图 2-43　不同温度对云木香种子萌发的影响

5. 发芽首次和末次计数时间　取云南丽江、四川雅安、湖北利川 3 个产地的净种子样本，经水分离后，以双层滤纸（纸上）做发芽床，置于 25℃恒温光照（12h 光照、12h 黑暗）培养箱中发芽。每处理 100 粒种子，4 次重复。逐日查看并记录云木香种子发芽情况，保持发芽盒内充足水分，随时挑去腐烂死种子。

根据对 3 个产地云木香种子发芽的观测（图 2-44），云木香种子一般在试验后 1～2d 开始萌发，7～8d 萌发基本结束。因此，规定云木香种子萌发试验首末次计数时间为 2～8d。

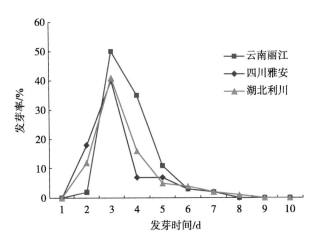

图 2-44　云木香发芽率和发芽时间的动态变化

6. 幼苗评定标准

（1）正常幼苗：云木香正常幼苗必须符合下列类型之一。

1）完整幼苗：幼苗具有初生根，乳白色的茎和两片完整的嫩绿色子叶，并且生长良好、完全、匀称和健康。

2）带有轻微缺陷的幼苗：幼苗的主要构造出现某种轻微缺陷，如两片初生叶的边缘缺损或坏死，或茎有轻度的裂痕等，但在其他方面仍能良好而均衡发展的完整幼苗。

3）次生感染的幼苗：幼苗明显符合上述完整幼苗和带有轻微缺陷幼苗的要求，但已受到不是来自种子本身的真菌或细菌的病原感染。

（2）不正常幼苗：生长在良好土壤及适宜水分、温度和光照条件下，不能继续生长发育成为正常植株的幼苗。包括以下类型：

1）损伤的幼苗：幼苗的任何主要构造残缺不全，或受严重的和不能恢复的损伤，以致不能均衡生长者。

2）畸形或不匀称的幼苗：幼苗生长细弱，或存在生理障碍（白化或黄化苗），或其主要构造畸形或不匀称者。

3）腐烂幼苗：由初生感染（病原来自种子本身）引起的幼苗主要构造（茎和叶）的发病和腐烂，以致妨碍其正常生长者。

（五）生活力测定

研究 TTC 染色测定法，从不同的浸种时间、染色温度、染色液浓度、染色时间，从而确定染色鉴定标准。

1. TTC 法浸种时间、染色温度和染色时间　将供试种子用清水浸泡 6h、12h、24h，然后沿种脊小心地将种子切成两半，使其露出胚乳，一半放入培养皿，切面向下，滴入 0.3% TTC 溶液浸没剖面，加盖，置于 25℃、30℃、35℃的恒温箱中染色 1h、2h、3h、4h 后取出，自来水冲洗净，观察并记录染色情况，每个处理 50 粒种子，3 次重复。

采用 TTC 法测定云木香的种子生活力，浸种时间、染色温度和染色时间对云木香种子生活力的影响见表 2-50，表 2-51。根据极差性分析得出染色最佳条件为：浸种 24h，35℃恒温条件下，染色 4h 下观察云木香种子染色效果好。

表 2-50　浸种时间、染色温度和染色时间对云木香种子生活力的影响（TTC 法）

编号	不同温度（A）/℃	染色时间（B）/h	浸种时间（C）/h	生活力 /%
1	25	1	6	15.67
2	25	2	6	13.67
3	25	3	6	23.33
4	25	4	6	36.67
5	30	1	6	15.67
6	30	2	6	35.67
7	30	3	6	41.67
8	30	4	6	48.33
9	35	1	6	31.67
10	35	2	6	47.33
11	35	3	6	44.00
12	35	4	6	48.00
13	25	1	12	5.00
14	25	2	12	12.00

续表

编号	不同温度（A）/℃	染色时间（B）/h	浸种时间（C）/h	生活力/%
15	25	3	12	42.00
16	25	4	12	46.33
17	30	1	12	28.00
18	30	2	12	42.67
19	30	3	12	46.33
20	30	4	12	48.00
21	35	1	12	23.67
22	35	2	12	45.00
23	35	3	12	45.33
24	35	4	12	47.33
25	25	1	24	13.00
26	25	2	24	14.33
27	25	3	24	43.00
28	25	4	24	44.00
29	30	1	24	20.00
30	30	2	24	45.00
31	30	3	24	47.00
32	30	4	24	47.67
33	35	1	24	37.00
34	35	2	24	48.67
35	35	3	24	44.00
36	35	4	24	49.67

表2-51　不同浸种时间、染色时间和染色温度云木香种子生活力分析

	不同温度（A）	染色时间（B）	浸种时间（C）
K_1	309.00	189.67	401.67
K_2	466.00	304.33	431.67
K_3	511.67	376.67	453.33
K_4（因素和）		416.00	
X_1	25.75	21.07	33.47
X_2	38.83	33.81	35.97
X_3	42.64	41.85	37.78
X_4（平均值）		46.22	
R（极差）	16.89	12.41	4.31
主次顺序		A＞B＞C	
优水平	A_3	B_4	C_3
优组合		$A_3B_4C_3$	

2. 染色液浓度　将供试种子用清水浸泡 24h,然后沿种脊小心地将种子切成两半,使其露出胚乳,一半放入培养皿,切面向下,分别滴入 0.1%、0.2%、0.3%、0.4%、0.5% 的 TTC 溶液浸没剖面,加盖,置于 35℃的恒温箱中,染色 4h 后取出,自来水冲洗净,观察并记录染色情况。每个处理 50 粒种子,3 次重复。

TTC 溶液浓度与种子染色的关系见表 2-52。试验结果显示,云木香浸种 24h,35℃恒温染色 4h 条件下,采用 5 种浓度的 TTC 溶液染色,0.3% 浓度的 TTC 溶液染色效果最佳,因此云木香种子应采用 0.3% TTC 溶液染色。

表 2-52　不同 TTC 浓度对云木香种子生活力测定的影响

TTC/%	生活力 /%
0.1	93.33AB
0.2	93.33AB
0.3	99.33A
0.4	84.00B
0.5	88.00AB

注:处理间多重比较采用 LSD 法,同一列中含有不同大写字母者为差异极显著($\alpha=0.01$)。

3. TTC 染色鉴定标准　根据种子染色特点和发芽率的对照分析,拟定云木香种子生活力的鉴定标准。

(1)有生活力种子(图 2-45):符合下列任意一条的为有生活力种子:

1)胚和子叶全部均匀染色。

2)子叶远胚根一端≤1/3 不染色,其余部分完全染色。

3)子叶侧边总面积≤1/3 不染色,其余部分完全染色。

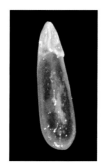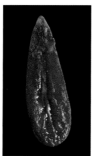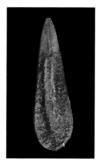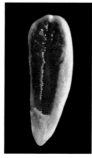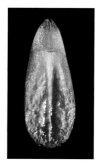

图 2-45　云木香有生活力种子

(2)无生活力种子(图 2-46):符合下列任意一条的列为无生活力种子:

1)胚和子叶完全不染色。

2)胚根不染色。

3)胚和子叶染色不均匀,其上有斑点状不染色。

4)子叶不染色总面积 >1/2。

5)胚所染颜色异常,且组织软腐。

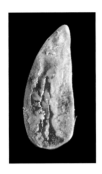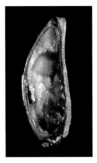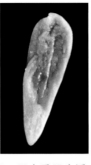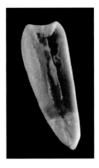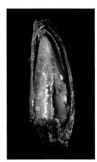

图 2-46 云木香无生活力种子

（六）种子健康度检查

选取重庆南川、四川雅安、湖北利川、云南丽江 4 个产地的净种子样本。

1. 种子外部带菌检测 从每份样本中随机选取 400 粒种子，放入 100ml 锥形瓶中，加入 40ml 无菌水充分振荡，吸取悬浮液 1ml，以 2 000r/min 转速离心 10min，弃上清液，再加入 1ml 无菌水充分振荡悬浮后，吸取 100μl 加到直径为 9cm 的 PDA 平板上，涂匀，每个处理 4 次重复。相同操作条件下设无菌水空白对照。25℃黑暗条件下培养 5d 后观察记录。计算孢子负荷量。

$$孢子负荷量（孢子数/粒种子）=\frac{分离孢子总数}{检测种子总数}$$

云木香种子外部检测结果见表 2-53。从 4 个不同产地的种子样品来看，云木香种子外部孢子负荷量为 7.5～73.75；种子外部携带的优势真菌群是曲霉属、镰刀菌属和链格孢属真菌，其中以链格孢属真菌分离频率最高。

表 2-53 云木香种子外部携带真菌种类和分离比例

样品	培养总数	孢子负荷量/个·粒$^{-1}$	真菌种类和分离比例/%			
			曲霉属	链格孢属	镰刀菌属	其他
四川雅安	200	10	—	50	12.5	37.5
重庆南川	200	7.5	33.33	33.33	—	33.33
湖北利川	200	73.75	—	44.07	13.56	42.37
云南丽江	200	26.25	—	95.24	—	4.76

注："—"代表未分离到真菌。

2. 种子内部带菌检测 将每份云木香种子用清水浸泡 30min 后，在 1% NaClO 溶液中浸泡 3min，同时取云木香种子直接在 5% NaClO 溶液中浸泡 6min，均用无菌水冲洗 3 遍后，将同一处理的种子分别均匀摆放在直径为 15cm 的 PDA 平板上，每皿摆放 100 粒，每个处理 4 次重复，在 25℃恒温箱中黑暗条件下培养 5～7d 后检查，记录种子带菌情况、不同部位的真菌种类和分离频率。

云木香种子内部带菌检测结果显示，不同产地的云木香种子带菌率为 35%～92%，优势菌群为青霉属和链格孢属真菌（表 2-54）。

表 2-54　云木香种子内部携带真菌种类和分离比例

样品	培养总数	带菌总数	带菌率 /%	真菌种类和分离比例 /%				
				曲霉属	青霉属	镰刀菌属	链格孢属	无菌
四川雅安	100	35	35	—	18	6	11	65
重庆南川	100	85	85	4	52	—	29	15
湖北利川	100	92	92	—	59	1	32	8
云南丽江	100	89	89	1	24	8	56	11

注:"—"表示未分离到真菌。

前胡

前胡为伞形科植物白花前胡 *Peucedanum praeruptorum* Dunn 的干燥根,为常用中药。具有散风清热、降气化痰之功效。用于风热咳嗽痰多、痰热喘满、咳痰黄稠。主要分布在浙江、贵州、湖南、四川、江苏、安徽等地。生长于海拔 250～2 000m 的山坡林缘,路旁或半阴性的山坡草丛中。前胡种子发芽率较高,人工栽培可用种子繁殖,育苗移栽或直播。果实 9—10 月成熟,果实呈黄白色时,用剪刀连花梗剪下,放于室内后熟一段时间,然后搓下果实,除去杂质,晾干贮存备用。

（一）真实性鉴定

1. 种子外观形态法　种子外观形态特征是植物生活史中较为稳定的性状之一。通过观察种子形态、大小、颜色等表面特征,能够快速检验种子的真实性。前胡果实的形态特征为:白花前胡果实为双悬果,呈椭圆形或略长的椭圆形,长 2.1～5.7mm,宽 1.1～4.0mm,左右基本对称;表面黄褐色或灰褐色,有光泽,久置颜色变深,呈黑褐色;顶端有两个凸起的花柱基,基部有圆形果梗或果梗脱落的圆形凹窝。分果背面有 5 条凸起的纵向棱线,接合面的两条棱线较薄而宽,颜色较浅,呈翅状,背部的 3 条棱线较窄;分果腹面中央有两个灰黑色新月形的斑块,斑块内隐约有多条纵向的纹理。果皮紧,不易脱落。有特异香气。千粒重 1.10～3.10（～3.45）g（图 2-47）。石防风种子易与前胡种子混淆,应注意区分（图 2-48）。

2. 幼苗真实性鉴定　白花前胡刚生出来的幼苗（1～10d）具两片长椭圆形或卵形小叶,全缘,具长柄,叶柄较叶片长。10d 后长出 1 片（第 3 片）掌状分裂小叶（图 2-49）。

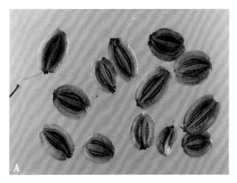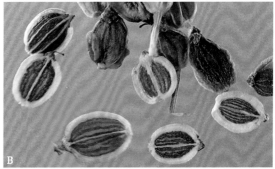

图 2-47　白花前胡与紫花前胡（紫花前胡腹面黑线间有明显白色区域）
A: 白花前胡; B: 紫花前胡。

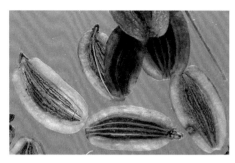

图 2-48　石防风（易混品）

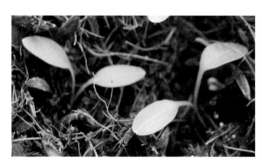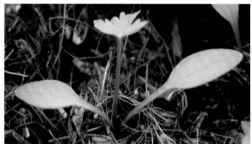

图 2-49　白花前胡幼苗形态图

（二）水分测定

依据《国际种子检验规程》规定，种子水分测定方法有烘干法，包括高恒温烘干法和低恒温烘干法。

1. 高恒温烘干法　取浙江磐安县和安徽宁国市两地产的净种子作样本。

（1）对两份种子样本设六个时间处理 1h、2h、3h、4h、5h 和 7h，每个处理 3 次重复，每个重复（5±0.000 1）g。用小型粉碎机将种子粉碎 10s（白花前胡种子粉碎后要有 50% 以上能够透过 0.5mm 的筛子）。

（2）将样品盒预先烘干、冷却、称重，并记下盒号。取试样（磨碎种子应从不同部位取得），每份 4.5～5.0g，将试样放入预先烘干和称重的样品盒内，再称重（精确至 0.001g）。样品在样品盒内的分布为每平方厘米不超过 0.3g，取样勿直接用手触摸种子，而应用勺或铲子。

（3）首先将烘箱预热至 140～145℃，打开箱门 5～10min 后，烘箱温度须保持 130～133℃，待烘箱温度回升至 133℃时，放置种子样品盒，开始计时，温度保持在（133±2）℃；用坩埚钳或戴上手套盖好盒盖并留有缝隙（在箱内加盖）。

（4）到预定时间后，取出放入干燥器内冷却至室温，30～45min 后再称重。

（5）根据烘后失去的重量计算种子水分百分率。一个样品的每次测定之间差距不能超过 0.02%，其结果可用其算术平均值。

（6）通过所得数据，选择高温烘干时间。

根据烘后失去重量占供检样品原始重量的百分率表示，取 3 次重复测定结果平均值，保留 2 位小数。

2. 低恒温烘干法 方法步骤与高恒温烘干法基本一致,不同的是种子放在(103±2)℃烘箱内烘(17±1)h。

结果表明高温法比低温法测定含水量高,磨碎比不磨碎的含水量高,且相应水分值差值>0.2%,故白花前胡种子须预先磨碎,水分测定采用高温法烘干4h(表2-55,表2-56)。

表2-55 浙江磐安产白花前胡种子水分测定结果 /%

处理	时间						
	1h	2h	3h	4h	5h	7h	17h
130℃未磨碎	8.71	10.53	11.74	12.00	12.02	12.14	—
130℃磨碎	7.78	9.34	12.04	12.29	12.31	12.34	—
105℃未磨碎	7.90	8.88	9.53	9.91	10.13	10.36	10.77
105℃磨碎	9.98	10.47	10.88	11.14	11.29	11.19	11.52

表2-56 安徽宁国产白花前胡种子水分测定结果比较 /%

处理	时间						
	1h	2h	3h	4h	5h	7h	17h
130℃未磨碎	6.72	8.50	10.06	10.26	10.35	10.41	—
130℃磨碎	6.29	8.28	11.26	11.42	11.43	11.47	—
105℃未磨碎	7.89	8.86	9.49	9.82	10.14	10.56	10.79
105℃磨碎	9.34	9.68	10.44	10.62	10.66	10.84	11.05

(三)重量测定

分别取2个产地的净种子样品进行比较:按百粒法、五百粒法、千粒法测定种子千粒重,4次重复;对3组千粒重数据进行显著性差异分析。

两组样品的3种测定方法千粒重测定结果没有显著性差异,但千粒法变异系数均小于5%,较为稳定;千粒法与五百粒法测定结果较接近,但在种子大小差异悬殊时(如磐安样品),五百粒法测定的变异系数较大。故仍然选择采用千粒法测定千粒重(表2-57、表2-58)。

表2-57 不同种子重量测定方法测定白花前胡种子千粒重(浙江磐安)

测定方法	Ⅰ/g	Ⅱ/g	Ⅲ/g	Ⅳ/g	平均值/g	标准差	变异系数/%	千粒重/g
千粒法	2.370 1	2.158 8	2.293 5	2.309 8	2.283 0	0.089 11	3.90	2.28
五百粒法	1.112 7	1.079	1.218 6	1.208 1	1.154 6	0.069 35	6.01	2.31
百粒法	0.241 9	0.239 2	0.224 6	0.246	0.237 2	0.009 31	3.91	2.37

表2-58 不同种子重量测定方法测定白花前胡种子千粒重(安徽宁国)

测定方法	Ⅰ/g	Ⅱ/g	Ⅲ/g	Ⅳ/g	平均值/g	标准差	变异系数/%	千粒重/g
千粒法	1.814 2	1.655 0	1.742 3	1.811 6	1.755 8	0.074 98	4.27	1.76
五百粒法	0.929 8	0.833 5	0.881 2	0.873 1	0.879 4	0.039 54	4.50	1.76
百粒法	0.176 4	0.154 3	0.162 5	0.178 1	0.167 8	0.011 41	6.80	1.68

（四）发芽试验

初期在发芽试验中发现白花前胡所有样品发芽率都极低，发芽时间长，为 20～25d，即使在优选的最好条件下，发芽率也在 20% 以下，重复试验多次也没有明显改善。这一发芽率与文献中曾经记载的白花前胡发芽率为 11% 相符。经反复摸索，发现在改善光照和浸种的条件下，可大大提高发芽率。

1. 种子浸种的吸水曲线　将风干的白花前胡净种子（通邮村）0.5g（纱网包）浸在盛满水的大烧杯中，置于室温条件下，前 1h 每隔 0.5h 测定种子的吸水量（吸水量＝种子吸水的重量/风干种子的质量），随后每隔 1h 测定种子的含水量，最后阶段隔 10h 后测定一次含水量。重复 3 次，取其平均值绘制吸水曲线（图 2-50）。

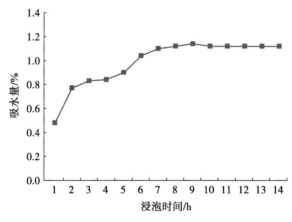

图 2-50　白花前胡种子吸水曲线

由图 2-50 可知，在吸涨处理 10h 以内，白花前胡种子吸水量随时间增加而增大。种子在吸涨处理的前 6h，吸水量为 125.69%。而后，种子的吸水率有所放慢，10h 后开始趋向平衡，至 21h 吸水量达到 131.04%。水浸泡处理阶段的前 9h 是种子的吸水高峰，之后种子吸水缓慢，逐渐达到饱和状态。

2. 发芽前的消毒处理　白花前胡种子在发芽过程中容易出现发霉的现象。据文献报道，白花前胡种子发芽前用 3% 次氯酸钠和 0.3% 次氯酸钠处理，可以减少霉烂率，但却降低发芽率。本试验采用不同浸泡时间和反复流水冲洗的清洁处理方式，发芽10d 后统计，发现浸种时间长，霉烂率减少，12h 浸种后发霉率明显减少，这与浸种 12h 后充分溶胀有关。种子表面带有很多霉菌，吸胀后需要反复冲洗 3 次，再用蒸馏水冲洗 1 次。

在滤纸培养床上，浸种时间越短，白花前胡种子发霉者越多，增加浸种时间可以降低种子发霉数量，有利于提高种子的发芽率，12h 浸种发霉者少，比较适当（图 2-51）。经测定，白花前胡种子表面带有较多霉菌孢子，浸种和冲洗去除了种子表面的霉菌，所以能明显降低霉变率，提高发芽率。12h 是充分溶胀达到平衡的时间，12h 左右浸种即足够。

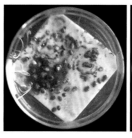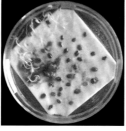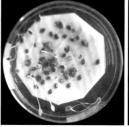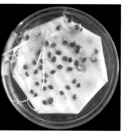

| 浸种 0h | 浸种 4h | 浸种 8h | 浸种 12h |

图 2-51　浸种时间与云白花前胡种子发霉的关系

3. 光照对种子发芽的影响　取同一批白花前胡种子(桐油村产)浸种处理 10h 后，在 20℃恒温光照及黑暗下培养，结果表明在光照条件下前胡种子发芽率和发芽势明显比黑暗条件下高。滤纸上的发芽率和发芽势均明显高于细沙基质上的发芽率和发芽势，且种子的初始发芽时间提早4d(表 2-59)。

表 2-59　光照对白花前胡种子发芽率的影响

发芽床	黑暗中			光照下		
	发芽率 /%	发芽势 /%	初始发芽时间 /d	发芽率 /%	发芽势 /%	初始发芽时间 /d
滤纸	24	20	10	64	44	10
细沙	22	10	10	32	14	14

4. 浸种时间对白花前胡种子发芽的影响　在黑暗条件下，随着浸种时间的增加，其发芽和发芽势有降低的趋势，初始发芽时间也延长，浸种不利于种子发芽。

在光照条件下，白花前胡种子的发芽率和发芽势较黑暗条件下大幅度提高，其中粗沙浸种 4h、12h 发芽率高达 76%，滤纸浸种 12h 发芽率也达 72%，但滤纸浸种 4h 发芽率仅 46%；初始发芽时间以浸种 12h 为最短。综合二者，浸种时间 12h 最有利于白花前胡种子的发芽生长(表 2-60)。

表 2-60　浸种时间对白花前胡种子发芽的影响(桐油村种子)

培养基质	浸种时间 /h	黑暗			光照		
		发芽率 /%	发芽势 /%	初始发芽时间 /d	发芽率 /%	发芽势 /%	初始发芽时间 /d
粗沙	4	24	10	12	76	70	14
	8	14	8	14	58	46	9
	12	20	8	15	76	64	9
	22	8	4	19	56	50	11
滤纸	4	24	12	11	46	34	9
	8	16	8	9	66	46	8
	12	14	8	10	72	60	8
	22	8	4	9	54	40	9

5. 发芽床选择 选取如下发芽床：

纸床：在 15cm 培养皿里垫上 2～3 层滤纸，滤纸充分湿润。

沙床：取湿润沙子置于发芽盒，表面整平；沙粒大小均匀，直径为 0.05～0.85mm。持水力强，pH 为 6.0～7.5。使用前沙必须进行洗涤和高温消毒。试验发现沙床发芽率较高，但不稳定。将沙床分为粗沙床（沙粒直径 0.45～0.85mm）和细沙床（沙粒直径 0.05～0.45mm）。

白花前胡种子在粗沙发芽床的发芽率较高，对粗沙、细沙和滤纸发芽床进行比较，发现各组间发芽率没有显著性差异，但粗沙较高，粗沙和滤纸的发芽率明显高于细沙，因此选择粗沙或滤纸作为种子发芽床（表 2-61）。

表 2-61 不同发芽床白花前胡种子发芽率比较

处理	始发芽天数 /d	发芽率 /%			平均发芽率 /%	差异显著性 ($\alpha=0.05$)
		I	II	III		
滤纸床	9	60	64	56	60	a
粗沙床	9	68	58	66	64	a
细沙床	10	52	62	48	54	a

注：处理间多重比较采用 LSD 法，同一列中含有不同小写字母者为差异显著（ $\alpha=0.05$ ）。

6. 发芽温度的选择 取 2 个产地的净种子：①用自来水浸泡 12h 后，用自来水冲洗 3min，再用蒸馏水冲洗 3 次；②将冲洗后的种子分别置于纸床上，每盒 100 粒，4 次重复，分别置于 15℃、20℃、25℃、30℃条件下，光照培养；③每日查看并记录种子发芽情况，保持发芽盒内水分充足，随时挑去腐烂死种子。

对白花前胡种子在 15℃、20℃、25℃和 30℃等不同温度条件下进行发芽率比较，结果表明白花前胡种子在 30℃与其他温度条件发芽率有显著性差异，在 15℃、20℃、25℃温度条件下种子的发芽率无显著性差异，但在 20℃条件下发芽率较高，达 64%，且温度向上、向下变化对发芽率影响不大，是白花前胡种子发芽的最适宜温度（表 2-62）。

表 2-62 不同温度下白花前胡种子发芽率比较

处理温度 /℃	始发芽天数 /d	发芽率 /%			平均发芽率 /%	差异显著性 ($\alpha=0.05$)
		I	II	III		
15	10	58	62	56	58.7	a
20	9	68	58	66	64	a
25	9	60	62	56	59.3	a
30	9	40	36	44	40	b

注：处理间多重比较采用 LSD 法，同一列中含有不同小写字母者为差异显著（ $\alpha=0.05$ ）。

7. 发芽计数时间 取 2 个产地的净种子：①用自来水浸泡 12～16h 后，再用蒸馏水冲洗 3min；②将冲洗后的种子分别置于纸床上，每盒 100 粒，2 次重复，20℃恒温，光照 12h 培养；③每日查看并记录种子发芽情况，保持发芽盒内充足水分，随时挑去腐烂死种子。

不同白花前胡种子样品在第 10～11 天开始有少量的发芽数,在第 23 天时,发芽率达到最高,以后随发芽时间延长,发芽率不再发生较大的变化。经观察 16 份样品,在第 23 天后均不增加发芽率,建议在第 24 天时作为种子发芽末次计数时间(图 2-52)。

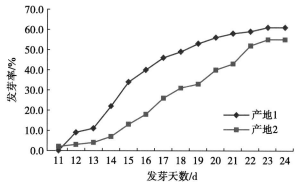

图 2-52　白花前胡种子发芽动态

8. 白花前胡幼苗鉴定标准　初步确定以下为白花前胡发芽试验中正常幼苗与不正常幼苗鉴定标准(图 2-53):

(1)正常幼苗

1)完整幼苗:幼苗具有初生根,乳白色的茎和 2 片完整的嫩绿小叶,生长良好、完整、匀称和健康。

2)带有轻微缺陷的幼苗:幼苗的主要构造出现轻微缺陷,如 2 片初生叶的边缘缺损,或茎有轻度的裂痕等,但在其他方面仍能均衡发展的完整幼苗。

3)带有轻微次生感染的幼苗:幼苗明显符合上述完整幼苗和带有轻微缺陷幼苗的要求,能正常生长,但已受到不是种子本身的真菌或细菌的病原感染。

(2)不正常幼苗

1)损伤的幼苗:幼苗的任何主要构造残缺不全,或受严重的损伤,以致不能均衡生长者。

2)畸形的幼苗:幼苗生长细弱,或存在生理障碍(白化或黄化苗),或其主要构造畸形或不匀称者。

3)腐烂幼苗:由初生感染霉菌引起幼苗的主要构造(茎和叶)的发病和腐烂,妨碍其正常生长者。

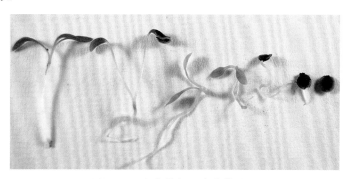

图 2-53　白花前胡正常发芽种子

（五）生活力测定

取净种子，直接浸泡于自来水中，于 20～30℃预湿 12h；暴露种子组织；取预湿后的种子，垂直于胚中轴（分果爿平面）将种子对半切开；将处理好的种子置于 10ml 塑料管，每管 100 粒，35℃恒温避光，用不同浓度 TTC 溶液染色，每个处理 4 次重复；染色 8～18h，取出，用自来水冲洗干净，观察并记录染色情况。

1. TTC 溶液染色温度　浸种 10h，TTC 浓度为 0.10%，染色 12h 后观察种子的染色状况。染色温度对 TTC 溶液染色程度很敏感，30℃以下染色率很低；30℃、35℃时染色率较高。选取 35℃作为染色温度（表 2-63）。

表 2-63　染色温度对白花前胡种子生活力的影响

种子来源	生活力 /%	
	30℃	35℃
浙江磐安	69.0	75.5
安徽宁国	57.5	65.5

2. TTC 溶液染色条件　将白花前胡种子按浸种时间、TTC 溶液染色液浓度、染色时间和种子粒径大小进行生活力测定结果比较，建立 TTC 染色鉴定标准。预湿温度恒温 30℃，染色温度恒温 35℃。选用河南桐油村的白花前胡种子分别过 10 目、12 目、14 目筛，将留在筛子上的种子分成桐 -10 目、桐 -12 目、桐 -14 目 3 个粒度大小不同的级别，采用正交设计试验比较各种因素对白花前胡生活力的影响。选用正交表 $L_9(3^4)$，取 50 粒种子为一次试验，重复 4 次，取平均值计算（表 2-64～表 2-67）。

通过统计分析，可知 3 个因素的 P 值均小于 0.01，说明各因素不同水平间具有显著性差异。进一步对各试验因素不同水平的生活力平均值进行比较，结果见表 2-68。

表 2-64　正交试验因素及水平设计

水平	因素		
	A	B	C
	浸种时间 /h	染色液浓度 /%	染色时间 /h
1	8	0.1	8
2	10	0.3	12
3	12	0.5	16

表 2-65　正交设计安排表

编号	A	B	C	编号	A	B	C
1	1	1	1	6	2	3	1
2	1	2	2	7	3	1	3
3	1	3	3	8	3	2	1
4	2	1	2	9	3	3	2
5	2	2	3				

表 2-66　TTC 法不同试验因素白花前胡种子染色结果

编号	I	II	III	IV
1	68	70	60	58
2	24	28	40	20
3	22	28	26	22
4	68	66	60	74
5	50	52	38	50
6	10	24	12	6
7	70	60	76	66
8	12	38	36	20
9	4	12	6	10

表 2-67　TTC 法各因素下白花前胡种子染色率方差分析

变异来源	自由度	平方和	方差	F	P
A	2	418.667	209.333	4.011	0.030
B	2	16 072.667	8 036.333	153.996	0.000
C	2	1 200.667	600.333	11.504	0.000
误差	27	1 409.000	52.185		

表 2-68　TTC 法各因素试验白花前胡种子染色率平均值比较

水平	浸泡时间	染色液浓度	染色时间
1	38.833a[*]	66.333a	34.500a
2	42.500a	34.000b	34.333a
3	34.167c	15.167c	46.667c

注：[*] 为各水平平均值。同一列中具有相同的字母表示两水平间无统计学差异。

由表 2-68 可知，浸种 10h，TTC 浓度为 0.1%，染色时间 12h 的生活力测定值较高。10 目和 12 目的种子较 14 目生活力强。

综上所述，浸种时间长生活力高，但浸种时间过长会导致生活力下降，浸种 8h 最佳；TTC 浓度以 0.1% 为最好；染色时间长为 16h 最佳。

TTC 法测定白花前胡种子生活力的最佳条件为将种子在恒温 30℃自来水中浸泡 8h 后，用刀片沿种子胚的中心线纵切为两半，取其中胚比较完好的一半放入 0.1% TTC 溶液中，35℃恒温避光染色 16h。

半夏

半夏为天南星科植物半夏 *Pinellia ternata*（Thunb.）Breit. 的干燥块茎。有燥湿化痰，降逆止呕，消痞散结的功效。常用于治疗湿痰寒痰，咳喘痰多，痰饮眩悸，风痰眩晕，痰厥头痛，呕吐反胃等。主产于陕西、湖北、山东、山西、四川、河南、甘肃、江苏等中东部地区。

半夏的繁殖器官有块茎、珠芽、种子，目前已研究出用块茎进行人工种子和组织培养苗的繁殖手段。在实际生产中，半夏坐果率低，种子小、发芽率较低，出苗缓慢，生长期长，经种子发芽得到的植株非常幼小，不能形成复叶，植株的抗逆性较差，故不是栽培半夏的主要繁殖材料。人工种子和组织培养苗仅在实验室里研究成功，还未在生产中进行大规模推广，也不是主要的繁殖材料。珠芽是由叶柄上生长的球形芽状体，具有繁殖功能，用珠芽繁殖发芽率高、成熟期早，是半夏栽培的主要繁殖材料。块茎是植株上生长的珠芽掉落到土壤中生长得到的，来源也是珠芽。在实际种植过程中，有部分珠芽在土壤中发育和生长，形状、大小和块茎无明显区别，在采收和加工中都是作为块茎来处理，所以很多珠芽与块茎混淆在一起，无有效手段进行鉴定。本标准以半夏种苗作为研究对象，在此明确半夏主要的繁殖器官为珠芽，块茎为珠芽的多年生长形态，较小块茎也是重要的繁殖材料，故将半夏种苗统称为种茎（包括珠芽和小块茎）。

（一）真实性鉴定

半夏种茎：呈类球形，有的稍偏斜，粒径 5～12mm，围径 15～38mm。表面被灰褐色或棕褐色表皮，皮上有麻点状根痕，芽长 2～10mm。

在种茎的收集中发现有个别产区的种茎中混杂有虎掌（天南星科植物 *Pinellia pedatisecta* Schott）块茎也是类球形，直径 4cm，常生小块茎。叶 1～3 片或更多；叶鸡足状分裂，裂片 6～11 个，披针形。由于虎掌的块茎与半夏的块茎较难鉴别，加之产量高于半夏，药农在种植中可能有混杂，导致半夏药材可能有混杂现象。其他少量的混杂品种有天南星（*Arisaema heterophyllum* Blume）、滴水珠（*Pinellia cordata* N. E. Brown，同科同属）、鞭檐犁头尖 [*Typhonium flagelliforme* (Lodd.) Blume，同科犁头尖属]，这几种伪品与半夏的功效有很大区别，故半夏的种苗检验需要进行严格控制（图 2-54、图 2-55）。

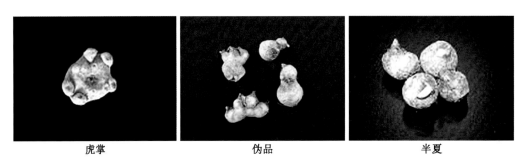

虎掌　　　　　　　　　伪品　　　　　　　　　半夏

图 2-54　半夏及其伪品形态图

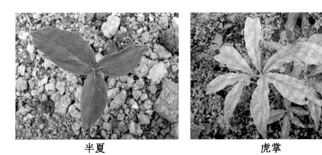

半夏　　　　　　　　　虎掌

图 2-55　半夏及其虎掌植株形态图

由于药材生产中将采收的半夏进行了分类,粒径>12mm 的种茎用于药材加工,故用于繁殖的半夏种苗为粒径<12mm 的种茎。

（二）水分测定

1. 预先烘干　由于半夏种茎的含水量一般在 50% 以上,必须采用预先烘干法。将需要烘干的样品在（105±2）℃烘箱中预烘 30min,取出后放在室温冷却和称重。

2. 低恒温烘干法　采用低恒温烘干法[（105±2）℃],烘 16h,每 4 小时测定一次失重。含水量变化见表 2-69。

表 2-69　低温烘干半夏种茎含水量变化

烘干时间 /h	4	8	12	16
含水量 /%	62	66	69.8	70.8

3. 高恒温烘干法　采用高恒温烘干法[（133±2）℃],烘 4h,每 1 小时测定一次失重。含水量变化见表 2-70。

表 2-70　高温烘干半夏种茎含水量变化

烘干时间 /h	1	2	3	4
含水量 /%	59.8	70.4	70.9	71.0

两种测定方法各测定 3 次,取平均值（表 2-71）,两种烘干法测定的两个样本含水量之间没有显著性差异,并且误差都在 0.5% 以内,鉴于低恒温烘干法需要时间长,采用高温烘干的方法操作时间短,测定数据稳定,推荐使用高恒温烘干法测定水分。

表 2-71　两种水分测定方法含水量显著性分析

方法	含水量 /%	差异显著性	
		$\alpha = 0.05$	$\alpha = 0.01$
高温烘干	71.0	a	A
低温烘干	70.9	a	A

注:处理间多重比较采用 LSD 法,同一列中含有不同小写字母者为差异显著（$\alpha=0.05$）,同一列中含有不同大写字母者为差异极显著（$\alpha=0.01$）。

取适量样品先进行预烘干,此后立即将半干样品分别磨碎或切成薄片,再采用高恒温烘干法[（133±2）℃]烘 2h,一个样品进行 2 次测定之间的差值不超过 0.2%,其结果可以用 2 次测定值的算术平均值表示。否则,重新测定 2 次。

$$S = \frac{M_2 - M_3}{M_2 - M_1} \times 100$$

其中,S:种茎水分,%。

M_1:样品盒和盖的重量,g。

M_2:样品盒和盖及样品的烘前重量,g。

M_3:样品盒和盖及样品的烘后重量,g。

样品高温烘干试验结果表明，样品收集的时间、贮藏方式不同对水分的影响较大。大部分样品水分在 50%～70%，样品水分 >75% 容易引起发霉、腐烂；<45%，会影响种茎的活力（表 2-72）。

表 2-72　不同产地半夏种茎含水量

编号	水分 /%	编号	水分 /%
SL01	69.5	ZT01	65.7
XL01	70.3	XH01	48.9
HH01	71.6	XH02	49.0
PZ01	66.2	XH03	50.3
GG01	69.4	NC11	48.8
XF01	66.2	NC12	48.4
TH01	62.5	LY01	59.7
FL01	63.9	HZ21	52.3
NC01	68.8	HZ22	51.6
HZ01	70.8	HZ23	53.7
JS01	68.6	LF01	50.1
QJ01	69.8	LF02	50.7
TZ01	72.1	ES01	68.7
GY01	67.5	ES02	61.2
HZ11	71.1	ES03	56.7

（三）重量测定

1. 粒径　用游标卡尺测定最大直径，取 2 个重复，每个重复随机选 50 粒种茎算平均值。两重复间差数与平均值之比 <5%，测定值有效（表 2-73）。

表 2-73　半夏种茎粒径测定结果

编号	粒径 /mm	编号	粒径 /mm
SL01	10.3	ZT01	9.3
XL01	9.6	XH01	8.0
HH01	7.3	XH02	7.8
PZ01	6.8	XH03	7.6
GG01	6.9	NC11	8.4
XF01	8.6	NC12	8.3
TH01	6.9	LY01	7.3
FL01	7.7	HZ21	6.7
NC01	9.3	HZ22	6.8
HZ01	8.7	HZ23	6.8
JS01	8.1	LF01	9.1
QJ01	9.2	LF02	9.2
TZ01	8.2	ES01	9.6
GY01	7.7	ES02	7.2
HZ11	7.6	ES03	6.7

测定结果表明，最大的种茎粒径为 10.3mm，最小的粒径为 6.7mm，主要集中在 7～9mm。

2. 千粒重　分别采用百粒法和千粒法测定种茎的千粒重。

（1）百粒法：试样取 8 个重复，每个重复 100 粒，重复间变异系数 <4.0%，测定值有效（表 2-74）。

表 2-74　百粒法测定半夏种茎千粒重结果

样品	千粒重 /g	标准差	变异系数 /%
1	264.0	0.955	0.04
2	357.8	1.023	0.03
3	332.9	0.562	0.02

（2）千粒法：试样取 2 个重复，每个重复 1 000 粒。2 个重复间差数与平均值之比 <5%，测定值有效（表 2-75）。

表 2-75　千粒法测定半夏种茎千粒重结果

样品	千粒重 /g	重复间差数	差数和平均值之比 /%
1	710.4	3.4	0.5
2	457.6	9.6	2.1
3	237.9	9.4	4.0

比较两种测定方法，百粒法测定结果准确，简单可行。测定结果表明，试样千粒重为 200～800g，大部分集中在 300～500g（表 2-76）。

表 2-76　不同产地半夏种茎千粒重测定结果

编号	千粒重 /g	编号	千粒重 /g
SL01	850.7	ZT01	650.1
XL01	782.6	XH01	371.3
HH01	283.9	XH02	345.2
PZ01	267.5	XH03	353.5
GG01	264.0	NC11	436.3
XF01	370.4	NC12	417.4
TH01	273.6	LY01	293.4
FL01	332.9	HZ21	263.6
NC01	577.2	HZ22	286.3
HZ01	343.8	HZ23	305.9
JS01	437.2	LF01	486.3
QJ01	590.3	LF02	503.5
TZ01	357.8	ES01	710.4
GY01	283.6	ES02	457.6
HZ11	250.7	ES03	237.9

（四）发芽试验

半夏种茎为块茎或珠芽，虽然不是真实意义上的种子，但是可以参照农作物种子的发芽试验进行发芽率测定。

1. 发芽床选择　随机选取种茎，放入培养皿中，在光照培养箱中温度控制在恒温25℃，分别用滤纸、沙、蛭石为发芽床进行发芽试验，每次 100 粒，观察 25d 发芽数，计算发芽率，重复 4 次（表 2-77）。比较 3 种发芽床，滤纸和沙作为发芽床都有很好的效果，考虑到滤纸操作简单方便，故选择滤纸作为发芽率检验的发芽床。

表 2-77　不同发芽床半夏种茎发芽率显著性分析

发芽床	发芽率 /%	差异显著性	
		$\alpha = 0.05$	$\alpha = 0.01$
滤纸	91.8	a	A
沙	84.5	b	A
蛭石	59.8	c	B

注：处理间多重比较采用 LSD 法，同一列中含有不同小写字母者为差异显著（$\alpha = 0.05$），同一列中含有不同大写字母者为差异极显著（$\alpha = 0.01$）。

2. 发芽温度　随机选取种茎放入培养皿中，以滤纸为发芽床，在光照培养箱中温度分别控制在 10℃、15℃、20℃、25℃，每次 100 粒，观察 25d 发芽数，计算发芽率，重复 4 次（表 2-78）。比较 4 个温度，25℃发芽率最高，可以作为发芽率检验的适宜温度。

表 2-78　不同发芽温度下半夏种茎发芽率显著性分析

温度 /℃	发芽率 /%	差异显著性	
		$\alpha = 0.05$	$\alpha = 0.01$
10	3.5	a	A
15	31.5	b	B
20	32.8	b	B
25	95.5	c	C

注：处理间多重比较采用 LSD 法，同一列中含有不同小写字母者为差异显著（$\alpha = 0.05$），同一列中含有不同大写字母者为差异极显著（$\alpha = 0.01$）。

3. 避光条件及陈年种茎的发芽情况　用滤纸为发芽床，在光照培养箱中温度控制在 25℃，观察 25d 发芽数，计算发芽率，每次 100 粒，重复 4 次。

比较不同处理条件的发芽情况，光照和避光条件对半夏种茎的发芽率无显著影响，陈年种茎的发芽率明显降低，不推荐用陈年种茎作种（表 2-79）。

发芽率最佳检验条件是：以滤纸为发芽床，在 25℃避光条件，连续观察 25d，可以较好测定发芽率。根据发芽温度试验，半夏种茎 10℃就开始萌发，故半夏播种时间应选择土壤深 5cm、温度 10℃左右时，即在每年 3 月，适宜半夏种苗萌发，不宜迟于 3 月中旬，以免缩短半夏的生长周期。也可通过盖地膜方式提高地温，延长半夏生长周期。样品半夏种茎发芽率最高为 98.5%，最低为 71.5%。普遍发芽率为 80%～95%（表 2-80）。

表 2-79　光照对半夏种茎发芽率显著性分析

处理	发芽率 /%	差异显著性	
		$\alpha = 0.05$	$\alpha = 0.01$
光照	93.0	a	A
避光	97.0	a	A
陈年种茎	13.0	b	B

注：处理间多重比较采用 LSD 法，同一列中含有不同小写字母者为差异显著（$\alpha = 0.05$），同一列中含有不同大写字母者为差异极显著（$\alpha = 0.01$）。

表 2-80　不同产地半夏种茎发芽率

编号	发芽率 /%	编号	发芽率 /%
SL01	95.3	ZT01	97.5
XL01	92.3	XH01	87.0
HH01	82.3	XH02	87.3
PZ01	82.8	XH03	85.5
GG01	85.0	NC11	94.3
XF01	91.5	NC12	82.3
TH01	87.5	LY01	79.5
FL01	90.3	HZ21	71.5
NC01	96.8	HZ22	74.3
HZ01	92.0	HZ23	79.0
JS01	97.8	LF01	91.3
QJ01	98.5	LF02	95.5
TZ01	90.8	ES01	97.0
GY01	79.3	ES02	90.8
HZ11	75.3	ES03	78.5

（五）生活力测定

分别对半夏种茎进行红墨水染色法、纸上荧光法、TTC 法生活力测定，确定最佳染色方法；对测定方法进行染色液浓度、染色时间、染色温度考察，确定最佳生活力检验方法。

红墨水染色法：规律性不明显，对于子叶和胚部分染色面积大小和部位反映不够清晰。

纸上荧光法：种茎切面无明显的荧光现象，不能区别是否具有活力。

TTC 法：染色清晰，子叶和胚部分染色面积大小容易区分，能很好地判断有活力和无活力种茎。

采用 TTC 法有较好染色效果，有活力与无活力种茎的区别在于切开的胚是否大部分染成红色。

1. 染色时间 随机选取 100 粒种茎进行生活力试验。用无菌手术刀从芽体处切开半夏种茎,采用 0.5% TTC 溶液进行染色处理,染色时间为 1h、3h、5h,温度为 20℃室温,重复 3 次,确定最佳的染色时间(表 2-81)。

表 2-81 不同染色时间半夏种茎生活力显著性分析

时间 /h	生活力 /%	差异显著性	
		$\alpha = 0.05$	$\alpha = 0.01$
1	28.3	a	A
3	60.7	b	B
5	62.7	b	B

注:处理间多重比较采用 LSD 法,同一列中含有不同小写字母者为差异显著($\alpha = 0.05$),同一列中含有不同大写字母者为差异极显著($\alpha = 0.01$)。

2. 染色液浓度 随机选取 100 粒种茎进行生活力试验。用无菌手术刀从芽体处切开半夏种茎,采用不同浓度的 TTC 溶液(0.1%、0.5%、1.0%)进行染色处理,染色时间为 3h,温度为 25℃,重复 3 次,确定最佳染色液浓度(表 2-82)。

表 2-82 不同染色液浓度半夏种茎生活力显著性分析

浓度 /%	生活力 /%	差异显著性	
		$\alpha = 0.05$	$\alpha = 0.01$
0.1	0.0	a	A
0.5	93.3	b	B
1.0	94.7	c	B

注:处理间多重比较采用 LSD 法,同一列中含有不同小写字母者为差异显著($\alpha = 0.05$),同一列中含有不同大写字母者为差异极显著($\alpha = 0.01$)。

3. 染色温度 随机选取 100 粒种茎进行生活力试验。用无菌手术刀从芽体处切开半夏种茎,采用 0.5% TTC 溶液进行染色处理,染色时间为 3h,温度为 20℃、25℃、30℃,重复 3 次,确定最佳染色温度(表 2-83)。

表 2-83 不同染色温度种茎生活力显著性分析

温度 /℃	生活力 /%	差异显著性	
		$\alpha = 0.05$	$\alpha = 0.01$
20	82.3	a	A
25	96.7	b	B
30	97.7	b	B

注:处理间多重比较采用 LSD 法,同一列中含有不同小写字母者为差异显著($\alpha = 0.05$),同一列中含有不同大写字母者为差异极显著($\alpha = 0.01$)。

通过方差分析,TTC 溶液浓度在 0.5% 时能达到 99% 以上的效果,与 0.1% 染色液处理具有显著性差异,故 0.5% TTC 溶液染色效果最佳;染色 3h 与 1h 有显著性差异,染色 3h 与 5h 差别不大,故选择 3h 为最佳染色时间;染色温度 20℃ 与 25℃ 有显著性差异，染色温度25℃与30℃差别不大，故选择25℃为最佳染色温度。

生活力最佳检验条件为：采用0.5% TTC溶液进行染色处理，染色时间为3h，染色温度为25℃。样品半夏种茎生活力最高为99.3%，最低为76.3%，主要在90%～99%（表2-84）。

表2-84　不同半夏种茎生活力

编号	生活力/%	编号	生活力/%
SL01	98.3	ZT01	99.0
XL01	97.7	XH01	97.0
HH01	94.3	XH02	92.3
PZ01	98.3	XH03	93.3
GG01	93.3	NC11	94.0
XF01	92.7	NC12	92.7
TH01	92.0	LY01	87.7
FL01	97.7	HZ21	76.3
NC01	98.3	HZ22	77.3
HZ01	96.7	HZ23	90.3
JS01	98.7	LF01	97.3
QJ01	97.0	LF02	97.7
TZ01	96.3	ES01	99.3
GY01	91.3	ES02	96.7
HZ11	88.7	ES03	81.7

北沙参

北沙参为伞形科植物珊瑚菜 *Glehnia littoralis* Fr. Schmidt ex Miq. 的干燥根，具有养阴清肺、益胃生津等功效。用于肺热燥咳，劳嗽痰血，胃阴不足，热病津伤，咽干口渴。随着种植区域的不断扩大，北沙参的主产区从原道地产区山东莱阳、牟平、文登、日照等沿海县市转移到了河北安国、内蒙古赤峰等地区。

近年来北沙参被开发为多种保健品，因此其栽培面积逐渐扩大，种子流通量也增大。北沙参种子属于胚后熟的低温休眠类型，上一年秋季新收获的种子，胚长为胚乳长的1/6，一般需在5℃以下土温，经4个月左右完成后熟而发芽，发芽率可达97%。而隔年种子发芽率显著降低，第三年种子发芽率几乎全部丧失。市场流通的北沙参种子质量也存在许多问题，例如种子大小不一、饱满度不一致、部分种子含水量过高、发芽率低、虫蛀严重等，给药材生产带来严重损失。

（一）真实性鉴定

北沙参种子为双悬果，椭圆形，长7.8～17.3mm，宽7.4～14.6mm，厚3.7～6.3mm，表面黄褐色或黄棕色，顶端钝圆，分果背面隆起，腹面较平，横切面弧形，胚细小，乳白色，埋生于种仁基部（图2-56）。

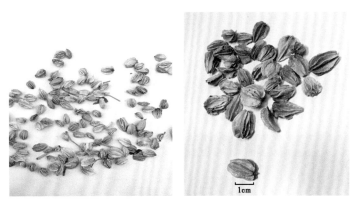

图 2-56 北沙参种子形态图

（二）水分测定

1. 高恒温烘干法 采用 3 个产地（Ⅰ、Ⅱ、Ⅲ）的北沙参进行高恒温烘干法的测定，每个产地重复 3 次（图 2-57）。北沙参种子在（133±2）℃高恒温条件下烘 6h 后，含水量基本稳定，随着时间的增加，含水量变化不大，故北沙参在（133±2）℃高恒温烘干时间 6h 为宜。

2. 低恒温烘干法 北沙参种子在（105±2）℃低恒温烘 20h 后，含水量趋于稳定。

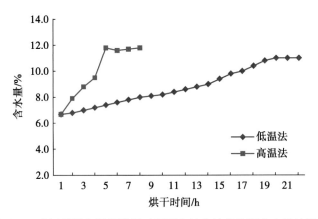

图 2-57 高温烘干和低温烘干对不同产地北沙参种子含水量的影响

从图 2-57 中可以看出，北沙参种子水分测定使用高恒温烘干法只需要 6h，而低恒温烘干法需要 20h。两种烘干方法对北沙参种子含水量的影响无显著性差异（表 2-85），故北沙参选择高恒温烘干法作为水分测定方法。

表 2-85　两种烘干法测定北沙参种子含水量比较

烘干方法	含水量 /%		
	产地Ⅰ	产地Ⅱ	产地Ⅲ
高恒温烘干法	12.93±0.06a	10.63±0.06a	11.89±0.05a
低恒温烘干法	12.50±0.04a	10.41±0.03a	11.63±0.03a

注：处理间多重比较采用 LSD 法，同一列中含有不同小写字母者为差异显著（$\alpha = 0.05$）。

（三）重量测定

分别考察百粒法、五百粒法。

1. 百粒法 随机从净种子中数取 100 粒，重复 8 次，分别记录百粒重，计算标准差及变异系数。

2. 五百粒法 随机从净种子中数取 500 粒，重复 3 次，分别记录五百粒重，计算重复间差数及差数和平均值之比。

百粒法和五百粒法测定北沙参种子千粒重的研究结果表明，百粒法测定千粒重变异系数 < 4%，而五百粒法的差数和平均值之比 > 5%，五百粒法不符合要求，故采用百粒法测定北沙参千粒重（表 2-86）。

表 2-86 百粒法和五百粒法测定北沙参种子千粒重

产地	百粒法			五百粒法		
	百粒重 /g	标准差	变异系数 /%	五百粒重 /g	重复间差数	变异系数 /%
Ⅰ	22.093	0.097	3.9	22.373	0.951	8.5
Ⅱ	22.334	0.122	3.4	23.166	1.213	6.8
Ⅲ	22.282	0.174	2.7	23.148	0.785	7.3

（四）发芽试验

1. 发芽床 北沙参种子在不同发芽床上的发芽率存在显著性差异（表 2-87）。

表 2-87 发芽床对北沙参种子萌发的影响

发芽床	始发芽所需天数 /d	发芽率 /%		
		产地Ⅰ	产地Ⅱ	产地Ⅲ
滤纸床	4	88.5±1.7a	61.0±3.6a	76.3±2.7a
纱布床	3	78.5±1.0b	49.0±2.6b	64.6±1.9b
细沙床	3	79.3±1.3b	51.3±1.5b	66.0±3.4b

注：处理间多重比较采用 LSD 法，同一列中含有不同小写字母者为差异显著（$\alpha = 0.05$）。

由表 2-87 可知，以滤纸作为北沙参种子发芽床，其发芽率、发芽势和发芽指数都明显高于以纱布和细沙作为发芽床，故以滤纸为发芽床适合北沙参种子萌发。

2. 发芽温度 不同温度条件下，北沙参种子发芽起始时间和终止时间不同（表 2-88）。

比较 3 个产地北沙参种子在不同发芽温度下的发芽率，结果表明：当温度为 25℃ 时发芽率较高，故选择 25℃ 作为北沙参种子的适宜发芽温度（表 2-88）。

表 2-88 温度对北沙参种子萌发的影响（$\bar{x} \pm s, n = 4$）

温度 /℃	发芽率 /%		
	产地Ⅰ	产地Ⅱ	产地Ⅲ
20	73.5±1.3b	52.3±1.5b	65.0±1.3b
25	82.3±1.7a	65.7±2.3a	76.3±2.5a
30	71.3±1.8b	50.7±1.5b	63.3±1.6b

注：处理间多重比较采用 LSD 法，同一列中含有不同小写字母者为差异显著（$\alpha = 0.05$）。

（五）生活力测定

1. 预湿处理　将种子在室温下直接泡于自来水中。北沙参种子如果浸泡时间太长，组织会腐烂，故预湿时间为 12h。

2. 染色前处理　北沙参在纵向 1/2 处切成两半。

3. TTC 溶液染色时间、浓度和温度　采用 3 因素 3 水平 $L_9(3^4)$ 的正交试验设计。TTC 染色时间为 1h、3h、5h，浓度为 0.2%、0.4%、0.6%，培养温度为 25℃、30℃、35℃。每个处理 400 粒种子，4 次重复，每个重复 100 粒种子。染色结束后，沥去溶液，用清水冲洗 3 次，将裸种子摆在培养皿中逐一检查，子叶和胚完全染成红色的为有生活力的种子。

试验结果表明，北沙参种子染色情况与染色的时间、浓度、温度均有密切联系。北沙参处理 9 有较高染色率，故选择染色 5h、0.6% TTC 溶液、30℃ 作为北沙参种子生活力检测的染色条件（表 2-89）。

北沙参种子生活力鉴定标准以有生活力种子的染色情况判定：①胚完全着色；②子叶远胚根端≤1/3 不染色，其余部分完全染色。不满足以上条件的均为无生活力种子。

表 2-89　TTC 法试验因素对北沙参种子着色率的影响

处理	时间 /h	浓度 /%	温度 /℃	着色率 /%
1	1	0.2	25	5.0
2	3	0.2	30	25.0
3	5	0.2	35	57.5
4	1	0.4	30	12.5
5	3	0.4	35	40.0
6	5	0.4	25	47.5
7	1	0.6	35	17.5
8	3	0.6	25	30.0
9	5	0.6	30	62.5

甘草

甘草为豆科植物甘草 *Glycyrrhiza uralensis* Fisch.、胀果甘草 *Glycyrrhiza inflata* Bat. 或光果甘草 *Glycyrrhiza glabra* L. 的干燥根和根茎。具有补脾益气、清热解毒、祛痰止咳、缓急止痛等功效。甘草主要分布于我国新疆、内蒙古、宁夏、甘肃、山西，在亚洲、欧洲、澳大利亚、美洲等地都有分布。人工种植甘草主产于新疆、内蒙古、甘肃的河西走廊，陇西的周边，以及宁夏部分地区。

甘草多生长于北温带地区，海拔 0～200m 的平原、山区或河谷。土壤多为砂质土。土壤酸碱度以中性或微碱性为宜。喜光照充足、昼夜温差大的生态环境。甘草种植采用种子直播或育苗移栽的方法。甘草种子种皮厚而坚实，透水性差，不易萌发，播前要对种子进行处理。处理种子的方法有所不同，有的利用粗沙或碾米机轻磨种皮，使种皮粗糙，增强透水性；或用浓硫酸处理，浓硫酸与种子按照 1：1.5 比例浸种 0.5h，然后用大量清水冲洗干净。播种期一般春、夏、秋均可，但以春播为好。

（一）真实性鉴定

甘草种子呈肾圆形，两端钝圆，长 2.75～3.60mm，宽 2.45～3.10mm，厚 2.15～2.55mm。表面黄绿褐色或暗绿色至褐色，光滑，略有光泽，种脐位于腹部凹陷处，圆点状，周边有一色略浅的微隆起环（图2-58）。

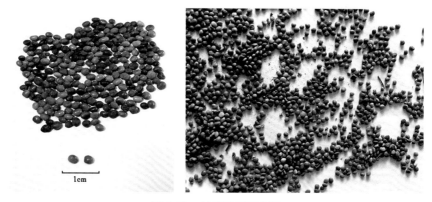

图2-58　甘草种子形态图

（二）水分测定

用小型粉碎机将种子粉碎约 5s，2 次，以甘草种子有 50% 以上能够通过 4.0mm 的筛孔为度。分别考察高恒温烘干法和低恒温烘干法。

1. 高恒温烘干法　分别在（133±2）℃高温条件下，烘干 1h，2h，3h，4h，计算种子水分损失量。

2. 低恒温烘干法　分别在（105±2）℃低恒温条件下，烘干 5h，10h，15h，20h，计算种子水分损失量。

以上试验每个处理 4 次重复，每个重复（5±0.001）g。

由表 2-90 结果可知，甘草种子在高温下烘干 2～3h 后，失水量基本保持稳定，并且在 3～4h 内失水量无显著性差异。综合两个产地种子情况，选择烘干时间 3h 为宜；

表 2-90　不同烘干时间下甘草种子失水量变化

方法	烘干时间 /h	失水量 /%	
		内蒙古杭锦旗样品	甘肃靖远样品
高恒温烘干法	1	9.11±0.14a	7.37±0.03a
	2	9.57±0.05b	8.20±0.04b
	3	9.96±0.06b	8.54±0.02c
	4	10.13±0.11b	8.58±0.15c
低恒温烘干法	5	8.22±0.10a	7.15±0.05a
	10	9.29±0.04b	8.09±0.26b
	15	9.85±0.04c	8.84±0.02c
	20	9.99±0.15c	8.97±0.07c

注：处理间多重比较采用 LSD 法，同一列中含有不同小写字母者为差异显著（$\alpha=0.05$）。

在低恒温烘干 15h 后失水量变化不明显，并且在 15～20h 内失水量差异不显著。综合两个产地种子情况，选择烘干时间 15h 为宜。同时，对高温烘干 3h 时和低温烘干 15h 间测定甘草种子沙参时发现，两种烘干方法间测定值差异不显著（$P>0.05$）。鉴于低恒温烘干法所需时间较长，所以选择高温烘干 3h 为宜。

（三）重量测定

用百粒法、五百粒法及千粒法测定甘草种子重量。

1. 百粒法　随机从净种子中数取 100 粒，重复 8 次，分别记录百粒重，计算标准差及变异系数。

2. 五百粒法　随机从净种子中数取 500 粒，重复 3 次，分别记录五百粒重，计算标准差及变异系数。

3. 千粒法　随机从净种子中数取 1 000 粒，重复 2 次，分别记录千粒重，计算标准差及变异系数。

由表 2-91 可知，百粒法各处理间变异系数 <4.0%，而五百粒法中甘肃靖远种子变异系数较大，其他两产地的种子变异系数也高于百粒法。千粒法测定变异系数最小，平均为 2.09%。对 3 种方法测定的千粒重值进行多重比较，无显著性差异（$P>0.05$）。综合比较 3 种方法，选择百粒法作为甘草种子千粒重的测定方法。

表 2-91　甘草种子不同千粒重测定方法比较

产地	百粒法			五百粒法			千粒法		
	百粒重 /g	标准差	变异系数 /%	五百粒重 /g	标准差	变异系数 /%	千粒重 /g	标准差	变异系数 /%
内蒙古杭锦旗	1.080	0.023	2.17	5.383	0.196	3.64	10.725	0.227 2	2.12
甘肃靖远	1.370	0.030	2.23	6.80	0.301	4.43	13.570	0.217 8	1.61
宁夏马家滩	0.964	0.020	2.08	4.862	0.129	2.65	9.650	0.246 2	2.55
均值	1.138	0.025	2.16	5.682	0.209	3.57	11.315	0.230 4	2.09

（四）发芽试验

1. 发芽床　甘草种子在不同发芽床上的发芽率存在显著性差异（表 2-92）。比较 3 个产地甘草种子在不同发芽床上的发芽率及发芽指数，结果表明，在滤纸床和纱布床上无论是发芽率还是发芽指数都无显著性差异，而在沙床上发芽表现较差。在纱布床上的甘草幼苗胚根深入纱布间隙，影响计数。从操作方便上考虑，选择滤纸床为甘草种子发芽床。

表 2-92　发芽床对甘草种子萌发影响

发芽床	内蒙古杭锦旗样品		甘肃靖远样品		宁夏马家滩样品	
	发芽率 /%	发芽指数	发芽率 /%	发芽指数	发芽率 /%	发芽指数
滤纸床	90.50±2.89a	16.99±0.57a	75.75±4.19a	14.22±0.71a	92.25±1.71a	17.32±0.34a
纱布床	89.75±3.77a	16.22±0.57a	74.75±4.03a	13.52±0.81a	94.25±2.75a	17.04±0.38a
沙床	63.25±3.50b	10.67±0.53b	46.75±3.59b	7.89±0.60b	62.75±2.50b	10.59±0.50b

注：处理间多重比较采用 LSD 法，同一列中含有不同小写字母者为差异显著（$\alpha=0.05$）。

2. 发芽温度 在不同温度条件下,甘草种子发芽起始时间和终止时间不同(表2-93)。比较3个产地甘草种子在不同发芽温度下的发芽率和发芽指数,结果表明,当温度为25℃和30℃时,发芽率和发芽指数都较高,且差异不显著,而与20℃差异显著。考虑到当温度达到30℃时较易染霉菌,并且需要经常补水,故选择25℃作为甘草种子发芽温度。

表2-93 温度对甘草种子萌发影响

发芽温度/℃	内蒙古杭锦旗样品		甘肃靖远样品		宁夏马家滩样品	
	发芽率/%	发芽指数	发芽率/%	发芽指数	发芽率/%	发芽指数
20	75.00±2.94a	12.87±0.60a	61.75±2.75a	10.59±0.38a	75.75±3.86a	12.99±0.64a
25	90.75±2.22b	17.04±0.51b	75.25±2.87b	14.13±0.65b	91.75±2.50b	17.29±0.51b
30	92.50±1.91b	17.36±0.34b	74.25±3.59b	14.04±0.65b	92.50±3.11b	17.45±2.17b

注:处理间多重比较采用LSD法,同一列中含有不同小写字母者为差异显著(α=0.05)。

3. 发芽试验初次计数时间和末次计数时间的确定 根据种子发芽表现,确定初次计数和末次计数时间。以胚根伸出种皮2mm时的天数为初次计数时间;以种子萌发数达到最高时,以后再无萌发种子出现时的天数为末次计数时间。

吸涨后的甘草种子发芽速度很快,置发芽床后第2天胚根迅速露出种皮,第6天以后发芽速度明显下降并趋于平缓,第8天后很少有再发芽情况(图2-59)。所以,整个发芽计数时间在第2~8天。第2天作为初次计数时间,第8天作为末次计数时间。

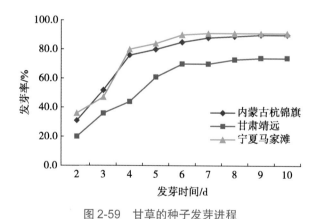

图2-59 甘草的种子发芽进程

4. 幼苗鉴定 在发芽期间,注意观察种苗发育过程,按照国际种子检验协会的《种苗评定手册》,对甘草种子进行评价、归类。

(五)生活力测定

将种子在常温下用蒸馏水浸泡12h。剥去种皮,暴露子叶和胚。采用3因素3水平$L_9(3^4)$正交试验设计,TTC染色时间为1h、3h、5h,浓度为0.2%、0.4%、0.6%,培养温度为25℃、30℃、35℃。每个处理400粒种子,4次重复,每个重复100粒种子。染色结束后,沥去溶液,用清水冲洗3次,将裸种子摆放在培养皿中,逐一检查,子叶和胚完全染成红色的为生活力的种子。

试验结果表明,甘草种子染色情况与染色时间、浓度、温度均有密切联系。处理3,5,9 染色情况较好,着色率均在 90% 以上。但由于 TTC 有毒性,从染色时间和浓度综合考虑,选择处理 5,即染色 3h,0.4% TTC 溶液,35℃作为甘草种子生活力检测的染色条件为宜。

表 2-94　TTC 不同处理对甘草种子着色率影响

处理号	时间 /h	浓度 /%	温度 /℃	着色率 /%
1	1	0.2	25	0
2	3	0.2	30	82.45
3	5	0.2	35	97.25
4	1	0.4	30	30.25
5	3	0.4	35	94.35
6	5	0.4	25	25.35
7	1	0.6	35	78.85
8	3	0.6	25	34.55
9	5	0.6	30	91.35

甘草种子生活力鉴定标准:有活力的甘草种子被染成有光亮的红色,且染色均匀。符合下列任意一条的列为有生活力种子:①胚完全着色;②子叶端 <1/3 不染色,其余全部染色。无生活力的种子染色情况:①胚完全不着色;②胚根不染色。

龙胆

龙胆为龙胆科植物条叶龙胆(东北龙胆)*Gentiana manshurica* Kitag、龙胆(粗糙龙胆)*G. scabra* Bge.、三花龙胆 *G. triflora* Pall. 的根和根茎。具有清热燥湿、泻肝胆火的功效,常用于湿热黄疸、阴肿阴痒、白带、湿疹、目赤、耳肿等症。产于内蒙古、黑龙江、吉林、辽宁、贵州、陕西、湖北、湖南、安徽、江苏、浙江、福建、广东、广西。生于山坡草地、路边、河滩、灌丛中、林缘及林下、草甸,海拔 400～1 700m。在俄罗斯、朝鲜、日本也有分布。

条叶龙胆生长在平原草甸,而粗糙龙胆和三花龙胆生长在山区,生态环境具有较大差异,实践证明两区域龙胆不能异地种植。由于野生资源短缺,20 世纪 80 年代开始陆续栽培,其中粗糙龙胆产量较大,栽培面积也较大,其次为条叶龙胆,三花龙胆也有一定栽培。种子繁殖。龙胆种子细小,千粒重约 24mg,萌发要求较高的温、湿环境和光照条件。生产上种子繁殖用高脂膜拌种,提高种子发芽率。可分秋播和春播两种。秋播一般在 11 月播种,翌年春萌芽。春播应事先进行沙藏处理,即将种子采下后与细沙 1:3 混合,保持一定湿度,埋在室外,经冬季低温影响,然后取出播种。

（一）真实性鉴定

3 种龙胆种子和幼苗十分相近,甚至相同(图 2-60)。龙胆种子长 2.0mm,宽 0.4mm,

肉眼鉴别更加困难,因此,寻求一种快速、有效的鉴别方法,可规范龙胆药材种子市场流通,为科学、高效地提高栽培质量提供保证。

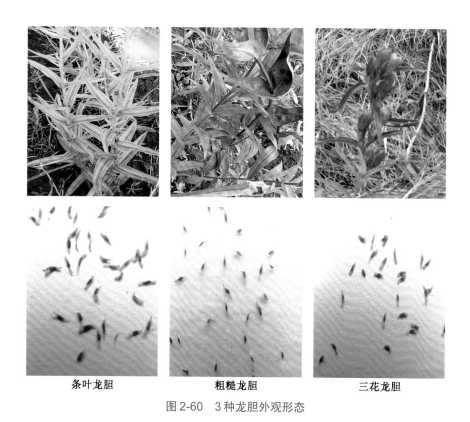

条叶龙胆　　　　　　　粗糙龙胆　　　　　　　三花龙胆

图 2-60　3 种龙胆外观形态

从图 2-61 中可以看出,3 种龙胆种子的条带差异较大,每种龙胆具有一条特征谱带;此外,条叶龙胆在电泳的最前沿谱带颜色明显深于其他两种龙胆,3 种龙胆可以较好区分开来。通过 POD 可准确鉴别 3 种龙胆。

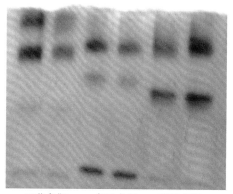

三花龙胆　　　　条叶龙胆　　　　粗糙龙胆

图 2-61　3 种龙胆 POD 的电泳图

（二）水分测定

分别准确称取黑龙江中医药大学药用植物园和辽宁省新宾县产龙胆种子 1.0g，置于快速水分测定仪中，平铺于样品盘内，分别设置温度（105±0.1）℃和（133±0.1）℃，每5 分钟记录重量变化。龙胆种子在最初的 5min 内迅速失去水分，随后失水缓慢；烘干30～40min 时，测得种子的含水量趋于稳定，故选择适宜烘干时间为 35min（图 2-62）。

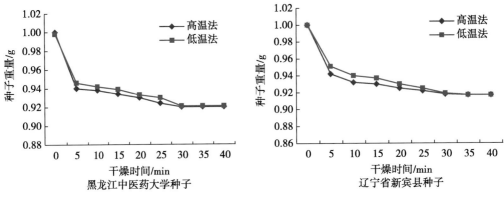

图 2-62　不同温度干燥时间龙胆种子含水量变化图

（三）重量测定

1. 百粒法　采用百粒法对黑龙江中医药大学药用植物园采收的两批种子（批次 1 和批次 2）与辽宁省新宾县产的种子进行重量测定（批次 3），每次 100 粒，重复 5 次，3 批种子百粒重平均值为 3.3mg、3.32mg 和 3.16mg，变异系数分别为 3.7%、6.3% 和 6.2%（表 2-95）。

表 2-95　百粒法测定龙胆种子千粒重

样品	百粒重 /mg					平均值 /mg	变异系数 /%
1	3.3	3.2	3.3	3.5	3.2	3.30	3.7
2	3.3	3.4	3.0	3.6	3.3	3.32	6.3
3	3.0	3.4	3.0	3.2	3.2	3.16	6.2

2. 五百粒法　采用五百粒法对 3 批种子进行重量测定，每次 500 粒，重复 5 次，3 批种子 500 粒重平均值分别为 16.72mg、16.60mg 和 15.38mg，变异系数均小于 4%，测定结果有效（表 2-96）。因此，龙胆种子重量测定宜采用五百粒法。

表 2-96　三批龙胆种子千粒重测定结果比较

样品	五百粒重 /mg					平均值 /mg	变异系数 /%
1	16.4	16.3	17.3	16.8	16.8	16.72	2.37
2	16.9	16.9	16.5	16.2	16.5	16.60	1.81
3	15.5	15.4	15.8	15.0	15.2	15.38	1.97

（四）发芽试验

根据龙胆种子的特点，蛭石、沙子和海绵均不适用，故只选用滤纸为发芽床试验，3 次重复。对黑龙江中医药大学药用植物园和辽宁省新宾县产种子进行发芽率测定，在 20～30℃温度范围内，130mg/kg 赤霉素处理种子 24h，20℃发芽率为 65.7%、25℃为 83.3%、28℃为 60.3%、30℃为 21%，确定最佳发芽温度 25℃（表 2-96）；25℃条件下，用赤霉素浸种，80mg/kg 发芽率为 67.3%、100mg/kg 为 73.0%、130mg/kg 为 76.0%、150mg/kg 为 86.3%、200mg/kg 为 81%，确定最佳赤霉素浓度为 150mg/kg（表 2-98）。

表 2-97　发芽温度对龙胆种子发芽率影响

种子来源	发芽温度 /℃	发芽率 /%			平均值 /%
		Ⅰ	Ⅱ	Ⅲ	
黑龙江中医药大学药用植物园	20	68	66	63	65.7
	25	86	81	83	83.3
	28	61	65	55	60.3
	30	24	21	18	21.0
辽宁省新宾县	20	70	65	64	66.3
	25	77	73	70	73.3
	28	75	72	72	73.0
	30	68	64	73	68.3

表 2-98　赤霉素浓度对龙胆种子发芽率影响

种子来源	赤霉素浓度 / mg·kg⁻¹	发芽率 /%			平均值 /%
		Ⅰ	Ⅱ	Ⅲ	
黑龙江中医药大学药用植物园	80	70	68	65	67.7
	100	80	66	75	73.0
	130	72	80	78	76.0
	150	86	81	83	86.3
	200	84	77	79	81.0
辽宁省新宾县	80	67	64	62	64.3
	100	80	66	75	73.7
	130	73	77	75	75.0
	150	89	84	86	86.3
	200	86	82	85	84.3

（五）生活力测定

龙胆种子过小，不能采用染色方法进行测定。按照纸上荧光法的操作，不同处理时间的种子在纸上均无荧光和紫外光出现。

经研究发现，茚三酮显色具有较好效果。其方法是：将种子用适量的水在 0～4℃条件下润湿 2.5h，吹干剩余水分。用茚三酮染液（0.3g 茚三酮 + 0.2ml 冰乙酸，再用无水乙醇定容至 100ml）浸泡种子 30min，自然挥干剩余溶液。不具萌发能力种子的"翅"

染成黑色,同时在器皿边缘显现蓝紫色的溶液前沿痕迹,而具萌发能力的种子仅为淡灰色,溶液前沿的痕迹少而色浅。

肉苁蓉

肉苁蓉为列当科肉苁蓉属寄生植物肉苁蓉 *Cistanche deserticola* Y. C. Ma 干燥带鳞叶的肉质茎。具有补肾阳、益精血、润肠通便功效。用于腰膝酸软,筋骨无力,阳痿,不孕,肠燥便秘。产于内蒙古阿拉善左旗、宁夏、甘肃昌马及新疆和田。

肉苁蓉喜生于轻度盐渍化的松软沙地上,一般生长在沙地或半固定沙丘、干涸老河床、湖盆低地等,生境条件很差。适宜生长区的气候干旱,降水量少,蒸发量大,日照时数长,昼夜温差大。土壤以灰棕漠土、棕漠土为主。寄主梭梭为强旱生植物。肉苁蓉多寄生在其 30～100cm 深的侧根上。

种子繁殖,在野生棱梭东侧或东南侧方向挖苗床,距寄主 50～80cm 处,苗床大小不一,长 1～2m,宽 1m 左右,深 50～80cm;或寄主密集处,挖一条大苗床沟围绕许多株寄主,将种子点播于苗床上,施入骆驼粪、牛羊粪等,覆土 30～40cm。上面留沟或苗床坑,以便浇水。人造棱梭林生长整齐、成行,可在植株两侧开沟作苗床。播种后保持苗床湿润,诱导寄主根延伸到苗床上。春天或秋天播种,第 2 年部分苗床内有肉苁蓉寄生,少数出土生长,大部分在播种后 2～4 年内出土、开花结果。

(一)真实性鉴定

1. 种子形态鉴定 肉苁蓉种子细小,表面具典型的蜂窝状纹饰,种皮细胞近圆形、长圆形或多边形,不等大,在细胞的整个内垂周壁上具分布较均匀的、有时断裂的较粗的条纹状增厚。颜色一般为黑色或褐色。种子长 0.95～1.35mm,宽 0.62～0.86mm;形态各异,有椭圆状、长圆状、长方状等,但多为一头钝圆、一头尖。种仁存在于钝圆端,表面有网形纹络,颜色白色、黄褐、褐色、黑褐色等,长 0.48～0.75mm,宽 0.26～0.38mm;一端稍圆,一端稍尖,胚存在于稍尖端(图 2-63)。

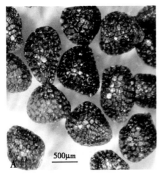
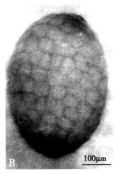
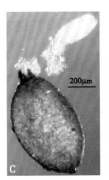
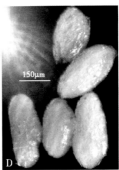

图 2-63 肉苁蓉种子的外观特征及结构组成
A. 肉苁蓉种子;B. 吸涨后的肉苁蓉种仁;C. 湿润情况下挤出胚;D. 胚的形态。

2. 与同属种子形态特征比较 肉苁蓉属包括 4 个种,种皮均具蜂窝状纹饰,对 4种肉苁蓉属种子同时进行显微镜和扫描电镜观察比较(表 2-99、表 2-100)发现,肉苁蓉与盐生肉苁蓉 Cistanche salsa（C. A. Mey.）G. Beck 的种子形态较相似，管花肉苁蓉 Cistanche tubulosa（Schenk）R. Wight 种子不规则近圆形，而沙苁蓉 Cistanche sinensis G. Beck 种皮较圆滑；其中肉苁蓉种子个体最大，种子长和宽均显著大于其他 3 种；盐生肉苁蓉种子较肉苁蓉略小，椭圆状或长圆状，长（0.92±0.17）mm，宽（0.61±0.08）mm；管花肉苁蓉种子大小和形状差异最明显，种子直径最小，而种子宽长比和种皮细胞孔径极显著大于其他 3 种。直观看来，管花肉苁蓉种皮蜂窝状孔径最大，沙苁蓉最小，很容易区分。

表 2-99　肉苁蓉与其同属植物种子形态差异比较

种名	外形	种子长 /mm	种子宽 /mm	种子宽长比	种仁长 /mm	种仁宽 /mm	种仁宽长比
肉苁蓉	椭圆、长圆、水滴形	1.14±0.15a	0.73±0.11a	0.65±0.10b	0.57±0.099a	0.32±0.05a	0.57±0.11b
盐生肉苁蓉	椭圆、长圆、水滴形	0.91±0.17b	0.61±0.08b	0.68±0.141b	0.47±0.069b	0.30±0.05a	0.64±0.119a
管花肉苁蓉	椭圆、近圆形	0.74±0.12c	0.57±0.07b	0.79±0.10a	0.51±0.05ab	0.26±0.02b	0.52±0.08c
沙苁蓉	椭圆、水滴状	00.82±0.04c	00.52±0.02b	0.64±0.02b	0.47±0.06b	0.31±0.05a	0.66±0.09a

注：处理间多重比较采用 LSD 法，同一列中含有不同小写字母者为差异显著（α=0.05）。

表 2-100　肉苁蓉与其同属植物种皮超微结构差异比较

种名	种皮细胞形状	细胞孔径 /μm	种皮细胞内垂周壁纹饰
肉苁蓉	多边形，不等大	61.8±14.3Bb	较均匀、有断裂的较粗的条纹状增厚
盐生肉苁蓉	形状不规则	64.5±13.2Bb	具不大清晰的、断裂的条纹状增厚
管花肉苁蓉	多边形，较大	88.4±16.8Aa	较密、较均匀、较细的环状条纹增厚，并具细小的小穴纹饰
沙苁蓉	不规则，较小	52.6±14.1Bb	纹饰变异较大，一些细胞有小穴纹饰

注：处理间多重比较采用 LSD 法，同一列中含有不同小写字母者为差异显著（α=0.05），同一列中含有不同大写字母者为差异极显著（α=0.01）。

张志耘根据种皮细胞超微结构差异，将 4 种肉苁蓉属种子分为两类：一类是沙苁蓉，种皮细胞的内垂周壁上纹饰变异较大，同时在一些细胞的外平周壁上有小穴纹饰。另一类包括盐生肉苁蓉、肉苁蓉及管花肉苁蓉，这 3 种肉苁蓉种皮细胞内垂周壁上纹饰较稳定，具条纹状增厚纹饰。种皮细胞形状不规则，近圆形、长圆形或多边形，不等大，细胞内垂周壁上具较均匀、有断裂的较粗的条纹状增厚。盐生肉苁蓉种皮细胞多边形，不等大，细胞内垂周壁上具不大清晰的、断裂的条纹状增厚。管花肉苁蓉种皮细胞的整个内垂周壁上具分布较密、较均匀、较细的环状条纹增厚，并具细小的小穴（图 2-64，图 2-65）。因此可以从种子形态和种皮细胞形状上明确区分 4 种肉苁蓉属种子。

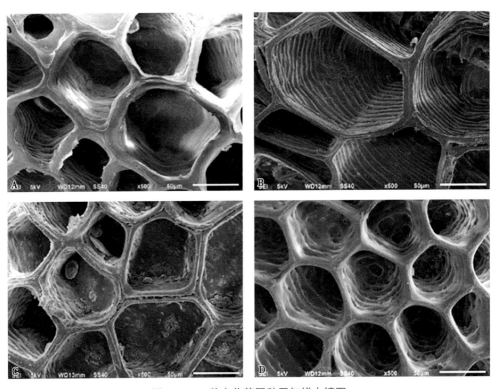

图 2-64　4 种肉苁蓉属种子扫描电镜图
A. 肉苁蓉；B. 管花肉苁蓉；C. 盐生肉苁蓉；D. 沙苁蓉。

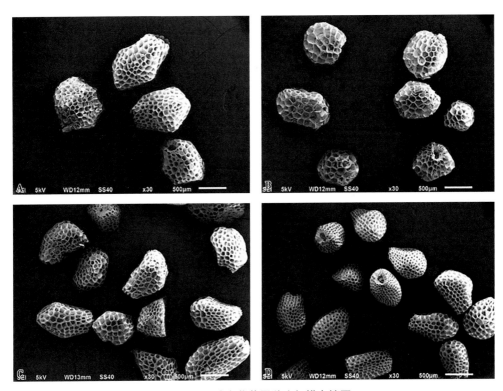

图 2-65　4 种肉苁蓉属种皮扫描电镜图
A. 肉苁蓉；B. 管花肉苁蓉；C. 盐生肉苁蓉；D. 沙苁蓉。

（二）水分测定

依据《GB/T 3543.6—1995 农作物种子检验规程　水分测定》中规定，考察高恒温烘干法和低恒温烘干法，确定适宜的方法和烘干时间。两种烘干减重法测定肉苁蓉种子含水量的结果表明（表 2-101），采用高恒温烘干法 133℃测定种子水分，1h 后种子水分急剧丧失，2h 后水分减重基本保持不变。因此，可以采取高恒温烘干种子 2h 的方法测定肉苁蓉种子水分。将高恒温烘干法 2h 与低恒温烘干法烘干 17h 的结果比较可知，两种方法测定样品的含水量基本一致，无显著性差异；高恒温烘干法 2h 与 103℃低恒温烘干法 8h 均可使肉苁蓉种子含水量达到恒定值（低恒温烘干 17h）。由于肉苁蓉种子价格昂贵，仅选择了一份试样对含水量的测定方法进行了考察，设定的时间间隔也较大。但由于含水量测定时间的长短并不影响总的种子检验时间，烘干时可以同时进行其他项目的检验，因此建议采用低恒温烘干 8h 进行肉苁蓉种子水分测定。

表 2-101　不同烘干法和烘干时间肉苁蓉种子含水量比较

方法	温度 /℃	持续时间 /h	含水量 /%
高恒温烘干法	133	1	5.88 ± 0.08a
高恒温烘干法	133	2	6.19 ± 0.06b
低恒温烘干法	103	8	6.28 ± 0.09b
低恒温烘干法	103	17	6.24 ± 0.05b

注：处理间多重比较采用 LSD 法，同一列中含有不同小写字母者为差异显著（$\alpha = 0.05$）。

（三）重量测定

采用百粒法和千粒法测定 3 份肉苁蓉种子重量，确定百粒法和千粒法测定肉苁蓉种子千粒重的有效性（表 2-102）。百粒法取 8 个重复，每个重复 100 粒，测定结果显示重复间变异系数均 <4.0%，测定值有效。千粒法取 3 个重复，每个重复 1 000 粒，测得 2 个重复间差值与平均值之比均 <5%，测定值有效。平均值分别是 77.5mg 和 77.4mg（表 2-99），两种方法得到的各样品间的重量基本相同，依据变异系数不高于 4%，误差不高于 5% 的标准，两种方法均有效。

由于肉苁蓉种子粒小、很轻，一般数粒仪很难准确计数，而人工计数也存在很大误差，而采用百粒法的人为误差较小，且较省时、省力，因此建议采用百粒法进行肉苁蓉种子千粒重测定。在个别变异较大的种子批中，如果测定 8 个重复的变异系数 >4.0% 时，需要再补充 2 个 100 粒，去掉 2 个最值后再次计算，直至变异系数 <4.0% 为止。

表 2-102　不同方法测得肉苁蓉种子千粒重比较

样本编号	百粒法			千粒法		
	千粒重 /mg	变异系数 /%	误差	千粒重 /mg	变异系数 /%	误差
RCR020	84.0	3.4	0.29	83.4	2.8	0.37
RCR021	54.8	3.7	0.21	54.9	3.1	0.32
RCR022	93.7	2.5	0.23	93.8	4.9	0.78
平均值	77.5	3.2	0.24	77.4	3.6	0.49

（四）发芽试验

肉苁蓉作为一种根寄生植物，同时具有胚后熟和休眠特性，其种子萌发与一般作物存在明显差异。据文献报道，预培养可能对肉苁蓉种子的萌发具有重要意义，而种子萌发同时需要生长调节剂和萌发刺激物参与。肉苁蓉种子细小，且发芽时间较长，本试验研究了肉苁蓉种子发芽的前处理方法和程序，明确了发芽床和温度条件对发芽率的影响。同时根据发芽率情况确定了初次和末次发芽计数时间、确定了正常与非正常幼苗形态。

1. 发芽床的选择和发芽前处理 试验考察了普通滤纸 2 层、5 层以及玻璃纤维滤纸对发芽率的影响；在发芽器皿上考察了 6 孔培养板和 5.5cm 培养皿的差异。结果显示，普通滤纸 2 层、5 层的吸水性均较差，也不利于预培养后直接转为培养萌发的要求；6 孔培养板的大小适合肉苁蓉种子，但密闭性不好，培养 2 周后失水较多，萌发率偏低。

最终确定的发芽床和发芽器皿以及操作步骤为：在直径为 5.5cm 的培养皿底部放入 2 层普通滤纸，与直径为 7mm 的玻璃纤维小方片一起进行高压湿热灭菌；在超净工作台中，每个培养皿的滤纸上放 3 个玻璃纤维小方片，加 1.5ml 预培养液湿润玻璃纤维滤纸和小方片，再用挖耳勺挑取已表面灭菌的种仁于玻璃纤维小方片上，每个小方片上 60～80 粒种子，3 次重复。然后用 parafilm 封口膜将培养皿密封，以防水分丧失，外部再用铝箔纸包住以保持完全黑暗。

2. 萌发条件的选择 首先考察了不同预培养条件对肉苁蓉种子萌发的影响，包括预培养时间、温度、pH 及不同预培养液[水、0.3mmol/L 2- 吗啉乙磺酸（MES）、0.02mol/L 磷酸盐缓冲液（PBS）和 10×10^{-6}g/ml 赤霉素（GA3）]。最终结果显示，不经过预培养阶段，直接加 GA3 和氟啶酮（fluridone，FL）黑暗培养的种子萌发率最高。然后考察了种子去皮、FL 浓度、生长调节物质种类及浓度、GA3 与 FL 的交互作用、pH、消毒方式等条件对肉苁蓉种子萌发的影响。

（1）去皮对种子萌发的影响：将肉苁蓉种子分为去皮和不去皮 2 组进行萌发试验，考察去皮对肉苁蓉种子萌发的影响。萌发条件为 10×10^{-6}g/ml GA3 和 1×10^{-6}g/ml FL 混合液，25℃黑暗培养 30d。结果显示去皮和不去皮肉苁蓉种子的萌发率有极显著性差异，不去皮的种子经 10×10^{-6}g/ml GA3 和 1×10^{-6}g/ml FL 混合液处理 30d 后基本上不萌发，发芽率仅为（0.47±0.47）%。而去皮的种子萌发率为（12.95±2.69）%。推测原因可能为肉苁蓉种皮上有萌发抑制物或种皮限制了萌发速度。因此，萌发试验前应去掉肉苁蓉的种皮。

（2）生长调节剂对种子萌发的影响：前面已考察过 10×10^{-6} GA3、吲哚 -3- 乙酸（IAA）、油菜素内酯（BL）预培养肉苁蓉种子对其萌发的影响，发现 10×10^{-6}g/ml GA3 对种子萌发的促进作用最明显，而 IAA 和 BL 与对照则没有显著性差异，这可能是 IAA 和 BL 浓度不合适造成的。因此，研究了不同浓度的生长调节物质 IAA、萘乙酸（NAA）、BL 和 GA3 对种子萌发的影响。4 种生长调节物质各设 6 个梯度，分别为 0.01×10^{-6}g/ml、0.1×10^{-6}g/ml、1×10^{-6}g/ml、10×10^{-6}g/ml、100×10^{-6}g/ml、1000×10^{-6}g/ml，加 1×10^{-6}g/ml 萌发刺激物 FL 制备成混合液，不经预培养，直接 25℃黑暗培养 30d，进行萌发试验。

由图 2-66 可知，生长调节物质种类及其浓度对肉苁蓉种子萌发率均表现出极显著影响,尤其体现在 GA3 浓度上。NAA、IAA 和 BL6 个浓度梯度对肉苁蓉种子的萌发没有促进作用,种子的萌发率很低,最高仅为 3.14%。

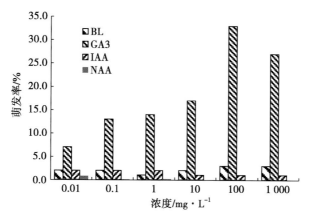

图 2-66 不同浓度生长调节剂对肉苁蓉种子萌发的影响

GA3 则对肉苁蓉种子有较强的促进作用,在 0.01～100×10⁻⁶g/ml 范围内,肉苁蓉种子萌发率随 GA3 浓度升高而增加,此后又有所降低。乔学义等研究表明,$1×10^{-6}$g/ml 和 $10×10^{-6}$g/ml GA3 处理的效果最明显,萌发率分别可达 62.5% 和 60.6%,这可能是因为种子本身和种子预处理方法不同造成的。本试验采用的种子未经层积作用,所以打破休眠可能需要更高浓度的 GA3 处理,而经过层积作用,完成胚后熟的种子则只需少量 GA3 即可解除休眠。$200×10^{-6}$g/ml GA3 处理的肉苁蓉种子,其萌发率和 $50×10^{-6}$g/ml 处理的种子未见显著性差异,但种子萌发的形态却有很大不同,高浓度 GA3 处理的肉苁蓉种子,伸出的胚根短,珠孔端变成褐色,不再进一步伸长;低浓度 GA3 处理的种子,伸出的胚根长,颜色较浅(图 2-67)。

(3)氟啶酮对种子萌发的影响:氟啶酮(FL)能抑制脱落酸(ABA)合成,减少 ABA 含量,促进肉苁蓉种子萌发。通过考察不同浓度的 FL 对肉苁蓉种子萌发的影响,确定 FL 的最佳浓度。FL 设 6 个浓度梯度,分别为 $0.01×10^{-6}$g/ml、$0.1×10^{-6}$g/ml、$1×10^{-6}$g/ml、$10×10^{-6}$g/ml、$100×10^{-6}$g/ml、$1000×10^{-6}$g/ml,加 $10×10^{-6}$g/ml GA3 配制成混合液,25℃ 黑暗培养 30d。

结果表明,在 $0.01×10^{-6}$～$100×10^{-6}$g/ml 范围内,FL 对肉苁蓉种子的萌发未表现出显著性差异,但以 $10×10^{-6}$g/ml 为佳(图 2-68)。这可能是因为 FL 作为萌发刺激物,仅在极低浓度即可诱导种子萌发。

(4)pH 对种子萌发的影响:前面已考察预培养阶段 pH 对种子萌发的影响,本试验主要考察不经预培养,不同 pH 的培养液对肉苁蓉种子萌发的影响。仍以 0.3mmol/L MES 作为缓冲液,加入 $10×10^{-6}$g/ml GA3 和 $1×10^{-6}$g/ml FL,配制成 pH 为 4.0、5.0、6.0、7.0、8.0、9.0 的培养液,25℃,黑暗培养 30d。

结果表明,pH 对肉苁蓉种子萌发的影响具有显著性差异,pH=7.0 时,种子萌发率最高,显著高于其他 pH 培养液(图 2-69)。pH 7.0 预培养的肉苁蓉种子萌发率也最高,尽管与其他 pH 预培液处理的萌发率相比未有显著性差异。

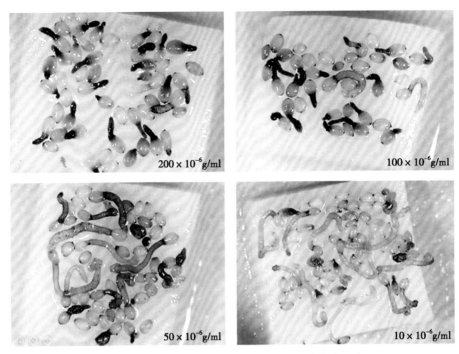

图 2-67　不同 GA3 浓度处理肉苁蓉种子萌发的形态

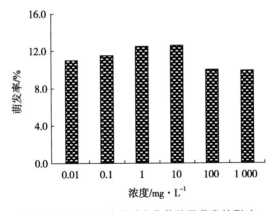

图 2-68　氟啶酮浓度对肉苁蓉种子萌发的影响

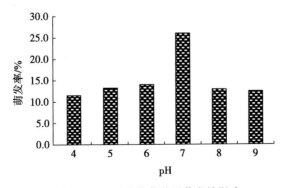

图 2-69　pH 对肉苁蓉种子萌发的影响

3. 发芽温度、时间以及正常幼苗状态的确定　由于不同发芽温度条件下肉苁蓉种子萌发率不存在显著性差异，确定发芽温度为 25℃，黑暗培养。根据发芽率情况确定初次和末次发芽计数时间为 15d 和 30d。肉苁蓉正常幼苗形态为：吸器从种仁的稍尖端伸出，超过种仁长度的 50%（图 2-70A）。非正常幼苗状态为：吸器从侧面伸出；或者伸出长度较短，褐变或霉变严重（图 2-70B）。

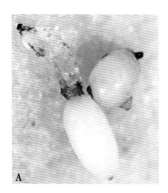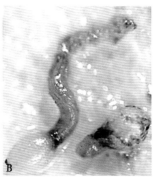

图 2-70　肉苁蓉种子正常萌发与非正常萌发形态

（五）生活力测定

考察了 BTB 法、纸上荧光法、TTC 法对肉苁蓉种子生活力测定的可行性。结果发现，由于肉苁蓉种子细小且存在休眠特性，呼吸强度弱，BTB 法和纸上荧光法均无法检测出其生活力。TTC 法可以得到较好染色效果，但染色前种子处理、染色液浓度和染色时间、染色鉴定标准均需进一步优化和明确。因此采用正交试验设计并结合单因素和多因素试验，对肉苁蓉种子生活力 TTC 法测定的各因素水平进行筛选，最终得到快速测定代表肉苁蓉种子真实发芽能力的处理组合。

1. 去种皮及挤胚对肉苁蓉种子生活力测定的影响　选取宽度 > 0.5mm 的种子 50 粒，去掉外种皮，然后将干净种仁转移到 96 孔培养板上的小管内，与不去皮的种子同时浸泡 8h，38℃染色 24h，体视显微镜下解剖并挤出胚，观察种胚的染色情况，3 个重复，统计平均染色率（图 2-71A）。同时对不去皮染色的方法进行探索，选择不去皮的种子共 4 组，每组 3 个重复，分别用 1% 和 4% 次氯酸钠漂白 5min 与 10min，漂白结束后冲洗 2～3 次，体视显微镜下观察种仁染色情况，并与去皮种子染色效果作对比。

结果表明，去皮和不去皮两种处理的最终染色率不存在显著性差异（$P = 0.453$）。但逐粒解剖和挤胚的操作费时、费工，甚至染色时间更长。同时，挤胚观察发现，凡是染成均匀且较深红色的种仁胚部均为红色，染成浅红或花红的种仁胚部为浅红色（图 2-71B，D）；两者均可判断为有生活力的种子，但活力强弱不同；未被染色的种仁胚呈水状或极小不规则（图 2-71C）。因此，可以直接通过种仁的染色程度判断肉苁蓉种子的生活力，省去挤胚的过程，可以大幅度缩短测定时间，达到快速测定的目的。

为避免更加烦琐、费时的解剖去种皮过程，对种皮的透明方法进行了多种尝试，包括乳酸 - 苯酚透明法和次氯酸钠漂白法。结果显示，乳酸 - 苯酚透明法效果较差且具有较大的刺激性气味，而用 1% 次氯酸钠和 4% 次氯酸钠漂白 5min 与 10min 均可使部分种皮透明，其中以4%次氯酸钠漂白5min透明效果最好（图2-72）。但由于肉苁蓉种皮性状各异，差别很大，有的种皮已经漂好透明，而有的种皮颜色仍较深未透明，难以判断种仁染色情况，且漂白时间过长时染红的种子也会被漂成无色。因此，次氯酸钠漂白使种皮透明的方法不理想；要准确反映有生活力的种子，有必要在染色前去除种皮，以利于快速染色和观察，加快TTC测定。

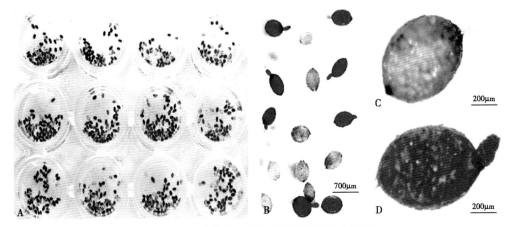

图2-71　肉苁蓉种仁染色效果及胚部染色情况
A. 96孔板中种仁染色效果；B. 染色后挤出胚；C. 未染色种仁；D. 染色种仁。

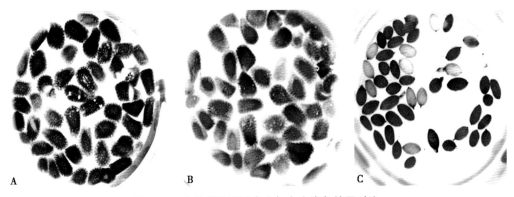

图2-72　肉苁蓉种子不去皮与去皮染色效果对比
A. 未去皮染色；B. 未去皮染色后4%次氯酸钠漂白5min观察；C. 去皮种子染色。

2. 浸泡温度和时间以及浸泡液对染色率的影响　采用交叉分组的2因素方差分析，对25℃和35℃下分别浸泡了1h、2h、4h、8h的染色率进行分析。结果显示，在通常报道的磷酸缓冲液中，不同染色温度和染色时间对染色率均不产生显著性影响。通过图2-73可以看出：35℃的染色率稍高于25℃，浸泡4h和8h的染色率稍高于浸泡1h和2h。因此有必要作进一步验证。对已报道的几种浸泡液：磷酸缓冲液、0.3% H_2O_2 和 30×10^{-6} g/ml GA浸泡4h后的染色效果进行比较，同时设定了稍高浓度即0.45% H_2O_2 和 60×10^{-6} g/ml GA处理；以去离子水为对照。染色率单因素方差分析结果均不存在显著性差异。结果表明，去离子水浸泡后的染色率最高，且标准差较小，两种浓度

H_2O_2 浸泡后的染色率最低，GA 次之，其中 60×10^{-6}g/ml 的 GA 标准差较小。同时结合以上 2 次试验，以去离子水为浸泡液对浸泡时间和温度再次进行试验，同时设干燥种子水洗和不浸泡的空白对照。结果表明，无论浸泡与否，肉苁蓉种仁的染色效果均不存在显著性差异，甚至 35℃干燥 8h 后直接染色的染色率稍高（表 2-103）。

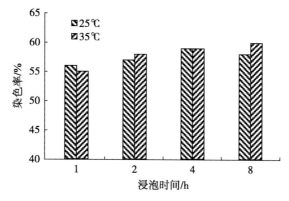

图 2-73　不同浸泡温度和时间肉苁蓉种子染色率（磷酸缓冲液）

表 2-103　不同浸泡时间对肉苁蓉种子染色率的影响

预处理	染色率 /%	差异显著性 （$\alpha = 0.330$）
35℃干燥 4h 后浸泡 4h	65.1±0.3	a
35℃浸泡 4h 后水洗 2 次	66.0±2.7	a
35℃浸泡 4h	66.1±3.0	a
不处理直接加 0.5% TTC	66.8±3.3	a
直接水洗 1 次	67.2±4.0	a
35℃浸泡 8h	67.7±4.2	a
35℃干燥 8h 后不浸泡	69.2±2.6	a

注：处理间多重比较采用 LSD 法，同一列中含有不同小写字母者为差异显著。

3. 染色液浓度对染色率的影响　参考以上几组试验结果，进一步将选择的 4 种浸泡液、浸泡时间（0h、1h、2h、4h）和染色液 pH、TTC 浓度，进行 $L_9(3^4)$ 正交试验。TTC 浓度为 0.1%、0.3%、0.5%、1.0%；染色液 pH 选择 6.4、6.8、7.2、7.6。方差分析结果表明，不同浸泡液种类、染色液浓度和 pH 的染色率均存在显著性差异（$P < 0.05$）。通过多重比较发现，浸泡液仍以去离子水效果最好（表 2-104）。同时，不浸泡和浸泡 1h、2h、4h 的效果基本一致，4 者间的极差仅为 2.2%。

文献报道适合肉苁蓉生活力测定的染色液 pH 和浓度相差不大，pH 一般为 7.0 和 6.8，而根据 ISTA 规定的磷酸缓冲液配比得到染色液的 pH 约为 6.5，所查文献均没有对 pH 的影响进行考察，同时由于肉苁蓉生境为盐碱地较多，因此设置了 pH 6.4～7.6 的 4 个梯度，结果表明，pH 6.4 和 6.8 的染色效果较好，以酸度最高的 6.4 效果最好，而偏碱性的染色液效果较差。同时,染色液浓度除最低值 0.1% 的效果最差外,其余浓度不存在显著性差异。因此下面试验将对染色液 pH 和浓度的考察范围调整为染色液 pH:6.0、6.4、6.8;TTC 溶液浓度:0.3%、0.6%、1.0%。

表 2-104　不同预处理及和染色液浓度肉苁蓉种子染色率多重比较

浸泡液	染色率 /%	pH	染色率 /%	TTC 溶液浓度 /%	染色率 /%
60×10^{-6} g/ml GA	52.98a	7.6	48.50a	0.1	50.40a
0.3% H_2O_2	55.18a	7.2	54.18a	1.0	60.18b
磷酸缓冲液	60.28ab	6.8	63.23b	0.5	61.20b
去离子水	65.25b	6.4	67.78b	0.3	61.90b

注:采用 S-N-K 法,$n=4$,同一列中含有不同小写字母者为差异显著($\alpha=0.05$)。

4. 超声及染色条件　对超声时间、染色温度、TTC 溶液浓度及染色液 pH 的正交试验方差分析发现,染色 4h、8h、16h、24h、32h 时,不同超声时间和染色温度的染色率均存在显著性差异。根据最终统计结果分析得出,染色温度的极差已达到 25.4%,3 个温度和超声时间梯度间均存在极显著性差异($P<0.01$),45℃的最高,平均值为 87.05%。超声时间以 2min 结果最差,1min 效果最好,但与不超声的结果无显著性差异(表 2-105,表 2-106)。观察发现,染色 24h 后,超声 1min 和 2min、染色温度为 45℃的染色液均有变微红现象。体视显微镜下观察发现,超声使个别种仁发生了不同程度损坏,因此不建议对种仁实施超声处理。同时,有必要对染色时间和不同温度下的染色效果进行比较,以确定最佳的染色时间和判断标准。

表 2-105　超声、染色温度与染色液浓度肉苁蓉种子染色率方差分析

因素	偏差平方和	自由度	均方差	F	P
校正模型	2 265.234	8	283.15	23.22	0.000
截距	97 652.536	1	97 652.53	8 007.95	0.000
超声时间	300.604	2	150.30	12.32	0.003**
染色温度	1 950.721	2	975.36	79.98	0.000**
染色液浓度	5.021	2	2.51	0.206	0.818
染色液 pH	8.888	2	4.44	0.364	0.704
误差	109.750	9	12.19		
合计	100 027.520	18			

表 2-106　不同超声时间和染色温度肉苁蓉种子染色率多重比较

超声时间 /min	染色率 /%	染色温度 /℃	染色率 /%
2	68.17A	45	87.05A
0	74.83AB	38	72.25B
1	77.97B	30	61.67C

注:采用 S-N-K 法,$n=6$,同一列中含有不同大写字母者为差异极显著($\alpha=0.01$)。

对以上 9 组试验染色 4h、8h、16h、24h、32h 时的染色结果进行统计（图 2-74），不同染色温度下染色快慢存在很大差异，一般在 32h 时达到稳定和最高值，45℃下的第 3、6、9 组在 8h 的染色率已经接近 60%，与 38℃下的 2、5 组染色 16h 的结果相当，以 30℃下的第 1、7 组染色率最低。结果表明，高温染色对提高肉苁蓉种子生活力测定的效率具有显著效果。但高温下染色时间过长时，个别管中的 TTC 染色液变成浅红色；同时，经高温灭活后的死种子对照也呈现微红。因此，在高温下的染色时间不宜过长，否则容易出现假阳性。经过试验摸索得出，染色温度最高不宜超过 48℃；高温时染色时间不宜超过 20h。

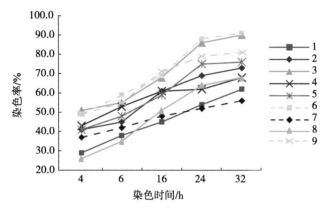

图 2-74　不同染色时间肉苁蓉种仁染色率的动态变化

观察发现，肉苁蓉种仁染色效果存在很大差异，有的通体深红色，有的浅红色，有的红色斑驳不均匀，还有的仅胚端染红。不同的染色深度代表肉苁蓉种子活力高低的差异，一般统计以只要胚部染红的即为活种子。对不同温度下不同染色程度的种仁比例进行统计分析（图 2-75）发现，高活力的种子比例（染色结果为均匀的深红和全红的种仁比例）较低，有的还未能达到染色总数的 50%，染色率最高的实验处理号也未超过 60%。如果将整体浅红或花红的种子与高活力的种子共同作为活力较高的种子（图 2-75 中的"深红 - 花红"栏），则染色率最高可达到 75% 左右；如果包括仅胚部变红的种子，则全部染色率最高可达到 90%。生活力测定的目的是预测田间的发芽率，肉苁蓉种子萌发必须有寄主根系分泌物的刺激，而由于吸器的长度有限，推断刺激物的作用仅限于几毫米的范围内，否则会引起肉苁蓉种子的自杀性萌发。考虑到种子接入地下后需要一段时间后才能遇到寄主梭梭毛细根，推测生活力微弱的种子萌发并寄生的成功率很低。因此，肉苁蓉种子生活力的判断标准应较一般植物种子严格。农业上发芽标准是：禾谷类种子的根达种子长，幼芽达种子长的 1/2；圆粒种子的根和芽达到种子的直径。因此，染色 32h 时全部染红的种子可确定为具有发芽能力的高活力种子，染成花红的种子少部分也具有发芽能力，推断本试验中肉苁蓉种子的实际生活力应该在 60% 左右，与发芽验证试验的最高值 59.3% 相符。进一步对不同温度条件下染色率达到 60% 左右的染色时间进行选择，结果以 45℃下染色 8h、38℃下染色 16h、30℃染色 24h 的染色率结果相当，并且符合实际有较高活力种子的比例。

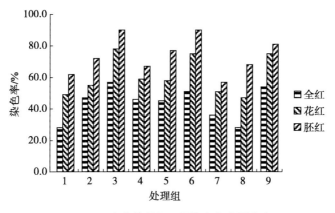

图 2-75　肉苁蓉种仁不同染色程度百分率

对不同染色温度下最佳染色时间的染色率进行方差分析,重新考察染色温度、超声时间、染色液 pH 和浓度对染色率的影响。结果发现,除超声时间仍存在极显著性差异($P < 0.01$)外,其他因素均不存在显著性差异,其中以染色温度和染色液 pH 的差异最小,均为 1.0%。而染色液浓度以 0.6% 的最好。因此,确定肉苁蓉种子生活力快速测定的最适宜条件为:38℃下染色 16h、45℃染色 8h 或 30℃染色 24h;具体可视情况选择所需的温度。染色液 pH 范围为 6.0~6.8,TTC 浓度为 0.3%~1.0%。

经过反复试验,摸索出通过去皮直接染色、解剖镜下成像并利用软件统计染色率的肉苁蓉种子生活力快速测定方法,克服了现有测定技术时间过长、操作复杂、结果不可靠等缺点,最快可将染色时间缩短至 6~8h。适宜染色条件为:染色液 pH 为 6.0~6.8,TTC 浓度为 0.3%~1.0%;染色温度 38~48℃,染色时间 6~15h。最优的染色条件组合为:以 pH 6.4、0.6% 的 TTC 溶液于 42℃下染色 10h。本方法的测定结果重复性好,准确可靠,与种子本身的生理特性和发芽率结果相符,可以代替种子发芽试验预测肉苁蓉种子的发芽潜力。

（六）种子健康度检查

首先观察肉苁蓉种子的带虫、带菌情况。由于种子收货时一般均已筛去杂质,未发现有带虫情况。但肉苁蓉果荚存在一定的霉变率,种子易携带病菌。本试验对肉苁蓉种子外部、内部带菌及种仁带菌检测进行了方法学研究。参照《种子病理学》和《植病研究方法》等书中的有关方法。

1. 种子外部带菌检测

（1）干种子法:每份种子随机选取 100 粒种子,均匀摆放于直径为 9cm 的 PDA 平板上,每皿为 20 粒,每个处理 5 次重复,置于 25℃培养箱中,黑暗条件下培养 5d 后进行检查,记录干种子的带菌种类和分离频率。

（2）洗涤法:取采自宁夏种植基地的肉苁蓉种子 400 粒,置于 5ml 离心管中,同时加入 4ml 无菌水,振荡器中充分振荡 5min,得原悬浮液。吸取不同稀释倍数、不同离心时间及不同离心转速处理的 100μl 悬浮液（或上清液）加入直径为 9cm 的 PDA 平板中涂匀,相同操作条件下设无菌水空白对照,每个处理 4 次重复。放入 25~28℃恒温箱中，于黑暗条件下培养 5d 后观察菌落生长情况，记录种子表面携带的真菌种类及分离比例。

1）稀释倍数：吸取悬浮液 1ml，以 4 000r/min 的转速离心 10min 后，弃去上清液，加入 0.5ml 无菌水充分振荡，吸取其中 0.1ml 至另一离心管中，并加入 0.9ml 无菌水，按此方法得到稀释了 1 倍、10 倍、100 倍的孢子悬浮液，制成浓度梯度（图 2-76）。

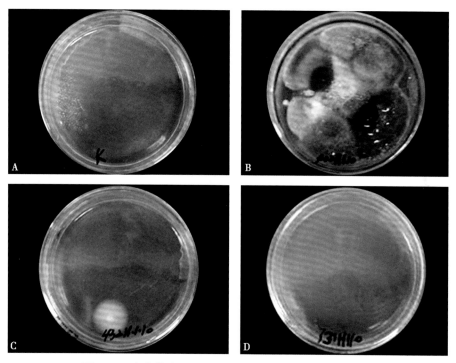

图 2-76　肉苁蓉种子外部带菌悬浮液不同稀释倍数菌落图
A. 空白；B. 稀释 1 倍；C. 稀释 10 倍；D. 稀释 100 倍。

结果发现，在稀释 100 倍后没有菌落长出；不进行稀释其浓度又过高，菌落数多易成片，不易计数（表 2-107），故选择稀释 10 倍作为本试验的最佳方法。

表 2-107　不同稀释倍数肉苁蓉种子外部带菌检测结果

稀释倍数	对照长菌情况	菌落数 / 个
1	—	成片
10	—	2.0 ± 0.82
100	—	0

2）离心时间：吸取悬浮液 1ml，分别以 6 000r/min 的转速离心 5min、10min、15min、20min 后，吸取上清液，每次吸取 100μl 上清液。

结果发现，离心 15min 和 20min 时离心效果较好。采用 SPSS 进行单因素方差分析（ANOVA），检验的 $P = 0.458 > 0.05$，其结果没有显著性差异（表 2-108）。从效率角度考虑，拟以 15min 作为最佳离心时间。

表 2-108　不同离心时间肉苁蓉种子上清液菌落数

离心速度 /r•min⁻¹	离心时间 /min	上清液菌落数 / 个
6 000	5	12.0±4.24
6 000	10	10.0±3.12
6 000	15	7.5±0.96
6 000	20	6.5±3.0

3）离心转速：吸取悬浮液 1ml，分别以 2 000r/min、4 000r/min、6 000r/min、8 000r/min 的转速离心 10min 后，吸取上清液，每次吸取 100μl 上清液。

结果发现，在转速为 6 000r/min 和 8 000r/min 时，离心效果较好。采用 SPSS 进行单因素方差分析（ANOVA），$P=0.236>0.05$，其结果没有显著性差异（表 2-109）。从效率角度考虑，拟以 6 000r/min 作为最佳离心转速。

表 2-109　不同离心转速肉苁蓉种子上清液菌落数

离心转速 /r•min⁻¹	离心时间 /min	上清液菌落数 / 个
2 000	15	25.0±12.3
4 000	15	10.5±6.4
6 000	15	5.0±4.0
8 000	15	3.0±2.83

2. 种子内部带菌检测

（1）种子消毒法带菌检测：将种子分别在 1%、2% 次氯酸钠溶液中浸泡 1min、2min、3min，用无菌水冲洗 3 遍。将种子分别均匀摆放在直径为 9cm 的 PDA 平板上，每皿摆放 20 粒，每个处理 5 次重复。将消毒后冲洗的最后一次无菌水涂布于 PDA 平板上，作为对照组。在 25～28℃恒温箱中 12h 光暗交替下培养 5d 后检查，记录种子带菌种类和分离频率。

结果发现，浓度为 1%、2% 次氯酸钠消毒 1min 时，对照组均长菌，说明消毒不彻底；而 1%、2% 次氯酸钠消毒 2min、3min 时，对照均未长菌，说明消毒彻底。从带菌率来看，浓度高，消毒时间长，则带菌率低（表 2-110）。因此，选择 1% 次氯酸钠消毒 2min 作为肉苁蓉种子内部带菌试验条件。

表 2-110　不同消毒方法肉苁蓉种子内部带菌率

消毒浓度	消毒时间 /min	对照组长菌情况	带菌率 /%
1% 次氯酸钠	1	+	23
	2	−	19
	3	−	18
2% 次氯酸钠	1	+	18
	2	−	12
	3	−	6

注："−"表示未长菌；"+"表示长菌。

（2）种仁消毒法带菌检测：种子去皮，将种仁分别在 5mg/L、50mg/L 次氯酸钠溶液中浸泡 1min、2min、3min，用无菌水冲洗 3 遍。将种仁分别均匀摆放在直径为 9cm 的 PDA 平板上，每皿摆放 20 粒，每个处理 5 次重复。将消毒后冲洗的最后一次无菌水涂布于 PDA 平板上，作为对照组。在 25～28℃恒温箱中 12h、光暗交替下培养 5d 后检查，记录种仁带菌种类和分离频率。

$$带菌率（\%）=（带菌种子总数 / 检测种子总数）×100\%$$
$$分离频率（\%）=（带某类菌种子数 / 带菌种子总数）×100\%。$$

结果发现，浓度为 5mg/L、50mg/L 次氯酸钠消毒 1min 时，对照组均长菌，说明消毒不彻底；而 5mg/L、50mg/L 次氯酸钠消毒 2min、3min 时，对照组均未长菌，说明消毒彻底（图 2-77）。从带菌率来看，浓度高，消毒时间长，则带菌率低（表 2-111）。因此，选择 5mg/L 次氯酸钠消毒 2min 作为肉苁蓉种仁带菌试验条件。

表 2-111　肉苁蓉种仁带菌消毒方法

消毒浓度	消毒时间 /min	对照长菌情况	带菌率 /%
5mg/L 次氯酸钠	1	+	12
	2	−	8
	3	−	7
50mg/L 次氯酸钠	1	+	9
	2	−	6
	3	−	6

注："−"表示未长菌；"+"表示长菌。

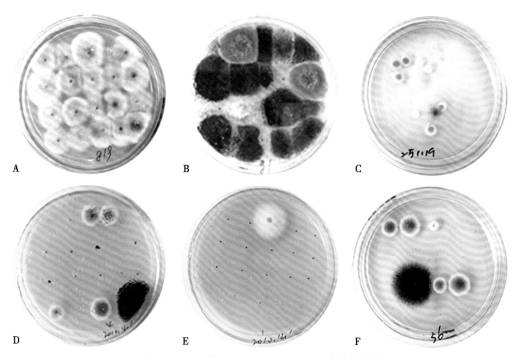

图 2-77　肉苁蓉种子带菌不同检测方法菌落形态
A，B. 干种子带菌检测；C. 洗涤法外部带菌检测；D，E. 种子消毒法检测；F. 种仁带菌检测。

综上所述,肉苁蓉种子外部带菌洗涤法检测选取离心转速为 6 000r/min、离心时间为 15min、稀释 10 倍为最佳试验条件;种子内部带菌种子消毒法选择 1% 次氯酸钠消毒 2min 为试验条件;选择 5mg/L 次氯酸钠消毒 2min 作为种仁消毒法试验条件。

3. 带菌鉴定

(1)形态鉴定:将分离到的真菌分别进行纯化、保存(图 2-78)。对产孢真菌,根据其培养性状和形态特征,参考工具书进行初步鉴定。

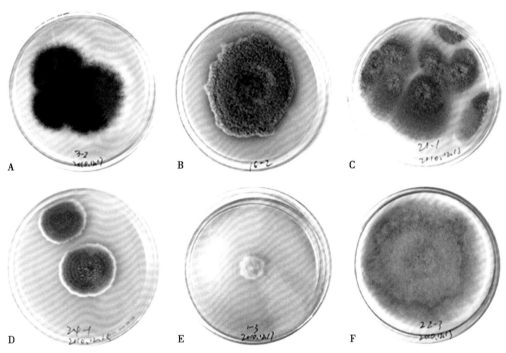

图 2-78　肉苁蓉种子带菌纯化后部分真菌菌落形态
A,B. 曲霉属;C. 链格孢属;D. 青霉属;E. 散囊菌属;F. 镰刀菌属。

(2)分子鉴定:同时对所有真菌进行分子鉴定,将其鉴定到属。

使用 PDA 培养基将 11 个真菌分离物进行活化后,采用十六烷基三甲基溴化铵法(cetyltrimethylammonium bromide,CTAB 法)提取真菌 DNA,通过 PCR 对 11 个分离物的 ITS 序列进行了扩增,分别得到了 500bp 的序列,经过测序及在 NCBI 中进行序列比对,初步确定其分类地位,并进行形态学验证。

对来自内蒙古、宁夏及新疆等地 36 份肉苁蓉种子进行带菌检测,实验结果表明肉苁蓉种子外部带菌率远高于内部带菌率,但带菌率都较低。不同产地肉苁蓉种子带菌率差异不显著,可能是由于种子的结构特性、地理分布和生长环境相似所致。肉苁蓉种子内外部携带菌群主要为曲霉属(*Aspergillus* spp.)、链格孢属(*Alternaria* spp.)、镰刀菌属(*Fusarium* spp.)、青霉属(*Penicillium* spp.)及少量的散囊菌属(*Eurotium* spp.),分离频率有一定差异。

远志

远志为远志科远志 *Polygala tenuifolia* Willd 的干燥根皮。具有安神益智、祛痰、消肿的功效，用于心肾不交引起的失眠多梦、健忘惊悸、神志恍惚等。产于我国东北、华北、西北和华中。此外，朝鲜、蒙古和俄罗斯也有分布。

远志生于草原、山坡草地、灌丛中以及杂木林下，海拔 200～2 300m。以种子繁殖为主。采用直播，春播在 4 月中下旬；秋播在 8 月中下旬进行。播前用水或 0.3% 磷酸二氢钾水溶液浸种 24h，后与 3～5 倍细沙混合，条播，覆土约 1cm，保持苗床湿润，温度控制在 15～20℃为佳，播后约 10d 出苗，待苗高 5cm 时进行定植。

（一）真实性鉴定

随机数取 400 粒净种子，鉴定时设 8 个重复，每个重复 50 粒；逐粒观察远志种子形态特征并记录。

种子呈长倒卵形，长约 3mm，宽约 2mm，厚约 2mm。种皮灰黑色，密被灰白色绢毛，先端有黄白色种阜，假种皮白色。有胚乳，黄白色，中间有黄色的胚，子叶 2 枚，长圆形，先端钝圆，基部凹入呈心形，下面有一短圆的胚根（图 2-79）。

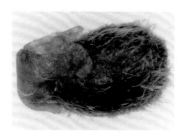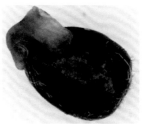

图 2-79　远志种子形态图

（二）水分测定

取 10g 远志种子样品 2 份。铝盒需预先烘干，烘干温度 130℃，时间 1h，在干燥器中冷却至恒重；铝盒称重，记下盒号，取远志种子试样称取 2 个独立重复，每个重复（4.8±0.001）g；将种子连同铝盒一起称重，记录。放置在温度达（131±2）℃的恒温烘箱内。烘 30min 后每隔 20min 拿出放入干燥器内冷却后称重，直至后次称重和前次称重差值不超过 0.02g 为止，记下最后一次重量作为烘干后重量；放入样品后待烘箱温度回升至 130℃时开始计时，时间为 1.5h。

根据实测结果，确定每次测定之间差距不能超过 0.35%，测定结果有效（表 2-112）。

表 2-112　不同产地远志种子含水量 /%

编号	产地	I	II	均值	重复间差距
1	临汾	8.394 4	8.578 4	8.5	-0.23
2	青松	7.862 5	7.810 2	7.8	0.05
3	春红	7.891 7	7.889 4	7.9	0.00
4	稳平	8.238 2	8.354 0	8.3	-0.12

续表

编号	产地	I	II	均值	重复间差距
5	秦生	7.440 7	7.623 1	7.5	-0.35
6	齐太	7.935 6	8.025 3	8.0	-0.09
7	秦太	8.379 3	8.249 7	8.3	0.13
8	阳宝	7.762 5	7.802 5	7.8	-0.04
9	春生	9.074 2	9.234 8	9.2	-0.35
10	金录	6.556 7	6.437 1	6.5	0.12
11	建平	7.440 5	7.624 5	7.5	-0.31
12	三娃	8.480 8	8.285 8	8.4	0.19
13	玉痍	8.297 6	8.464 9	8.4	-0.17
14	玉堂	7.903 3	8.080 4	8.0	-0.22
15	齐有	8.011 3	7.936 4	8.0	-0.31
16	秀俭	7.596 1	7.498 4	7.5	0.10
17	爱花	7.060 4	7.197 2	7.1	-0.14
18	生官	7.676 9	7.729 2	7.7	-0.05
19	根二	7.144 6	7.087 2	7.1	0.06
20	冠芳	8.174 3	8.272 7	8.2	-0.10
21	沿森	7.611 4	7.599 5	7.6	0.01

（三）重量测定

测定 1 000 粒种子的重量（即千粒重）。种子千粒重是种子质量的重要指标之一。从净种子中数取一定数量的种子，称其重量，换算成每 1 000 粒种子的重量。现常见有百粒法（国际上通用方法）、千粒法（我国常用方法）和全量法（亦为国际上规定的方法）3 种测定方法。本试验中，采取了百粒法来测定远志种子重量。测得并计算 8 个重复的平均值、标准差和变异系数，并计算出千粒重（表 2-113）。

表 2-113 百粒法测定不同产地远志种子千粒重

编号	产地	平均值 /g	标准差	变异系数 /%	千粒重 /g
1	临汾	0.308 8	0.003 0	0.98	3.088
2	青松	0.271 0	0.005 4	1.99	2.710
3	春红	0.296 3	0.002 7	0.91	2.963
4	稳平	0.306 5	0.003 0	0.97	3.065
5	秦生	0.306 9	0.004 1	1.34	3.069
6	齐太	0.291 8	0.004 3	1.48	2.918
7	秦太	0.309 6	0.003 3	1.06	3.096
8	阳宝	0.286 1	0.005 5	1.94	2.861
9	春生	0.289 3	0.001 9	0.65	2.893
10	金录	0.291 1	0.004 3	1.46	2.911

续表

编号	产地	平均值 /g	标准差	变异系数 /%	千粒重 /g
11	建平	0.328 3	0.005 2	1.59	3.283
12	三娃	0.291 1	0.004 4	1.51	2.911
13	玉痍	0.293 7	0.003 8	1.29	2.937
14	玉堂	0.308 8	0.003 2	1.05	3.088
15	齐有	0.311 3	0.004 7	1.50	3.113
16	秀俭	0.293 8	0.005 5	1.87	2.938
17	爱花	0.280 1	0.002 8	0.98	2.801
18	生官	0.298 0	0.004 1	1.37	2.980
19	根二	0.298 1	0.006 5	2.18	2.981
20	冠芳	0.305 5	0.003 9	1.27	3.055
21	沿森	0.328 1	0.004 2	1.28	3.281

使用此方法检测试验样品，21 份远志种子的变异系数均不超过 4.0%，表明此方法切实可行且易操作。

（四）发芽试验

本试验主要对发芽前处理、发芽实验温度和发芽床等条件进行了探索与研究，以选择远志种子的最适发芽条件。

1. 发芽前处理　通过预试验得知，由于远志种子没有休眠，带菌少，好的种子发芽率可达 90% 以上，所以发芽前处理只需要用自来水浸泡种子，再用蒸馏水冲洗干净即可。

2. 发芽温度的选择　用临汾种子。自来水浸泡 1h 后用蒸馏水冲洗干净。将冲洗后的种子置于培养皿双层滤纸上，分别置于 15℃、20℃、25℃、30℃、20/30℃ 变温（光照 16h、30℃；黑暗 8h、20℃）的光照培养箱中。每皿 50 粒，每个处理 3 个重复。根据适宜发芽条件下的发芽表现，确定初次计数和末次计数时间。以达到 50% 发芽率的天数为初次计数时间，以种子萌发数达到最高时，以后再无萌发种子出现时的天数为末次计数时间。记录各处理远志种子发芽情况，并计算发芽率。

通过试验记录并计算确定了远志种子以 7d 为初次计数时间并计算其发芽势，以10d 为末次计数时间并计算种子发芽率。选择发芽时间较短，发芽率最高，在发芽率近似相等的情况下选择发芽势较高的温度为最适的发芽温度（表 2-114）。

3. 发芽床的选择　根据远志种子特点，选取如下发芽床。①纸上：在培养皿里垫上 2 层滤纸，滤纸充分吸湿后沥去多余水分，盖上皿盖；②纸间：在培养皿里垫上 2 层滤纸，滤纸充分吸湿后沥去多余水分，种子均匀摆放在 2 层滤纸中间。

种子先用自来水浸泡 1h 后用蒸馏水冲洗干净，根据最适发芽温度条件的试验选择 20℃、20/30℃ 变温（光照 16h、30℃；黑暗 8h、20℃）两种温度，将冲洗后的种子置于纸间和纸上两种不同发芽床的培养皿中，每皿 50 粒，每个处理 3 个重复；记录各处理远志种子发芽情况，并计算发芽率。

表 2-114 不同发芽温度下远志种子发芽情况

发芽温度	发芽势 /%	发芽率 /%	发芽天数 /d
15℃	0	74	
	0	82	
	0	73	
均值	0	76	15
20℃	29	84	
	18	79	
	12	78	
均值	19	80	11
25℃	60	66	
	56	67	
	66	66	
均值	61	66	10
30℃	58	70	
	57	68	
	50	65	
均值	55	67	10
20/30℃	76	83	
	73	82	
	59	76	
均值	70	80	10

为了更全面地掌握种子最适发芽条件，本试验记录并计算确定了以 7d 为初次计数时间并计算种子发芽势，以 10d 为末次计数时间并计算种子发芽率。选择发芽时间较短，发芽率最高，在发芽率近似相等的情况下选择发芽势较高的发芽床为最适的发芽床（表 2-115）。

表 2-115 两种温度下不同发芽床远志种子发芽比较

发芽温度	发芽床	发芽势 /%	发芽率 /%	发芽温度	发芽床	发芽势 /%	发芽率 /%
20℃	纸间	10	90	20℃	纸上	30	83
		27	90			15	85
		14	78			35	89
均值		17	86	均值		27	86
20/30℃	纸间	51	85	20/30℃	纸上	70	88
		52	90			69	92
		52	88			66	90
均值		51	88	均值		68	90

结果表明,不同发芽床和温度下远志种子发芽情况差异显著,发芽最适试验条件确定为:纸上(双层滤纸、培养皿)发芽床,发芽温度20/30℃变温(光照16h,30℃,黑暗8h,20℃),初次计数时间第7天,末次计数时间第10天。

（五）生活力测定

每次至少测定200粒种子,从经净度分析后并充分混合的净种子中,随机数取每个重复100粒或少于100粒的若干次重复。

将净种子充分混合,然后从中随机数取一定量净种子;寻找种子预湿的合适方法和合理时间;寻找使种子在染色前组织暴露的适宜方法;寻找合适的TTC染色液浓度和染色时间;参照种子的发芽试验结果,拟定出有生活力种子中允许出现的不染色、软弱或坏死组织的最大面积,即建立远志种子活力TTC染色的鉴定标准。

1. 种子的预湿处理　取2份适量净种子,分别进行以下处理:置于湿润滤纸上,常温下预湿;直接浸泡于蒸馏水中,常温下预湿。每隔1h分别取适量种子观察并解剖,根据种皮的软化程度和解剖的难易程度来确定最适的预湿方法与时间。

2. 暴露种子组织的方法　取2份净种子,每份100粒。预湿后,分别进行以下处理:①沿腹缝线横切1/3;②沿腹缝线纵切除约2/5;然后加入0.5% TTC溶液,于黑暗下染色。根据染色情况和操作难易程度来确定最适方法。

3. TTC溶液的浓度和染色时间　取处理好的种子分装在10ml塑料离心管中,分别用1.0%、0.7%、0.5%、0.3%、0.1%浓度的TTC溶液浸没,30℃的恒温箱中避光染色。每隔一定时间段取出一瓶,自来水冲洗至洗出的溶液为无色。选出染色最佳时间、温度和浓度的组合。直接在水中浸泡8~10h后,远志种子吸涨充分而不过度,最易切割暴露出胚和子叶。故预湿方法选取常温下在蒸馏水中直接浸泡8~10h。

根据试验结果确定远志种子生活力测定的方法为:种子浸泡8~12h,沿腹缝线纵切除约2/5,用1.0% TTC溶液染色6~8h。

4. 有无生活力种子判断标准　根据发芽试验幼苗生长状况制定种子生活力鉴定标准。

（1）有生活力的种子:有生活力的种子染成有光泽的红色,且染色均匀(图2-80)。符合下列任意一条的列为有生活力种子:

1）胚和子叶全部均匀染色。

2）子叶远胚根一端≤1/3不染色,其余部分完全染色。

3）子叶侧边总面积≤1/3不染色,其余部分完全染色。

（2）无生活力:符合下列任意一条的列为无生活力种子(图2-81)。

1）胚和子叶完全不染色。

2）子叶近胚根处不染色;胚根不染色。

3）胚和子叶染色不均匀,其上有斑点状不染色。

4）子叶不染色总面积>1/2。

5）胚所染颜色异常,且组织软腐。

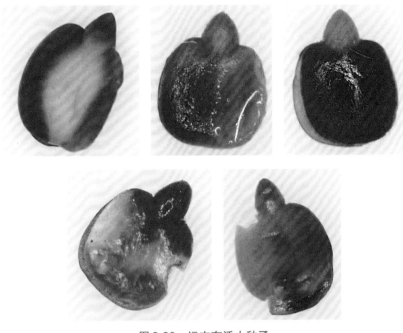

图 2-80　远志有活力种子

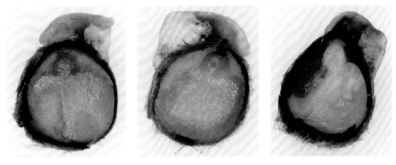

图 2-81　远志无生活力种子

使用远志种子生活力测定方法和鉴定标准对试样进行测定（表 2-116），测定结果能客观地反映各试样生活力的差异，可以使用生活力快速测定预测种子的发芽能力。

表 2-116　不同产地远志种子生活力 /%

样号	产地	Ⅰ	Ⅱ	均值
1	临汾	81	79	80
2	青松	99	95	97
3	春红	97	95	96
4	稳平	97	99	98
5	秦生	96	88	92
6	齐太	95	96	96

续表

样号	产地	I	II	均值
7	秦太	71	75	73
8	阳宝	93	94	94
9	春生	96	98	97
10	金录	97	96	97
11	杨建平	92	93	93
12	三娃	86	92	89
13	玉痍	97	92	95
14	玉堂	52	58	55
15	齐有	95	97	96
16	秀俭	96	92	94
17	爱花	94	96	95
18	生官	85	86	86
19	根二	96	96	96
20	冠芳	42	44	43
21	沿森	94	95	95

板蓝根

板蓝根为十字花科菘蓝属植物菘蓝 *Isatis indigotica* Fort. 的干燥根,为我国传统中药,用根入药称为板蓝根,用叶入药称为大青叶。具有清热解毒、消肿利咽、凉血等功效,主要用于预防和治疗流行性腮腺炎、流行性感冒、咽喉肿痛等病症。板蓝根适应性广,耐寒,喜温暖,怕涝,选排水良好、疏松肥沃的砂质壤土,我国长江流域和广大北方地区均可正常种植。主产于河北、江苏、安徽、陕西、河南等地。采用种子繁殖,种子5—6月成熟,采下,晒干、脱粒,存放于通风干燥处。分春播和夏播,春播在4月上旬,夏播在5月中下旬至6月上旬。

(一)真实性鉴定

板蓝根种子为角果,长圆形,扁平,翅状,长13.2～18.4mm,宽3.5～4.9mm,厚1.3～1.9mm,表面紫褐色或黄褐色,稍有光泽。先端微凹或平截,基部渐窄,具残存的果柄或果柄痕;两侧面各具一中肋,中部呈长椭圆状隆起,内含种子1枚。种子长椭圆形,长3.2～3.8mm,宽1.0～1.4mm,表面黄褐色,基部具一小尖突状种柄,两侧面各具一较明显的纵沟(胚根与子叶间形成的痕)及一不甚明显的纵沟(两子叶之间形成的痕)。胚弯曲,黄色,含油分,胚根圆柱状,子叶2枚,背倚于胚根(表2-117)。

表 2-117 菘蓝近缘种种子特征比较

种类	果瓣	果形	果实	长度/mm	宽度/mm	颜色
宽翅菘蓝 *I. violascens* Bunge	短角果	提琴状,顶端截状尖凹,基部圆形	密生短毛	10~13	4~6	黄棕色
三肋菘蓝 *I. costata* C. A. Mey.	果瓣3棱	长圆状椭圆形(倒卵形),顶端基部圆形	无毛或柔毛	10~15	4~5	棕色
小果菘蓝 *I. minima* Bunge	果瓣3棱	椭圆形,顶端截形微凹	有细柔毛及缘毛	8~13	1~2	黄褐色
长圆果菘蓝 *I. oblongata* DC.	果瓣1棱	长圆形,顶端短钝尖,两侧渐窄,中肋显著隆起	无毛或中肋有毛	10~15	2~3	黑棕色
菘蓝 *I. indigotica* Fort.	果瓣1棱	近长圆形,顶端圆形,基部楔形	无毛	10~15	4~5	淡褐色
欧洲菘蓝 *I. tinctoria* L.	果瓣1棱	宽楔形,顶端平截,基部楔形	无毛	10~15	3~4	淡褐色

（二）水分测定

取净度分析后的种子,一部分用粉碎机将其磨碎,另一部分不做处理。每个处理 3 次重复,将其放在恒温箱中,每 15 分钟取出放入干燥器内,冷却至室温称重,直至水分恒定为止。

1. 低恒温烘干法 先将样品盒预先烘干、冷却称重,并记下盒号,取试样 3 份,每份 1.0g 左右,将试样放入预先烘干和称重过的样品盒内,再称重(精确至 0.001g)。使烘箱通电预热至 110~115℃,烘至水分恒定为止。

2. 高恒温烘干法 过程同低恒温烘干法,温度为 130~133℃,烘箱预热至 140~145℃。

试验结果表明,整粒 103℃/8h、整粒 130℃/1h、磨碎 103℃/8h、磨碎 130℃/1h 处理对板蓝根种子含水量影响不大(表 2-118),故采用高温 130℃/1h 法测量含水量。

表 2-118 不同处理方法板蓝根种子含水量

处理	含水量 /%
整粒 103℃/8h	8.83a
整粒 130℃/1h	8.82a
磨碎 103℃/8h	8.95b
磨碎 130℃/1h	8.93b

注:处理间多重比较采用 LSD 法,同一列中含有不同小写字母者为差异显著($\alpha = 0.05$)。

（三）重量测定

采用合适量程的天平称取样品重量,大粒种子用感量 0.1g 的天平,中小粒种子用感量 0.01g 的天平称重。

1. 百粒法 取 8/16 次重复,每个重复 100 粒,记录重量。计算重复间的平均重量、标准差。种子的变异系数不超过 4.0%,则测定结果有效。如变异系数超过上述限度,则应再测定 8 个重复,并计算 16 个重复的标准差。凡与平均值之差超过 2 倍标准差的重复略去不计。

2. 千粒法 将板蓝根种子样品充分混合,随机从中取 2 份试样,每份 1 000 粒,放在天平上称重,精确到 0.01g。两份试样平均值的误差允许范围为 5%,不超过 5%,其平均值就是该样品的千粒重,测得板蓝根种子的千粒重为 5.5～8.9g。

（四）发芽试验

1. 种子预处理 对板蓝根种子发芽前进行不同的预处理:冷水浸泡 24h,冷水浸泡 48h,0.2%（m/V）KNO_3 湿润发芽床,0.02%（m/V）GA 湿润发芽床,1%（V/V）H_2O_2 浸种 24h 五种处理,观察记录其发芽势和发芽率,计算其相对活力指数。

结果表明,种子预处理对板蓝根种子发芽的影响不大（表 2-119）。相对而言,用 1% 浓度 H_2O_2 浸种 24h 效果好,相对活力指数、发芽率和发芽势都较高。

表 2-119 不同预处理对板蓝根种子发芽的影响

处理方法	发芽势 /%	发芽率 /%	相对活力指数
冷水浸泡 24h	84.4b	90.0a	27.57a
冷水浸泡 48h	81.1b	92.2a	21.19b
0.2%（m/V）KNO_3 湿润发芽床	82.2b	92.2a	26.80a
0.02%（m/V）GA 湿润发芽床	73.3b	87.8a	19.96b
1%（V/V）H_2O_2 浸种 24h	88.9a	92.2a	28.62a

注:处理间多重比较采用 LSD 法,同一列中含有不同小写字母者为差异显著（$\alpha = 0.05$）。

2. 最佳发芽条件筛选 为了研究光照等发芽条件对种子萌发的影响,光照设全光、全暗、12h 光 12h 暗、8h 光 16h 暗 4 个处理;发芽温度设 15℃、20℃、25℃、30℃ 和 15/20℃ 变温、20/25℃ 变温（高温 8h,低温 16h）等 6 个处理;发芽床设纸上、纸间、褶裥纸和沙中等 4 种处理;每个处理均设置 3 个重复,每组 50 粒种子。

结果表明,光照对板蓝根种子萌发影响不大,各处理的发芽势、发芽率和相对活力指数差异不显著（表 2-120）。但光照对发芽后小苗叶片颜色影响较大,光照时间为 0 的处理小苗叶片颜色为泛白色或淡黄色,光照时间为 8h 以上的处理小苗叶片颜色为绿色。

表 2-120 光照对板蓝根种子萌发的影响（25℃）

光照时间 / h	发芽势 /%	发芽率 /%	相对活力指数
24	90.0a	92.2a	25.00a
0	85.6a	89.9a	28.25a
12	84.4a	87.8a	27.17a
8	85.6a	96.7a	29.13a

注:同一列中含有不同小写字母者为差异显著（$\alpha = 0.05$）。

温度对板蓝根种子萌发影响较大。30℃和20/25℃变温情况下的相对活力指数较高,说明30℃和20/25℃变温情况下有利于板蓝根幼苗健壮成长,鲜重增加较快;15℃条件下,发芽率、发芽势和相对活力指数都较低(表2-121)。以上各项结果说明,板蓝根种子适宜发芽温度是30℃或20/25℃变温,变温更有利于种子的发芽。发芽动态表明种子置床后3d有少部分种子发芽,到第7天发芽率趋于稳定,因此可将发芽初次计数时间定为3d,末次计数时间定为7d。

表2-121 不同温度对板蓝根种子萌发的影响

温度/℃	发芽势/%	发芽率/%	相对活力指数
15	10.0b	61.1b	7.72b
20	58.9a	94.4a	26.99a
25	86.7a	93.3a	30.34a
30	88.9a	94.4a	34.58a
15/20	77.8a	93.3a	27.49a
20/25	92.2a	95.6a	34.80a

注:同一列中含有不同小写字母者为差异显著($\alpha=0.05$)。

发芽床对板蓝根种子萌发影响不大。各处理的发芽势、发芽率和相对活力指数差异不显著,纸间对于不正常幼苗的判断比较有利(表2-122)。

表2-122 不同发芽床对板蓝根种子发芽的影响(25℃)

发芽床	发芽势/%	发芽率/%	相对活力指数
纸上	87.8a	92.2a	28.94a
纸间	85.6a	90.0a	27.92a
褶裥纸	86.7a	95.6a	29.16a
沙中	86.7a	91.1a	27.73a

注:同一列中含有不同小写字母者为差异显著($\alpha=0.05$)。

3. 种子色泽对发芽率的影响 4种不同颜色的板蓝根种子设置为4个处理:深黑色,浅黑色,浅黄色,深黄色。每个处理50粒种子,重复3次,置于纸上发芽床、25℃恒温下培养,12h光,12h暗。

结果表明,板蓝根种子颜色的不同对其发芽率和发芽势影响不大(表2-123)。

表2-123 不同色泽板蓝根种子发芽比较

处理	发芽势/%	发芽率/%	发芽指数	百粒重/g
深黑色	86.7	97.8	37.12	0.935 8
浅黑色	95.6	97.8	42.71	0.822 4
浅黄色	94.4	97.8	42.52	0.631 0
深黄色	91.1	93.3	40.81	0.531 5

4. 幼苗鉴定　在发芽期间，注意观察种苗发育过程，按照国际种子检验协会的《种苗评定手册》，对板蓝根种子进行评价、归类。发芽率以最终正常幼苗百分率计。故一般采用 1% H_2O_2 浸种 24h，25℃纸间发芽 7d 为发芽条件来计算发芽率。

（五）生活力测定

将经过不同时间浸种的板蓝根种子置于培养皿中，每皿 30 粒，3 次重复，加入不同浓度 TTC 溶液，以覆盖种子为度，然后置于不同温度的恒温暗培养箱中。采用沿胚中线纵切处理的种子，凡胚被染为红色为活种子，过 30min 后，每 10min 取出观察 1 次，记录染色种子数。

将板蓝根种子在常温下用蒸馏水中浸泡 8～12h；种子垂直腹缝线纵切去 2/5；将种子分别置于 0.5%，0.75% 和 1.0% TTC 溶液中，在 37℃恒温箱内染色，每半小时取出观察一次，记录染色种子数。

结果表明，板蓝根种子生活力测定适宜条件为：常温下用蒸馏水中浸泡 8～12h；种子垂直腹缝线纵切去 2/5；1.0% TTC 溶液，37℃恒温箱内染色 1h（表 2-124）。

表 2-124　板蓝根种子 TTC 染色结果

TTC 浓度 /%	染色种子百分数 /%		
	处理 0.5h	处理 1h	处理 1.5h
0.5	23	69	91
0.75	41	80	93
1.0	57	93	—

有活力的种子染成有光泽的红色，且染色均匀。符合下列任意一条的列为有生活力种子一类：胚和子叶全部均匀染色；子叶远胚根一端≤1/3 不染色，其余部分完全染色；子叶侧边总面积≤1/3 不染色，其余部分完全染色。不满足以上条件的为无生活力种子（图 2-82）。

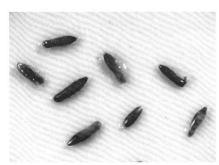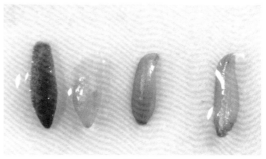

有生活力种子　　　　　　　　　　　　无生活力种子

图 2-82　板蓝根种子染色图

（六）种子健康度检查

1. 普通滤纸培养检测　从每个供试品种子样品中随机选取 2 份测试样品，每份 50 粒。设置种子表面不消毒和消毒（1% 次氯酸钠溶液表面消毒 10min，灭菌水漂洗 4 次）

两种处理；在超净工作台上将种子均匀摆放在培养皿中润湿的滤纸上，每皿50粒，4个重复。以打开皿盖保持和摆放种子基本相等时间的未接种种子的培养皿作为该检测方法的空白对照；接种后的培养皿在25℃恒温箱中培养7d，观察记录种子带菌情况，计算带菌率。

结果表明，空白对照中无杂菌菌落出现，未经过表面消毒处理的种子有带菌现象；表面经过消毒处理的种子无带菌现象（表2-125）。普通滤纸法检测种子表面带菌效果差，能够分离的真菌类群少，此方法不适合板蓝根种子健康度检查。

表2-125 板蓝根种子滤纸法真菌类群的分离率

处理	带菌率/%	普通滤纸检测分离到重要真菌类群的分离率/%					
		青霉属	曲霉属	镰刀菌属	链格孢属	根霉属	其他
A	2	—	1	0.5	—	0.5	—
B	0	—	—	—	—	—	—

注：A表示未消毒处理的种子，B表示1%次氯酸钠消毒处理的种子，"—"表示未检测到真菌。

2. PDA培养基法检测 将马铃薯去皮切碎，称取200g，加蒸馏水至1 000ml。煮沸10~20min，用纱布过滤，再补加蒸馏水至1 000ml，然后加葡萄糖17g和琼脂17g，加热溶化，分装，105℃下高压蒸汽灭菌20min。

（1）未处理种子表面带菌检测：随机选取40粒供测种子，将其摆放在培养基上，每皿10粒种子，4个重复。以打开皿盖保持和摆放种子基本相等时间的未接种种子的PDA培养基作为该检测方法的空白对照。将其放置于25~28℃恒温箱中培养，观察菌落生长情况，记录种子表明携带的真菌种类和分离频率。

（2）种子洗涤后表面带菌检测：从供测种子中选取100粒。放入250ml锥形瓶中，加30ml无菌水后充分振荡，放置30min后，收集悬浮液5ml，以4 000r/min的转速离心20min，倒去液体，在液体中加入1ml无菌水悬浮，制成孢子悬浮液。将悬浮液进行1倍、10倍、100倍稀释，分别吸取100μl孢子悬浮液加到9cm直径PDA平板上，均匀涂抹，相同操作条件下设无菌水空白对照。放入25~28℃培养箱中黑暗条件下培养，观察菌落生长情况，记录种子表面携带的真菌种类和分离比例。

（3）洗涤液中带菌检测：将洗涤的种子摆放于培养基上，每皿10粒，3皿一个重复，6次重复。以打开皿盖保持和摆放种子基本相等时间的未接种种子的PDA培养基作为空白对照。将其放置于25~28℃恒温箱中培养，观察菌落生长情况，记录种子表面携带的真菌种类和分离频率。

（4）种子内部带菌检测：将种子以5%次氯酸钠浸泡5min，用无菌水冲洗3遍，将种壳和种仁剖开，将种仁以1%次氯酸钠浸泡3min，用无菌水冲洗3遍，将种仁、种壳、整粒种子和用无菌水洗过的整粒种子分别摆放在PDA培养基上，置25℃下于12h光照/黑暗培养5d，记录种子带菌情况、不同部位真菌种类和分离频率。结果表明，空白对照平板上无杂菌生长；未经表面消毒处理的种子带菌率很高，为79.0%、用无菌水洗涤后的种子为83.8%；板蓝根种子内部种仁带菌率为0，洗后的种壳带菌率为28.3%（图2-83）。

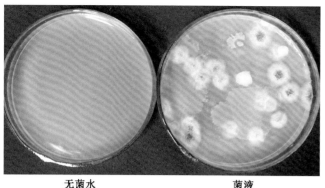
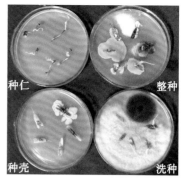

种仁　整种

种壳　洗种

图 2-83　板蓝根种子 PDA 培养真菌图

根据分离获得的真菌孢子形态和孢子着生方式对检测获得的真菌做了初步鉴定，主要的真菌类群及分离率见表 2-126。未做任何处理的整粒种子表面检测到的真菌为青霉 8.9%、曲霉 3.2%、链格孢菌 17.9%、根霉 32.6%，其他主要为细菌 13.4%；用无菌水洗涤后的种子表面检测到的真菌为青霉 1.3%、曲霉 1.8%、链格孢菌 2.5%、根霉 1.3%，其他主要为细菌 76.9%；在 5% 次氯酸钠中浸泡过的种壳检测到镰刀菌带菌率为 18.3%、链格孢菌 3.2%、根霉 13.1%；用无菌水洗涤种子得到的液体检测到的主要为细菌，其中未稀释直接涂布的液体中能够检测到部分真菌，如镰刀菌。由于真菌和细菌的生长存在抑制现象，所以在重复检测过程中结果有所差异。

表 2-126　PDA 检测板蓝根种子真菌类群及分离率

处理	带菌率 /%	分离率 /%					
		青霉	曲霉	镰刀菌	链格孢菌	根霉	其他
未消毒处理的整种	79.0	8.9	3.2	3.0	17.9	32.6	13.4
无菌水洗后的整种	83.8	1.3	1.8	—	2.5	1.3	76.9
次氯酸钠洗后的整种	18.3	1.0	—		3.2	13.1	1.0
洗涤的菌液	78.3	6.3	1.2	—	2.0	18.2	49.6

杭白芷

杭白芷为伞形科当归属植物杭白芷 *Angelica dahurica*（Fisch. ex Hoffm.）Benth. et Hook.f. var. *formosana*（Boiss.）Shan et Yuan 的干燥根。具有祛风湿，活血排脓，生肌止痛的功效。用于头痛、牙痛、肠风痔漏、赤白带下、痈疽疮疡、皮肤瘙痒。栽培于浙江、湖南、湖北、江西等地。

杭白芷喜温暖湿润气候、耐寒。宜在阳光充足，土层深厚，疏松肥沃，排水良好的砂质壤土栽培。用种子繁殖，一般采用直播，不宜移栽。6 月果实外皮呈绿色时，选侧枝上结的果实，分批采收，挂通风处干燥。春播于 3—4 月进行，但产量和质量较差。通常采用秋播，适宜播种期因产地而异，华北地区多在 8 月下旬至 9 月初。条播按行距 35cm 开浅沟，将种子均匀撒入沟内，盖薄层细土，压实，浇水。

（一）真实性鉴定

种子形态鉴定：双悬果椭圆形片状，长 6.8mm，宽 5.7mm，厚 0.97mm。黄白色至浅棕色。分果具 5 果棱，侧棱成翅状；每棱槽间有油管 1 个，棕色，腹面有油管 2 个。

（二）水分测定

1. 高恒温烘干法 取磐安新渥镇的杭白芷种子，先将样品盒预先烘干、冷却、称重并记下盒号，取试样 2 份，每份 4.5～5.0g，将试样放入样品盒内，再称重（精确至 0.001g）。将烘箱预热至 140～145℃，打开箱门 5～10min 后，烘箱温度须保持在 130～133℃，烘干时间为 1h。取出后放入干燥器内冷却至室温，再称重。

2. 低恒温烘干法 程序与高恒温烘干法相同。使烘箱预热至 110～115℃，放入样品关闭烘箱门后，5～10min 内回至（103±2）℃，烘（8±1）h。

高恒温烘干法 2 次重复的测定值为 8.852g 和 8.524g，低恒温烘干法 2 次重复的测定值为 8.676g 和 8.865g。两种方法的测定结果没有显著性差异，而高恒温法试验时间短，故以此方法作为杭白芷水分测定方法（表 2-127）。

表 2-127 不同干燥方法杭白芷种子含水量方差分析

变异来源	DF	SS	MS	F	$F_{0.05}$	$F_{0.01}$
区组间	1	0.007	0.007			
处理间	1	0.005	0.005	1.4	161	4 052
总变异	2	0.012				

采用高恒温烘干法对收集自浙江磐安和东阳的 50 份杭白芷样品进行了含水量测定。供试杭白芷种子含水量为 8.57%～14.84%，其中含水量最高的是磐安高二乡 1 样品，最低的是磐安新渥镇 1 样品（表 2-128）。

表 2-128 50 份不同产地杭白芷种子含水量

种子来源	含水量/%	种子来源	含水量/%
磐安尚湖镇 1	8.76	磐安深泽乡 1	10.41
磐安尚湖镇 2	9.26	磐安深泽乡 2	14.49
磐安尚湖镇 3	8.69	磐安玉山镇 1	14.15
磐安新渥镇 1	8.57	磐安玉山镇 2	14.56
磐安新渥镇 2	8.64	磐安尖山镇 1	14.30
磐安新渥镇 3	8.69	磐安尖山镇 2	13.69
磐安大盘镇 1	8.82	磐安双峰乡 1	13.64
磐安大盘镇 2	10.69	磐安双峰乡 2	10.07
磐安仁川镇 1	9.29	磐安窈川乡 1	14.28
磐安仁川镇 2	8.97	磐安窈川乡 2	14.39
磐安安文镇 1	11.33	磐安胡宅乡 1	14.49
磐安安文镇 2	11.34	磐安胡宅乡 2	13.78
磐安冷水镇 1	11.28	磐安九和乡 1	14.35
磐安冷水镇 2	11.27	磐安九和乡 2	14.38

续表

种子来源	含水量 /%	种子来源	含水量 /%
磐安万苍乡 1	10.64	东阳横店镇 2	14.66
磐安万苍乡 2	14.50	东阳马宅镇 1	14.53
磐安方前镇 1	14.50	东阳马宅镇 2	14.68
磐安方前镇 2	14.65	东阳千祥镇 1	13.72
磐安盘峰乡 1	14.50	东阳千祥镇 2	13.74
磐安盘峰乡 2	14.61	东阳湖溪镇 1	13.30
磐安维新乡 1	14.65	东阳湖溪镇 2	14.24
磐安维新乡 2	10.38	东阳南市街道 1	13.47
磐安高二乡 1	14.84	东阳南市街道 2	13.52
磐安高二乡 2	14.48	东阳三单乡	13.70
东阳横店镇 1	14.40	东阳南马镇	13.66

（三）重量测定

取磐安大盘镇 2、磐安仁川镇 1 的杭白芷样品为试验材料。

1. 百粒法 从试验样品中随机取 8 个重复，每个重复 100 粒种子，分别称重。计算 8 个重复的平均重量、标准差及变异系数。

2. 千粒法 杭白芷属于小粒种子，从试验样品中随机取 2 个重复，每个重复取 1 000 粒，各重复称重，小数位数同百粒法。

磐安大盘镇 2、磐安仁川镇 1 的百粒法测定值分别是 3.544g 和 3.649g，千粒法测定值分别是 3.710g 和 3.797g，由于两种方法的测定结果没有显著性差异（表 2-129），而百粒法操作比较简便、误差小，所以选择百粒法作为杭白芷千粒重测定的方法。

表 2-129 杭白芷种子两种千粒重测定方法结果方差分析

变异来源	DF	SS	MS	F	$F_{0.05}$	$F_{0.01}$
区组间	1	0.009 2	0.009 2			
处理间	1	0.024 7	0.024 7	2.689	161	4 052
总变异	2	0.033 9				

采用百粒法对 50 份杭白芷种子进行千粒重测定（表 2-130），50 份样品的千粒重为 2.591～3.946g，变异系数均 <4.0%，都可计算测定结果。其中千粒重最大的是样品磐安仁川镇 2 的品种，为 3.946g；最小的是样品磐安新渥镇 2 的品种，为 2.591g。

（四）发芽试验

选取磐安尚湖镇 1 的杭白芷样品进行发芽条件研究，包括种子前处理方法、光照条件、发芽床、发芽温度等。

1. 种子前处理 种子于 45℃水中浸泡 6h 后，分别采用 75% 乙醇浸泡 1min、2% 次氯酸钠溶液浸泡 15min、沸水浸泡 5s、1% 甲醛浸泡 1min、10mg/L 赤霉素浸泡 10min 等处理，然后在纸上发芽床、25℃恒温暗培养。75% 乙醇浸泡 1min 的发芽率最高，处理效果最佳（表 2-131）。

表 2-130　50份不同产地抗白芷种子干粒重

品种	试样重量/g								干粒重/g	变异系数/%
	1	2	3	4	5	6	7	8		
磐安尚湖镇1	0.2965	0.2984	0.2898	0.2939	0.2825	0.2821	0.2824	0.2886	2.893	2.27
磐安尚湖镇2	0.2816	0.2785	0.2989	0.3015	0.2975	0.2752	0.2969	0.2867	2.896	3.56
磐安尚湖镇3	0.2893	0.2773	0.2902	0.2861	0.2817	0.2886	0.2837	0.2739	2.839	2.08
磐安新渥镇1	0.2787	0.2764	0.2890	0.2756	0.2901	0.3033	0.2814	0.2782	2.841	3.34
磐安新渥镇2	0.2630	0.2627	0.2702	0.2522	0.2503	0.2436	0.2693	0.2617	2.591	3.65
磐安新渥镇3	0.2710	0.2631	0.2481	0.2728	0.2508	0.2714	0.2638	0.2520	2.616	3.84
磐安大盘镇1	0.2902	0.2865	0.2789	0.2981	0.2811	0.2831	0.2684	0.2920	2.847	3.19
磐安大盘镇2	0.3477	0.3575	0.3578	0.3589	0.3487	0.3485	0.3587	0.3473	3.544	1.52
磐安仁川镇1	0.3663	0.3495	0.3662	0.3735	0.3740	0.3610	0.3784	0.3501	3.649	2.95
磐安仁川镇2	0.3914	0.4015	0.4065	0.3903	0.4026	0.3861	0.3992	0.3791	3.946	2.38
磐安安文镇1	0.3951	0.3842	0.3874	0.3807	0.3899	0.3952	0.3764	0.3763	3.857	1.96
磐安安文镇2	0.3631	0.3579	0.3523	0.3685	0.3661	0.3467	0.3654	0.3567	3.596	2.10
磐安冷水镇1	0.3753	0.3664	0.3611	0.3705	0.3668	0.3591	0.3672	0.3722	3.674	1.47
磐安冷水镇2	0.3890	0.3881	0.3871	0.3953	0.4020	0.3866	0.4007	0.3822	3.914	1.82
磐安深泽乡1	0.3295	0.3154	0.3157	0.3039	0.3062	0.3136	0.3073	0.3234	3.144	2.79
磐安深泽乡2	0.3152	0.3057	0.3119	0.3111	0.3023	0.3110	0.3190	0.3185	3.118	1.87
磐安玉山镇1	0.2929	0.2819	0.2836	0.2913	0.2903	0.2883	0.2935	0.3020	2.905	2.15
磐安玉山镇2	0.3177	0.3092	0.3171	0.3062	0.3072	0.3063	0.3036	0.3082	3.094	1.67
磐安尖山镇1	0.3340	0.3224	0.3325	0.3247	0.3275	0.3383	0.3389	0.3205	3.299	2.16
磐安尖山镇2	0.3034	0.2877	0.2950	0.2947	0.3048	0.3040	0.3086	0.3034	3.002	2.32
磐安双峰乡1	0.3251	0.3230	0.3266	0.3119	0.3341	0.3244	0.3386	0.3178	3.252	2.59
磐安双峰乡2	0.3105	0.3187	0.3276	0.3110	0.3096	0.3076	0.3279	0.3079	3.151	2.71
磐安窈川乡1	0.2936	0.2882	0.2992	0.2701	0.2962	0.2981	0.2890	0.2919	2.908	3.19
磐安窈川乡2	0.3098	0.3077	0.3005	0.3040	0.3006	0.3077	0.3009	0.3085	3.050	1.28
磐安胡宅乡1	0.3010	0.3014	0.3046	0.3038	0.2962	0.3022	0.3048	0.2994	3.017	0.96

续表

品种	试样重量/g								千粒重/g	变异系数/%
	1	2	3	4	5	6	7	8		
磐安胡宅乡2	0.3017	0.2913	0.2988	0.3045	0.3048	0.3071	0.2918	0.2940	2.993	0.02
磐安九和乡1	0.3030	0.2959	0.3038	0.2971	0.3110	0.3106	0.3117	0.3119	3.057	0.02
磐安九和乡2	0.2693	0.2830	0.2724	0.2798	0.2847	0.2862	0.2749	0.2827	2.791	0.02
磐安万苍乡1	0.3167	0.3263	0.3261	0.3446	0.3237	0.3375	0.3341	0.3581	3.334	3.98
磐安万苍乡2	0.3152	0.3019	0.3153	0.3176	0.3248	0.3105	0.3054	0.3182	3.136	0.02
磐安方前镇1	0.3133	0.3152	0.3133	0.3271	0.3019	0.3250	0.3092	0.3298	3.169	0.03
磐安方前镇2	0.3001	0.3094	0.3049	0.2971	0.3001	0.2837	0.3175	0.3065	3.024	0.03
磐安盘峰乡1	0.2775	0.2666	0.2971	0.2789	0.2715	0.2894	0.2779	0.2784	2.797	0.03
磐安盘峰乡2	0.2776	0.2879	0.2709	0.2897	0.2789	0.2783	0.2861	0.2800	2.812	0.02
磐安维新乡1	0.3006	0.3084	0.2962	0.2946	0.2946	0.2945	0.3053	0.2992	2.992	0.02
磐安维新乡2	0.3194	0.3299	0.2963	0.3249	0.3118	0.3183	0.3040	0.3012	3.132	3.81
磐安高二乡1	0.2720	0.2750	0.2725	0.2655	0.2799	0.2873	0.2796	0.2703	2.753	2.47
磐安高二乡2	0.3200	0.3182	0.3075	0.3059	0.2920	0.3204	0.3228	0.3201	3.134	0.53
东阳横店镇1	0.2867	0.2896	0.2854	0.2916	0.2726	0.3018	0.2828	0.2841	2.868	2.90
东阳横店镇2	0.2925	0.2765	0.2764	0.2987	0.2936	0.2934	0.2886	0.2923	2.923	2.81
东阳马宅镇1	0.2830	0.3001	0.3065	0.3040	0.3082	0.3086	0.3005	0.2877	2.877	3.32
东阳马宅镇2	0.2816	0.2902	0.2782	0.2778	0.2819	0.2814	0.2886	0.2898	2.837	1.79
东阳千祥镇1	0.3152	0.2929	0.3177	0.3340	0.3034	0.3251	0.3104	0.3105	3.137	3.80
东阳千祥镇2	0.2947	0.3119	0.3082	0.3110	0.3035	0.3040	0.3038	0.3045	3.052	1.77
东阳湖溪镇1	0.3185	0.3020	0.3082	0.3205	0.3034	0.3178	0.3145	0.3079	3.116	2.30
东阳湖溪镇2	0.2992	0.3005	0.3046	0.2988	0.3038	0.3228	0.3155	0.3261	3.089	3.55
东阳南市街道1	0.2897	0.2821	0.2752	0.2886	0.3033	0.2874	0.2714	0.2831	2.851	3.43
东阳南市街道2	0.3062	0.3023	0.2903	0.3072	0.3275	0.3048	0.3041	0.3164	3.074	3.53
东阳三单乡	0.2992	0.3005	0.3046	0.2988	0.3038	0.2824	0.3155	0.3061	3.014	3.10
东阳南马镇	0.3046	0.2988	0.3038	0.2924	0.3155	0.3261	0.3153	0.3133	3.087	3.50

表 2-131　不同前处理杭白芷种子发芽率比较

前处理方式	发芽率 /%			
	Ⅰ	Ⅱ	Ⅲ	均值
75% 乙醇浸泡 1min	20.00	20.00	15.00	18.33
2% 次氯酸钠浸泡 15min	10.00	10.00	20.00	13.33
沸水浸泡 5s	20.00	15.00	15.00	16.67
1% 甲醛浸泡 1min	20.00	0.00	0.00	6.67
10mg/L 赤霉素浸泡 10min	0.00	0.00	0.00	0.00
空白对照	0.00	0.00	0.00	0.00

2. 光照　设黑暗与 1 000lx 光照。采用 75% 乙醇浸泡 1min 进行前处理,纸上发芽床、25℃恒温发芽。黑暗条件下杭白芷种子的发芽率显著高于 1 000lx 光照条件(表 2-132)。

表 2-132　不同光照条件下杭白芷种子发芽率比较

光照条件	发芽率 /%			
	Ⅰ	Ⅱ	Ⅲ	均值
1 000lx	5.00	10.00	5.00	6.67
黑暗	20.00	20.00	15.00	18.33

3. 发芽床　试验设纸上(TP)、纸间(BP)、沙上(TS)、沙中(S)和琼脂皿(4% 琼脂凝胶)等 5 种发芽床。采用 75% 乙醇浸泡 1min 进行前处理,发芽温度为 25℃恒温,黑暗培养。琼脂皿的发芽率比较高,故将其定为最佳发芽床(表 2-133)。

表 2-133　不同发芽床杭白芷种子发芽率比较

发芽床	发芽率 /%			
	Ⅰ	Ⅱ	Ⅲ	均值
TP	20.00	20.00	15.00	18.33
BP	15.00	15.00	10.00	13.33
TS	20.00	15.00	15.00	16.67
S	5.00	10.00	10.00	8.33
琼脂皿	20.00	30.00	25.00	25.00

4. 发芽温度　根据已筛选得到的最佳前处理方式、光照条件和发芽床,筛选发芽温度。设 15℃恒温、25℃恒温、30℃恒温、15℃(16h)/25℃(8h)变温、15℃(16h)/30℃(8h)变温 5 个处理。15/25℃变温条件是最佳发芽温度(表 2-134)。

综上所述,杭白芷种子的最适发芽条件为 75% 乙醇浸泡 1min,琼脂皿发芽床,15/25℃变温条件下暗培养。

利用筛选得到的杭白芷最适发芽条件,对 50 份杭白芷种子进行发芽率测定。50 份杭白芷种子的发芽率在 0~36.67%(表 2-135)。

表 2-134　不同发芽温度杭白芷种子发芽率比较

发芽温度	发芽率 /%			
	I	II	III	均值
15℃	5.00	5.00	5.00	5.00
25℃	20.00	20.00	15.00	18.33
30℃	0.00	0.00	0.00	0.00
15/25℃变温	30.00	25.00	20.00	25.00
15/30℃变温	15.00	15.00	5.00	11.67

表 2-135　不同产地杭白芷种子发芽率

种子来源	发芽率 /%	种子来源	发芽率 /%
磐安尚湖镇 1	25.00	磐安胡宅乡 2	15.00
磐安尚湖镇 2	16.67	磐安九和乡 1	16.67
磐安尚湖镇 3	15.00	磐安九和乡 2	18.33
磐安新渥镇 1	15.00	磐安万苍乡 1	13.33
磐安新渥镇 2	10.00	磐安万苍乡 2	6.67
磐安新渥镇 3	10.33	磐安方前镇 1	36.67
磐安大盘镇 1	3.33	磐安方前镇 2	6.67
磐安大盘镇 2	19.33	磐安盘峰乡 1	8.33
磐安仁川镇 1	11.33	磐安盘峰乡 2	18.33
磐安仁川镇 2	20.00	磐安维新乡 1	10.00
磐安安文镇 1	14.67	磐安维新乡 2	6.67
磐安安文镇 2	16.67	磐安高二乡 1	6.67
磐安冷水镇 1	21.67	磐安高二乡 2	5.00
磐安冷水镇 2	0.00	东阳横店镇 1	11.67
磐安深泽乡 1	13.33	东阳横店镇 2	6.67
磐安深泽乡 2	5.00	东阳马宅镇 1	10.00
磐安玉山镇 1	0.00	东阳马宅镇 2	8.33
磐安玉山镇 2	10.67	东阳千祥镇 1	31.67
磐安尖山镇 1	11.67	东阳千祥镇 2	1.33
磐安尖山镇 2	13.33	东阳湖溪镇 1	6.67
磐安双峰乡 1	5.00	东阳湖溪镇 2	8.33
磐安双峰乡 2	13.33	东阳南市街道 1	13.33
磐安窈川乡 1	3.33	东阳南市街道 2	5.00
磐安窈川乡 2	23.33	东阳三单乡	16.67
磐安胡宅乡 1	20.00	东阳南马镇	8.33

（五）生活力测定

选用磐安大盘镇 2 的杭白芷为试验材料，比较 TTC 法、红墨水染色法、BTB 法、纸上荧光法的可行性。

1. TTC 法　种子先在室温下浸泡 3h,使种皮软化,把种子摆放在吸水纸上吸水 16h 后,取出种子纵切两半使胚暴露出来。取已处理的种子分别加入适量 0.1%、0.2%、0.3% TTC 溶液,在 35℃条件下染色 2h、4h、6h、8h,根据胚的着色程度和部位鉴定种子的生活力,计算有生活力种子的百分率,每个浓度、时间 3 个重复,每个重复 50 个半粒。

2. 红墨水染色法　前处理方法同上。置培养皿中,加入 5.0%、7.5%、10.0% 红墨水溶液,在 35℃条件下染色 20min、30min、40min、60min,用自来水冲洗 3～4 次,观察着色情况,计算有生活力种子的百分率,每个浓度、时间设 4 次重复,每个重复 50 个半粒。

3. BTB 法　先将种子在室温下浸泡 3h,使种皮软化,将种子摆在吸水纸上吸水 16h 后,整齐地埋于备好的 0.03%、0.05%、0.07% BTB 琼脂凝胶中,置于 35℃恒温箱中,观察种子周围出现黄色晕圈的情况,计算有生活力种子的百分率,每 2 小时观察一次。每个浓度 3 次重复,每个重复 50 粒种子。

4. 纸上荧光法　种子先在室温下浸泡 3h,将已吸涨的种子以 3～5mm 间隔整齐排列在培养皿中的湿润滤纸上,滤纸上水分不能太多,以免荧光物质流散。培养皿可以不必加盖,放置 1.5～2h 后取出种子,将滤纸阴干。取出的种子仍按原来顺序排列在另一皿中(以备验证),将滤纸置紫外分析仪下进行观察,计算生活力种子的百分率。3 个重复,每个重复 50 粒种子(图 2-84)。

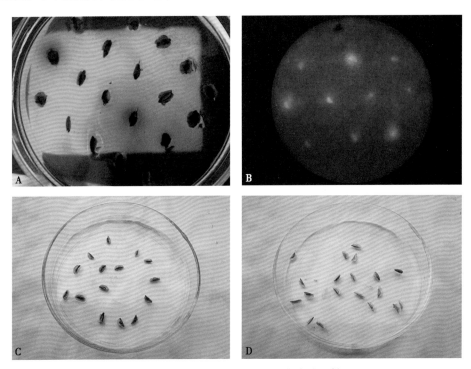

图 2-84　杭白芷种子生活力测定方法比较
A. BTB 法;B. 纸上荧光法;C. 红墨水染色法;D. TTC 法。

试验结果见表 2-136。从数据上看,红墨水染色法和纸上荧光法处理,生活力高达 100%,似乎是最佳的方法。但是将杭白芷种子纵切后,红墨水低浓度时不易染色,浓

表 2-136　杭白芷种子生活力测定值

测定方法	溶液浓度 /%	染色时间	生活力 /%			
			I	II	III	平均值
TTC 测定法	0.1	2h	14.00	12.00	10.00	12.00
		4h	26.00	20.00	20.00	22.00
		6h	30.00	31.00	27.00	29.33
		8h	31.00	32.00	25.00	29.33
	0.2	2h	16.00	22.00	18.00	18.67
		4h	30.00	38.00	32.00	33.33
		6h	44.00	48.00	46.00	46.00
		8h	44.00	48.00	46.00	46.00
	0.3	2h	12.00	16.00	16.00	14.67
		4h	12.00	20.00	24.00	18.67
		6h	30.00	30.00	20.00	26.67
		8h	30.00	28.00	22.00	26.67
BTB 法	0.03	2h	10.00	10.00	5.00	8.33
		4h	10.00	10.00	5.00	8.33
		6h	18.00	10.00	18.00	15.33
		8h	20.00	10.00	16.00	15.33
	0.05	2h	16.00	20.00	20.00	18.67
		4h	32.00	24.00	24.00	26.67
		6h	60.00	55.00	65.00	60.00
		8h	60.00	55.00	65.00	60.00
	0.07	2h	5.00	5.00	4.00	4.67
		4h	35.00	35.00	33.00	34.33
		6h	35.00	40.00	42.00	39.00
		8h	35.00	40.00	42.00	39.00
红墨水法	5.0	20min	0.00	0.00	0.00	0.00
		30min	0.00	0.00	0.00	0.00
		40min	0.00	0.00	0.00	0.00
		60min	0.00	0.00	0.00	0.00
	7.5	20min	100.00	100.00	100.00	100.00
		30min	100.00	100.00	100.00	100.00
		40min	100.00	100.00	100.00	100.00
		60min	100.00	100.00	100.00	100.00
	10.0	20min	100.00	100.00	100.00	100.00
		30min	100.00	100.00	100.00	100.00
		40min	100.00	100.00	100.00	100.00
		60min	100.00	100.00	100.00	100.00
纸上荧光法			100.00	100.00	100.00	100.00

度高时就全部染色,不具有选择性,试验结果无意义,因此首先淘汰红墨水测定法。在纸上荧光法试验中发现,所有种子包括部分无生活力的种子都有荧光圈,表明对杭白芷而言,该方法无法区分种子是否具有生活力,因此不可行。

应用 TTC 法测定的种子生活力高于发芽率,也是比较可行的方法,但是杭白芷种子过小,纵切开后可见的种胚非常小,而 TTC 染色过于浅淡,不容易观察种胚染色情况,由此判断种子是否具有生活力会造成比较大的误差,故不选择 TTC 法为杭白芷种子生活力的测定方法。

BTB 染色法测得的种子生活力高于 TTC 法,也高于发芽率,且便于观察,不易产生误差。所以选择 BTB 染色法为杭白芷种子的测定方法。

在 BTB 染色法测定过程中,35℃下染色 2h、4h 所得的结果均小于 6h,而染色 8h 所得的结果同 6h 染色所得的结果一致,因此选择 6h 为最佳染色时间。0.03% BTB 在 35℃下染色 6h 所得生活力结果小于 0.05% BTB 染色 6h 所得的结果,故不选择。0.07% BTB 由于试剂浓度较大,颜色相对黄于 0.05% BTB,接近于有生活力的杭白芷种子在 BTB 试剂中所产生的黄色晕圈,不利于计数,所得数据不准确,因此也不选择。综合以上试验结果,最终选择 0.05% BTB 在 35℃下染色 6h 作为杭白芷种子生活力的最佳测定方法。

采用 BTB 法测定 50 份杭白芷样品种子生活力。杭白芷种子生活力为 40%～63.33%,其中,磐安尚湖镇 2 和磐安深泽乡 1 种子的生活力最低(40%),磐安安文镇 1 种子的生活力最高(63.33%)(表 2-137)。

表 2-137 不同产地杭白芷种子生活力测定值

种子来源	生活力 /%	种子来源	生活力 /%
磐安尚湖镇 1	48.33	磐安玉山镇 2	51.67
磐安尚湖镇 2	40.00	磐安尖山镇 1	45.00
磐安尚湖镇 3	56.67	磐安尖山镇 2	46.67
磐安新渥镇 1	46.67	磐安双峰乡 1	51.67
磐安新渥镇 2	58.33	磐安双峰乡 2	58.33
磐安新渥镇 3	53.33	磐安窈川乡 1	61.67
磐安大盘镇 1	48.33	磐安窈川乡 2	55.00
磐安大盘镇 2	60.00	磐安胡宅乡 1	51.67
磐安仁川镇 1	58.33	磐安胡宅乡 2	58.33
磐安仁川镇 2	58.33	磐安九和乡 1	51.67
磐安安文镇 1	63.33	磐安九和乡 2	45.00
磐安安文镇 2	60.00	磐安万苍乡 1	56.67
磐安冷水镇 1	53.33	磐安万苍乡 2	58.33
磐安冷水镇 2	61.67	磐安方前镇 1	61.67
磐安深泽乡 1	40.00	磐安方前镇 2	58.33
磐安深泽乡 2	51.67	磐安盘峰乡 1	51.67
磐安玉山镇 1	50.00	磐安盘峰乡 2	51.67

续表

种子来源	生活力 /%	种子来源	生活力 /%
磐安维新乡 1	55.00	东阳千祥镇 1	58.33
磐安维新乡 2	48.33	东阳千祥镇 2	43.33
磐安高二乡 1	58.33	东阳湖溪镇 1	56.67
磐安高二乡 2	48.33	东阳湖溪镇 2	46.67
东阳横店镇 1	51.67	东阳南市街道 1	51.67
东阳横店镇 2	48.33	东阳南市街道 2	53.33
东阳马宅镇 1	58.33	东阳三单乡	53.33
东阳马宅镇 2	60.00	东阳南马镇	51.67

建泽泻

建泽泻为泽泻科多年生沼泽植物东方泽泻 *Alisma orientale*（Samuel.）Juz. 的块茎。主产于福建、江西等地。具有利小便、清湿热的功效。用于小便不利，水肿胀满，泄泻尿少，痰饮眩晕，热淋涩痛；高脂血症。

建泽泻具喜光、喜湿、喜肥特性。适合在海拔 800m 以下气候温和、光照充足、土壤湿润的地域生长。生产上采用育苗移栽的方式繁殖。建泽泻种子成熟期不一致，成熟度对发芽率与植株生长发育有一定的影响，过于老熟的种子呈褐色或红褐色，发芽率高，但植株生长到一定时期就停止生长而提早抽薹开花。中等成熟的种子呈黄褐色或金黄色，发芽率高，生长旺盛，抽薹开花的植株少。未成熟的种子呈黄绿色，发芽率低，植株生长发育不良。建泽泻的播种期为 6 月中旬至 7 月中旬，播期提早易于抽薹，过迟则生长期太短，影响产量。播种前将种子用清水浸泡 24～48h，晾干水气，与草木灰拌和。一般育苗 1hm²，可栽种 25hm² 左右。

（一）真实性鉴定

供试样品为从 2009 年采集的 37 份泽泻种子中随机抽取的 6 份种子，样品号分别为 ZX-6、ZX-9、ZX-20、ZX-21、ZX-32、ZX-37。泽泻种子形态为：瘦果多数，长方状倒卵形，扁平，背部有 1～2 浅沟，长 2～2.5mm，宽 1.2～1.5mm，厚 0.5mm。表面灰黄色，先端钝圆，基部果脐凹陷，居中或偏斜。

（二）水分测定

供试样品为 2009 年采集的 37 份泽泻种子。根据《农作物种子检验规程》的高恒温烘干法测定泽泻种子含水量，测得泽泻种子的含水量为 11.60%～12.74%（表 2-138），2 次测定之间的差距不超过 0.2%。

（三）重量测定

供试样品为 2009 年采集的 37 份泽泻种子。净度分析后，将全部纯净的泽泻种子利用徒手减半法将其均分成 8 部分，然后从每部分中随机挑取 125 粒种子，合成 1 000 粒为一组，称重，共 4 个重复。4 份的差数与平均值之比不应超过 5%，若超过应再分析一份重复，直至达到要求，取差距小的 4 份计算平均值。

表 2-138　不同产地建泽泻种子含水量

编号	含水量 /%			
	I	II	测量误差	平均值
ZX-1	12.64	12.57	0.07	12.61
ZX-2	12.83	12.64	0.19	12.74
ZX-3	12.38	12.32	0.06	12.35
ZX-4	12.40	12.22	0.18	12.31
ZX-5	12.20	12.20	0.00	12.20
ZX-6	12.41	12.36	0.05	12.39
ZX-7	12.65	12.74	0.09	12.70
ZX-8	12.45	12.57	0.12	12.51
ZX-9	12.38	12.49	0.11	12.44
ZX-10	12.26	12.35	0.09	12.31
ZX-11	12.64	12.44	0.20	12.54
ZX-12	12.25	12.17	0.08	12.21
ZX-13	12.18	12.35	0.17	12.27
ZX-14	12.44	12.32	0.12	12.38
ZX-15	12.25	12.30	0.05	12.28
ZX-16	12.33	12.31	0.02	12.32
ZX-17	12.01	11.85	0.16	11.93
ZX-18	11.53	11.66	0.13	11.60
ZX-19	11.89	12.07	0.18	11.98
ZX-20	11.60	11.59	0.01	11.60
ZX-21	11.97	12.01	0.04	11.99
ZX-22	12.18	12.20	0.02	12.19
ZX-23	12.17	12.11	0.06	12.14
ZX-24	12.25	12.31	0.06	12.28
ZX-25	12.29	12.45	0.16	12.37
ZX-26	12.33	12.36	0.03	12.35
ZX-27	12.44	12.37	0.07	12.41
ZX-28	12.27	12.37	0.10	12.32
ZX-29	12.49	12.43	0.06	12.46
ZX-30	12.60	12.48	0.12	12.54
ZX-31	12.23	12.33	0.10	12.28
ZX-32	12.26	12.38	0.12	12.32
ZX-33	12.27	12.17	0.10	12.22
ZX-34	12.58	12.40	0.18	12.49
ZX-35	12.46	12.37	0.09	12.42
ZX-36	12.40	12.22	0.18	12.31
ZX-37	12.34	12.15	0.19	12.25

根据《农作物种子检验规程》规定方法测定 37 份泽泻种子的千粒重,结果见表2-139。

表 2-139　不同产地建泽泻种子千粒重

种子编号	样品千粒重 /g				测量误差 /g	平均值 /g	差数 / 平均值 /%
	I	II	III	IV			
ZX-1	0.161 8	0.163 7	0.164 3	0.158 7	0.005 6	0.162 1	3.45
ZX-2	0.174 3	0.173 4	0.166 0	0.166 9	0.008 3	0.170 2	4.88
ZX-3	0.181 0	0.179 4	0.183 6	0.182 4	0.004 2	0.181 6	2.31
ZX-4	0.175 8	0.177 9	0.181 1	0.174 0	0.007 1	0.177 2	4.01
ZX-5	0.182 3	0.178 1	0.185 8	0.178 0	0.007 8	0.181 1	4.31
ZX-6	0.172 9	0.178 5	0.171 1	0.174 2	0.007 4	0.174 2	4.25
ZX-7	0.187 0	0.191 5	0.184 3	0.188 7	0.007 2	0.187 9	3.83
ZX-8	0.172 6	0.175 1	0.176 8	0.177 9	0.005 3	0.175 6	3.02
ZX-9	0.180 0	0.183 5	0.179 3	0.179 6	0.004 2	0.180 6	2.33
ZX-10	0.185 5	0.180 0	0.185 3	0.182 2	0.005 5	0.183 3	3.00
ZX-11	0.168 1	0.173 0	0.171 3	0.169 5	0.004 9	0.170 5	2.87
ZX-12	0.178 5	0.180 6	0.185 0	0.183 8	0.006 5	0.182 0	3.57
ZX-13	0.180 0	0.180 1	0.178 6	0.175 1	0.005 0	0.178 5	2.80
ZX-14	0.177 8	0.183 6	0.181 6	0.176 8	0.006 8	0.178 0	3.82
ZX-15	0.183 0	0.183 4	0.186 5	0.179 5	0.007 0	0.183 1	3.82
ZX-16	0.183 0	0.184 3	0.183 8	0.183 3	0.001 3	0.183 6	0.71
ZX-17	0.232 7	0.228 3	0.234 0	0.231 4	0.005 7	0.231 6	2.46
ZX-18	0.235 2	0.244 0	0.245 8	0.240 6	0.010 6	0.241 4	4.39
ZX-19	0.278 0	0.275 2	0.270 2	0.271 8	0.007 8	0.273 8	2.85
ZX-20	0.182 2	0.181 5	0.180 2	0.186 1	0.005 9	0.182 5	3.23
ZX-21	0.350 3	0.346 8	0.347 1	0.353 6	0.006 8	0.349 5	1.95
ZX-22	0.346 9	0.344 7	0.346 5	0.349 8	0.005 1	0.347 0	1.47
ZX-23	0.342 5	0.341 5	0.343 0	0.339 8	0.003 2	0.341 7	0.94
ZX-24	0.350 7	0.345 2	0.336 5	0.343 2	0.014 2	0.343 9	4.13
ZX-25	0.368 3	0.357 2	0.367 2	0.371 8	0.014 6	0.366 1	3.99
ZX-26	0.365 5	0.363 3	0.361 6	0.360 4	0.005 1	0.362 7	1.41
ZX-27	0.295 9	0.299 3	0.290 1	0.297 8	0.009 2	0.295 8	3.10
ZX-28	0.306 3	0.304 1	0.309 5	0.311 2	0.007 1	0.307 8	2.31
ZX-29	0.362 4	0.364 8	0.363 6	0.365 9	0.003 5	0.364 2	0.96
ZX-30	0.312 1	0.316 8	0.311 4	0.308 2	0.008 6	0.312 1	2.76
ZX-31	0.334 3	0.332 4	0.330 9	0.333 5	0.003 4	0.332 8	1.02
ZX-32	0.337 6	0.331 4	0.330 1	0.330 5	0.007 5	0.332 4	2.26
ZX-33	0.345 8	0.344 9	0.342 0	0.343 9	0.003 8	0.344 2	1.10
ZX-34	0.335 3	0.334 9	0.341 2	0.337 7	0.006 3	0.337 3	1.87
ZX-35	0.344 6	0.343 9	0.350 0	0.346 0	0.006 1	0.346 1	1.76
ZX-36	0.344 6	0.336 4	0.336 1	0.338 4	0.008 5	0.338 9	2.51
ZX-37	0.313 6	0.307 9	0.309 3	0.305 7	0.007 9	0.309 1	2.56

（四）发芽试验

供试样品为 2009 年采集的 37 份泽泻种子。从经过净度测定的纯净种子中随机挑选 100 粒泽泻种子，重复 4 次；用 30℃浅水浸泡泽泻种子 24h，纸床发芽床，培养温度 30℃，3d 后观察发芽情况，记录发芽数，20d 后最终统计发芽率。

对 37 份泽泻种子进行发芽率测定，发芽率为 0～88.75%，不同产区及不同批次之间的发芽率存在显著性差异（表 2-140）。

表 2-140　不同产地建泽泻种子发芽率 /%

编号	I	II	III	IV	测量误差	平均值
ZX-1	32	35	19	32	16	29.50
ZX-2	33	25	19	30	14	26.75
ZX-3	27	28	14	28	14	24.25
ZX-4	31	31	47	31	16	35.00
ZX-5	45	29	33	37	16	36.00
ZX-6	48	36	48	46	12	44.50
ZX-7	38	33	38	39	6	37.00
ZX-8	41	31	40	47	16	39.75
ZX-9	40	41	37	48	11	41.50
ZX-10	36	39	39	38	3	38.00
ZX-11	37	32	34	34	5	34.25
ZX-12	37	29	34	45	16	36.25
ZX-13	26	33	28	39	13	31.50
ZX-14	26	36	37	24	13	30.75
ZX-15	53	42	42	54	13	47.75
ZX-16	44	45	43	46	3	44.50
ZX-17	0	1	0	0	1	0.25
ZX-18	1	0	1	0	1	0.50
ZX-19	0	0	0	0	0	0.00
ZX-20	21	21	29	18	11	22.25
ZX-21	89	80	86	86	9	85.25
ZX-22	85	86	80	89	9	85.00
ZX-23	75	79	78	80	5	78.00
ZX-24	82	76	73	71	11	75.50
ZX-25	84	90	89	85	6	87.00
ZX-26	78	90	78	85	12	82.75
ZX-27	70	66	72	71	6	69.75
ZX-28	80	69	71	74	11	73.50
ZX-29	66	82	75	71	16	73.50
ZX-30	62	64	68	72	10	66.50

续表

编号	I	II	III	IV	测量误差	平均值
ZX-31	83	86	83	80	6	83.00
ZX-32	85	89	85	89	4	87.00
ZX-33	86	93	92	84	9	88.75
ZX-34	83	80	89	87	9	84.75
ZX-35	88	83	75	73	15	79.75
ZX-36	86	79	77	87	9	82.25
ZX-37	61	72	68	68	11	67.25

（五）生活力测定

供试样品为 2009 年采集的 37 份泽泻种子。取纯净泽泻种子 200 粒，3 次重复，放入洁净的 150ml 锥形瓶中，加入 50ml 去离子水，同时设置一组对照（50ml 去离子水），封口后于 25℃下浸泡 24h，用 FE30 型电导仪测定浸泡液的电导率，减去对照组电导率即为种子浸出液电导率。

根据《农作物种子检验规程》的电导率方法测定泽泻种子的生活力（表 2-141）。将测定结果与发芽率结合进行分析发现，随着电导率升高，发芽率降低，种子生活力降低。从本研究的结果可以看出，利用电导率法测定泽泻种子生活力是一种可行、快速、准确的方法。用种子生活力与发芽率相结合的方法对泽泻种子质量进行检验，将对泽泻的规范化栽培起到至关重要的指导作用。

表 2-141　不同产地建泽泻种子电导率 /μs•cm^{-1}•g^{-1}

种子编号	重复			测量误差	平均值	电导率
	I	II	III			
ZX-1	30.20	27.70	31.10	3.4	29.63	913.94
ZX-2	29.40	29.70	30.90	1.5	30.00	881.32
ZX-3	30.10	29.90	34.90	5.0	31.63	870.87
ZX-4	34.90	36.60	32.10	4.5	34.53	974.32
ZX-5	30.90	31.40	29.60	1.8	30.63	845.67
ZX-6	30.00	29.00	29.50	1.0	29.50	846.73
ZX-7	31.90	31.70	35.00	3.3	32.87	874.67
ZX-8	28.80	33.00	30.40	4.2	30.73	875.00
ZX-9	32.10	31.10	32.00	1.0	31.73	878.46
ZX-10	30.90	30.90	29.10	1.8	30.30	826.51
ZX-11	32.40	30.50	33.30	2.8	32.07	940.47
ZX-12	37.50	34.70	36.30	2.8	32.17	883.79
ZX-13	34.00	31.50	35.10	3.6	33.70	943.98
ZX-14	30.70	34.20	30.60	3.6	32.20	904.49
ZX-15	32.60	33.30	31.50	1.8	32.47	886.67

续表

种子编号	重复			测量误差	平均值	电导率
	Ⅰ	Ⅱ	Ⅲ			
ZX-16	38.00	34.90	39.30	4.4	37.40	1 018.52
ZX-17	39.60	42.40	42.60	3.0	41.53	896.59
ZX-18	45.70	45.40	42.20	3.5	44.43	920.26
ZX-19	48.00	47.50	46.70	1.3	47.40	865.60
ZX-20	48.00	51.20	47.00	4.2	48.73	1335.07
ZX-21	31.95	32.35	32.65	0.7	32.32	462.37
ZX-22	35.15	31.65	31.85	3.5	32.88	473.78
ZX-23	43.25	43.75	47.15	3.9	44.72	654.38
ZX-24	46.45	46.65	43.75	2.9	45.62	663.27
ZX-25	48.05	48.15	51.45	3.4	49.22	672.22
ZX-26	47.45	46.45	47.15	1.0	47.02	648.19
ZX-27	32.95	34.75	35.45	2.5	34.38	581.14
ZX-28	37.65	34.85	34.05	3.6	35.52	577.00
ZX-29	33.45	31.15	34.65	3.5	33.08	454.15
ZX-30	47.25	50.75	51.15	3.9	49.72	796.54
ZX-31	21.85	20.75	24.15	3.4	22.25	334.28
ZX-32	23.15	20.45	21.15	2.7	21.58	324.61
ZX-33	18.85	22.25	22.95	4.1	21.35	310.14
ZX-34	19.65	23.35	20.05	3.7	21.02	311.59
ZX-35	37.75	36.25	37.05	1.5	37.02	534.82
ZX-36	27.95	28.65	25.35	3.3	27.32	403.07
ZX-37	52.85	51.55	49.95	2.9	51.45	832.25

金荞麦

金荞麦为蓼科多年生草本植物金荞麦 *Fagopyrum dibotrys*（D. Don）Hara 的根状茎，分布于中国陕西、华东、华中、华南及西南。印度、尼泊尔、克什米尔地区、越南、泰国也有。生于山谷湿地、山坡灌丛，海拔 250～3 200m。有清热解毒、活血消痈、祛风除湿的功效。主治肺痈，肺热咳喘，咽喉肿痛，痢疾，风湿痹证。

金荞麦适应性较强，对土壤肥力、温度、湿度的要求较低，耐旱耐寒性强。适宜栽培在排水良好的高海拔、肥沃疏松的砂壤土中，而不宜栽培在黏土及排水性差的地块。金荞麦属于喜温植物，在15～30℃条件下生长良好，在约 −10℃的地区栽培可安全越冬。

（一）真实性鉴定

金荞麦成熟种子为瘦果卵状三棱锥形，黑褐色或红棕色，大小为（6.5～7.4）×（4.9～5.3）mm。花被宿存。下部膨大，上部渐狭，具三棱脊，表面粗糙无光泽。种子表面纹饰，皱纹网状，网眼圆形至方形，网脊具粗条纹（图 2-85）。

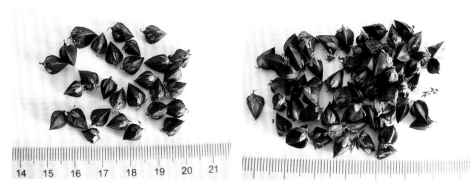

图 2-85　金荞麦种子

（二）水分测定

依据《国际种子检验规程》规定，种子水分测定方法有烘箱法，包括高恒温烘干法和低恒温烘干法。高恒温烘干法（133℃±2℃）预试验在 3h 时，种子发出糊香味。试验直接采用低恒温烘干法（105℃±2℃）确定烘干时间，测定 2 个样本（编号为 YQ 和 CQ）各 3 个重复在 8h 内的含水量（图 2-86），烘 6h 后其含水量趋于稳定，故选定 6h 为含水量测定时间。

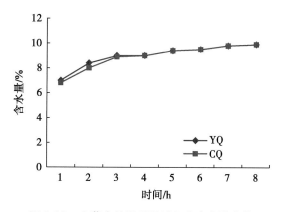

图 2-86　金荞麦种子干燥过程中含水量变化

（三）重量测定

采用百粒法，五百粒法，千粒法测定种子的千粒重（表 2-142）。五百粒法测定千粒重的标准差及变异系数较小，说明其 3 个重复与平均值的差异较小，且 3 个重复间差异较小，故确定以五百粒法测定金荞麦种子的千粒重。

表 2-142　金荞麦种子千粒重测定方法的结果比较

方法	平均值 /g	标准差	变异系数 /%
百粒法（$n=8$）	27.573	0.807	0.029
五百粒法（$n=3$）	27.787	0.670	0.024
千粒法（$n=3$）	27.672	1.139	0.043

（四）发芽试验

设置不同前处理［超声、冷冻、GA3、聚乙二醇6000（PEG6000）］，不同发芽床（滤纸、海绵、褶裥纸、沙、沙土），不同温度（15℃、20℃、25℃、30℃、35℃、40℃）的培养试验，确定金荞麦的发芽率试验条件（图2-87）。滤纸、沙、沙土的发芽情况较好，以下试验选择此3种发芽床进行最佳条件选择。

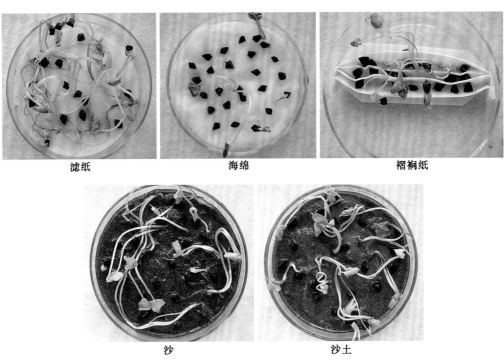

滤纸　　　　　　　　　海绵　　　　　　　　　褶裥纸

沙　　　　　　　　　　沙土

图2-87　不同发芽床金荞麦种子发芽情况

发芽率试验条件选择结果表明，在25℃，GA3处理，滤纸作为发芽床的种子发芽率最好（图2-88），即确定金荞麦种子的发芽率试验条件为：GA3前处理（100mg/L GA3浸泡种子24h），滤纸发芽床，25℃的发芽温度。

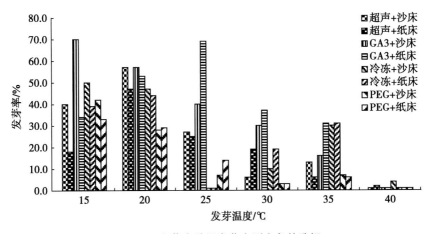

图2-88　金荞麦种子发芽率测定条件选择

从发芽开始,每 24 小时记录 1 次,共记录 15d,选 2 个样本进行试验,记录发芽率结果(图 2-89)。从培养的第 2 天,种子开始发芽;12d 后,金荞麦种子的发芽率趋于稳定,确定其首末计数时间为 2~12d。

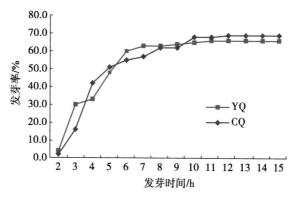

图 2-89　金荞麦种子发芽首末时间确定

(五)生活力测定

设置不同的染色方法(BTB 染色法、TTC 染色法、纸上荧光法、红墨水染色法),选择金荞麦种子适宜的生活力测定方法。结果发现,纸上荧光法和红墨水染色法染色不够清晰,不能体现金荞麦种子的真实生活力情况;BTB 染色法的生活力鉴定无法量化(即有多大或多明显的光圈为具有生活力);TTC 染色法能明确其量化,且染色现象明显,故选择 TTC 染色法为金荞麦种子生活力的测定方法(图 2-90)。

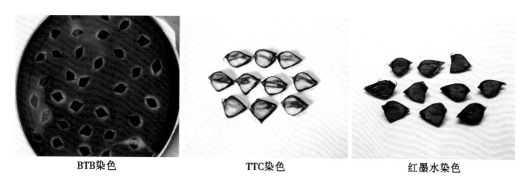

BTB染色　　　　　　　TTC染色　　　　　　　红墨水染色

图 2-90　金荞麦种子生活力染色方法选择

设置 TTC 染色法不同染色时间(1h、2h、3h、4h、5h),不同染色温度(30℃、35℃、40℃、45℃)及不同染色液浓度(0.1%、0.2%、0.3%、0.4%、0.5%),确定 TTC 染色法的染色条件。试验结果表明,在 TTC 浓度为 0.5%,染色时间为 2h,染色温度为 35℃时的金荞麦种子生活力最大,染色情况最好(图 2-91)。故确定金荞麦种子生活力测定的 TTC 染色法条件为:TTC 溶液浓度 0.5%,染色时间 2h,染色温度 35℃。

金荞麦种子用 TTC 染色法染色后的鉴定标准见图 2-92。从图中可以明显区分出有生活力种子和无生活力种子。

(1)有生活力种子:胚和子叶全部均染色;子叶远胚根一端≤1/3 不染色,其余部分完全染色；子叶侧边总面积≤1/3不染色，其余部分完全染色。

（2）无生活力种子：胚和子叶完全不染色；子叶近胚根处不染色；胚根不染色；胚和子叶染色不均匀，其上有斑点状不染色；子叶不染色面积＞1/2；胚所染颜色异常，且组织软腐。

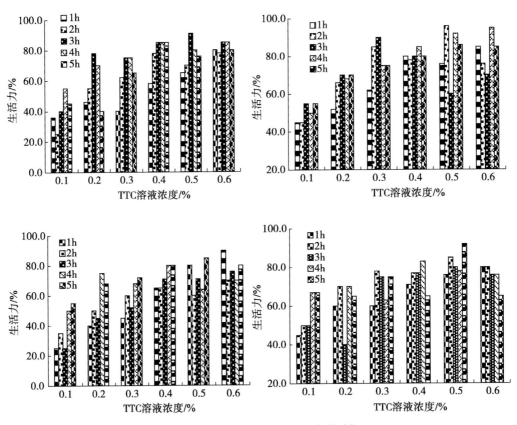

图2-91　金荞麦种子TTC染色条件选择

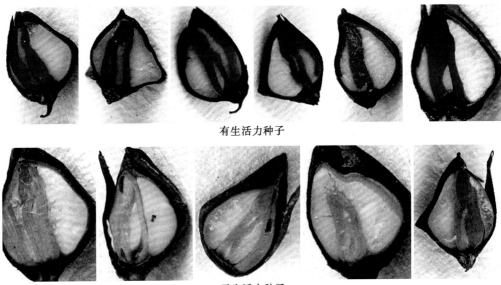

有生活力种子

无生活力种子

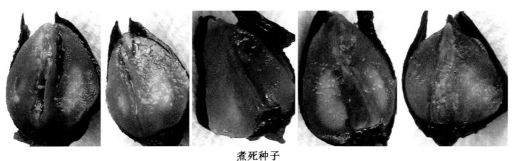

煮死种子

图 2-92　金荞麦种子染色鉴定标准

（六）种子健康度检查

设置不同培养基（沙氏培养基、PDA 培养基），选择金荞麦种子健康检查的最佳培养基，试验结果表明，PDA 培养基的染菌情况较好（图 2-93），故确定 PDA 培养基为金荞麦种子健康状况测定的培养基。

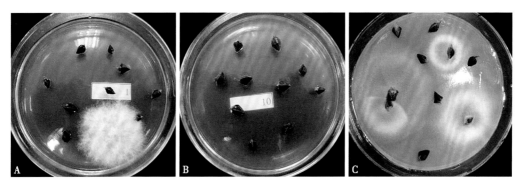

图 2-93　金荞麦种子健康检查培养基选择
A，B. 沙氏培养基；C. PDA 培养基。

使用 PDA 培养基对采集于不同地区的 47 个样品进行培养。试验结果表明，其总平均染菌率已达 51%，说明金荞麦种子均带菌（表 2-143）。

表 2-143　47 份不同产地金荞麦种子染菌情况

样品编号	试验种子数	染菌种子数			平均染菌数 / 个	平均染菌率 /%
		I	II	III		
1	6	2	3	1	2.0	33
4	6	1	1	2	1.3	17
5	6	3	4	2	3.0	50
6	6	3	5	3	3.7	62
7	6	2	1	2	1.7	28
8	6	1	3	2	2.0	33
9	6	1	2	4	2.3	38
10	6	1	2	1	1.3	17

续表

样品编号	试验种子数	染菌种子数			平均染菌数/个	平均染菌率/%
		I	II	III		
11	6	3	2	3	2.7	45
12	6	3	1	3	2.3	38
15	6	3	2	3	2.7	45
17	6	4	5	4	4.3	72
18	6	1	2	4	2.3	38
19	6	4	3	2	2.7	45
20	6	5	6	4	5.0	83
21	6	4	3	2	3.0	50
22	6	4	3	5	4.0	67
23	6	1	3	1	1.7	28
24	6	3	2	5	3.3	55
25	6	6	5	5	5.3	88
26	6	3	2	3	2.7	45
27	6	4	2	4	3.3	55
28	6	4	1	4	3.0	50
29	6	1	3	2	2.0	33
30	6	0	2	1	1.0	17
31	6	4	2	4	3.3	55
32	6	5	4	6	5.0	83
33	6	4	5	2	3.7	62
35	6	4	3	3	3.3	55
36	6	3	4	5	4.0	67
37	6	4	4	4	4.0	67
39	6	3	2	3	2.7	45
41	6	2	1	2	1.7	28
42	6	6	4	4	4.7	78
43	5	4	2	4	3.3	55
44	6	0	2	0	0.7	12
45	6	6	5	3	4.7	78
46	6	5	6	4	5.0	83
47	6	6	4	5	5.0	83

　　从染菌种子中分离真菌,进行纯化培养3～6d,挑选成熟菌体,滴加棉兰染色液进行染色、制片,在显微镜下观察真菌的形态(图2-94)。结果表明金荞麦种子所染菌种一般为小克银汉霉属、毛霉属、青霉属、根霉属、曲霉属和丝核菌属。47个金荞麦种子的样品中,小克银汉霉属、青霉属、毛霉属和丝核菌属真菌较多,其中青霉属37%、毛

霉属 32%、丝核菌属 4.1%、小克银汉菌属 2.8%；根霉属和曲霉属较少，其中根霉属占 0.9%、曲霉属占 1.1%。

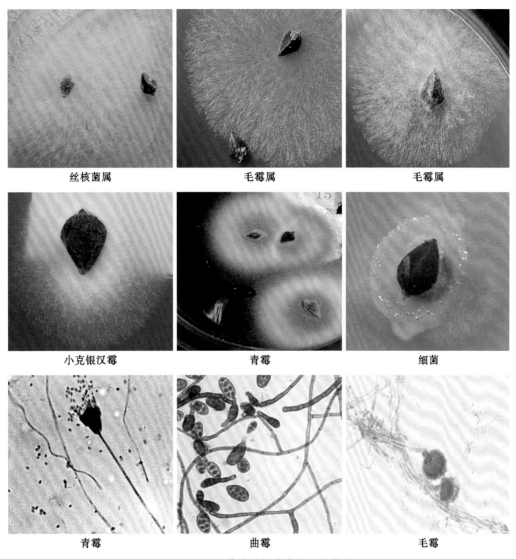

| 丝核菌属 | 毛霉属 | 毛霉属 |

| 小克银汉霉 | 青霉 | 细菌 |

| 青霉 | 曲霉 | 毛霉 |

图 2-94　金荞麦种子染菌及纯化菌图

苦参

　　苦参为豆科植物苦参 *Sophora flavescens* Ait. 的干燥根。有清热燥湿、杀虫利尿等功效。治疗热毒血痢、肠风下血、黄疸尿闭、赤白带下、阴肿阴痒、阴疮湿痒、烫伤等。产于我国南北各省区，印度、日本、朝鲜、俄罗斯西伯利亚地区也有分布。

　　苦参野生于山坡草地、平原、丘陵、路旁、砂质地和红壤地的向阳处。喜温暖气候。对土壤要求不严格，一般土壤均可栽培；但以土层深厚、肥沃、排灌方便的壤土或砂质壤土为佳。种子繁殖。上一年秋天选取健壮植株的果实留种，加强水肥管理，适当疏花，主花序去顶 1/3～1/4，侧枝花序全部去掉，使籽粒饱满。当果实由绿色变为黄褐色或棕褐色时采收，稍加晾晒，人工或机械脱粒，除净果皮等杂物，晾晒 5～7d，置通风干燥处存放。分春播和秋播，春播从 3 月到 5 月中旬，最好在清明前后顶凌下种。春播应进行种子处理，用 45～50℃温水浸种 48h，或播种前将种子用湿沙层积处理 1 个月，温度保持在 10～15℃。秋播于上冻前，宜早不宜迟，种子成熟之后即可播种，最迟要在土壤解冻前播完，播后需覆盖。秋播种子可不必处理，利用冬季冬雪融化，迫使种皮透水。

（一）真实性鉴定

取苦参种子 400 粒，用游标卡尺测量其长宽。然后将种子置于体视显微镜下观察，记录种子形态特征并拍照。利用种子外观形态法进行真实性鉴定。

苦参种子形态为：椭圆状或倒卵状球形，长 3.8～6.4mm，宽 3.1～4.8mm，表面淡棕褐色或棕褐色，平滑，稍有光泽。顶端钝圆，下端尖，且向腹面突起呈短鹰嘴状；背面中央可见一纵棱线（有时不甚明显），腹面可见一暗褐色线状种脊，延伸至顶端为一圆点状合点，至近下端相连于一凹窝状种脐。子叶 2 枚，肥厚（图 2-95）。

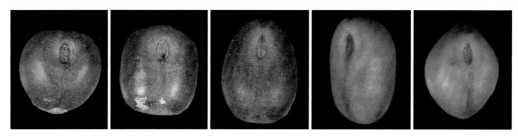

图 2-95　苦参种子形态图

（二）水分测定

试验材料为 K-1、K-4 净种子。依据《农作物种子检验规程》，种子水分测定方法有高恒温烘干法和低恒温烘干法，用以上两种方法测定苦参种子水分。

1. 高恒温烘干法　①分别取 K-1、K-4 净种子 25g，用小型粉碎机分别将种子粉碎 15s（粉碎细度为 90% 以上成分可通过 3mm 筛孔）。②取 6 个洁净铝盒置于 130℃烘箱内预先烘干 1h。1h 后取出铝盒，放进干燥器内冷却干燥 30min。冷却后将铝盒称重，然后放入 4.5～5.0g 磨碎种子，称总重。每个样品 3 次重复。③将铝盒放入 130℃烘箱内，每隔 0.5h 取出铝盒放入干燥器内冷却，然后称重，直至累计烘干 3.5h。④计算每次烘干后测得的种子水分。所有称重结果精确至 0.001g。同一样品的重复间差距不能超过 0.2%。

2. 低恒温烘干法　步骤与高恒温烘干法一致，不同的是种子烘干温度为 103℃，烘干时间为 17h。

高恒温烘干时，随烘干时间延长测定水分逐渐增加，直到烘干 1.0h 后，测得种子水分不再变化（表 2-144）。烘干 0.5h 与烘干 1.0h 测定的水分有显著性差异，烘干 1.0h 与烘干 1.5h、2.0h 无显著性差异。因此，采用高恒温烘干 1.0h 测定苦参种子水分。

103℃烘干 17h，测定的水分显著低于 130℃烘干 1h（图 2-96）。

表 2-144 130℃烘干测定苦参种子含水量

烘干时间 /h	水分测量值 /%	
	K-1	K-4
0.5	11.43±0.02b	10.38±0.01b
1.0	11.95±0.11a	10.66±0.04a
1.5	12.00±0.04a	10.72±0.01a
2.0	12.01±0.02a	10.73±0.03a

注:同一列中含有不同小写字母者为差异显著(α=0.05)。

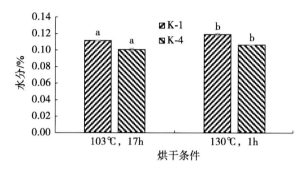

图 2-96 不同烘干方法测定苦参种子含水量
注:不同小写字母表示差异显著(α=0.05)。

综上所述,苦参种子水分测定采用高恒温烘干 1h。

（三）重量测定

材料为 K-3、K-13、K-14 净种子样本。《农作物种子检验规程》规定,种子千粒重测定方法有百粒法和千粒法。用以上两种方法测定决明种子千粒重,步骤如下:

1. 百粒法 取 K-3、K-13、K-14 净种子,每份样品用百粒法测定其千粒重 2 次。即从每份样品中随机数取种子 100 粒,8 次重复,分别称重;再重新数取种子 100 粒,8 次重复,分别称重。称重结果精确至 0.001g。计算每次百粒法的均值、标准差、变异系数。

2. 五百粒法 取 K-3、K-13、K-14 净种子,每份样品用千粒法测定其千粒重 2 次。即从每份样品中随机数取种子 500 粒,2 次重复,分别称重;再重新数取种子 500 粒,2 次重复,分别称重。称重结果精确至 0.001g。计算每次千粒法的均值、重复间差数。

用百粒法测定苦参种子重量,8 次重复的变异系数可能 >4.0%（表 2-145）。重复间变异系数较大,结果不可靠,不能用于计算千粒重。

表 2-145 百粒法测定苦参种子千粒重

样品编号	测定次数	均值 /g	标准差	变异系数 /%		千粒重 /g
K-3	第 1 次	3.97	0.22	5.5	>4.0	39.75
	第 2 次	3.94	0.18	4.6	>4.0	39.44
K-13	第 1 次	4.49	0.17	3.8	<4.0	44.94
	第 2 次	4.43	0.20	4.3	>4.0	44.26
K-14	第 1 次	4.69	0.10	2.2	<4.0	46.88
	第 2 次	4.70	0.28	6.0	>4.0	47.04

注:表中一次测定是指应用百粒法测定种子千粒重一次,即每次数取种子 100 粒,重复数取 8 次并称重。

用五百粒法测定苦参种子重量，2 次重复间差数与均值之比小于 5%（表 2-146）。结果可靠，可以用于计算千粒重。

表 2-146　五百粒法测定苦参种子千粒重

样品编号	测定次数	均值 /g	重复间差数 / 均值	千粒重 /g
K-3	第 1 次	20.19	3.1%	40.38
	第 2 次	20.03	0.5%	40.06
K-13	第 1 次	22.35	0.0%	44.70
	第 2 次	22.29	3.7%	44.58
K-14	第 1 次	23.71	4.2%	47.42
	第 2 次	23.26	1.8%	46.52

注：表中一次测定是指应用五百粒法测定种子千粒重一次，即每次数取种子 500 粒，重复数取 2 次并称重。

（四）发芽试验

1. 种子预处理　硫酸浸泡可有效破除苦参种子硬实（图 2-97）。处理组在纸上发芽的第 2 天已有 50% 左右的种子萌发，而对照组种子萌发率接近于 0。第 6 天处理组萌发率达到 60% 左右，对照组仅为 20%。处理组各水平处理效果也有差异。处理 40min 的种子萌发率始终低于处理 50min 的种子；处理 50min 和 60min 的种子前 4 天萌发率相近，处理 50min 的种子在第 5 天和第 6 天仍有新的种子萌发，而处理 60min 的种子萌发率基本不变。因此，可采用硫酸（分析纯）浸泡 50min 的方法破除苦参种子硬实。

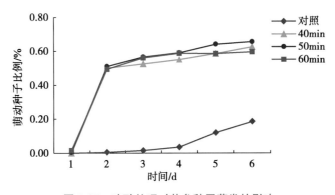

图 2-97　硫酸处理对苦参种子萌发的影响

2. 发芽床　苦参种子在不同发芽床上的发芽率不同（图 2-98）。在纸上、卷纸间和沙中发芽率均为 90% 以上，卷纸间和纸上发芽率显著高于沙中的发芽率。

苦参幼苗在不同发芽床上的生长状况有差异（图 2-99）。在卷纸间和沙中生长状况良好，幼苗地上部分和地下部分发育完全；纸上发芽的幼苗主根不伸长，侧根发育迟缓，根系整体短小，呈现生长不良的状态（图 2-100）。

综合考虑苦参种子在不同发芽床上的发芽率和幼苗生长情况，确定苦参种子最适发芽床为卷纸间。

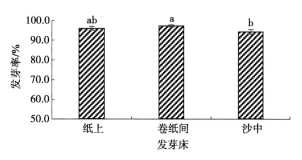

图 2-98　不同发芽床上苦参种子发芽率

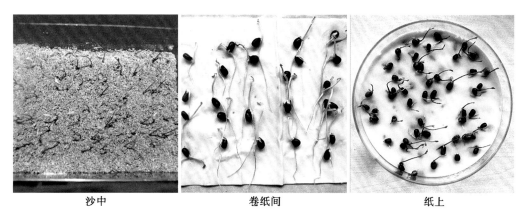

图 2-99　苦参种子在不同发芽床上生长情况

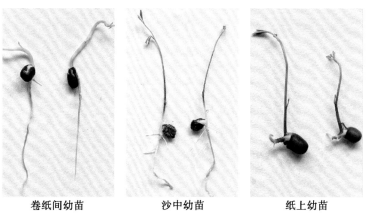

图 2-100　不同发芽床上苦参种子幼苗

3. 发芽温度　苦参种子在不同温度条件下起始发芽时间和发芽结束时间不同
（图 2-101）。随温度升高，苦参发芽周期逐渐缩短，发芽起始时间依次提前。其中，15℃
条件下幼苗生长缓慢，第 13 天时种子开始发芽，持续至第 27 天仍有个别种子发芽；
20℃、25℃和 30℃条件下种子在第 5 天至第 7 天开始发芽，第 15 天后基本没有新发芽
的种子出现。

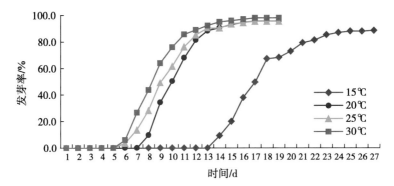

图 2-101　不同温度条件下苦参种子发芽率变化

苦参种子在不同温度条件下发芽率、发芽指数和活力指数有显著性差异（表 2-147）。20℃、25℃和30℃下发芽率显著高于15℃；30℃条件下发芽指数和活力指数都显著高于其他温度，其次为25℃。结合发芽周期，确定苦参最适发芽温度为30℃。

表 2-147　不同温度条件下苦参发芽率、发芽指数和活力指数

温度 /℃	发芽率 /%	发芽指数	活力指数
15	88.67±0.02c	5.16±0.07d	23.57±0.63d
20	95.67±0.03a	9.29±0.37c	11.24±0.54c
25	92.33±0.03ab	11.91±0.45b	14.58±0.48b
30	98.00±0.00a	16.22±0.06a	19.21±0.84a

注：同一列中含有不同小写字母者为差异显著（$\alpha=0.05$）。

4. 发芽试验计数时间　第 7 天时，发芽种子数增长最快，第 11 天以后发芽种子数基本不变（图 2-102）。确定第 7 天为初次计数时间，第 11 天为末次计数时间。

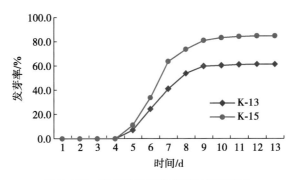

图 2-102　苦参种子发芽率随时间变化图

5. 幼苗评定标准　苦参幼苗为子叶留土型幼苗，直根系，茎细长，真叶较小（图 2-103）。苦参幼苗评定标准如下：

（1）正常幼苗

1）完整幼苗：子叶完好，主根、侧根发育良好，茎尖正常。

2）带有轻微缺陷的幼苗：子叶部分受损但没有引起发霉或腐烂。

3）次生感染的幼苗：符合上述完整幼苗和带有轻微缺陷幼苗的要求，受到外界病原菌感染。

（2）不正常幼苗

1）损伤幼苗：任何基本结构缺失，或损伤严重无法恢复正常，不能指望均衡生长的幼苗。

2）畸形幼苗：幼苗主根短小，组织破损无根尖，侧根少而细小；根卷曲成一团，不能区分主根和侧根；幼苗茎尖损伤不能继续生长。

3）发霉或腐烂幼苗：由于种子内部带菌，引起幼苗霉变或腐烂。

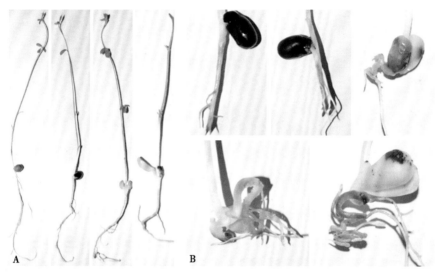

图 2-103　苦参幼苗
A. 苦参正常幼苗；B. 苦参不正常幼苗。

（五）生活力测定

1. 预湿方法　苦参种子经水浸预湿 18～24h 后，种子可完全活化。

2. 染色前处理　染色前剥去种皮，去除 1 片子叶，留下带有胚根、胚芽、胚轴的一半种子。

3. TTC 溶液浓度和染色时间　随染色时间延长，染色逐渐加深；高浓度染色液染色较深（图 2-104）。染色 14h 后，0.5% TTC 溶液中仍有部分种子染色较浅，而 1.0% TTC 溶液中的种子全部染成红色。因此确定 TTC 溶液染色液浓度为 1.0%，染色时间为 14h。

4. 染色形态鉴定　参照大豆种子 TTC 溶液染色形态鉴定方法，将苦参种子染色形态分为以下 6 种类型（图 2-105）：全部染色（图 2-105A）、仅有小部分子叶未染色（图 2-105B）、全部不染色（图 2-105C）、胚芽不染色（图 2-105D）、胚芽和胚轴、胚根均未染色（图 2-104E）、子叶＞2/3 未染色（图 2-105F）。由于苦参种子子叶肥厚，将子叶允许的最大不染色范围定为 2/3。建立染色形态判定标准（表 2-148）。

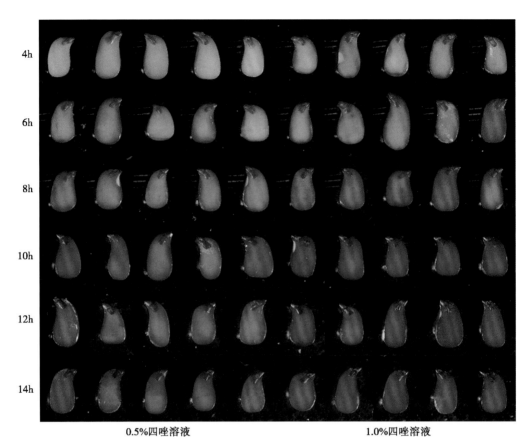

4h

6h

8h

10h

12h

14h

0.5%四唑溶液   1.0%四唑溶液

图 2-104　苦参种子 TTC 溶液染色图

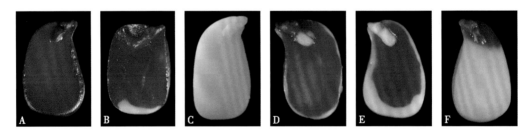

图 2-105　苦参种子 TTC 溶液染色形态

表 2-148　苦参种子生活力鉴定标准

染色形态	有无生活力
全部染色	有
子叶 <2/3 未染色	有
子叶 >2/3 未染色	无
胚芽未染色	无
胚芽、胚轴、胚根均未染色	无
全部不染色	无

苦参种子生活力和发芽率相关系数为 0.999，R^2 值为 0.982，说明二者具有显著相关性（图 2-106），因此判断以上生活力测定方法及鉴定标准准确可靠。

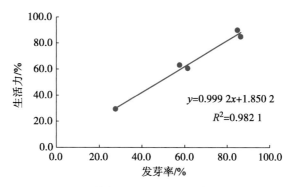

图 2-106　苦参种子生活力与发芽率相关性

茅苍术

茅苍术为菊科植物茅苍术 *Atractylodes lancea*（Thunb.）DC. 的根茎。具有燥湿健脾、祛风散寒、明目的功效。主治脘腹胀满、泄泻、风湿痹痛、风寒感冒、脾胃不和等证。主要分布于江苏、湖北和河南等省，江苏茅山地区是茅苍术道地药材的产区。

茅苍术为多年生宿根草本植物，喜凉爽较干燥气候，怕高温高湿。适宜生长在丘陵山区，以半阴半阳的坡地和土层深厚、排水良好的砂质土壤为佳。露地栽培时宜与玉米等高秆作物套种，以保持在 30% 左右的遮光度为宜。茅苍术不能连作。在江苏地区可行冬播和春播。春播适宜时期为 3 月上旬，冬播的适宜时期为 11 月下旬至土壤封冻前。春季播种时由于气温较高，容易出现烂种现象，在播种前宜用多菌灵等药剂进行浸种处理。冬季播种出苗期比春季播种早 1 个月左右，出苗率高 30% 左右。

（一）真实性鉴定

随机数取 100 粒净种子，4 次重复，逐粒观察茅苍术种子形态特征并记录：茅苍术种子倒卵圆形，长 4.3～7.5mm，宽 1.4～2.5mm，表面被稠密顺向贴伏的白色长直毛，顶有冠毛脱落的环痕。大小均匀，饱满，干燥，无杂质。

（二）水分测定

比较不同烘干条件对含水量测定的影响。含水量测定试验包括 110℃、120℃、130℃ 3 个温度变量，磨碎和未磨碎等 2 个前处理变量，共 6 个不同处理（表 2-149）。

表 2-149　茅苍术种子水分测定前处理方法

	处理 1	处理 2	处理 3	处理 4	处理 5	处理 6
温度 /℃	110	110	120	120	130	130
是否磨碎	未磨碎	磨碎	未磨碎	磨碎	未磨碎	磨碎

试验结果表明 6 种不同烘干方法存在显著性差异（表 2-150），故在兼顾烘干效果和可操作性的基础上，选择磨碎种子烘干温度 120℃，烘干时间为 120min 作为茅苍术

种子含水量的测定方法。

表 2-150 茅苍术种子不同处理方法的含水量

时间 /min	未磨碎			磨碎		
	110℃	120℃	130℃	110℃	120℃	130℃
0	8.42±0.23a	8.43±0.37a	8.72±0.12a	8.57±0.11a	8.58±0.09a	8.64±0.29a
30	2.00±0.04a	1.80±0.06b	1.63±0.04c	1.81±0.06b	1.80±0.09b	1.51±0.12d
60	1.77±0.02a	0.97±0.05b	0.69±0.12d	1.04±0.06b	0.73±0.04c	0.27±0.34d
90	1.13±0.04a	0.50±0.03c	0.22±0.04d	0.63±0.01b	0.22±0.02d	0.01±0.01e
120	0.71±0.08a	0.21±0.05c	0.00d	0.38±0.03b	0.00±0.01d	0.00d
150	0.16±0.01a	0.00b	0.00b	0.01±0.01b	0.00b	0.00b
180	0.00	0.00	0.00	0.00	0.00	0.00
210	0.00	0.00	0.00	0.00	0.00	0.00

注:同一列中含有不同小写字母者为差异显著(α=0.05)。

(三)重量测定

比较不同重量测定方法对千粒重的影响。设置 3 个处理,每个处理重复 2 次,分别为百粒法(以 100 粒净种子为单位称重,再换算为标准千粒重)、五百粒法(以 500 粒净种子为单位称重,再换算为标准千粒重)和千粒法(以 1 000 粒净种子为单位称重,再换算为标准千粒重)。

试验结果表明 3 种重量测定方法存在显著性差异(表 2-151),在 1% 水平上五百粒法和千粒法之间没有极显著性差异,而与百粒法之间存在极显著性差异。故在兼顾可操作性的基础上,选择五百粒法作为茅苍术种子千粒重的测定方法。

表 2-151 不同方法测定茅苍术种子千粒重分析

处理	均值 /g	变异系数 /%	显著性水平	
			α=0.05	α=0.01
百粒法	1.43±0.21	14.98	a	A
	1.49±0.22	14.46		
五百粒法	5.54±0.04	3.85	b	B
	5.50±0.04	3.75		
千粒法	11.09±0.03	3.19	c	B
	11.06±0.04	3.24		

注:同一列中含有不同小写字母者为差异显著(α=0.05),同一列中含有不同大写字母者为差异极显著(α=0.01)。

(四)发芽试验

1. 发芽床 比较不同发芽床条件对发芽率测定的影响(表 2-152)。结果表明 3 种不同发芽床对发芽率的影响存在显著性差异,茅苍术种子在纸床上没有萌发,在珍珠岩上的发芽势和发芽率均最高。其中发芽势为 55.24%,极显著高于沙床的发芽势;发芽率为 84.86%,也高于沙床的发芽率,但差异不显著。且珍珠岩为白色,茅苍术种子为褐色或深褐色，以其作为发芽床，颜色对比鲜明，容易观察茅苍术种子的发芽情况。故在兼顾烘干效果和可操作性的基础上，选择珍珠岩作为茅苍术种子室内发芽试验的发芽床。

表 2-152　不同发芽床对茅苍术种子发芽的影响

发芽床	发芽势 /%	发芽率 /%
吸水纸	0	0
沙	15.24Aa	64.76Aa
珍珠岩	55.24Bb	84.86Aa

注：同一列中含有不同小写字母者为差异显著（$\alpha=0.05$），同一列中含有不同大写字母者为差异极显著（$\alpha=0.01$）。

2. 发芽温度　比较不同温度对发芽率测定的影响（表 2-153）。结果表明所用的 2 个变温处理对种子萌发没有促进作用，22℃的发芽势和发芽率最高，分别为 79.33% 和 94.67%，极显著高于其他处理。15℃恒温的发芽率极显著高于变温处理。因此，选择 22℃条件作为茅苍术种子发芽试验的温度条件。

表 2-153　温度对茅苍术种子发芽的影响

温度 /℃	发芽势 /%	发芽率 /%
15	18.00Bb	58.00Bb
5 → 15	0	20.67Cc
15 → 5	0	21.33Cc
22	79.33Aa	94.67Aa

注：同一列中含有不同小写字母者为差异显著（$\alpha=0.05$），同一列中含有不同大写字母者为差异极显著（$\alpha=0.01$）。

3. 光照　比较不同光照条件对发芽率测定的影响（表 2-154）。结果表明在 1% 水平下 3 个处理间没有显著性差异，全光照条件下的发芽率稍高。因此，茅苍术种子发芽对光照要求不严，在有条件的地区可选择全光照条件作为种子发芽试验的光照条件。

表 2-154　不同光照条件对茅苍术种子发芽的影响

光照时间	发芽率 /%			
	Ⅰ	Ⅱ	Ⅲ	均值
24h	82.31	81.64	82.00	81.98±0.34A
14h	81.73	81.07	80.77	81.45±0.34A
0h	81.69	80.77	81.38	81.28±0.47A

注：同一列中含有不同大写字母者为差异极显著（$\alpha=0.01$）。

4. 幼苗鉴定

（1）正常的幼苗：能在良好土质及适宜水分、温度和光照条件下生长发育的称为正常植株的幼苗，其必须具有完整的幼苗结构，如：根系、胚轴、子叶、初生叶、顶芽等。

正常幼苗必须符合下列类型之一：

1）完整幼苗：幼苗具有初生根、茎和 2 片完整的嫩绿小叶，并且生长良好、匀称和健康。

2）带有轻微缺陷的幼苗：幼苗的主要构造出现某种轻微缺陷，如，2 片初生叶的一边缘缺损或坏死，或茎有轻度的裂痕等，但在其他方面仍能比较良好而均衡发展的完整幼苗。

3）次生感染的幼苗：幼苗明显符合上述完整幼苗和带有轻微缺陷幼苗的要求，但已受到不是来自种子本身的真菌或细菌的病原感染。

（2）不正常幼苗：在良好土质及适宜水分、温度和光照条件下不能继续生长发育的称为不正常幼苗。包括以下类型：

1）损伤的幼苗：幼苗没有子叶；幼苗没有初生根。幼苗带有皱褶、破损或损伤而影响上胚轴、下胚轴与根的输导组织。

2）畸形的幼苗：幼苗细弱、发育不平衡；发育停滞的胚芽、下胚轴或上胚轴；肿胀的幼芽及发育停滞的根；子叶出现后没有进一步发育的幼苗。

3）腐败的幼苗：幼苗的某种主要构造染病或腐烂严重，以致阻碍幼苗的正常发育。子叶从珠孔发育出来或胚根从珠孔以外的其他部分发育的幼苗。

4）新鲜未发芽种子：由休眠所引起，有生长成为正常幼苗潜力的种子。

（五）生活力测定

比较不同染色和前处理条件对生活力测定的影响。生活力测定试验包括 23℃、40℃ 2 个温度变量，切开和未切开 2 个前处理变量，0.5%、0.75% 和 1% 3 个 TTC 浓度变量，共 6 个不同处理（表 2-155）。

表 2-155　茅苍术种子生活力测定不同处理方法

	处理 1	处理 2	处理 3	处理 4	处理 5	处理 6
温度 /℃	23	23	40	40	23	40
是否切开	未切开	未切开	未切开	未切开	切开	切开
TTC 浓度 /%	1.0	0.75	1.0	0.75	0.5	0.5

结果表明 6 种不同处理方法存在显著性差异（表 2-156）。故在兼顾处理效果和可操作性的基础上，选择染色温度 40℃，1% 浓度 TTC 作为茅苍术种子生活力测定条件，染色时间限定为 3h。

表 2-156　不同染色和前处理测定茅苍术种子生活力

染色时间 /h	生活力 /%					
	处理 1	处理 2	处理 3	处理 4	处理 5	处理 6
0	0.0	0.0	0.0	0.0	0.0	0.0
1	36.7±3.1d	24.0±4.0e	67.0±3.0b	49.3±2.5c	86.3±2.1a	89.3±2.1a
2	54.3±3.1d	47.0±5.6d	85.3±3.5b	74.7±5.1c	94.0±4.0a	89.3±2.1ab
3	76.3±3.1c	67.0±3.6d	94.0±2.6a	87.0±1.7b	94.3±3.5a	89.3±2.1ab

续表

染色时间/h	生活力/%					
	处理1	处理2	处理3	处理4	处理5	处理6
4	88.3±1.2c	83.3±1.2d	94.7±2.9a	92.3±1.5ab	94.3±3.5a	89.3±2.1bc
5	90.7±2.1ab	89.7±1.5b	94.7±2.9a	92.3±1.5ab	94.3±3.5a	89.3±2.1b
6	90.7±2.1a	91.7±1.5ab	94.7±2.9a	92.3±1.5ab	94.3±3.5a	89.3±2.1b
7	90.7±2.1ab	91.7±1.1ab	94.7±2.9a	92.3±1.5ab	94.3±3.5a	89.3±2.1b
8	90.7±2.1ab	91.7±1.1ab	94.7±2.9a	92.3±1.5ab	94.3±3.5a	89.3±2.1b

注：同一列中含有不同小写字母者为差异显著（$\alpha = 0.05$）。

（六）种子健康度检查

1. 虫感度检测　比较不同方法对检测种子虫感度的影响（表2-157），发现各种方法适合于不同条件下使用，均可完成病虫感度的检测工作。故在兼顾效果和可操作性的基础上，因地制宜选择不同方法。

表 2-157　不同方法检测茅苍术种子虫感度

	直接检查	破开法	染色法	比重法
均值/个	10.0±1.73	1.7±1.15	1.3±0.58	2.7±0.58
虫感度/%	5	0.84	0.65	1.34

2. 病感度测定　比较不同方法对检测种子病感度的影响，结果表明9种不同条件检测方法存在差异（表2-158）。本检测主要用于发育较慢的致病真菌潜伏在种子内部的病原，同时适用于检验种子外表的病原菌。故在兼顾检测效果和可操作性的基础上，选用琼脂皿法（种子无处理）作为检测茅苍术种子病感度的方法。

表 2-158　不同方法检测茅苍术种子病感度

病感度/%	吸水纸法			沙床法			琼脂皿法		
	无处理	0.1% HgCl₂ 1min	0.1% HgCl₂ 2min	无处理	0.1% HgCl₂ 1min	0.1% HgCl₂ 2min	无处理	种子洗涤	0.1% HgCl₂ 1min
Ⅰ	4.00	0.00	0.00	0.00	0.00	0.00	7.00	8.00	3.00
Ⅱ	6.00	1.00	0.00	1.00	1.00	0.00	12.00	6.00	3.00
Ⅲ	4.00	1.00	0.00	1.00	0.00	0.00	10.00	10.00	1.00
均值	4.67	0.67	0	0.67	0.33	0	9.67	7.33	2.33

羌活

羌活为伞形科羌活属多年生草本植物羌活 *Notopterygium incisum* Ting ex H.T. Chang. 或宽叶羌活 *N. franchetii* H. de Boiss 的根茎及根。有散表寒、祛风湿、利关节、止痛的功效。用于外感风寒、头痛无汗、疮疡肿毒等。羌活分布于四川，甘肃，青海，云南，陕西。宽叶羌活分布于内蒙古，山西，陕西，甘肃，四川等地。

羌活多生长于海拔 1 700～3 500m 的高山灌木林、亚高山灌木丛、草丛及高山林边缘地带，土壤以亚高山灌木丛草甸土、山地森林土为主，尤以土壤疏松，腐殖质较多的地方多见。具有喜冷凉、耐寒、怕强光、喜肥的特性。种子繁殖。每年 8 月底和 9 月初采收种子，清除杂质，晒干，然后将种子和净沙以 1:5 比例掺匀拌水，相对湿度为 60%～70%，进行冷处理，待翌春播种。种子不宜久贮，否则发芽率降低。播种时，在整好的畦上按行距 6cm 开沟，沟深 1cm，将处理过的种子均匀地撒于沟内，然后覆土。

（一）真实性鉴定

1. 种子形态法 随机从送验样品中数取 400 粒种子，鉴定时须设重复，每个重复不超过 100 粒种子。根据种子的形态特征，必要时可借助放大镜等进行逐粒观察，必须备有标准样品或鉴定图片和有关资料进行比对。

羌活种子形态：双悬果长 4.74mm，宽 2.46mm，厚 1.37mm；卵球形平滑无毛，背棱及中棱有翅，侧棱无翅，棱槽间通常有油管 3～4 个，合生面有油管 5～6 个，千粒重 2.8～4.4g。

宽叶羌活种子形态：双悬果长 5.32mm，宽 3.19mm，厚 1.77mm；卵球形平滑无毛，背棱及中棱有翅，侧棱无翅，棱槽间通常有油管 3～4 个，合生面有油管 4～6 个，千粒重 5.05g。

2. 酯酶同工酶法 取干种子 0.5g，加入样品提取液（0.1mol/L Tris-HCl，pH = 8.0）和 1 滴 10% 甘油，样品:提取液的比例 = 1:6，冰浴研磨匀浆，10 000r/min 条件下离心 10min。上清液即为酶提取液，备用。

羌活种子和宽叶羌活种子的酯酶同工酶酶谱见图 2-107。从表 2-159 可以看到，羌活种子有 E_2、E_3、E_4、E_5、E_6、E_7、E_8、E_9、E_{10} 9 条酶带，其中 E_2、E_3、E_4、E_7、E_8、E_9、E_{10} 7 条酶带清晰，分辨率高，为主酶带，可以作为羌活种子酯酶同工酶的特征酶带。宽叶羌活种子有 E_1、E_2、E_3、E_4、E_6、E_7 6 条酶带，其中 E_1、E_2、E_3、E_4 4 条酶带清晰，分辨率高，为主酶带，可以作为宽叶羌活种子酯酶同工酶的特征酶带。因此利用酯酶同工酶酶谱可以鉴别外形难以区分的羌活种子和宽叶羌活种子（图 2-107）。

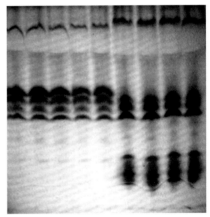

图 2-107 羌活和宽叶羌活的酯酶同工酶电泳酶带图

表 2-159 羌活种子和宽叶羌活种子酯酶同工酶

品种	特征酶带									
	E_1	E_2	E_3	E_4	E_5	E_6	E_7	E_8	E_9	E_{10}
羌活种子	−	+	+	+	+	+	+	+	+	+
宽叶羌活种子	+	+	+	+	−	+	+	−	−	−

（二）水分测定

取试样号为 012、117 的羌活净种子。测定羌活种子含水量有低恒温烘干法和高恒温烘干法两种方法，分别对两种方法进行考察，其实验过程如下：

1. 低恒温烘干法　将样品盒开盖于 130℃烘 1h 后，置干燥器中冷却 30～45min，称取样品盒与盒盖的重量，记下盒号；取 2 份种子样品，每份 4g，放入预先烘干称重的样品盒内，再称重；烘箱提前通电预热至 110～115℃，打开烘箱门，将样品盒迅速置于盒盖上，摊平放入烘箱内上层，样品盒距温度计约 2.5cm 处（或较近距离），迅速关闭烘箱门，使烘箱温度在 5～10min 回至（103±2）℃时开始计算时间；每隔半小时取出称量一次，至重量不再减少（8h±1h），取样时用坩埚钳或戴上干净线手套在烘箱内盖好盒盖，取出后迅速放入干燥器内冷却至室温（30～45min）后精确称量。

2. 高恒温烘干法　将样品盒开盖于 130℃烘 1h 后，置干燥器中冷却 30～45min，称取样品盒与盒盖的重量，记下盒号；取 2 份种子样品，每份 4g，放入预先烘干称重的样品盒内，再称重；烘箱提前通电预热至 140～145℃，打开箱门 5～10min 后，烘箱温度保持 130～133℃，打开烘箱门，将样品盒迅速置于盒盖上，摊平放入烘箱内上层，样品盒距温度计约 2.5cm 处（或较近距离），迅速关闭烘箱门，使烘箱温度在 5～10min 内回至（103±2）℃时开始计算时间；每隔半小时取出称量一次，至重量不再减少，取样时用坩埚钳或戴上干净线手套在烘箱内盖好盒盖，取出后迅速放入干燥器内冷却至室温（30～45min）后精确称量。

采用低恒温烘干法对羌活种子进行烘干时，烘干时间为 8h 时种子重量变化较小，可初步将其烘干时间确定为 8h。采用高恒温烘干法进行测定时，烘干时间为 4h 时种子重量变化较小，初步将其烘干时间确定为 4h（表 2-160）。

采用高恒温烘干法时所需时间较短，但采用高恒温烘干法对羌活种子进行含水量测定，要比采用低恒温烘干法测定值偏高，可能是由于温度过高，在烘干过程中导致种子中某些成分（如挥发油）含量减少，故综合考虑后暂将烘干条件确定为低恒温烘干法（103℃，8h）（表 2-161）。

表 2-160　低恒温干燥法测定羌活种子含水量

试样 012			试样 117		
烘干时间 /h	含水量 /%		烘干时间 /h	含水量 /%	
	Ⅰ	Ⅱ		Ⅰ	Ⅱ
0.5	8.49	8.33	0.5	7.84	8.21
1.0	9.05	8.84	1.0	8.52	8.70
1.5	9.25	9.02	1.5	8.76	8.88
2.0	9.34	9.09	2.0	8.88	8.96
2.5	9.37	9.12	2.5	8.94	8.99
3.0	9.42	9.15	3.0	8.98	9.03
3.5	9.45	9.19	3.5	9.00	9.04
4.0	9.47	9.22	4.0	9.01	9.05

续表

试样012			试样117		
烘干时间 /h	含水量 /%		烘干时间 /h	含水量 /%	
	I	II		I	II
4.5	9.48	9.22	4.5	9.07	9.08
5.0	9.48	9.24	5.0	9.09	9.08
5.5	9.55	9.31	5.5	9.11	9.10
6.0	9.57	9.33	6.0	9.14	9.12
6.5	9.59	9.34	6.5	9.15	9.14
7.0	9.62	9.36	7.0	9.16	9.15
7.5	9.63	9.37	7.5	9.18	9.15
8.0	9.64	9.37	8.0	9.18	9.15

表 2-161 高恒温干燥法测定羌活种子含水量

试样012			试样117		
烘干时间 /h	含水量 /%		烘干时间 /h	含水量 /%	
	I	II		I	II
0.5	9.53	9.64	0.5	9.21	9.33
1.0	9.90	9.99	1.0	9.66	9.63
1.5	10.14	10.91	1.5	9.82	9.83
2.0	10.24	10.97	2.0	9.83	9.87
2.5	10.34	11.07	2.5	9.91	9.89
3.0	10.40	11.15	3.0	9.93	9.91
3.5	10.43	11.19	3.5	9.97	9.96
4.0	10.44	11.22	4.0	9.99	9.99

（三）重量测定

实验所采用材料均为扦样后的羌活净种子。可采用百粒法、五百粒法和千粒法进行测定：

1. 百粒法 从净种子中人工随机数取 8 个重复，每个重复 100 粒，分别称重（g），小数位数保留 4 位。变异系数不超过 4.0%。

2. 五百粒法 从净种子中随机数取 3 个重复，每个重复 500 粒，分别称重（g），小数位数保留 4 位。重复间差数与平均值之比 <4.0%。

3. 千粒法 先将样品充分混合，随机从中取 2 份试样，每份 1 000 粒，天平称重，精确到 0.1g。两份试样平均值的误差不超过 5% 的，则其平均值就是该样品的千粒重；超过 5% 时继续数取第 3 份试样称重，取平均值作为该样的千粒重。

分别采用上述 3 种方法对羌活种子千粒重进行测定，结果表明无论对于 8 目、10 目还是 12 目的种子，百粒法、五百粒法与千粒法测定的结果没有显著性差异，但不同粒级的千粒重的差别极显著（表 2-162）。也就是说，用百粒法测定种子千粒重是合适的。

不同产地种子千粒重测定结果表明，用百粒法、五百粒法与千粒法测定的结果，不同产地种子千粒重无显著差异（表2-163）。

表2-162　不同方法测定羌活种子千粒重比较

种子粒径	千粒重/g		
	百粒法	五百粒法	千粒法
8目	4.711 2A	4.658 6A	4.678 7A
10目	3.438 9B	3.441 7B	3.432 6B
12目	2.457 2C	2.433 6C	2.468 6C

注：同一列中含有不同大写字母者为差异极显著（$\alpha = 0.01$）。

表2-163　不同产地羌活种子千粒重比较/g

试样号	千粒重/g		
	百粒法	五百粒法	千粒法
试样012	3.09a	2.98a	2.99a
试样016	2.29a	2.36a	2.36a
试样028	3.37a	3.38a	3.43a
试样073	2.51a	2.44a	2.47a
试样117	3.25a	3.24a	3.19a

注：同一列中含有不同小写字母者为差异显著（$\alpha = 0.05$）。

从以上数据可以看出，采用百粒法、五百粒法、千粒法测定种子千粒重时，其结果均无显著性差异。为便于测定，羌活种子重量测定应采用百粒法。

（四）发芽试验

称取预先经过破除休眠的羌活种子4.0g左右，于4℃沙藏层积并观察种子的发芽情况。待有种子发芽时，记录初始发芽日期。用数种设备或手工随机数取400粒。通常以100粒为一次重复，均匀分布在润湿的发芽床上，保持适当距离。各重复可根据种子大小和所需间隔分为50粒或25粒的副重复。于15.5℃，每天12h光照下进行发芽试验，定期观察种子的发芽情况，记录发芽时间及数量，直至不再有新的种子发芽为止。

采用发芽试验确定的方法对羌活种子进行发芽率测定，结果见表2-164。

表2-164　不同产地羌活种子发芽率

样品号	规格	发芽率/%	样品号	规格	发芽率/%
试样014	10目	5.73	试样031	12目	13.07
试样017	8目	15.7	试样073	12目	30.59
试样021	8目	38.19	试样074	8目	9.79
试样021	10目	32.47	试样107	8目	17.90
试样022	10目	12.86	试样108	10目	26.53
试样025	8目	32.06	试样118	10目	9.85
试样026	10目	18.72	试样117	8目	7.23
试样027	12目	28.16	试样119	10目	4.39
试样029	8目	36.55	试样119	12目	11.82
试样030	10目	23.64			

（五）生活力测定

测定种子生活力的方法有 TTC 法、红墨水染色法、BTB 法等方法。分别对 3 种方法进行考察,实验过程如下:

1. TTC 法　先将种子在室温条件下浸泡 8～12h,使其充分浸润软化。用滤纸吸干种子表面水分,将种子沿背棱纵切成两半,暴露出胚乳及胚的构造。取处理好的种子置于培养皿,加 TTC 溶液至浸没种子,35℃恒温避光染色。TTC 溶液分别采用 0.15%、0.30% 和 0.45% 三种浓度,染色时间分别为 2h、4h、6h。每种时间和浓度组合分别 4 次重复,每个重复 50 粒种子,取 4 次重复的平均值作为试验结果。将染色后的种子移入烧杯中并用自来水洗净 TTC 溶液,观察剖面染色情况,其中胚部全部染色,胚乳部分 80% 以上染色者为有生活力种子(图 2-108,图 2-109)。

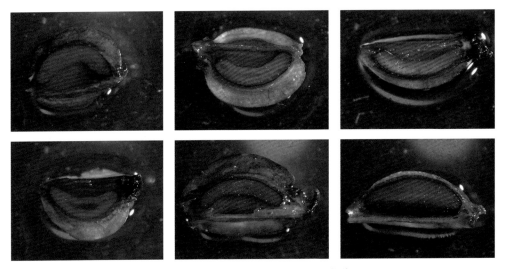

图 2-108　TTC 法染色后羌活有生活力种子

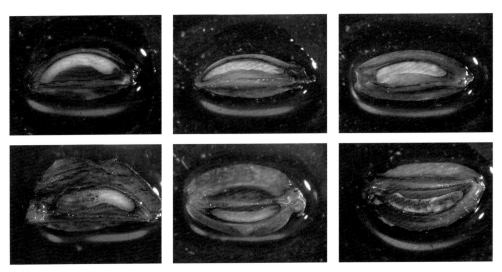

图 2-109　TTC 法染色后羌活无生活力种子

2. BTB 法　将经过前处理（方法同 TTC 染色法）的种子整齐地埋于备好的 0.1%、0.2%、0.3% BTB 琼脂凝胶中，在 35℃恒温条件下，分别在 2h、4h、6h 时观察种子周围出现黄色晕圈的情况，有晕圈证明有生活力。每个浓度水平设 4 次重复，每个重复 50 粒种子，取 4 次重复的平均值作为试验结果（图 2-110，图 2-111）。

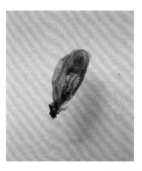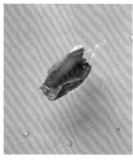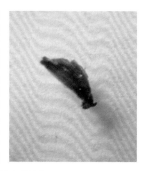

图 2-110　BTB 法染色后羌活有生活力种子

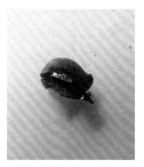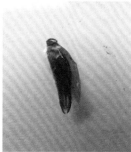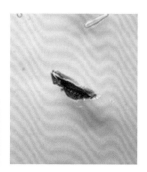

图 2-111　BTB 法染色后羌活无生活力种子

3. 红墨水染色法　红墨水溶液浓度设 5.0%、7.5%、10.0% 3 个水平，染色时间设 20min、40min、60min 3 个水平。染色完毕后，将种子用自来水冲洗 3 次，根据胚的着色程度和部位鉴定种子的生活力，其他试验条件、方法与 TTC 染色法相同（图 2-112，图 2-113）。

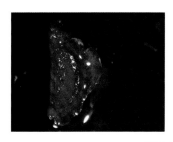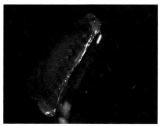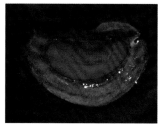

图 2-112　红墨水染色后羌活有生活力种子

采用上述 3 种染色方法对羌活种子进行生活力测定。其测定结果如下：3 种种子生活力测试方法中，红墨水染色法和 TTC 法准确度较高，可用于测试羌活种子的生活力。红墨水染色法（10%，>60min）简便、快捷，但种子染色不是特别鲜明；TTC 法试验时间较长，试验成本也较红墨水染色法高，但种子染色特别鲜明，容易准确判断。因此采用 TTC 法（0.3%，6h）对羌活种子生活力进行检测（表2-165）。

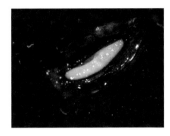
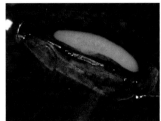
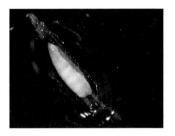

图2-113　红墨水染色后羌活无生活力种子

表2-165　三种染色法测定羌活种子生活力

TTC 染色法			红墨水染色法			BTB 法		
浓度/%	染色时间/h	生活力/%	浓度/%	染色时间/min	生活力/%	浓度/%	染色时间/h	生活力/%
0.15	2	54.5	5	20	21.5	0.1	1	50.0
	4	81.5		40	30.5		2	72.5
	6	95.0		60	51.5		3	76.0
0.30	2	67.0	7.5	20	35.0	0.2	1	52.0
	4	81.5		40	59.5		2	71.5
	6	99.0		60	80.5		3	89.5
0.45	2	66.0	10	20	82.0	0.3	1	60.5
	4	74.0		40	89.5		2	73.0
	6	82.5		60	98.5		3	91.5

（六）种子健康度检查

先数取试样 40 粒，经 1% 次氯酸钠消毒 10min 后，用无菌水洗涤。每个培养皿播 10 粒种子于 PDA 培养基表面，在 25℃黑暗条件下培养 7d。用肉眼检查每粒种子上缓慢长成菌落的情况，数取染菌种子落个数并统计。

菌种鉴定结果见图2-114。

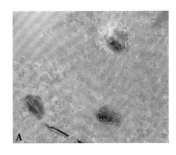
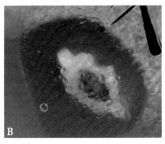
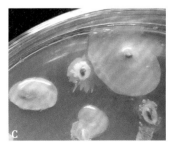

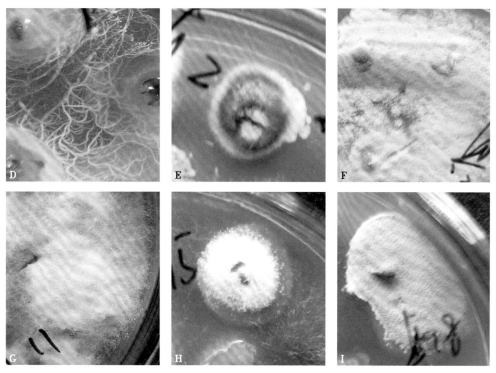

图 2-114 羌活种子带菌菌种形态结果

A，H. 曲霉属 *Aspergillus* spp.；B. 头孢霉属 *Cephalosporium* spp.；C. 欧文氏菌属 *Erwinia*；D. 芽孢杆菌属 *Bacillus*；E. 链格孢属 *Alternaria* spp.；F，I. 青霉属 *Penicillium* spp.；G. 镰刀属 *Fusarium* spp.。

知母

知母为百合科植物知母 *Anemarrhena asphodeloides* Bge. 的干燥根。具有清热泻火，滋阴润燥等功效。主治高热烦渴、咳嗽气喘、骨蒸潮热、虚烦不眠。产于河北、山西、山东半岛、陕西北部、甘肃东部、内蒙古南部、辽宁西南部、吉林西部和黑龙江南部。朝鲜也有分布。

知母野生于海拔 1 450m 以下的山坡、草地或路旁较干燥或向阳处。适应性很强，喜温暖，耐旱，耐寒。土壤以疏松的腐殖质壤土为宜。种子繁殖。7 月下旬至 9 月下旬采收成熟的果实，置通风干燥处晾干，将种子搓出，簸净杂质，贮存。秋播或春播均可，秋播在上冻前，春播于 4 月份。将种子置 30～40℃ 的温水中浸泡 24h，捞出稍晾干后即可进行播种。一般采用条播，按行距 15～20cm 开沟，深 1～2cm，将种子均匀撒入沟内，覆土，保持土壤湿润，20d 左右出苗。

（一）真实性鉴定

种子形态鉴定：呈新月形或长椭圆形，长 7.5～12.0mm，宽 2.1～4.2mm，厚 1.7～1.9mm，表面黑色。具 3～4 翅状棱，背部呈弓状隆起，腹棱平直，下端有一微凹的种脐，表面有很细的瘤状突起。胚乳白色，半透明，胚稍弯，白色，胚根圆柱形（图 2-115）。

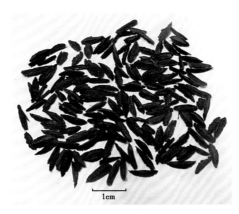

图 2-115　知母种子形态图

（二）水分测定

知母种子在高温下烘干 4～5h 后，失水量基本保持稳定，且在 5～6h 无显著变化，综合两产地种子情况，高恒温烘干法选择 5h 为宜；低恒温烘干 15h 后失水量变化不明显，且在 15～20h 失水量变化不明显，综合两产地种子情况，低恒温烘干法应选择的烘干时间以 15h 为宜（表 2-166）。在对高温烘干 5h 和低温烘干 15h 两种方法进行比较时发现，两种烘干方法测定值差异不显著（$P > 0.05$）。鉴于低恒温烘干法所需时间较长，因此选择高恒温烘干 5h 为知母种子含水量测定方法。

表 2-166　不同烘干方法知母种子失水量变化

方法	烘干时间 /h	失水量 /%	
		易县宝石村样品	安国霍庄村样品
高恒温烘干法	1	6.16a	6.13a
	2	6.58b	6.56b
	3	6.96c	7.12c
	4	7.29d	7.36d
	5	7.40d	7.44d
	6	7.42d	7.46d
低恒温烘干法	5	5.03a	5.87a
	10	6.01b	6.71b
	15	7.03c	7.63c

注：同一列中含有不同小写字母者为差异显著（$\alpha = 0.05$）。

（三）重量测定

分别设置百粒法、五百粒法及千粒法对知母种子进行测定。具体方法如下：

1. 百粒法　随机数取 100 粒净种子，重复 8 次，分别记录百粒重，计算标准差及变异系数。

2. 五百粒法　随机数取 500 粒净种子，重复 3 次，分别记录五百粒重，计算标准差及变异系数。

3. 千粒法　随机数取 1 000 粒净种子,重复 3 次,分别记录千粒重,计算标准差及变异系数(表 2-167)。

表 2-167　知母种子重量测定法结果比较

产地	百粒法			五百粒法			千粒法		
	百粒重 /g	标准差	变异系数 /%	五百粒重 /g	标准差	变异系数 /%	千粒重 /g	标准差	变异系数 /%
安国市场	0.685	0.008	1.168	3.425	0.141	4.117	6.750	0.085	1.259
易县宝石村	0.654	0.013	1.946	3.439	0.099	2.879	6.540	0.067	1.024
安国霍庄	0.755	0.016	2.248	3.628	0.124	3.418	7.575	0.098	1.294
均值	0.698	0.012	1.787	3.497	0.121	3.471	6.955	0.083	1.191

由表 2-167 可知,百粒法各处理间变异系数均小于 4.0%,五百粒法各处理间的变异系数均高于百粒法,千粒法测定变异系数最小,平均为 1.191%。综合比较 3 种方法,3 种方法间无显著性差异($P>0.05$),但从准确性角度来考虑,百粒法作为知母种子千粒重的测定方法更为合适。

(四)发芽试验

1. 发芽床选择　发芽床试验设 3 个处理:

(1)纸上:在培养皿中铺 2 层湿润的滤纸,然后置种。

(2)纱布:在培养皿中铺 3 层湿润的纱布,然后置种。

(3)蛭石:在花盆中铺上蛭石,然后置种。培养条件为 25℃ 光照培养。每个处理重复 4 次,每个重复 50 粒种子。发芽率以发芽终期的全部正常发芽种子粒数占供检种子粒数的百分率表示。发芽指数(GI)以下列公式进行计算:$GI=\sum(G_t/D_t)$。式中,G_t 为在 t 日后的发芽数,D_t 为相应的发芽天数。

其中以滤纸为发芽床的种子,发芽率、发芽指数均高于其他两种发芽床的指标,因此选择滤纸作为知母种子发芽床(表 2-168)。

表 2-168　不同发芽床知母种子发芽比较

发芽床	河北安国药材市场样品			河北易县宝石村样品			河北安国霍庄村样品		
	初次计数时间 /d	发芽率 /%	发芽指数	初次计数时间 /d	发芽率 /%	发芽指数	初次计数时间 /d	发芽率 /%	发芽指数
滤纸床	3	73.6a	18.8a	3	80.5a	19.1a	3	72.4a	18.7a
纱布床	3	55.3b	16.3b	3	64.2b	15.3b	3	58.4b	16.0b
蛭石	4	60.5b	16.2b	4	65.2b	16.9b	4	63.2b	16.1b

注:同一列中含有不同小写字母者为差异显著($\alpha=0.05$)。

2. 发芽温度　在以滤纸为发芽床的条件下,分别考察 20℃、25℃、30℃ 三种温度,每个处理重复 4 次,每个重复 50 粒种子。

其中在 25℃温度下种子发芽率、发芽指数均高于 20℃和 30℃的指标,因此选择 25℃为知母种子的发芽温度(表 2-169)。

表 2-169 不同温度条件下知母种子发芽比较

发芽温度	河北安国药材市场样品			河北易县宝石村样品			河北安国霍庄村样品		
	初次计数时间 /d	发芽率 /%	发芽指数	初次计数时间 /d	发芽率 /%	发芽指数	初次计数时间 /d	发芽率 /%	发芽指数
20℃	4	54.5a	12.8a	4	62.7a	13.8a	4	55.8a	13.4a
25℃	3	75.8b	19.0b	3	82.7b	19.2b	3	71.0b	18.6b
30℃	3	55.0a	13.8a	3	58.2a	13.2a	3	55.4a	12.6a

注: 同一列中含有不同小写字母者为差异显著($\alpha = 0.05$)。

3. 正常幼苗和不正常幼苗评定标准

(1)正常幼苗: 在良好土壤及适宜水分、温度和光照条件下,能够继续生长发育成为正常植株的幼苗。正常幼苗必须符合下列类型之一。

1)完整幼苗: 幼苗所有主要构造生长良好、完全、匀称和健康。

2)带有轻微缺陷的幼苗: 幼苗的主要构造出现某种轻微缺陷,但在其他方面仍能比较良好而均衡发展,可以比得上同一试验中的完整幼苗。

3)次生感染的幼苗: 幼苗明显符合上述完整幼苗和带有轻微缺陷幼苗的要求,但已受到不是来自种子本身的真菌或细菌的病原感染。

(2)不正常幼苗: 生长在良好土壤及适宜水分、温度和光照条件下,不能继续生长发育成为正常植株的幼苗。

1)损伤的幼苗: 幼苗的任何主要构造残缺不全,或受严重的和不能恢复的损伤,以致不能均衡生长者。

2)畸形或不匀称的幼苗: 幼苗生长细弱,或存在生理障碍,或其主要构造畸形或不匀称者。

3)腐烂幼苗: 由初生感染(病原来自种子本身)引起的幼苗主要构造的发病和腐烂,以致妨碍其正常生长者。

(五)生活力测定

1. 预湿方法 随机抽取一定量的净种子,室温下在清水中浸泡 12h。

2. 染色前处理 染色前利用解剖刀将种子纵切使之一分为二,使种子胚完全露出。

TTC 溶液浓度和染色时间: 本试验采用 3 因素 3 水平的正交试验设计 $L_9(3^4)$。TTC 溶液染色时间设为 1h, 3h 和 5h,浓度设 0.2%、0.4% 和 0.6%,温度设 25℃、30℃和 35℃。每个处理 400 粒种子,4 次重复,每个重复 100 粒种子。染色结束后,沥去溶液并用清水冲洗,将种仁摆放在培养皿中,逐一检查。

知母种子染色情况与染色的时间、浓度、温度均有密切联系。结果表明,处理 9 情况较好,即染色时间 5h、0.6% TTC、温度 30℃是知母种子生活力检测的适宜条件(表 2-170)。

表2-170 TTC溶液不同处理对知母种子生活力测定的影响

处理号	时间/h	浓度/%	温度/℃	着色率/%
1	1	0.2	25	60.12
2	3	0.2	30	68.24
3	5	0.2	35	76.15
4	1	0.4	30	60.01
5	3	0.4	35	64.03
6	5	0.4	25	68.25
7	1	0.6	35	74.45
8	3	0.6	25	80.26
9	5	0.6	30	94.54

桔梗

桔梗为桔梗科植物桔梗 *Platycodon grandiflorus*（Jacq.）A. DC. 的根。产于东北、华北、华东、华中各省以及广东、广西（北部）、贵州、云南东南部、四川、陕西。朝鲜、日本、俄罗斯的远东和东西伯利亚地区的南部也有分布。有宣肺、利咽，祛痰，排脓的功效。用于咳嗽痰多，胸闷不畅，咽痛，音哑，肺痈吐脓。

桔梗喜凉爽气候，耐寒、喜阳光。宜栽培在海拔1 100m以下的丘陵地带，半阴半阳的砂质壤土中，以富含磷钾肥的中性夹沙土生长较好。采用种子繁殖。8月下旬要打除侧枝上的花序，使营养集中供给上中部果实的发育，促使种子饱满，提高种子质量。蒴果变黄时割下全株，放于通风干燥处后熟，然后晒干脱粒，待用。通常采用直播，也可育苗移栽，直播产量高于移栽，且叉根少、质量好。可秋播、冬播或春播，以秋播最好。桔梗种子应选择2年生以上的种子，种植前用40～50℃的温水浸泡8～12h，将种子捞出，沥干水分，拌上湿沙，即可播种。

（一）真实性鉴定

桔梗种子椭圆形或倒卵形，颜色从黑色过渡到棕色，种子表面有光泽，一侧具窄翅，全长2.0～2.6mm，宽1.2～1.6mm，厚0.6～0.8mm，解剖镜下常见深色纵行短线纹。种脐位于基部，小凹窝状，种翼宽0.2～0.4mm，颜色常稍浅。胚乳白色半透明，具油性。胚小，直生，子叶2个（图2-116）。

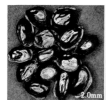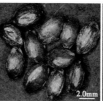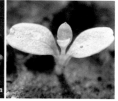

图2-116 桔梗种子形态和正常幼苗

（二）水分测定

采用烘干减重法测定桔梗种子水分。从净种子中随机称取 5.000g 样品放入样品盒中一起称重（精确至 0.001g），根据烘干失去的重量计算种子含水量，3 次重复。考察 2 种测定方法：低恒温烘干法，(103±2)℃，在 17h 时称重。高恒温烘干法，(133±2)℃，分别于烘干 1h、2h、4h、7h 时称重。

低恒温烘干法所得水分低于高恒温烘干法，采用高恒温烘干法 4h 后含水量保持不变（表 2-171）。因此，采取 133℃ 高恒温烘干种子 4h 的方法测定桔梗种子水分。

表 2-171　高恒温烘干法和低恒温烘干法测定桔梗种子含水量

编号	高恒温烘干法 /%				低恒温烘干法 /%
	1h	2h	4h	7h	17h
CF1	6.35	6.70	6.83	6.83	6.60
CF2	6.37	6.74	6.88	6.88	6.84
CF3	6.61	6.76	6.88	6.88	6.72
CF4	6.08	6.60	6.74	6.74	5.88
平均值	6.35	6.70	6.83	6.83	6.51

（三）重量测定

对桔梗种子试样采用百粒法、五百粒法和千粒法进行重量测定，3 次重复。

桔梗种子重量测采用千粒法测定的误差系数最小，并且桔梗种子属于小粒种，建议采用千粒法测定桔梗种子重量（表 2-172）。

表 2-172　三种重量方法测定桔梗种子千粒重比较

编号	100 粒重 /g	误差系数	500 粒重 /g	误差系数	1 000 粒重 /g	误差系数
CF1	0.096	2.16	0.197	0.88	0.981	0.16
CF2	0.099	2.53	0.514	0.39	1.016	0.15
CF3	0.095	3.80	0.484	0.74	0.968	0.12
CF4	0.097	2.60	0.486	0.21	0.976	0.21
平均	0.097	2.77	0.420	0.56	0.985	0.16

（四）发芽试验

1. 发芽床　选取 2 份种子，采用 4 种介质筛选适合桔梗种子的发芽床，设 3 个重复，每个重复 100 粒种子。于恒温 25℃ 下，16h 无光照，8h 光照培养箱培养。

桔梗种子在不同介质上发芽率的排序为：海绵 + 滤纸 > 褶纸 > 蛭石 > 沙子，并且四者之间有显著性差异，最终确定发芽试验的介质为海绵加滤纸（表 2-173）。

2. 发芽温度　选取 2 份种子，采用 4 种温度筛选适宜的桔梗种子发芽温度，设 3 个重复，每个重复 100 粒种子。

桔梗种子发芽处于 30℃、25℃ 及 20/30℃ 条件下（16h 无光照，8h 光照）培养箱中培养，发芽率显著高于 15/25℃ 下的变温处理，而三者之间无显著性差异。考虑到操作的简便性，最终确定种子发芽试验的温度为 25℃（表 2-174）。

表 2-173 发芽床对桔梗种子发芽的影响

发芽床	样品号	发芽率 /%	差异显著性
沙子	CF8	48.3	d
	SD8	38.0	
蛭石	CF8	74.7	c
	SD8	76.3	
褶纸	CF8	89.3	b
	SD8	90.7	
海绵加滤纸	CF8	96.3	a
	SD8	96.7	

注:处理间多重比较采用 LSD 法,同一列中含有不同小写字母者为差异显著($\alpha=0.05$)。

表 2-174 发芽温度对桔梗种子发芽率的影响

发芽温度	样品编号	发芽率 /%	差异显著性
30℃	CF8	97.7	a
	SD8	95.6	
25℃	CF8	96.3	a
	SD8	97.0	
15/25℃	CF8	92.0	b
	SD8	89.7	
20/30℃	CF8	93.7	a
	SD8	96.7	

注:处理间多重比较采用 LSD 法,同一列中含有不同小写字母者为差异显著($\alpha=0.05$)。

3. 发芽初次和末次计数时间 选取 4 份种子(样品编号分别为 CP8、CP9、SD8、SD9),采用 4 种温度筛选适宜的桔梗种子发芽温度,设 3 个重复,每个重复 100 粒种子。桔梗种子培养条件为恒温 25℃,16h 无光照,8h 光照。

初次计数发育正常幼苗的时间是第 4 天,从第 4 天到第 8 天为集中发芽时间,活力强的种子大多此期间发育成正常幼苗,考虑到桔梗种子有休眠现象,末次记录时间定为第 14 天。试验中要注意在幼苗培养过程中,及时将带病幼苗从发芽床中除去,以免造成邻近苗相互感染,影响幼苗正常生长,造成试验误差,使结果不准确。因此在初次计数时,把发育良好的正常幼苗从沙床中拣出,严重腐烂的幼苗或发霉的死种子及时从发芽盒中除去,并及时记录数据(图 2-117)。

4. 正常与非正常幼苗的鉴定

(1)正常幼苗:初生根根系较长,根毛发达,末端细尖,具有一个直立、细长、有伸长能力的上胚轴和下胚轴,2 片子叶为绿色,展开呈叶状,具有展开、绿色的初生叶(图 2-118)。

(2)不正常幼苗:初生根短粗,与子叶包卷在种皮里(图 2-119);初生根缩缢;初生根卷缩在种皮内;初生根纤细和子叶包卷在种皮里。

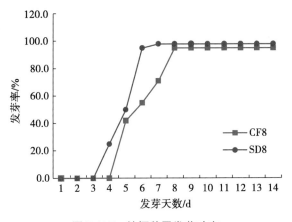

图 2-117　桔梗种子发芽动态

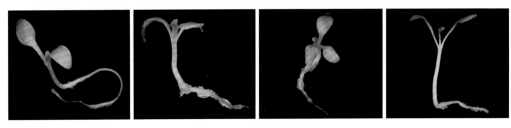

图 2-118　桔梗正常幼苗

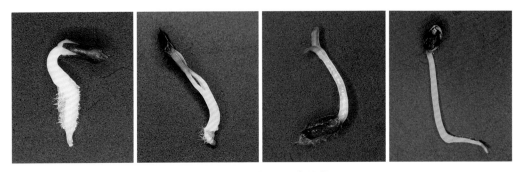

图 2-119　桔梗不正常幼苗

（五）生活力测定

采用 TTC 法测定种子生活力，通过对染色时间和浓度等进行研究，确定桔梗的生活力检测方法。设 3 次重复，每个重复 50 粒。种子预处理采用 25℃条件下浸种 24h，将桔梗种子用刀片纵切两半（图 2-120），一半放入 0.5% TTC 溶液中，于 30℃下染色 4h，解剖镜下观察并统计胚乳切面和胚染色情况。

当桔梗种子胚乳和胚均染为红色时，认定为有活力的种子；当种子胚乳染色面积 <1/2、胚不能染色时认定为无活力种子（图 2-120）。结果表明不同染色液浓度和染色时间处理后的桔梗种子生活力测定结果间存在显著性差异（表 2-175、表 2-176）。在 30℃染色温度下，桔梗种子生活力测定的最佳浓度为 0.5%，染色 4h。

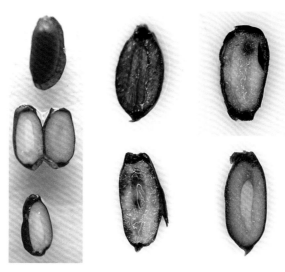

图 2-120 桔梗种子 TTC 法测定生活力

表 2-175 TTC 浓度对桔梗种子生活力测定的影响

TTC 浓度 /%	样品编号	生活力 /%	差异显著性
0.1	CF1	67.4	a
	CF2	69.7	
0.3	CF1	80.5	b
	CF2	83.3	
0.5	CF1	94.7	c
	CF2	95.6	
0.7	CF1	99.3	c
	CF2	96.4	

注：处理间多重比较采用 LSD 法，同一列中含有不同小写字母者为差异显著（$\alpha = 0.05$）。

表 2-176 TTC 染色时间对桔梗种子生活力测定的影响

染色时间 /h	样品编号	生活力 /%	差异显著性
1	BZ3	68.9	a
	BZ4	69.1	
2	BZ3	75.0	ab
	BZ4	78.0	
3	BZ3	78.9	bc
	BZ4	86.3	
4	BZ3	88.0	c
	BZ4	84.0	
5	BZ3	81.3	bc
	BZ4	83.9	

注：处理间多重比较采用 LSD 法，同一列中含有不同小写字母者为差异显著（$\alpha = 0.05$）。

（六）种子健康度检查

采用平皿法和吸水纸法测定种子带菌率。

1. 平皿法 检测 13 份种子内部带菌情况：先将各份种子分别用 5% 次氯酸钠处理 10min，再用灭菌水冲洗 3 次，随机选取种子摆放在直径 9cm 的含 0.01% 硫酸链霉素的 PDA 平板上，每皿摆放 100 粒，重复 3 次，在 25℃ 恒温箱培养 5～7d，记录各种真菌分离频率，计算带菌率，将分离到的病菌纯化、镜检和鉴定。

2. 吸水纸法 测定 49 份桔梗种子（除去陕西商洛 SL1-4）表面带菌率：不经次氯酸钠消毒，直接在吸水滤纸上随机摆放种子，按平皿法所述方法培养、纯化、镜检和鉴定种子带菌种类，计算各种真菌的分离比例和种子带菌率。

不同地区种子的内部带真菌种类和分离比例不同，种子表面经消毒后，体内带菌率大大降低，均在 3% 以下，除了曲霉属，其他 6 种真菌属在种子内部均存在（表 2-177）。

表 2-177 平皿法检测桔梗种子带菌率

编号	带菌率 /%	真菌种类和分离比例 /%					
		根霉属	曲霉属	镰刀菌属	链格孢属	平脐蠕属	青霉属
CF3	—	—	—	—	—	—	—
CF7	—	—	—	—	—	—	—
DB2	2.67	—	—	25	—	50	25
DB5	1.33	25	—	—	75	—	—
BZ2	0.33	—	—	100	—	—	—
BZ5	—	—	—	—	—	—	—
AG1	0.33	—	—	100	—	—	—
AG23	0.67	—	—	—	50	—	50
SD1	—	—	—	—	—	—	—
SD3	1.33	—	—	50	0	50	—
BJ2	—	—	—	—	—	—	—
BJ3	0.33	—	—	0	100	—	—
SC1	—	—	—	—	—	—	—

注:"—"表示无此种类真菌。

不同地区种子的外部真菌种类和分离比例不同，内蒙古赤峰、河北安国、北京的种子没有根霉属真菌，而安徽亳州的种子没有链格孢属和平脐蠕属真菌；内蒙古赤峰、河北安国、北京地区的种子带菌率也较小于山东博山、安徽亳州、东北（辽宁和吉林）的种子。除内蒙古赤峰的种子外，青霉属真菌在其他 5 个地区中分离比例最高，其次是镰刀菌属真菌（表 2-178）。

表 2-178 吸水纸法检测桔梗种子带菌率

产地	带菌率/%	真菌种类和分离比例/%						
		根霉属	曲霉属	镰刀菌属	链格孢属	平脐蠕属	青霉属	其他
内蒙古赤峰	2.73	—	7.14	64.29	10.71	14.29	3.57	—
河北安国	4.74		6.41	16.67	8.97	3.85	60.25	3.85
北京	7.69	—	—	5.06	17.72	8.86	68.35	0
山东博山	11.99	2.56	0.51	10.26	16.92	8.21	60.00	1.54
安徽亳州	19.52	4.26	11.91	35.32	—	—	48.09	0.43
东北	25.43	1.50	3.38	31.58	6.77	0.75	47.37	8.65

注:"—"表示无此种类真菌。

秦艽

秦艽为龙胆科植物秦艽 *Gentiana macrophylla* Pall. 的干燥根。性平,味苦、辛。具祛风湿、止痛、退虚热之功效。主产于甘肃、山西、陕西,东北、内蒙古等省区亦产。秦艽喜潮湿和冷凉气候,耐寒,忌强光,怕积水。对土壤要求不严,以疏松、肥沃的腐殖土和砂壤土为好。通常每年 5 月下旬返青,6 月下旬开花,8 月种子成熟,年生育期约100 天。在低海拔而较温暖地区,花期、果期一般推迟,生长期相应延长。用种子繁殖。可春播和夏播,春播在 4 月上中旬,夏播于 6 月中上旬进行。

(一)真实性鉴定

取云南粗茎秦艽、甘肃定西小叶秦艽、青海麻花秦艽和大叶秦艽种子,每个品种100 粒,在显微镜下进行种子长、宽的测定。用 Olympus 体视荧光显微镜系统(SZX16-DP72)记录种子表面结构。

4 种秦艽种子均为椭圆形,表面褐色或棕色(图 2-121)。粗茎秦艽、大叶秦艽、麻花秦艽及小叶秦艽 4 个品种的秦艽种子长分别约为 1.304mm、1.351mm、1.284mm、

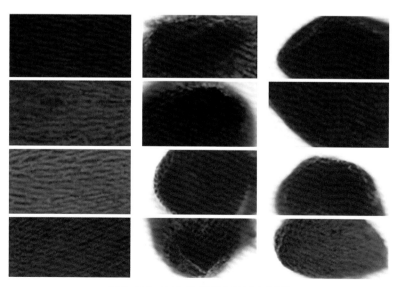

图 2-121 四个品种秦艽种子表面图

1.270mm；其中大叶秦艽与麻花秦艽、小叶秦艽间差异显著（$P<0.05$），与粗茎秦艽相比差异不显著。粗茎秦艽、大叶秦艽、麻花秦艽及小叶秦艽 4 个品种的秦艽种子宽约 0.649mm、0.620mm、0.626mm、0.558mm；其中粗茎秦艽与大叶秦艽、小叶秦艽间差异显著（$P<0.05$），与麻花秦艽相比差异不显著（表 2-179）。

表 2-179　四种秦艽种子千粒重及发芽率比较

	长 /mm	宽 /mm	千粒重 /g	发芽率 /%
粗茎秦艽	1.304±0.114ab	0.649±0.067a	0.1525	86.67
大叶秦艽	1.351±0.138a	0.620±0.069b	0.2813	77.33
麻花秦艽	1.284±0.152b	0.626±0.077ab	0.1189	78.33
小叶秦艽	1.270±0.146b	0.558±0.068b	0.2135	83.33

注：同一列中含有不同小写字母者为差异显著（$\alpha=0.05$）。

（二）水分测定

采用低恒温烘干法和高恒温烘干法测定种子含水量。取净度分析后的种子，一部分用粉碎机将其磨碎，另一部分不做处理。每个处理 3 次重复，将其放在恒温箱中，每 15 分钟取出放入干燥器内，冷却至室温称重，直至水分恒定为止。

1. 低恒温烘干法　先将样品盒预先烘干，冷却称重，并记下盒号，取试样 3 份，每份 5.0g 左右，将试样放入预先烘干和称重过的样品盒内，再称重（精确至 0.001g）。使烘箱通电预热至 110～115℃，将样品摊平放入烘箱内上层，样品盒距温度计的水银球约 2.5cm 处，迅速关闭烘箱门，使箱温在 5～10min 内回至（103±2）℃时开始计算时间，烘至水分恒定为止。

2. 高恒温烘干法　过程同低恒温烘干法，温度为 130～133℃，烘箱预热至 140～145℃。

高恒温烘干法和低恒温烘干法两种方法测定种子含水量，随着时间变化，所测种子含水量都呈递减趋势，4 个处理水分减少主要集中在前 15min，分别为 60.25%、54.48%、65.01%、50.97%。高恒温测定种子含水量，在整个变化时间内磨碎比未磨碎的种子失水量高；低恒温测定种子含水量时，以第 45 分钟为界限，之后未磨碎比磨碎处理失水量高。高恒温测定种子含水量，1h 后水分烘干达到恒定；低恒温测定种子含水量，2.5h 后水分烘干达到恒定。采用不同处理方法所测含水量，高恒温测定法相对于低恒温测定法，磨碎相对于未磨碎处理所测含水量高。综合考虑，以高恒温测定法、未磨碎处理测定秦艽种子含水量（表 2-180）。

表 2-180　不同干燥方法秦艽种子含水量的变化

处理方法	含水量 /%						
	起始	15min	30min	45min	60min	105min	150min
130℃磨碎	5.51	2.19	0.95	0.29	0	0	0
130℃未磨碎	5.17	2.25	1.07	0.37	0	0	0
105℃磨碎	4.83	1.69	0.96	0.69	0.51	0.16	0
105℃未磨碎	5.14	2.52	1.66	1.24	0.99	0.40	0

（三）重量测定

取甘肃省甘南藏族自治州采集的秦艽种子，净度为97.82%。用天平称取样品重量，大粒种子用感量0.1g的天平，中小粒种子用感量0.01g的天平称重。考察百粒法、五百粒法和千粒法测定种子千粒重。

1. 百粒法 取8/16次重复，每个重复100粒，记录重量。

2. 五百粒法 取3次重复，每个重复500粒，记录重量。

3. 千粒法 取2次重复，每个重复1 000粒，记录重量。

计算重复间的平均重量、标准差及变异系数，种子的变异系数不超过4.0%，则可计算测定结果。如变异系数超过上述限度，则应再测定8个重复，并计算16个重复的标准差。凡与平均值之差超过2倍标准差的重复略去不计。

根据整个样品的粒数和重量换算出1 000粒种子的重量即得千粒重，不同测定方法的千粒重分别为0.216 8g（百粒法）、0.218 2g（五百粒法）、0.217 1g（千粒法）。千粒重不同的测定方法各组间没有超过容许差距，变异系数均<4%，测定有效，3种方法均可采用（表2-181）。推荐采用百粒法。

表2-181 不同测定方法秦艽种子千粒重比较

方法	平均值/g	标准差	变异系数/%
百粒法	0.216 8	0.000 857	3.953 665
五百粒法	0.218 2	0.000 852	0.781 345
千粒法	0.217 1	0.001 2	0.552 741

（四）发芽试验

1. 光照 取甘肃省甘南藏族自治州采集的秦艽种子，净度为97.82%，千粒重为0.217 1g。用蒸馏水浸种24h的秦艽种子，用1%次氯酸钠处理30min，发芽温度采用15℃、20℃、25℃、30℃恒温处理，光照条件为24h黑暗，对照为12h/12h光暗交替。

结果表明，在15℃、20℃、25℃、30℃四个恒温条件下，12h光照条件下种子发芽率分别为：34.0%、81.3%、64.7%、30.0%，而黑暗条件下分别为22.0%、52.66%、44.00%、18.00%，在温度相同条件下，光照比避光的秦艽种子发芽率都高，以20℃光照条件下的发芽率最高，达81.33%（表2-182），可见光照培养比暗培养更有利于秦艽种子发芽。

表2-182 光照对秦艽种子发芽率的影响

温度处理/℃	发芽率/%	
	12h光照	0h光照
15	34.00±1.63	22.00±2.49
20	81.33±0.94	52.66±2.49
25	64.67±0.94	44.00±1.63
30	30.00±1.63	18.00±1.63

2. 预处理 用蒸馏水浸种 24h 的秦艽种子,用 1% 次氯酸钠分别处理 15min 和 30min;以未浸种的秦艽种子,用 1% 次氯酸钠处理 15min 和 30min 为对照。发芽床采用纸上和沙上两种处理。发芽温度采用 15℃、20℃、25℃、30℃恒温处理。光照条件为 12h/12h 光暗交替。

结果表明,温度一定时纸床和沙床预处理之间差异性不同。在 15℃、20℃恒温时,纸床和沙床不同预处理间差异不显著;25℃、30℃恒温时,纸床不同预处理间差异不显著,沙床不同预处理间差异达到显著水平($P < 0.05$)(表 2-183)。秦艽种子的最适发芽温度为 20℃,不同预处理对秦艽种子发芽没有影响。

表 2-183 不同预处理对秦艽种子发芽率的影响

温度 /℃	预处理	发芽率 /%	
		纸上	沙上
15	A	61.67±2.86a	53.33±1.08a
	B	63.33±2.86a	57.67±1.47a
	C	59.33±1.78a	57.00±3.74a
	D	68.67±4.08a	60.33±0.41a
20	A	80.00±3.74a	73.67±1.47a
	B	84.33±1.78a	78.33±2.94a
	C	78.00±3.74a	77.67±1.78a
	D	80.33±1.47a	78.00±3.74a
25	A	70.00±3.08a	64.33±1.78a
	B	69.00±3.24a	63.00±1.22a
	C	65.67±4.71a	69.67±1.63b
	D	70.67±3.89a	72.00±1.22b
30	A	24.67±2.68a	21.67±1.47ab
	B	20.00±3.53a	19.67±0.41b
	C	20.67±1.63a	10.33±2.16c
	D	18.67±2.48a	24.00±1.22a

注:A 代表未浸种、1% 次氯酸钠消毒 15min,B 代表未浸种、1% 次氯酸钠消毒 30min,C 代表浸种、1% 次氯酸钠消毒 15min,D 代表浸种、1% 次氯酸钠消毒 30min。同列中具有不同字小写母表示差异显著($P < 0.05$)。

3. 发芽床及发芽温度 在恒温发芽床一定的条件下,无论纸床还是沙床,发芽率均呈先升高后降低的趋势。在 20℃恒温下发芽率达到最高,纸床可达 81%,沙床可达 77%;在 25℃、15℃和 30℃恒温下,发芽率呈递减趋势,30℃时发芽率最低,纸床 21%,沙床 19%。发芽床一定的条件下,不同温度处理之间差异达到极显著水平;温度一定的条件下,不同发芽床之间发芽率差异性不同,15℃、20℃恒温下发芽率差异显著,25℃、30℃恒温下发芽率差异不显著。综上所述,秦艽种子的最适发芽温度为 20℃,发芽介质为纸床(表 2-184)。

表 2-184　不同发芽床及发芽温度秦艽种子发芽率

温度 /℃	发芽率 /%	
	纸上	沙上
15	63.25±3.63Aa	57.08±2.55Ab
20	80.67±2.18Ba	76.92±1.73Bb
25	68.84±1.87Ca	67.25±3.83Ca
30	21.00±2.28Da	18.92±5.39Da

注：同列中具有不同大写字母表示差异极显著（$P<0.01$）；同行中具有不同小写字母表示差异显著（$P<0.05$）。

4. 发芽计数时间　选取均匀饱满一致的种子，放入盛有 2 层滤纸的直径 10cm 培养皿中，每皿放置 100 粒，3 次重复，在设定的温度和光照条件下放置于培养箱中培养。发芽种子数连续 5 天不再增长视为发芽结束，按照《GB/T 2930—2001 牧草种子检验规程》计算种子发芽率。根据最适发芽条件确定计数时间，以种子发芽率达到 50% 以上的天数为初次计数时间，以种子达到最大发芽率的天数为末次计数时间。

在纸床 20℃、25℃、30℃ 3 个处理、12h 光照＋12h 黑暗条件下，秦艽种子从第 5 天开始发芽，第 11 天左右种子发芽率能达到总发芽率的 50% 以上，此后发芽种子数迅速减少，到第 15 天后新增发芽种子已很稀少，第 21 天后则没有新增发芽种子（图 2-122）。可见秦艽种子的发芽高峰集中在第 7～13 天。从纸床 3 个处理种子样品的逐日累计发芽率变化曲线可以看到，在发芽培养的第 7～11 天，种子发芽增加迅速，可超过总发芽率的 50%（图 2-123），此后种子发芽率增加缓慢，第 20 天后发芽率达到最高。因此，以种子发芽率达到 50% 以上的天数为初次计数时间，可确定秦艽种子发芽的初次计数时间为第 10 天，末次计数时间为第 18 天。

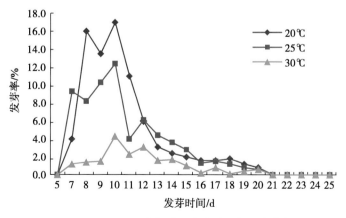

图 2-122　不同温度条件下秦艽种子每日发芽数

5. 正常幼苗鉴定　秦艽幼苗为双子叶幼苗，主要构造包括初生根、下胚轴、子叶。图 2-124 中 A、C、E 为正常幼苗，含有正常的初生根、直立的下胚轴、2 片子叶；B 为初生根缺陷；D 为子叶缺失或生长不正常；F 为子叶和初生根生长都不正常。

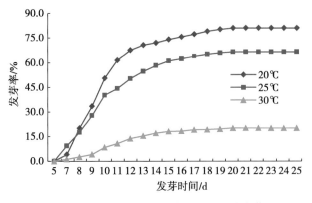

图2-123　不同温度条件下秦艽种子累计发芽率

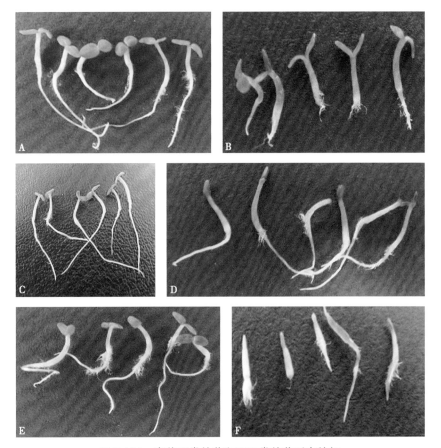

图2-124　秦艽正常幼苗和不正常幼苗形态特征

（五）生活力测定

取甘肃省甘南藏族自治州采集的秦艽种子，净度为97.82%，千粒重为0.217 1g，发芽率（20℃、纸上、12h/12h光暗交替）为81%。

取一定数量的秦艽种子用水浸泡，待其充分吸涨后，将一半种子用10%次氯酸钠脱色2min，然后用蒸馏水洗涤3～4次；另一半种子用刀片沿种子胚的中心线切为两半。将处理好的种子加入0.75%、1%不同浓度的TTC溶液后，于30℃、36℃、40℃下染色；在微波炉中杀死的胚做同样染色处理，作为对照观察。

　　将处理好的秦艽种子置于培养皿中，每皿 30 粒，3 次重复，加入不同浓度 TTC 溶液，以覆盖种子为度，然后置于不同温度的恒温暗培养箱中。采用沿胚中线纵切处理的种子，凡胚被染为红色为活种子，每半小时取出观察 1 次，记录染色种子数；采用整粒脱色处理的种子，凡整粒被染为红色为活种子，每 1 小时取出观察 1 次，记录染色种子数（图 2-125）。

　　1. 沿胚线纵切法测定种子生活力　采用染色前沿胚中线纵切的方法测定生活力，当 TTC 溶液浓度一定时，种子生活力测定时间随温度的升高而减少；当处理温度一定时，种子生活力测定时间随 TTC 浓度的变化不明显。图 2-126 为 36℃时不同 TTC 溶液浓度下种子染色随时间（0.5h、1h、1.5h）变化图。染色时间过长后，种子基本上都能被染成红色。当温度 40℃和 1% TTC 溶液处理时，所需染色时间最短，只要 0.5h 即可测定种子生活力（表 2-185）。

表 2-185　沿胚线纵切法秦艽种子生活力测定结果

TTC 溶液浓度 /%	温度 /℃	生活力 /%			
		浸泡 0.5h	浸泡 1h	浸泡 1.5h	浸泡 2h
1	30	16	33	73	96
	36	36	53	96	—
	40	93	—	—	—
0.75	30	12	30	65	93
	36	22	58	92	—
	40	42	92	—	—

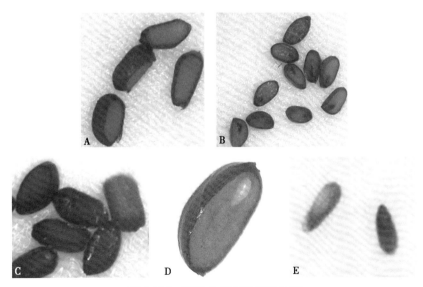

图 2-125　TTC 法秦艽种胚染色图

A. 未染色的死种子；B. 胚部完全染色的有活力种子；C. 表面全部染色的有活力种子；

D. 胚乳染色、胚未染色的有活力种子；E. 被染色的胚。

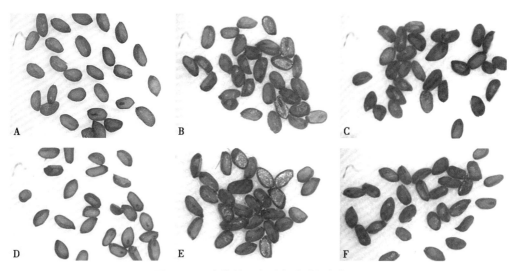

图 2-126 秦艽种子生活力随时间变化图
A、B、C 分别为 36℃时 0.75% TTC 溶液染色 0.5h、1h、1.5h；
D、E、F 分别为 36℃时 1% TTC 溶液染色 0.5h、1h、1.5h。

2. 整粒脱色法测定种子生活力 采用染色前脱色的方法测定生活力。当 TTC 溶液浓度一定时，种子生活力测定时间随处理温度的升高而减少；当处理温度一定时，种子生活力测定时间随 TTC 溶液浓度的升高而减少（表 2-186）。图 2-127 为不同温度及不同 TTC 溶液浓度下种子染色随时间（每 1 小时观察 1 次）变化图。当温度 40℃和 1% TTC 溶液处理时，所需时间最短，只要 2h 便可测定种子生活力；当温度 30℃和 1% TTC 溶液处理时，所需时间最长，达 5h。

表 2-186 整粒脱色法测定秦艽种子生活力

TTC 溶液浓度 /%	温度 /℃	生活力 /%				
		浸泡 1h	浸泡 2h	浸泡 3h	浸泡 4h	浸泡 5h
1	30	16	33	61	80	87
	36	17	66	81	88	—
	40	32	87	88	—	—
0.75	36	9	36	77	87	88
	40	22	60	88	—	—

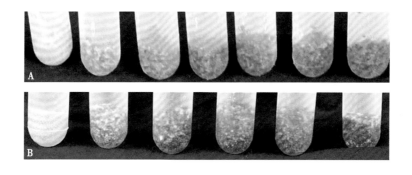

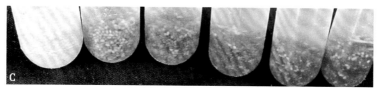

图 2-127 秦艽种子生活力随时间变化图

A. 30℃、1% TTC 染色；B. 36℃、1% TTC 染色；C. 40℃、0.75% TTC 染色。

（六）种子健康度检查

1. 普通滤纸培养检测 取甘肃省甘南藏族自治州采集的秦艽种子，净度为 97.82%，千粒重为 0.217 1g，发芽率（20℃、纸上、12h/12h 光暗交替）为 81%；从每个供试品种子样品中随机选取每份 400 粒的 2 份测试样品，设置种子表面不消毒和消毒（1% 次氯酸钠溶液表面消毒 10min，灭菌水漂洗 4 次）两种处理；在超净工作台上离接将种子均匀摆放在培养皿中已润湿的滤纸（3 层）上，每皿 50 粒，4 皿 1 重复，共 4 个重复。以打开皿盖保持和摆放种子基本相等时间的未接种种子的培养皿（3 层润湿滤纸）作为该检测方法的空白对照；接种后的培养皿连同对照一起在 25℃恒温箱中培养 7d，观察记录种子带菌情况，计算带菌率。

结果表明，空白对照上无杂菌菌落出现；在检测中未经过表面消毒处理的种子有带菌现象；表面经过消毒处理的种子无带菌现象（表 2-187，图 2-128）。普通滤纸法检测种子表面带菌效果差，能够分离的真菌类群少，此方法不适合秦艽种子健康度检查。

表 2-187 普通滤纸检测分离秦艽种子真菌类群的分离率 /%

处理	带菌率 /%	青霉	曲霉	镰刀菌	链格孢菌	根霉	其他
未消毒	2	—	1	0.5	—	—	0.5
1% 次氯酸钠消毒	0	—	—	—	—	—	—

注："—"表示未检测到真菌。

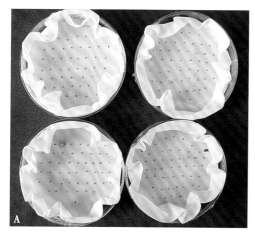
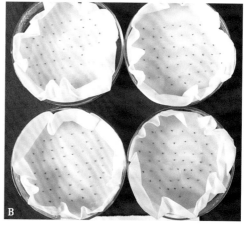

图 2-128 普通滤纸检测法

A. 未消毒；B. 1% 次氯酸钠溶液表面消毒 10min。

2. PDA培养基的检测

（1）未处理种子表面带菌检测：随机选取40粒供测种子，将其摆在培养基上，每皿10粒种子，4皿一个重复。以打开皿盖保持和摆放种子基本相等时间的未接种种子的PDA培养基作为该检测方法的空白对照。将其放在25～28℃恒温箱中培养并观察菌落生长情况，记录种子表面携带的真菌种类和分离频率。

（2）种子洗涤后表面带菌与洗涤液中带菌检测：从供测种子中选取1g，放入250ml锥形瓶中，加30ml无菌水后充分振荡，放置30min后，收集悬浮液5ml，以4 000r/min的转速离心20min，倒去液体，加入1ml无菌水悬浮，制成孢子悬浮液。将悬浮液做1倍、10倍、100倍稀释，分别吸取100μl孢子悬浮液加到9cm直径PDA平板上，涂匀，相同操作条件下设无菌水空白对照。放入25～28℃培养箱中黑暗条件下培养，观察菌落生长情况，记录种子表面携带的真菌种类和分离比例。

将洗涤的种子摆在培养基上，每皿10粒，4皿一个重复。以打开皿盖保持和摆放种子基本相等时间的未接种种子的PDA培养基作为该检测方法的空白对照。将其放在25～28℃恒温箱中培养，观察菌落生长情况，记录种子表面携带的真菌种类和分离频率。

（3）种子内部带菌检测方法：供测种子在5%次氯酸钠溶液中浸泡1min，然后用无菌水冲洗3遍，分别取正常种子均匀摆放在9cm直径PDA平板上，每皿摆放10粒左右，每个处理4个重复。在28℃恒温箱中培养后检查，记录种子带菌情况、不同部位真菌种类和分离频率。

秦艽种子PDA培养基检测种子健康度结果见表2-188、图2-129～图2-132。结果表明，空白对照平板上无杂菌生长，秦艽种子表面未经消毒处理的种子带菌率很高，未做任何处理的种子为81.9%、用无菌水洗涤后的种子为83.8%；秦艽种子表面以5%次氯酸钠消毒处理的种子带菌率为0。

根据分离获得的真菌孢子形态和孢子着生方式对检测获得的真菌做了初步鉴定，结果表明，未做任何处理的种子表面检测到的真菌为青霉12.4%、镰刀菌17.1%、链格孢菌8.6%、根霉3.8%，其他主要为细菌40.0%；用无菌水洗涤后的种子表面检测到的真菌为青霉1.3%、镰刀菌2.5%、链格孢菌2.5%，其他主要为细菌77.5%；用无菌水洗涤种子得到的液体检测到主要为细菌，其中未稀释直接涂布的液体中能够检测到部分真菌，如镰刀菌。

表2-188 PDA检测分离到秦艽种子真菌类群的分离率/%

	带菌率	青霉 *Penicillium* spp.	曲霉 *Aspergillus* spp.	镰刀菌 *Fusarium* spp.	链格孢菌 *Alternaria* spp.	根霉 *Rhizopus* spp.	其他
A	81.9	12.4	—	17.1	8.6	3.8	40.0
B	83.8	1.3	—	2.5	2.5		77.5
C	0	—	—	—	—	—	—

注："A"表示未消毒处理的种子；"B"表示用无菌水洗涤处理的种子；"C"表示用5%次氯酸钠消毒处理的种子；"—"表示未检测到真菌。

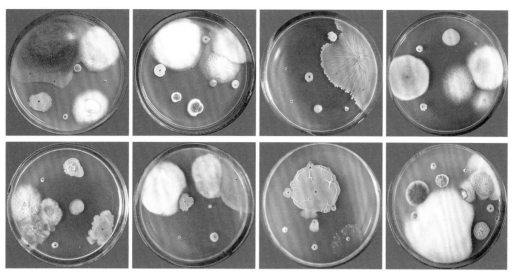

图 2-129　PDA 培养基未处理秦艽种子表面带菌图

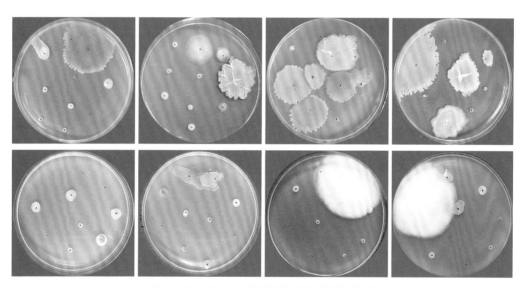

图 2-130　PDA 培养基洗涤秦艽种子带菌图

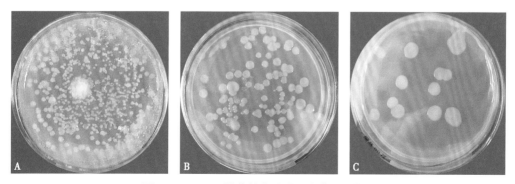

图 2-131　PDA 培养基秦艽种子洗涤液带菌图
A. 稀释 1 倍；B. 稀释 10 倍；C. 稀释 100 倍。

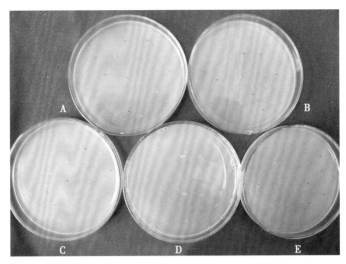

图 2-132　PDA 培养基秦艽种子内部带菌图
A、B、C、E. 处理的种子；D. 对照。

射干

　　射干为鸢尾科植物鸢尾 *Belamcanda chinensis*（L.）DC. 的干燥根状茎。有清热解毒，消痰，利咽的功效。用于热毒痰火郁结，咽喉肿痛，痰涎壅盛，咳嗽气喘。分布于全世界的热带、亚热带及温带地区，分布中心在非洲南部及美洲热带。产于中国吉林、辽宁、河北、山西、山东、河南、安徽、江苏、浙江、福建、台湾、湖北、湖南、江西、广东、广西、陕西、甘肃、四川、贵州、云南、西藏。也产于朝鲜、日本、印度、越南、俄罗斯。

　　射干生于林缘或山坡草地，大部分生于海拔较低的地方，但在西南山区，海拔2 000～2 200m 处也可生长。喜温暖和阳光，耐干旱和寒冷，对土壤要求不严，山坡旱地均能栽培，以肥沃疏松，地势较高，排水良好的砂质壤土为好。中性壤土或微碱性适宜，忌低洼地和盐碱地。分育苗移栽和直接播种。当果壳变黄色将要裂口时，连果柄剪下，置于室内通风处晾干后脱粒取种。春播在清明前后进行，秋播在 9—10 月，一般采用沟播，沟深 5cm 左右，播入催过芽的种子。播后覆土压实，适量浇水，盖草保湿保温，当苗高 6cm 时移栽到大田。

　　（一）真实性鉴定

　　随机从送验样品中数取 200 粒种子，做 4 个重复，每个重复 50 粒。根据种子的形态特征，如种子大小、形状、颜色、光泽、表面构造及气味等，必要时可借助放大镜等进行逐粒观察，并与标准种子样品或鉴定图片和有关资料对照。

　　射干种子近球形，长 3.0～5.6mm，宽 2.5～5.2mm，外包黄褐色至黑色、有光泽的假种皮，显微镜下观察表面有网纹，顶端为一小圆尖状合点，基部有一圆形略凸的种脐。

　　（二）水分测定

　　1. 低恒温烘干法　称取 40g 供试样品，先将称量盒放在 105℃下烘干并称重，再将试样放在称量盒内，放入预热至 105℃的干燥箱中，烘干 18h 后称重。

2. 高恒温烘干法　在135℃进行1h、2h、3h、4h烘干测定，方法同"低恒温烘干法"。从图2-133中可看出，135℃高温法选择2h烘干即可。

分别采用105℃恒重法和135℃高温（2h）法测量两个样本含水量，比较得知两种烘干法测定的含水量之间无明显差别，且差值都在0.2%以内（图2-134）。鉴于低恒温烘干法需要时间长，最终使用135℃高温（2h）烘干法测定。

含水量计算公式如下：

$$含水量(\%)=[(烘前试样重-烘后试样重)/烘前试样重]\times100\%$$

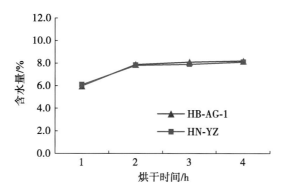

图2-133　高恒温烘干法射干种子的含水量变化

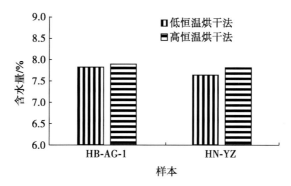

图2-134　高、低恒温烘干法射干种子含水量比较

由表2-189可知，不同来源射干种子的含水量为6%～13%。

表2-189　不同来源射干种子含水量

样品编号	含水量/%	变异系数	样品编号	含水量/%	变异系数
2010-HB-TF	9.93±0.02	0.20	2009-HB-AG1	7.41±0.02	0.28
2010-AH-YS	9.29±0.02	0.16	2010-NJ-Z2	7.40±0.01	0.14
2010-NMG-CF	9.29±0.02	0.16	2010-LN-BX	7.39±0.04	0.48
2010-CQ	8.92±0.01	0.11	2010-ZJ-PA	7.38±0.03	0.34
2010-NJ-Z4	8.66±0.03	0.35	2009-SD-JN	7.38±0.02	0.27
2009-HB-TS	8.39±0.02	0.24	2010-TJ-JX	7.38±0.02	0.28

续表

样品编号	含水量/%	变异系数	样品编号	含水量/%	变异系数
2010-HN-YZ	8.36±0.01	0.12	2010-JS-CZ	7.37±0.01	0.16
2009-BJ	8.32±0.01	0.12	2010-AH-FY	7.34±0.02	0.28
2010-NJ-Z1	8.17±0.03	0.32	2009-HLJ-YC	7.32±0.01	0.14
2009-AH-BZ	8.14±0.02	0.25	2010-SH	7.31±0.02	0.27
2010-HB-TS	8.12±0.01	0.12	2009-LN-TL	7.25±0.02	0.28
2010-HN-HH	7.99±0.01	0.13	2009-JS-NJ1	7.19±0.02	0.28
2010-HB-BD	7.97±0.03	0.40	2010-HN-SD	7.19±0.02	0.21
2010-AH-BZ	7.95±0.02	0.19	2010-HN-SY	6.90±0.02	0.22
2010-NJ-Z5	7.94±0.04	0.55	2010-BJ	6.85±0.03	0.37
2010-HB-WH	7.89±0.04	0.48	2010-NJ-QLY	6.36±0.02	0.33
2010-JS-SY	7.85±0.02	0.19	2010-HB-QHD	6.29±0.01	0.09
2010-NJ-QLS	7.83±0.01	0.07	2009-HB-BD	6.14±0.01	0.16
2009-HN-YZ	7.79±0.01	0.13	2009-HB-AG2	12.77±0.03	0.24
2010-GX-NN	7.73±0.03	0.34	2010-LN-AS	11.78±0.01	0.05
2010-SX-XA	7.67±0.03	0.33	2010-NJ-Z7	11.05±0.02	0.14
2009-AH-FY	7.65±0.01	0.13	2010-NJ-Z8	10.83±0.01	0.11
2009-HB-TF	7.64±0.02	0.26	2010-LN-SY	10.37±0.02	0.15
2010-NJ-Z3	7.53±0.02	0.20	2010-NJ-Z6	10.33±0.01	0.11
2009-JS-NJ2	7.48±0.01	0.11	2010-LN-TL	10.01±0.02	0.15

（三）重量测定

选取安徽亳州、安徽阜阳、北京 3 份样品进行净度分析后，将全部纯净种子用等分法分成小份，然后从中随机取种子。百粒法取 8 个重复，每个重复 100 粒的平均重量，再换算成 1 000 粒种子的平均重量，重复间变异系数＞4.0%。五百粒法类同，重复间变异系数＜4%，测定值有效（表 2-190）。因此采用五百粒法测定不同产地射干种子的千粒重。部分不同来源射干种子千粒重见表 2-191。

表 2-190　百粒法与五百粒法测定射干种子千粒重比较

样本编号	百粒法		五百粒法	
	千粒重/g	变异系数/%	千粒重/g	差数和平均值之比/%
AH-BZ	14.98	9.0	15.27	3.8
AH-FY	17.89	7.5	18.03	1.0
BJ	17.29	5.1	17.83	2.9

表 2-191　不同产地射干种子千粒重

编号	千粒重/g	变异系数	编号	千粒重/g	变异系数
2010-ZJ-PA	32.27±0.59	1.83	2009-JS-NJ2	22.47±0.35	1.56
2009-JS-NJ1	30.76±0.39	1.27	2010-NJ-Z8	22.45±0.55	2.44

续表

编号	千粒重 /g	变异系数	编号	千粒重 /g	变异系数
2010-SX-XA	30.52±0.82	2.69	2010-NJ-Z1	22.44±0.07	0.33
2010-HB-WH	29.95±0.38	1.28	2009-SD-JN	21.70±0.32	1.47
2010-HB-BD	29.46±0.54	1.82	2010-AH-FY	21.36±0.20	0.96
2010-NJ-Z4	28.86±0.24	0.84	2010-AH-YS	21.14±0.13	0.62
2010-HN-YZ	28.73±0.02	0.07	2009-HB-TF	21.13±0.13	0.62
2009-HN-YZ	28.22±0.30	1.06	2009-HB-TS	20.69±0.51	2.46
2010-LN-TL	28.14±0.16	0.57	2010-HN-SY	20.59±0.50	2.41
2009-HB-AG2	28.00±0.23	0.82	2010-HN-SD	20.45±0.50	2.45
2010-JS-CZ	26.54±0.36	1.34	2010-CQ	20.44±0.51	2.51
2010-NJ-QLY	26.39±0.07	0.25	2010-BJ	20.36±0.23	1.11
2010-TJ-JX	26.34±0.01	0.02	2010-HN-HH	20.27±0.63	3.12
2009-HLJ-YC	25.95±0.40	1.54	2010-LN-BX	20.20±0.34	1.66
2010-NJ-Z3	25.88±0.21	0.81	2010-GX-NN	20.19±0.26	1.28
2010-LN-SY	25.86±0.92	3.57	2009-HB-AG1	20.19±0.18	0.89
2010-NJ-Z2	25.50±0.09	0.36	2010-NJ-Z6	20.18±0.40	1.96
2010-NMG-CF	25.35±0.48	1.88	2010-NJ-Z5	20.11±0.60	2.96
2009-HB-BD	24.38±0.22	0.90	2010-AH-BZ	19.32±0.53	2.74
2010-HB-TF	23.84±0.80	3.36	2010-HB-QHD	18.65±0.25	1.35
2010-NJ-QLS	23.64±0.51	2.17	2009-AH-FY	18.03±0.14	0.78
2010-LN-AS	23.42±0.12	0.52	2009-BJ	17.83±0.39	2.19
2010-NJ-Z7	23.07±0.51	2.19	2010-JS-SY	17.10±0.13	0.79
2009-LN-TL	22.89±0.35	1.53	2010-SH	15.76±0.24	1.51
2010-HB-TS	22.64±0.15	0.66	2009-AH-BZ	15.27±0.44	2.88

（四）发芽试验

1. 发芽前的预处理　用 0.5% $KMnO_4$ 浸泡 10min，洗净；清水浸泡 1 周，隔天换水，在换水时除去不饱满的种子，并加入细沙适当揉洗，置于 40℃水浴锅 0.5h，滤去水分重新加水。

2. 发芽条件的筛选　选取 2 份优质的射干种子进行发芽条件的筛选。

（1）发芽温度：20/30℃（昼 12h，夜 12h）变温条件下种子发芽率较高（表 2-192）。

表 2-192　不同发芽温度对射干种子发芽率的影响

温度 /℃	发芽粒数	总粒数	发芽率 /%
25	48	60	80
20/30 变温	52	60	87
30	43	60	72

（2）发芽床的选择：发芽床试验选用褶纸、滤纸、纱布、棉花、沙土、土壤。采用昼夜变温处理，即 20℃（夜 12h）/30℃（昼 12h）进行发芽试验。不同发芽床对射干种子发芽率的最终结果影响不大，但发芽过程差异明显（图 2-135）。综合考虑，选择褶纸或滤纸为最佳发芽床。

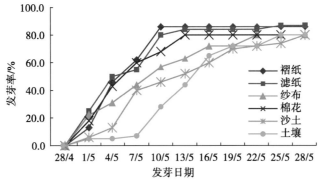

图 2-135　射干种子不同发芽床的比较

对不同产地射干种子的发芽率进行测定，平行测定 3 组，确定不同产地射干种子的发芽率。结果表明，不同产地射干种子的发芽率间存在显著性差异。其中发芽率最高的是 2010-ZJ-PA，为 93.33%；2009-AH-BZ 的发芽率最低，仅为 21.67%（表 2-193）。

表 2-193　不同产地射干种子发芽率 /%

样品编号	发芽率	变异系数	样品编号	发芽率	变异系数
2010-ZJ-PA	93.33±2.89	3.09	2009-HB-BD	78.33±2.89	3.69
2010-HN-YZ	91.67±2.89	3.15	2010-HB-TF	78.33±2.89	3.69
2009-HN-YZ	88.33±2.89	3.27	2010-HB-TS	78.33±2.89	3.69
2010-NJ-Z4	88.33±2.89	3.27	2010-LN-AS	76.67±2.89	3.77
2010-SX-XA	88.33±2.89	3.27	2010-LN-SY	75.00±5.00	6.67
2009-JS-NJ1	86.67±2.89	3.33	2010-NJ-Z8	73.33±2.89	3.94
2010-LN-TL	86.67±2.89	3.33	2010-AH-FY	71.67±2.89	4.03
2010-HB-WH	86.67±2.89	3.33	2009-HB-AG1	68.33±2.89	4.23
2010-HB-BD	85.00±5.00	5.88	2010-AH-YS	68.33±2.89	4.22
2009-HB-TS	83.33±2.89	3.47	2010-NJ-QLS	68.33±2.89	4.22
2010-JS-CZ	83.33±2.89	3.46	2010-HN-SD	66.67±2.89	4.33
2010-NJ-QLY	83.33±2.89	3.46	2010-CQ	65.00±5.00	7.69
2010-TJ-JX	83.33±2.89	3.46	2010-HN-SY	65.00±5.00	7.69
2009-LN-TL	81.67±2.89	3.54	2010-NJ-Z1	63.33±5.77	9.12
2009-HLJ-YC	81.67±2.89	3.54	2010-LN-BX	61.67±2.89	4.68
2010-NJ-Z2	81.67±2.89	3.53	2010-GX-NN	58.33±2.89	4.95
2010-NMG-CF	81.67±2.89	3.53	2010-NJ-Z6	58.33±2.89	4.95
2009-JS-NJ2	80.00±5.00	6.25	2010-HN-HH	58.33±2.89	4.95

续表

样品编号	发芽率	变异系数	样品编号	发芽率	变异系数
2010-NJ-Z3	80.00±5.00	6.25	2010-BJ	53.33±2.89	5.41
2010-NJ-Z7	80.00±5.00	6.25	2010-NJ-Z7	80.00±5.00	6.25
2010-AH-BZ	51.67±2.89	5.59	2010-SH	35.00±0.00	0.00
2010-NJ-Z5	45.00±5.00	11.11	2009-SD-JN	31.67±2.89	9.13
2009-HB-AG2	41.67±2.89	6.94	2010-JS-SY	31.67±2.89	9.12
2010-HB-QHD	41.67±2.89	6.93	2009-AH-FY	26.67±2.89	10.84
2009-HB-TF	40.00±5.00	12.5	2009-AH-BZ	21.67±2.89	13.34
2009-BJ	38.33±2.89	7.54			

（五）生活力测定

TTC 溶液的配制：用 pH 6.5～7.0 的磷酸缓冲溶液将 TTC 分别配制成 0.1%、0.3%、0.5%、1.0% 4 种不同浓度的溶液，避光保存。

染色前预处理：分别将 3 组种子浸入清水中浸泡 24h，除去不饱满的种子，用刀片纵切成两半，使胚 1/2 等分。在其他因子保持一致的条件下，染色 1h、2h、3h、4h；用浓度为 0.1%，0.3%，0.5%，1.0% 的 TTC 溶液浸泡射干种子 24h，30℃下染色 4h，测定射干种子生活力。

1. 不同染色时间对射干种子生活力的影响　不同染色时间处理后射干种子生活力测定结果间差别不大，而随着时间延长，染色 4h 的效果较好（表 2-194）。

表 2-194　染色时间对射干种子生活力的影响

染色时间 /h	生活力 /%
1	47.67
2	51.33
3	53.00
4	53.67

2. 不同浓度 TTC 溶液对射干种子生活力的影响　0.1%、0.3% TTC 溶液的生活力测定结果都很好，而采用 0.3% TTC 溶液染色的深浅度最佳（表 2-195）。

表 2-195　TTC 浓度对射干种子生活力的影响

TTC 溶液浓度 /%	生活力 /%
0.1	53.33
0.3	53.67
0.5	32.33
1.0	10.67

3. 不同来源射干种子生活力比较　不同来源射干种子生活力相差较大，过半数达到 80% 以上，另有小部分低于 50%（表 2-196）。

表 2-196　不同来源射干种子生活力 /%

样品编号	生活力	变异系数	样品编号	生活力	变异系数
2010-ZJ-PA	94.00±1.00	1.06	2009-HB-AG1	80.33±0.58	0.72
2010-SX-XA	93.33±0.58	0.62	2009-HLJ-YC	80.33±0.58	0.72
2009-JS-NJ1	92.67±0.58	0.63	2010-NJ-Z1	76.67±2.89	3.77
2010-HN-YZ	92.33±0.58	0.63	2010-AH-FY	75.00±1.00	1.33
2009-HN-YZ	91.33±1.53	1.68	2010-AH-YS	72.33±1.53	2.11
2010-NJ-Z4	90.67±0.58	0.64	2010-HN-SY	72.00±1.00	1.39
2010-HB-BD	90.33±0.58	0.64	2010-CQ	71.67±1.53	2.13
2010-LN-TL	90.33±0.58	0.64	2010-HN-SD	71.67±1.53	2.13
2010-TJ-JX	88.33±0.58	0.65	2009-HB-BD	70.67±3.06	4.33
2010-JS-CZ	88.00±1.00	1.14	2009-HB-TF	70.67±1.15	1.63
2009-LN-TL	87.67±1.53	1.75	2010-GX-NN	66.33±1.15	1.74
2010-NJ-QLY	87.33±1.53	1.75	2010-NJ-Z6	62.67±2.52	4.02
2009-JS-NJ2	87.33±0.58	0.66	2010-BJ	61.33±2.52	4.10
2010-NJ-Z2	87.00±1.00	1.15	2010-NJ-Z5	56.33±1.15	2.05
2010-LN-SY	86.67±1.15	1.33	2010-AH-BZ	55.00±2.00	3.64
2010-NJ-Z3	86.67±1.15	1.33	2009-AH-FY	53.67±1.53	2.85
2009-HB-TS	86.67±0.58	0.67	2009-BJ	47.00±1.00	2.13
2010-NMG-CF	83.67±1.53	1.83	2010-HB-QHD	44.33±1.15	2.60
2010-NJ-Z7	83.67±1.15	1.38	2010-JS-SY	43.67±2.89	6.61
2010-HB-TF	83.67±0.58	0.69	2010-SH	38.33±1.53	3.98
2010-LN-AS	82.67±0.58	0.70	2009-AH-BZ	37.33±2.52	6.75
2009-HB-AG2	81.33±1.15	1.41	2009-SD-JN	33.67±1.15	3.42
2010-NJ-Z8	81.00±1.00	1.23	2010-HB-WH	90.33±1.53	1.69
2010-HB-TS	80.67±1.15	1.43	2010-LN-BX	66.67±2.52	3.77
2010-NJ-QLS	80.67±0.58	0.72	2010-HN-HH	61.67±1.53	2.48

黄连

黄连为毛茛科黄连属多年生草本植物黄连 *Coptis chinensis* Franch. 的干燥根茎。具有清热燥湿，泻火解毒的功效。用于寒热互结，湿热中阻，痞满呕吐。黄连分布于四川、贵州、湖南、湖北、陕西南部，主产于湖北、四川。

黄连喜冷凉、湿润、荫蔽，忌高温、干旱。生于海拔 500～2 000m 的山地林中或山谷阴处。一般分布在 1 200～1 800m 的高山区，需要温度低、空气湿度大的自然环境。不能经受强烈的阳光，喜弱光，因此需要遮阴。适宜疏松肥沃、有丰富腐殖质、土层深厚的土壤，pH 5.5～6.5。种子繁殖。种子为胚后熟类型。5 月上旬种子成熟采收后，选择阴凉较平坦的山坡用树枝搭荫棚，雨水能自然淋入棚内，挖 20cm 深地做窖，将种子与湿沙在窖内层积贮藏。经早晚及秋季低温，胚逐渐发育形成。10—11月种子裂口后撒播于畦上，用牛马粪覆盖。1hm²播种子22.5～37.5kg。

（一）真实性鉴定

随机取100粒，根据种子的形态特征，如种子大小、形状、颜色、光泽及表面构造等，借助放大镜进行逐粒观察、测定。在萌发期间，观察种苗发育过程，参照《国际种子检验规程》对黄连进行评价和归类。

黄连种子表皮呈棕褐色、棕色，长椭圆形，种皮光滑，有光泽，长1.76～2.56mm，宽0.74～0.86mm。千粒重0.54～0.98g（图2-136）。

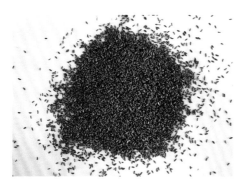
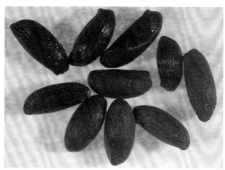

图2-136　黄连种子形态图

（二）水分测定

采用高恒温烘干法和低恒温烘干法进行测定。高恒温烘干法133℃，烘1～4h，低恒温烘干法105℃，烘（17±1）h。烘干过程中，每隔30min取出迅速放入干燥器中冷却至室温后称重。直至前后2次重量差不超过0.01g为止，以最后一次重量作为烘干后重量，进行含水量计算。结果表明（表2-197），采用高恒温烘干法比低恒温烘干法得到的含水量更高，烘干2h的含水量与3h和4h的含水量无显著性差异，含水量只在0.05%水平内变动。因此，黄连种子含水量应采用高恒温烘干法，烘干时间为2h。

表2-197　不同烘干法测定黄连种子含水量变化

烘干时间/h	编号BLD		编号QHD		编号CEL	
	（105±2）℃	（133±2）℃	（105±2）℃	（133±2）℃	（105±2）℃	（133±2）℃
1	9.41d	10.34b	9.37e	10.39a	8.23d	9.16a
2	9.81c	10.51ab	9.74d	10.45ab	8.57c	9.22ab
3	9.85c	10.53a	9.87c	10.46ab	8.71b	9.23ab
4	9.97b	10.54a	9.97b	10.50b	8.76ab	9.27b
5	10.03ab	—	10.01ab	—	8.82a	—
6	10.09a	—	10.06a	—	8.82a	—

注："—"表示已恒重。同一列中含有不同小写字母者为差异显著（$\alpha=0.05$）。

用高恒温烘干法对不同产地的黄连种子进行含水量测定，结果表明黄连种子的含水量为8%～11%（表2-198）。

表 2-198 不同产地黄连种子含水量 /%

编号	含水量	编号	含水量
QHD	9.12	QHC	8.92
QHY	10.06	QHE	9.08
QHN	10.12	BJZ	9.46
NSB	9.47	QHF	10.22
CHG	8.90	XPB	10.73
BEC	9.78	QKM	9.15
QJS	9.46	QSY	9.46
CEL	9.23	QSS	10.44
QHL	10.47	QHB	9.76
BLF	9.14	BLM	9.47
QCB	9.61	BLT	8.89
QHS	9.32	QHQ	9.02
QHF	10.60	CHS	10.07
QHM	10.53	QHW	9.12
QLB	10.43	QHK	9.47
BLD	10.51	BLZ	10.12
QHY	9.25	BEX	9.35
QLS	9.38	QHS	10.12
BET	8.98	QSP	9.15
CEH	10.61	CHQ	9.36
QHA	9.78	CHS	9.02
BXB	10.44	CHH	9.08
QHB	9.89	XPB	10.46
NLT	10.02	CHJ	10.22
BZF	9.07	QWS	10.03

（三）重量测定

采取百粒测定法和千粒测定法测定黄连种子质量。百粒测定法取 8 个重复，每个重复 100 粒净种子，重复间变异系数 <4.0%，测定值有效。千粒测定法取 2 个重复，每个重复 1 000 粒净种子，两重复间差数与平均值之比 <5%，测定值有效。用 1/10 000 电子天平称重，称重后计算组平均值。结果表明，用百粒法测定的 3 份样品变异系数较大，其中有一份样品变异系数均为 4.00%，因此认为百粒法不适宜用于黄连种子的质量测定。千粒法测定的 3 份样品两重复间差数与平均值之比 <5%（表 2-199），测定值有效。因此，黄连种子质量可采用千粒法测定。

用千粒法对不同产地黄连种子千粒重的测定结果表明，黄连种子的千粒重为 0.6～1.0g（表 2-200）。

表 2-199 不同测定方法测定黄连种子千粒重比较

编号	百粒法			千粒法	
	千粒重 /g	标准差	变异系数 /%	千粒重 /g	差数 / 平均值 /%
QHD	0.869	0.003	3.86	0.797	2.07
CHG	0.790	0.003	4.00	0.793	0.09
BLD	0.719	0.002	3.02	0.719	0.24

表 2-200 不同产地黄连种子千粒重 /g

编号	千粒重	编号	千粒重
QHD	0.797	QHC	0.693
QHY	0.778	QHE	0.726
QHN	0.750	BJZ	0.832
NSB	0.728	QHF	0.720
CHG	0.793	XPB	0.928
BEC	0.708	QKM	0.864 9
QJS	0.683	QSY	0.871 7
CEL	0.972	QSS	0.876
QHL	0.754	QHB	0.752
BLF	0.677	BLM	0.726
QCB	0.817	BLT	0.801
QHS	0.832	QHQ	0.652
QHF	0.660	CHS	0.681
QHM	0.958	QHW	0.674
QLB	0.849	QHK	0.682
BLD	0.719	BLZ	0.746
QHY	0.672	BEX	0.760
QLS	0.553	QHS	0.747
BET	0.764	QSP	0.782
CEH	0.709	CHQ	0.717
QHA	0.641	CHS	0.672
BXB	0.691	CHH	0.932
QHB	0.669	XPB	0.760
NLT	0.672	CHJ	0.669 7
BZF	0.776	QWS	0.817

（四）发芽试验

1. 发芽温度 设 5℃，10℃，15℃，20℃，25℃ 5 个温度处理，光照。处理时用培养皿为容器，皿底铺 3 层滤纸作发芽床。每个处理设 3 个重复，每个重复 100 粒种子。结果表明：10℃ 和 15℃ 下黄连种子发芽率最高（表 2-201）。因此，黄连种子的最适发芽温度为 10～15℃。

表 2-201　温度对黄连种子发芽的影响

处理温度 /℃	编号 QHD		编号 CEL	
	发芽率 /%	开始发芽时间 /d	发芽率 /%	开始发芽时间 /d
5	11.7c	20a	8.9c	21a
10	42.3a	17a	43.5a	18a
15	36.0ab	16a	40.2ab	19a
20	30.9b	16a	33.6b	19a
25	32.0b	19a	30.8b	20a

注：同一列中含有不同小写字母者为差异显著（$\alpha = 0.05$）。

2. 发芽床　在最适发芽温度 10℃ 条件下，在纸上、纸间、沙上、沙间、土上、土间 6 种不同发芽床上进行发芽试验。纸上是在培养皿中铺 3 层湿润的滤纸，后置种；纸间是在培养皿中铺 3 层湿润滤纸，置种后再在种子上铺 1 层湿润滤纸；沙上是在培养皿中铺 3cm 厚的湿沙（沙水比为 4∶1），后置种；沙间是在培养皿中铺 3cm 厚的湿沙（沙水比为 4∶1），置种，再盖上一薄层湿润的细沙；土上是在培养皿中铺 3cm 厚的细土（土水比为 4∶1），后置种；土间是在培养皿中铺 3cm 厚的细土（土水比为 4∶1），置种，再盖上一层薄的湿润细土。结果表明，不同发芽床之间的发芽率存在显著性差异，种子开始发芽的时间不存在显著性差异。发芽床以土上和土间发芽率最高，达到了 60% 以上（表 2-202）。因此，认为黄连种子发芽床以土上和土间最优。

表 2-202　不同发芽床对黄连种子发芽的影响

发芽床	编号 QHD		编号 CEL	
	发芽率 /%	开始发芽时间 /d	发芽率 /%	开始发芽时间 /d
纸上	42.3c	17a	41.5c	18a
纸间	41.8c	16a	47.2c	19a
沙上	48.7b	16a	48.2b	18a
沙间	43.5b	15a	50.3b	16a
土上	68.3a	15a	71.0a	17a
土间	69.2a	15a	70.5a	20a

注：同一列中含有不同小写字母者为差异显著（$\alpha = 0.05$）。

对不同产地黄连种子发芽率的测定结果表明，黄连种子的发芽率为 40%～90%（表 2-203）。

表 2-203　不同产地黄连种子发芽率

编号	发芽率 /%	编号	发芽率 /%
QHD	75.02	QHC	69.60
QHY	64.08	QHE	60.23
QHN	77.56	BJZ	67.05
NSB	89.94	QHF	69.77

续表

编号	发芽率 /%	编号	发芽率 /%
CHG	85.12	XPB	45.92
BEC	66.35	QKM	46.51
QJS	73.12	QSY	49.65
CEL	55.15	QSS	68.37
QHL	56.72	QHB	60.23
BLF	50.96	BLM	65.77
QCB	65.76	BLT	61.31
QHS	88.02	QHQ	57.43
QHF	67.05	CHS	64.62
QHM	69.77	QHW	78.51
QLB	45.92	QHK	89.88
BLD	85.82	BLZ	70.33
QHY	77.43	BEX	65.00
QLS	65.40	QHS	71.23
BET	87.15	QSP	75.56
CEH	84.36	CHQ	80.55
QHA	55.02	CHS	80.20
BXB	64.08	CHH	65.69
QHB	75.46	XPB	50.55
NLT	86.22	CHJ	86.00
BZF	84.03	QWS	85.00

黄芩

　　黄芩为唇形科多年生草本植物黄芩 *Scutellaria baicalensis* Georgi 的干燥根，为常用大宗中药。具有清热燥湿，泻火解毒，止血，安胎等功效。常用于湿温发热、胸闷、口渴不欲饮，以及湿热泻痢、黄疸等症。产于河北、辽宁、陕西、山东、内蒙古、黑龙江等省区，我国北方多数省区均可种植。黄芩商品过去主要来源于野生，20 世纪 90 年代，我国许多省区开始人工栽培黄芩，其中山东、河北、山西等省有大量种植。

　　黄芩生于向阳草坡地、休荒地上，海拔 60～1 300m。黄芩喜温暖，耐严寒，地下部可忍受 −30℃的低温；耐旱怕涝，在排水不良或多雨地区种植，生长发育不良，容易引起烂根。种子繁殖以直播为主，春播在 3、4 月，夏播可于雨季播种，也可冬播，以春播的产量最高。无灌溉条件的地方，应于雨季播种。一般采用条播，按行距 25～30cm，开 2～3cm 深的浅沟，将种子均匀播入沟内，覆土约 1cm 厚，播后轻轻镇压，每亩播种量 0.50～1kg。因种子小，为避免播种不均匀，播种时可掺 5～10 倍细沙拌匀后播种。播后及时浇水，经常保持表土湿润。

（一）真实性鉴定

采用种子外观形态法，通过对种子形态、大小、表面特征和种子颜色的鉴定，能够快速检验种子的真实性，鉴别依据如下：

种子呈椭圆形，深棕色。长 1.8～2.4mm，宽 1.1～1.6mm。腹面卧生一锥形隆起，其上端具一棕色点状种脐，种脊短线形，表面粗糙，放大可见密被小尖突。千粒重 2.0g 左右。

（二）水分测定

按规定程序将种子样品烘干至恒重，用失去重量占供检样品原始重量的百分率表示种子含水量。

采用高恒温烘干法测定，方法与步骤具体如下：

（1）打开恒温烘箱使之预热至 130℃。烘干干净铝盒，迅速称重，记录。

（2）迅速称量需检测的样品，每样品 3 个重复。称后置于已标记好的铝盒内，一并放入干燥器。

（3）烘箱达到规定温度时，将铝盖放在铝盒基部，打开烘箱，快速放入箱内上层。保证铝盒水平分布，迅速关闭烘箱门。

（4）待烘箱温度回升至 130℃时开始计时。

（5）1h 后取出，迅速放入干燥器中冷却至室温，30～40min 后称重。

（6）根据烘干后失去的重量占供检样品原始重量的百分率，计算种子水分百分率。

测定结果表明，不同产地黄芩种子的含水量为 6.1%～8.5%（表 2-204）。

表 2-204 不同产地黄芩种子含水量

编号	含水量 /%	编号	含水量 /%	编号	含水量 /%	编号	含水量 /%
1	6.85	10	7.33	19	6.69	28	7.12
2	6.26	11	7.38	20	6.25	29	7.01
3	6.69	12	7.01	21	7.61	30	6.38
4	6.16	13	6.84	22	7.21	31	7.26
5	7.21	14	7.09	23	6.71	32	7.43
6	7.09	15	6.95	24	7.05	33	7.21
7	6.54	16	6.59	25	6.70		
8	7.26	17	7.48	26	7.26		
9	7.44	18	7.49	27	8.46		

（三）重量测定

采用五百粒法对不同产地黄芩种子千粒重测定结果表明，黄芩种子的千粒重为 1～2g（表 2-205）。

表 2-205　不同产地黄芩种子千粒重 /g

编号	千粒重 /g	编号	千粒重 /g	编号	千粒重 /g	编号	千粒重 /g
1	1.775	10	1.812	19	1.381	28	1.833
2	1.539	11	1.777	20	1.866	29	2.029
3	1.874	12	1.835	21	1.947	30	1.806
4	1.728	13	1.939	22	1.551	31	1.759
5	1.465	14	1.700	23	1.745	32	2.068
6	1.666	15	1.970	24	1.431	33	1.772
7	1.784	16	1.373	25	1.640		
8	1.592	17	1.867	26	1.499		
9	1.943	18	1.890	27	2.142		

（四）发芽试验

精选高活力新种子，考察黄芩种子对发芽温度的要求。设置 6 个温度：15℃、20℃、25℃、30℃、15/25℃、20/30℃。综合发芽速度和发芽率来看，黄芩种子最适合在 25℃ 条件下发芽。光照条件为 8h 光照，16h 黑暗。不同温度下黄芩种子发芽速度不同，15℃第 10 天达发芽高峰，25℃第 6 天达发芽高峰，30℃时发芽受到明显抑制，且每天发芽种子数近相同；25℃条件下的发芽率最高，达 91%；30℃发芽率显著低于其他温度，只有 73%。

《农作物种子检验规程》指出："通常小粒种子选用纸床。"黄芩种子为小粒种子，因此采用纸床发芽，在众多次试验及检测中效果可行。

使用纸上发芽试验进行黄芩种子样品的发芽率测定。将样品种子浸泡于 1% 次氯酸钠溶液中消毒 15min，以流水冲净，置于蒸馏水中吸涨 10h。随机选取吸涨种子进行发芽试验。每份样品 2 个重复，每个重复 100 粒种子。发芽温度为 25℃。每天记录发芽率直至发芽率不再变化。

用纸上发芽试验对不同产地黄芩种子发芽率测定结果表明，黄芩种子的发芽率为 30%～90%（表 2-206）。

表 2-206　不同产地黄芩种子发芽率

编号	发芽率 /%	编号	发芽率 /%	编号	发芽率 /%	编号	发芽率 /%
1	44	10	53	19	42	28	64
2	53	11	51	20	33	29	86
3	35	12	83	21	86	30	53
4	34	13	46	22	58	31	47
5	69	14	61	23	61.3	32	82
6	45	15	60	24	85	33	30
7	35	16	40	25	16		
8	55	17	48.7	26	69.3		
9	65	18	72	27	57		

（五）生活力测定

1. 种子预湿温度和时间 预湿温度应不超过发芽最适温度，为此确定黄芩种子预湿温度为20℃。黄芩种子易吸水，实践经验表明，种子上午8时预湿，下午2时即可进行染色前处理。提高预湿温度可缩短种子吸涨所需的时间，但应避免种子萌动发芽。

2. 染色前准备 黄芩种子种皮为黑色，因此染色前一定要使胚充分暴露。剥去种皮分离出胚最有利于染色，但对操作的要求较高，稍有不慎就会弄碎种子；另外也可以用锋利薄刀片对称纵切种子。

3. 染色温度、时间及染液浓度 TTC溶液浓度一般采用0.5%。在影响染色时间的所有因素中，温度的影响最大，在20～45℃温度范围内，温度每增加5℃，染色时间相应减半，可以在调温范围内通过调节温度达到调节染色时间的目的。

4. 鉴定部位及标准 观察黄芩种子的子叶及胚根，有生活力种子容许的最大不染色面积为胚根尖端1/3，子叶末梢1/3，其余部位均应染成有光泽的鲜红色，且组织状态正常，否则为无生活力的种子（图2-137，图2-138）。

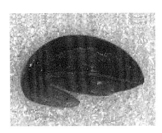
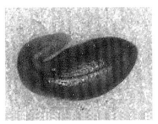

图2-137 正常染色的黄芩种子

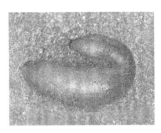
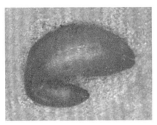

图2-138 浅色染色和不能染色的黄芩种子

滇重楼

滇重楼为百合科重楼属植物云南重楼 *Paris polyphylla* Smith var. *yunnanensis*（Franch.）Hand. -Mazz. 的干燥根茎，具有清热解毒，消肿止痛，凉肝定惊等功效。主要用于疔疮痈肿、咽喉肿痛、毒蛇咬伤、跌扑伤痛、惊风抽搐等症，是云南白药、宫血宁等中成药的重要原料。目前产区主要为云南、四川、贵州等地。随着医药产业对重楼的进一步开发利用，重楼药材的需求量逐年增长，由于长期的掠夺式采挖，野生重楼遭到了毁灭性破坏，现已濒临枯竭，造成该原材料严重紧缺，市场价格不断上扬，仅依靠野生资源已远远不能满足市场需求，人工种植成为解决重楼资源匮乏的必然选择。

（一）真实性鉴定

滇重楼种子外种皮肉质多汁,樱红色,包被着整个种子(图 2-139A),除去外种皮后呈卵球形,淡黄色或乳白色,长 4～6mm,上端为合点端,顶端略凹陷,下端为珠孔端,内凹处为珠孔(图 2-139B)。种子萌发时,胚根由珠孔端穿出,胚很小,未完全分化,呈椭圆形;胚乳组织角质化,硬。

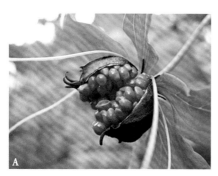
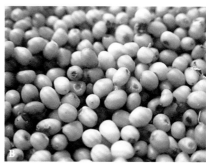

图 2-139 滇重楼果实和种子
A. 果实;B. 种子。

（二）水分测定

在重楼种子烘干的试验过程中,样品不断失去水分,并无一个较稳定的失去束缚水的过程可循。而样品在试验过程中,先有一个快速失水期,然后进入较长时间、较缓慢失水的时期,随后又有一个比较显著失水的时期。在高恒温长时间烘干条件下,滇重楼种子最后开始变黑炭化。从表 2-207 中可以看出,烘 10h 后种子含水量数值上升,说明失去已经不是水分,而是种子的其他成分。因此,以快速、简便为原则,通过对高、低恒温烘干法的结果比较,将滇重楼种子水分测定的方法规定为重楼整粒种子,103℃,干燥时间 10h(表 2-207)。

表 2-207 不同烘干方法测定滇重楼种子含水量

高恒温烘干法		低恒温烘干法	
烘干时间 /h	含水量 /%	烘干时间 /h	含水量 /%
1	60.46	1	56.93
2	4.24	2	7.61
4	2.46	4	2.77
6	1.80	8	1.34
8	0.52	10	0.61
10	0.85	12	0.34

（三）重量测定

用百粒法、五百粒法和千粒法测出的千粒重结果无明显差异($P > 0.05$),说明滇重楼种子重量测定中,百粒法、五百粒法和千粒法均适用(表 2-208)。在实际操作中,百粒法为国际上通用,千粒法为常用方法,也是国际上规定的方法。为与国际接轨,同时方便操作,节约时间,选择百粒法作为滇重楼种子重量测定方法。

表 2-208　不同方法测定滇重楼种子千粒重 /g

重复	百粒法	五百粒法	千粒法	P
1	5.118 1	28.126 3	51.856 5	—
2	5.626 4	26.155	62.509	—
3	5.318 5	25.043 35	53.110 1	—
4	5.304 9	26.993 6	54.312 7	—
5	5.666 9	27.314 35	—	—
6	5.462 9	26.100 6	—	—
7	5.091 3	23.996 05	—	—
8	5.845 9	27.351	—	—
平均值	5.448 4	26.133 16	53.711 4	—
千粒重	54.484	54.702	53.711 4	0.298

(四)发芽试验

1. 发芽床　滇重楼种子在沙子和沙子珍珠岩混合的发芽床上均萌发良好,沙子失水快,且易板结,但沙子珍珠岩混合发芽床解决了这一问题,因此取沙子珍珠岩混合作为测定滇重楼种子萌发的发芽床(表 2-209)。

表 2-209　不同发芽床对滇重楼种子发芽的影响

发芽床	首次发芽时间 /d	发芽率 /%	统计发芽率时间 /d
滤纸	47	85.5	75
沙子	44	92.0	70
沙子珍珠岩混合	44	94.0	70

2. 发芽温度　滇重楼种子在 30/20℃、25/15℃、20/10℃、15/6℃、25℃和 30℃中培养 120d,均不发芽;在高于 20℃和低于 18℃的 15℃条件下,发芽时间延长,发芽率降低。在 18～20℃下,种子发芽时间短,发芽率高,为滇重楼种子最佳发芽温度(表 2-210)。

表 2-210　不同发芽温度对滇重楼种子萌发的影响

发芽温度 /℃	首次发芽时间 /d	发芽率 /%	统计发芽率时间 /d
15	71	82.5	120
18～20	44	92.0	70
25	—	0	—
30	—	0	—
30/20	—	0	—
25/15	—	0	—
20/10	—	0	—
15/6	—	0	—

3. 种子前处理　赤霉素对滇重楼种子萌发无促进作用，反而推迟种子的萌发；而经室温层积处理后，种子经过长时间的后熟作用，萌发时间明显缩短；浸种处理对滇重楼种子无明显作用。因此，在生产上可采用室温过冬层积处理法来促进种子萌发（表2-211）。种子对光反应不敏感。从标准化的角度出发，每天给予固定光照的条件更适合（表2-212）。

表 2-211　不同前处理对滇重楼种子萌发的影响

处理		首次发芽时间 /d	发芽率 /%	统计发芽率时间 /d
GA3	0mg/L	44	92.0	70
	50mg/L	47	92.5	73
	100mg/L	58	90.0	82
	200mg/L	58	94.0	84
层积		30	98.0	60
浸种		45	93.5	73

表 2-212　不同光照条件对滇重楼种子发芽的影响

光照条件	末次计数时间 /d	发芽率 /%	统计发芽率时间 /d
光照	44	92.0	70
黑暗	45	91.5	72
自然光	44	94.0	69

（五）生活力测定

从染色结果可知，0.1% TTC 溶液浓度低，25℃温度太低，染色效果差；1.0% TTC浓度过高，易出现过度染色。0.1%～1.0% TTC 溶液 30℃染色 3h、0.5%～1.0% TTC 溶液 35℃染色 1h 均有较好的染色效果。染色时，有生活力种子染成有光泽的鲜红色，染色均匀，无生活力种子成软透明状，无法切开进行观察，或未染色、成白色，或部分染色。从染色效果、染色时间、材料节省及环境污染（TTC 溶液有毒）的角度出发，TTC溶液染色条件选择 0.5% TTC 溶液 30℃染色 3h 较为适宜（表2-213）。

表 2-213　滇重楼种子染色结果

TTC 浓度	时间 /h	25℃	时间 /h	30℃	35℃
0.1%	3	大部分着色极淡粉红色	1	大部分着色红，染色率81%	着色红，染色率100%
	5	着色淡粉红色，染色率30%	3	着色红，染色率98%	着色红，染色率100%
	7	着色淡红色，染色率65%	5	着色深红，染色率100%	着色极深红，染色率100%
0.5%	3	着色淡粉红色，染色率30%	1	着色红，少数粉红，染色率90%	着色深红，染色率99%
	5	着色浅红色，染色率97%	3	着色深红，染色率100%	着色深红，染色率100%
	7	着色红色，颜色淡，染色率93%	5	着色极深红，染色率100%	着色极深红，染色率100%

续表

TTC 浓度	时间 /h	25℃	时间 /h	30℃	35℃
1.0%	3	大部分着色淡粉红色	1	着色红,染色率98%	着色深红,染色率98%
	5	着色红色,染色率98%	3	着色深红,染色率100%	着色深红,染色率98%
	7	着色红色,染色率97%	5	着色极深红,染色率100%	着色极深红,染色率100%

蒙古黄芪

蒙古黄芪为豆科黄芪属多年生草本植物蒙古黄芪 *Astragalus mongholicus* Bunge 的根,具有补气固表、利水退肿、托毒排脓、生肌等功效。是中国特有植物,分布于山西、河北、内蒙古、黑龙江、吉林等地。

野生蒙古黄芪多生于海拔 800~1 300m 的山区或半山区的半旱向阳草地上,或向阳林缘树丛间,植被多为针阔混交林或山地杂木林;土壤多为山地森林暗棕壤。具有喜冷凉、耐旱性强和怕涝的习性。黄芪适宜在土层深厚、富含腐殖质、透水力强的沙壤土种植。土壤黏重,根生长缓慢带畸形。土层薄,根多横生,分支多,呈"鸡爪形",质量差。种子繁殖。播种前须进行种子处理,多采用粗沙或磨粉机轻度摩擦种皮,也可将种子置于 50℃的温水中浸泡 6~12h,捞出后装入布袋催芽。分春播、夏播和秋播。春播于 4 月中旬至 5 月上旬,夏播于 6 月下旬至 7 月上旬,秋播于 9 月下旬至 10 月上旬进行。

（一）真实性鉴定

1. 种子形态鉴定 随机从送验样品中数取 400 粒种子,每个重复 100 粒,4 个重复。根据种子的形态特征,观察种子形状、颜色、光泽、表面构造、种脐、种皮等,借助放大镜、游标卡尺等对种子大小进行逐粒观察测量,并与标准种子样品或鉴定图片和有关资料对照。记录数据。

种子呈肾形、宽卵状肾形或圆状肾形等形状,两侧常微凹使种子略扁;种脐位于种子中部或近中部腹面,向内凹陷,背部平滑隆起,种脊不明显。种子呈黑褐色、褐色或暗棕色、棕绿色等,几乎全部种子表面有黑色斑纹,而且斑纹分布密集;长 3.19~3.33mm,宽 2.47~2.58mm,厚 0.96~1.08mm;有光泽（图 2-140）。

通过黄芪种子外观形态特征观察,利用种子形态、大小、颜色等表面特征基本能区分和鉴定黄芪及其同属其他植物,一定程度上可鉴定蒙古黄芪种子的真实性。但是蒙古黄芪从种子形态、大小、颜色等与膜荚黄芪非常相似（图 2-141）,如果二者的种子在样品中混杂,则很难从种子外观形态上进行准确鉴定。

2. 幼苗鉴别 由于蒙古黄芪与膜荚黄芪在种子形态上很难区分,本试验专门对蒙古黄芪和膜荚黄芪的幼苗进行了比较研究。

随机从送验样品中数取 400 粒种子,预先置于培养皿内发芽培养,将已发芽的种子播于花盆里,每盆 10 株,5 次重复。当幼苗第 1 片真叶展开,开始对全部幼苗进行植株发育过程和形态观测,进行幼苗形态鉴定。

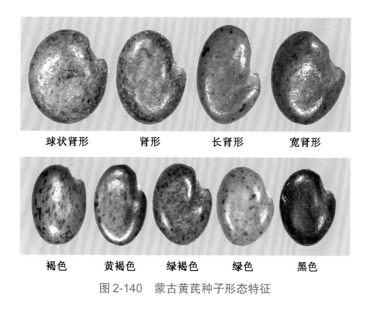

球状肾形　　　肾形　　　长肾形　　　宽肾形

褐色　　　黄褐色　　　绿褐色　　　绿色　　　黑色

图2-140　蒙古黄芪种子形态特征

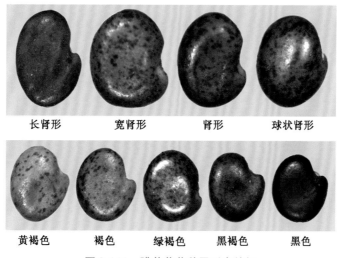

长肾形　　　宽肾形　　　肾形　　　球状肾形

黄褐色　　　褐色　　　绿褐色　　　黑褐色　　　黑色

图2-141　膜荚黄芪种子形态特征

（1）蒙古黄芪幼苗形态：子叶对生平展，呈椭圆形至阔卵形，两面光滑，脉纹不明显。第4～5枚真叶展开时，逐渐变黄，凋萎。真叶为奇数羽状复叶，第一枚真叶小叶3，有时为5，其后很快递增，至第5枚真叶已有小叶11枚，小叶椭圆形至长圆形，长5.2～10.5mm，宽3～6mm，表面浅绿色，近无毛，背面灰绿色，伏生白色长柔毛，叶边缘具白色柔毛；托叶披针形，离生；幼苗嫩茎有棱，被白色柔毛，茎有紫红、绿、红绿相间3种颜色；株高10～15cm时开始匍匐地面，形成平铺茎，并由基部开始逐渐木化，呈圆柱形，表面变得粗糙，少柔毛，但嫩茎始终保持有棱角和柔毛。

（2）膜荚黄芪幼苗形态：膜荚黄芪幼苗形态与蒙古黄芪幼苗形态的区别在于第1枚真叶小叶数3，以后递增很慢，至第5枚真叶小叶最多可达7枚，小叶较大，长8.2～16.9mm，宽7.5～12.8mm；表面深绿色，覆白色柔毛，背面绿色，伏生白色柔毛，叶边缘也具有白色柔毛；托叶卵形，离生，或基部联合在一起；茎较粗，棱角更明显，所被白色柔毛比蒙古黄芪密且长，茎也有红、绿、红绿相间 3 种颜色（图 2-142）。

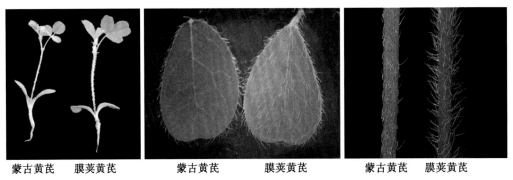

| 蒙古黄芪　膜荚黄芪 | 蒙古黄芪　膜荚黄芪 | 蒙古黄芪　膜荚黄芪 |

图 2-142　蒙古黄芪与膜荚黄芪单株幼苗、苗叶毛和茎毛比较

（二）水分测定

1. 高恒温烘干法适宜时间的确定　不同来源的蒙古黄芪种子高温烘干 3h 后，含水量变化趋于稳定，此后烘干至 5h 的含水量无显著性差异（$P \geqslant 0.05$），表明高恒温烘干法测定蒙古黄芪含水量的适宜时间为 3h（图 2-143）。

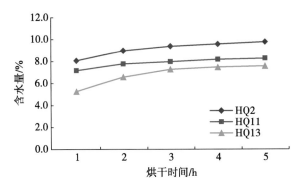

图 2-143　高温烘干不同时间下蒙古黄芪种子含水量变化动态曲线

2. 两种烘干方法的比较　高恒温烘干 3h 和低恒温烘干 18h 的测定结果显示，两种方法测定的含水量无显著性差异（$P \geqslant 0.05$）（表 2-214），表明高恒温烘干法和低恒温烘干法都可以测定蒙古黄芪种子的含水量。综合分析认为，高恒温烘干法时间短，可确定为蒙古黄芪种子含水量测定的首选方法。

表 2-214　两种烘干法测定的蒙古黄芪种子含水量

方法	含水量 /%
高恒温烘干 3h	7.53a
低恒温烘干 18h	7.28a

注：同一列中含有不同小写字母者为差异显著（$\alpha = 0.05$）。

（三）重量测定

1. 百粒法　随机数取净种子 100 粒，电子天平称重，精确到 0.001g，8 次重复，记录数据,换算成 1 000 粒种子的重量。重复间变异系数 <4.0%,测定值有效。小数位数保留按《GB/T 3543.3—1995 农作物种子检验规程　净度分析》的规定。

采用百粒法测定的蒙古黄芪种子重量结果显示,重复间变异系数最大为 2.696%,符合重复间变异系数 <4.0% 的要求,测定值有效(表 2-215),表明百粒法能够准确测定蒙古黄芪种子的重量。

表 2-215　百粒法测定的蒙古黄芪种子千粒重

样本	千粒重 /g	标准差	变异系数 /%
HQ2	6.55	0.093	1.413
HQ4	7.50	0.120	1.59
HQ8	7.40	0.185	2.502
HQ10	7.66	0.207	2.696

2. 五百粒法　随机数取净种子 500 粒,电子天平称重,精确到 0.001g,4 次重复,记录数据,换算成 1 000 粒种子的重量。重复间差数与平均值之比 <4.0,测定值有效。小数位数保留按《GB/T 3543.3—1995 农作物种子检验规程　净度分析》的规定。

采用五百粒法测定的蒙古黄芪种子重量结果显示,重复间差数与平均值之比最大为 3.99,符合重复间差数与平均值之比 <4.0 的要求,测定值有效(表 2-216),表明五百粒法也能够准确测定蒙古黄芪种子的重量。

表 2-216　五百粒法测定的蒙古黄芪种子千粒重

样本	千粒重 /g	重复间差数	差数与平均值之比 /%
HQ2	6.50	0.10	1.54
HQ4	7.51	0.30	3.99
HQ8	7.39	0.08	1.08
HQ10	7.51	0.16	2.13

3. 千粒法　随机数取净种子 1 000 粒,电子天平称重并记录,精确到 0.001g,2 次重复。两重复间差数与平均值之比 <5%,测定值有效。小数位数按《GB/T 3543.3—1995 农作物种子检验规程　净度分析》的规定。

采用千粒法测定的蒙古黄芪种子重量结果显示,重复间差数与平均值之比最大为 1.86,符合重复间差数与平均值之比 <4.0 的要求,测定值有效(表 2-217),表明千粒法能够准确,测定蒙古黄芪种子的重量。

表 2-217　千粒法测定的蒙古黄芪种子千粒重

样本	千粒重 /g	重复间差数	差数与平均值之比 /%
HQ2	6.45	0.07	1.09
HQ5	7.58	0.04	0.53
HQ8	7.16	0.01	0.14
HQ10	7.53	0.14	1.86

百粒法、五百粒法和千粒法均可准确测定黄芪种子的重量,但综合考虑工作量和测定时间,确定蒙古黄芪种子重量测定的最佳方法为百粒法。

(四)发芽试验

1. 种子前处理 精米机打磨 1min、2min、3min、4min,4 个处理,每个处理 4 次重复。计算不同处理的破皮种子及其发芽的百分率。

精米机打磨后,蒙古黄芪硬实种子的破皮率明显提高,打磨 3～4min 即可有效破除硬实休眠(图 2-144)。需要注意的是采用精米机打磨硬实种子时,要注意检查打磨后种子的破损情况,以种皮破裂或斑块状脱落而种子不破损为原则。

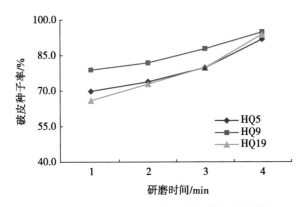

图 2-144 不同研磨处理蒙古黄芪种子破皮效果

2. 发芽温度 在充分混合破除硬实的净种子中,随机数取种子,每个处理 100 粒,4 次重复。将数取的种子均匀地排列在湿润的发芽床上,粒与粒之间保持一定距离。将培养皿放置于恒温发芽箱内,温度变幅 ±0.5℃,设定 10℃、15℃、20℃、25℃、30℃恒温及 15/25℃变温 6 个温度处理。其中,变温处理的高温 8h 加光照,光照强度为 750～1 250lx,低温 16h 黑暗。

不同温度处理下,蒙古黄芪种子的发芽试验结果显示,15/25℃变温条件下的发芽率最高,显著高于 10℃、20℃、25℃和 30℃下的发芽率,但与 15℃下的发芽率没有显著性差异($P \leqslant 0.05$)(图 2-145)。将每个温度处理下 4 份样品的发芽率平均后仍显示出同样的规律。由此表明,蒙古黄芪种子发芽的适宜温度为 15/25℃变温或(15 ± 1)℃恒温。

3. 发芽床 在充分混合破除硬实的净种子中随机数取种子,每个处理 100 粒,4 次重复。将数取的种子均匀地排列在湿润的发芽床上,粒与粒之间保持一定距离。设置纸上、纸间、沙上、沙间、海绵 5 个不同发芽床进行发芽试验,每个处理重复 4 次。具体操作如下:

(1)纸上:在培养皿内铺 2 层滤纸,浸湿滤纸,吸足水分后沥去多余水,将种子置于表面。

(2)纸间:方法同纸上,另外用 1 层湿润滤纸轻盖在种子上面。

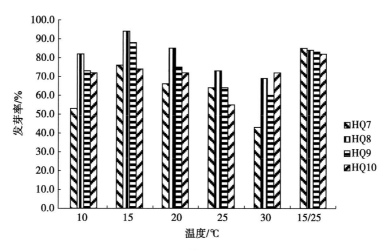

图 2-145　不同温度下蒙古黄芪种子发芽率比较

（3）沙上：将细沙经孔径为 0.1mm 的筛子筛选，沙床含水为其饱和含水量的 60%～80%，铺入培养皿中，厚度为 1cm 左右，加盖，在 HVE-50 型灭菌锅中灭菌 30min。种子压入沙的表面。

（4）沙间：种子播在一层平整的湿沙上，然后加盖 10mm 左右厚度的松散沙，不要紧压。

（5）海绵：将厚度为 0.5cm 的海绵浸湿铺于培养皿内，将种子置于表面。

不同发芽床条件下，蒙古黄芪种子的发芽试验结果显示，纸上、纸间和海绵床的发芽率最高，显著高于沙床（沙上和沙间）的发芽率，但三者之间的发芽率没有显著性差异（$P \leqslant 0.05$）（图 2-146）。将每个发芽床处理下 4 份样品的发芽率平均后仍显示出同样的规律。由此表明，蒙古黄芪种子发芽的适宜发芽床为纸床（纸上或纸间）和海绵床。综合考虑首选纸上发芽床，其次可选择纸间和海绵床。

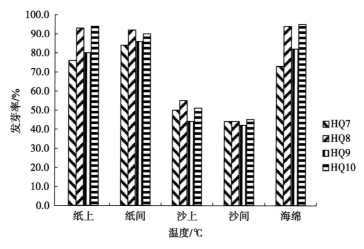

图 2-146　不同发芽床蒙古黄芪种子发芽率比较

4. 首次、末次计数时间 蒙古黄芪种子置床后第 3 天开始少量发芽,至第 5 天发芽数大幅增加,发芽率约 30%,此时各处理发芽种子均已形成稳定的幼苗形态,易于鉴定正常和不正常幼苗,可作为发芽试验的初次计数时间。试验第 12 天时,发芽率达到最大值,并且此后的 3d 再无新种子发芽,由此可确定末次计数时间为第 12 天,全部发芽持续时间可确定为 12d(图 2-147)。

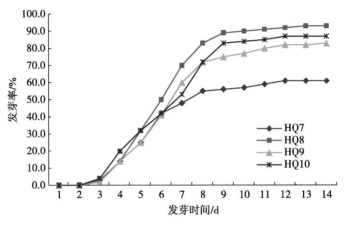

图 2-147 蒙古黄芪种子发芽动态图

通过以上试验研究和结果分析,可得出以下结论:

(1)蒙古黄芪种子发芽试验前,可采用机械方法破除硬实休眠,采用精米机(精白机)打磨 3~4min,种子破皮率可达 90% 左右,可有效解除休眠。推荐作为蒙古黄芪种子检验中硬实种子处理的首选方法。

(2)蒙古黄芪发芽试验的适宜发芽床为纸床(包括纸上、纸间)和海绵床,发芽温度为 15/25℃变温或 15℃恒温;初次计数时间为置床后第 5 天,末次计数时间为第 12天,全部发芽试验设计为 12d。

(五)生活力测定

将净度分析后的纯净种子充分混合,从中随机数取 100 粒种子,共取 3 次重复。

1. 种子的预处理

(1)预措:称取净种子 100g,LTJM-2099 型精米机打磨 3~4min。

(2)预湿:随机数取打磨好的净种子 100 粒,4 次重复,完全浸入水中,浸泡 12h。

2. 红墨水染色法 将市售红墨水稀释 20 倍(1 份红墨水加 19 份自来水)作为染色剂。取已吸涨的种子 30 粒,剥除内、外种皮,置于培养皿中,30℃恒温条件下染色 15min,3 个重复;另取一部分在沸水中煮 5min 的死种子做同样的染色处理,作为对照;倒去染色液,用水冲洗多次,至冲洗液无色。观察统计种子染色情况,计算有生活力种子的百分率。将染色试验统计种子生活力之后的各处理置于培养箱中 15℃条件下纸床发芽,测定实际发芽率。统计分析染色测定的生活力与实际发芽率的差异。

采用红墨水染色法测定蒙古黄芪种子生活力的统计分析结果显示,红墨水染色法测定的蒙古黄芪种子生活力显著低于实际的发芽率(表 2-218),表明红墨水染色法不能够准确检测蒙古黄芪种子的实际生活力,不适于作为蒙古黄芪种子生活力测定的适宜方法。

表 2-218 红墨水染色法测定蒙古黄芪种子生活力结果分析

方法	测定材料数 / 份	生活力 / 发芽率 /%	差异显著性 ($\alpha = 0.05$)
红墨水染色判定	19	52.8	b
染色处理后发芽(15℃)	19	60.3	a

注:同一列中含有不同小写字母者为差异显著($\alpha=0.05$)。

采用红墨水染色法测定蒙古黄芪种子的生活力时,有生活力种子的判定和统计是影响测定效果的主要环节。本试验确定的红墨水染色法判定蒙古黄芪种子生活力图谱见图 2-148。种子全部不着色;种胚不着色或着色很浅为有活力种子;种胚与子叶着色程度相同的为死种子为无活力种子。

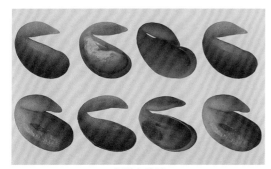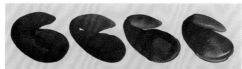

有活力种子　　　　　　　　　　　　　　无活力种子

图 2-148　红墨水染色法判定蒙古黄芪种子生活力图谱

3. TTC 法　取已吸涨的种子 30 粒,剥除内、外种皮置于培养皿中,3 个重复;另取一部分在沸水中煮 5min 的死种子做同样的染色处理,作为对照。分别在 20℃、25℃、30℃、35℃、40℃恒温条件下染色 6h、3h、1.5h、45min、23min。

(1)TTC 溶液浓度的选择:试验结果显示,随着 TTC 溶液浓度的增加,试验样品种子的生活力呈提高趋势,0.5% 和 1.0% 浓度下的生活力均极显著高于 0.1% 浓度处理,但二者没有显著性差异(表 2-219)。综合考虑,选用 0.5% 作为 TTC 染色法检测蒙古黄芪种子生活力的适宜 TTC 溶液浓度。

表 2-219　TTC 溶液适宜浓度结果比较

TTC 溶液浓度 /%	生活力平均值 /%	差异显著性	
		$\alpha = 0.05$	$\alpha = 0.01$
0.1	46.9	b	B
0.5	63.8	a	A
1.0	67.9	a	A

注:同一列中含有不同小写字母者为差异显著($\alpha=0.05$),同一列中含有不同大写字母者为差异极显著($\alpha=0.01$)。

（2）TTC 染色温度的选择：TTC 染色温度试验结果显示，在 30℃和 35℃条件下检测的蒙古黄芪种子生活力达到最大值，极显著高于其他温度处理，但二者之间没有显著性差异（表 2-220）。综合考虑，选用 30℃作为 TTC 染色法检测蒙古黄芪种子生活力的适宜温度。

表 2-220　蒙古黄芪种子 TTC 法染色适宜温度结果分析

温度 /℃	生活力平均值 /%	差异显著性	
		$\alpha = 0.05$	$\alpha = 0.01$
20	51.1	b	BC
25	58.6	b	B
30	68.9	a	A
35	68.2	a	A
40	55.3	c	C

注：同一列中含有不同小写字母者为差异显著（$\alpha=0.05$），同一列中含有不同大写字母者为差异极显著（$\alpha=0.01$）。

（3）TTC 染色时间的选择：试验结果显示，在 TTC 染色时间为 3h 时蒙古黄芪种子生活力达到最大值 69.25%，且极显著高于其他时间处理（表 2-221），因此，确定蒙古黄芪种子生活力检验 TTC 染色时间为 3h。

表 2-221　蒙古黄芪种子 TTC 法染色时间结果分析

时间 /h	生活力平均值 /%	差异显著性	
		$\alpha = 0.05$	$\alpha = 0.01$
1	54.31	c	C
2	63.00	b	AB
3	69.25	a	A
4	62.44	b	B

注：同一列中含有不同小写字母者为差异显著（$\alpha=0.05$），同一列中含有不同大写字母者为差异极显著（$\alpha=0.01$）。

（4）判定种子生活力的图谱：采用 TTC 染色法测定蒙古黄芪种子生活力时，有生活力种子的判定和统计是影响测定效果的主要环节。本试验确定的 TTC 染色法判定蒙古黄芪种子生活力的标准图谱见图 2-149。

4. 不同染色方法的比较　进一步以未染色处理和染色处理的种子在 15℃恒温条件下纸上发芽试验为对照，对 TTC 染色和红墨水染色法测定蒙古黄芪种子生活力的结果进行统计分析的结果显示，TTC 法测定的种子生活力最高，显著高于红墨水染色法和两个对照的发芽率（表 2-222）。红墨水染色法所测生活力不仅显著低于 TTC 法，而且显著低于 15℃常规发芽试验的发芽率，表明红墨水染色法不能完全反映蒙古黄芪种子生活力的真实水平，故不适宜用于测定蒙古黄芪种子的生活力，而 TTC 法较好，可作为首选方法。

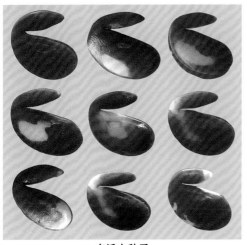 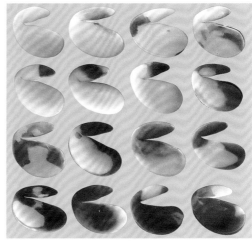

有活力种子 　　　　　　　　　　　　　　无活力种子

图 2-149　TTC 染色法判定蒙古黄芪种子生活力图谱

表 2-222　TTC 染色与红墨水染色法测定蒙古黄芪种子生活力比较

方法	发芽率 /%	生活力 /%	差异显著性（ $\alpha = 0.05$ ）
TTC 染色	—	71.0	a
红墨水染色	—	52.8	c
15℃常规发芽	60.2	—	b
红墨水染色后15℃发芽	60.3	—	b

注：同一列中含有不同小写字母者为差异显著（ $\alpha = 0.05$ ）。

通过上述试验研究和结果分析，可得出以下结论：

（1）蒙古黄芪种子生活力测定的适宜方法为 TTC 法。TTC 溶液浓度为 0.5%，染色温度 30℃，时间 3h。

（2）红墨水染色法不适宜作为蒙古黄芪种子生活力测定的有效方法。

（六）种子健康度检查

1. 种子带菌测定

（1）菌液稀释浓度的筛选：在无菌操作台上，随机称取测定样品 5g，放入 250ml 锥形瓶中，加 50ml 无菌水后充分振荡，收集悬浮液，将其分别稀释到 10 倍、100 倍和 1 000 倍，摇匀后分别吸取 100μl 加到直径 9cm 的牛肉膏蛋白胨培养基平板上，用玻璃刮铲涂匀，每个浓度重复 3 次。将牛肉膏蛋白胨培养基平板放在 28℃恒温培养箱中培养。

由图 2-150 可以看出，不同稀释浓度下在平板上长出细菌的菌落差别非常明显。稀释 10 倍时菌落分布集中，交叉重复严重，不利于计数统计；稀释 100 倍时菌落分布集中，略有交叉重复，不利于计数统计；稀释 1 000 倍时菌落分散、独立，便于计数统计。由此确定测定样品适宜培养检验的菌液浓度。带菌数量不同的样品，适宜培养检验的菌液稀释浓度不同，因而每个检验样品都必须筛选菌液培养浓度。

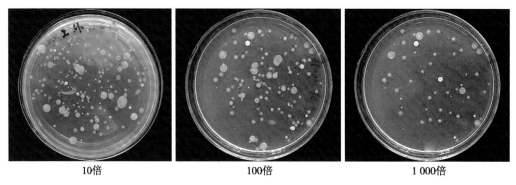

| 10倍 | 100倍 | 1 000倍 |

图2-150　蒙古黄芪种子菌液稀释不同倍数的细菌生长情况

（2）种子外部携带细菌的检测：采用3份试验样品（SD、NM和SX）培养检验的最适菌液浓度分别为1 000倍、1 000倍、100倍，利用优化后最适宜浓度对蒙古黄芪种子外部携带细菌情况进行检测，培养结果见图2-151。

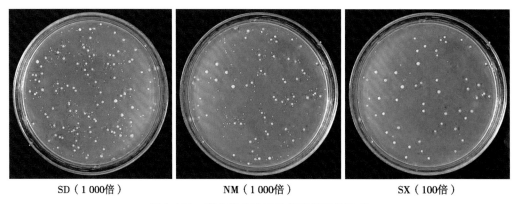

SD（1 000倍）　　　　NM（1 000倍）　　　　SX（100倍）

图2-151　蒙古黄芪种子外部细菌带菌情况

根据细菌培养性状和形态特征进行鉴定，统计孢子负荷量统计（表2-223）。

表2-223　蒙古黄芪种子外部携带细菌数量

编号	孢子负荷量 / 个·g⁻¹	孢子负荷量 / 个·粒⁻¹
SD	1.17×10^6a	8 120.0a
NM	4.33×10^4b	281.0b
SX	7.00×10^3b	34.8b

注：同一列中含有不同小写字母者为差异显著（$\alpha = 0.05$）。

（3）种子内部携带细菌的测定：根据优化后的浓度对蒙古黄芪种子内部携带细菌检测的结果显示，供试蒙古黄芪种子内部均不同程度地携带了细菌，但不同样品携带细菌的数量存在较大差异（表2-224）。

（4）种子外部携带真菌的测定：不同蒙古黄芪种子样品外部携带真菌的数量和种类存在较大差异，而且携带真菌的种类也存在差异（表2-225）。样品SD的孢子负荷量最高，达到6.0×10^2个/g，种子表面携带的优势真菌为链格孢属和镰刀菌属，总分离比例为 89.8%；样品 NM 的孢子负荷量最低，为 1.33×10^2 个 /g，优势菌群为链格孢属真菌，分离比例为 59.3%；样品 SX 的孢子负荷量居中，为 2.67×10^2 个 /g，优势真菌种群为曲霉属和链格孢属真菌，总分离比例为 87.5%。

表 2-224　蒙古黄芪种子内部携带细菌数量

编号	孢子负荷量 / 个·g⁻¹	孢子负荷量 / 个·粒⁻¹
SD	1.17×10^5a	812.0a
NM	3.00×10^3b	19.5b
SX	4.60×10^3b	22.7b

注：同一列中含有不同小写字母者为差异显著（$\alpha = 0.05$）。

表 2-225　蒙古黄芪种子外部携带真菌种类和数量

编号	孢子负荷量 / 个·g⁻¹	真菌种类和分离比例 /%					
		青霉属	曲霉属	链格孢属	镰刀菌属	总分离比例	其他
SD	6.0×10^2	10.3	20.5	35.4	23.6	89.8	10.2
NM	1.33×10^2	—	—	59.3	—	59.3	40.7
SX	2.67×10^2	—	38.9	48.6	—	87.5	12.5

注："—"表示未分离到真菌。

（5）种子内部携带真菌的测定：不同蒙古黄芪种子样品内部携带真菌的数量和种类也存在较大差异，而且携带真菌的种类也存在差异（表 2-226）。样品 SX 孢子负荷量最高，达到 2.97×10^3 个 /g，但没有分离出青霉属、曲霉属、链格孢属、镰刀菌属真菌；样品 SD 孢子负荷量 4.30×10^2 个 /g，种子表面携带的优势真菌种群为青霉属、链格孢属、镰刀菌属，总分离比例为 83.7%；样品 NM 的内部孢子负荷量为 0，没有分离出任何真菌。

表 2-226　蒙古黄芪种子内部携带真菌种类和数量

编号	孢子负荷量 / 个·g⁻¹	真菌种类和分离比例 /%				
		青霉属	曲霉属	链格孢属	镰刀菌属	其他
SD	4.30×10^2	22.2	—	39.3	22.2	16.3
NM	0.0	0.0	0.0	0.0	0.0	0.0
SX	2.97×10^3	—	—	—	—	100.0

注："—"表示未分离到真菌。

（6）蒙古黄芪种子携带真菌的鉴定

1）青霉属（*Penicillum*）的鉴定：分生孢子梗直立，顶端一至多次分枝，形成扫帚状，分枝顶端产生瓶状小梗，小梗顶端产生成串内壁芽生式分生孢子（图 2-152）。

2）曲霉属（*Aspergillus*）的鉴定：分生孢子梗直立，顶端膨大成圆形或椭圆形，上面着生 1～2 层放射状分布的瓶状小梗，内壁芽生式分生孢子聚集在分生孢子梗顶端呈头状（图 2-153）。

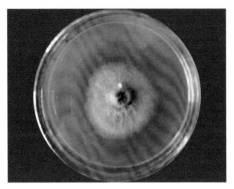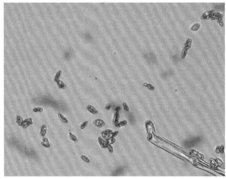

图 2-152　青霉属鉴定特征图

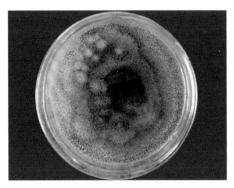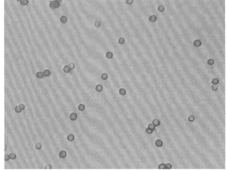

图 2-153　曲霉属鉴定特征图

　　3）链格孢属（*Alternaria*）的鉴定：分生孢子梗深色，以合轴式延伸。顶端产生倒棍棒形、椭圆形或卵圆形的分生孢子，褐色，具横、纵或斜隔膜，基端无喙或有喙，单生或串生（图 2-154）。

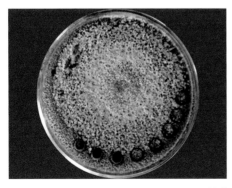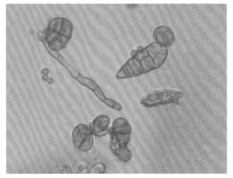

图 2-154　链格孢属鉴定特征图

　　4）镰刀菌属（*Fusarium*）的鉴定：大型分生孢子多细胞，镰刀形；小型分生孢子单细胞，椭圆形至卵圆形（图 2-155）。

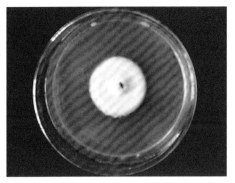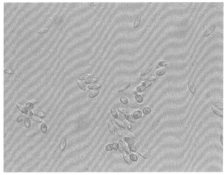

图 2-155　镰刀菌属

2. 种子带虫测定　对 15 份蒙古黄芪种子的带虫率测定结果显示，蒙古黄芪种子均不同程度地带有隐蔽性害虫。由于许多样品种子均在产地储藏期间进行了药剂拌种，因而测定出的害虫几乎全部为死亡虫体。从测定方法来看，本试验将种子检验中的常规方法——盐水比重检验法与作物种子检验的剖粒法相结合，测定结果应该更为准确。测定结果显示，每份材料各重复间的误差均低于试验最大容许差距，表明测定方法稳定、可靠，测定结果能够反映样品带虫的实际情况，可以作为蒙古黄芪种子带虫测定的有效方法（表 2-227）。

表 2-227　不同产地蒙古黄芪种子带虫率

样品编号	平均带虫率 /%	重复间极差	最大容许差距
HQ4	1.8	2	5
HQ5	0.8	1	4
HQ6	2.8	2	6
HQ7	1.0	1	4
HQ8	3.0	2	6
HQ9	1.8	2	5
HQ11	1.5	2	5
HQ14	2.5	4	6
HQ15	10.5	11	12
HQ17	2.8	4	6
HQ18	3.0	2	6
HQ19	1.5	2	5
HQ20	7.5	8	10
HQ22	8.8	4	11
HQ24	6.8	6	10

注：最大容许差距参照 GB/T 3543.4—1995《农作物种子检验规程　发芽试验》确定。

第三章 种子与果实类中药材种子质量检验方法

山茱萸

山茱萸为山茱萸科植物山茱萸 *Cornus officinalis* Sieb. et Zucc. 的干燥成熟果肉。有补肝肾，涩精气，固虚脱的功效。用于腰膝酸痛，眩晕，耳鸣，阳痿，遗精等病证。产于山西、陕西、甘肃、山东、江苏、浙江、安徽、江西、河南、湖南等省。朝鲜、日本也有分布。

山茱萸生于海拔 400～1 500m，高达 2 100m 的林缘或森林中。山茱萸为暖温带阳性树种，生长适温为 20～30℃，超过 35℃ 则生长不良。抗寒性强，可耐短暂的 -18℃ 低温，生长良好，山茱萸较耐阴但又喜充足的光照，通常在山坡中下部地段、阴坡、阳坡、谷地以及河两岸等地均生长良好。宜栽于排水良好，富含有机质、肥沃的沙壤土中。

种子繁殖。选生长健壮、处于结果盛期、无大小年的优良母树，于 9—10 月采摘完全成熟、粒大饱满、无病虫害、无损伤、色深红的果实，除去果肉，取出种子。春播时先将种子放到 5% 碱水中浸泡 5min，然后加开水烫，边倒开水边搅拌，直到开水将种子浸没为止，待水稍凉，再用手搓 55min，用冷水泡 24h 后，再将种子捞出摊在水泥地上晒 8h，如此反复至少 3d，待有 90% 种壳有裂口，用湿沙与种子按 4∶1 混合后沙藏。经常喷水保湿，第 2 年春，开坑取种即可播种。

（一）真实性鉴定

采用种子外观形态法，通过对种子形态、大小、表面特征和种子颜色的鉴定能够快速检验种子的真实性，鉴别依据如下：

种子椭圆形至长椭圆形，表面淡黄白色，光滑或有少数突起，两侧有 1～2（3）条线状脉纹，有的上部可见 2～3 条突起的棱线。放大镜下观察，表面可见细密的透亮小点。种子先端钝圆，基部圆形，有一白色不闭合的圆圈，圆圈内凹陷处为种脐；横切面近圆形，种仁位于中心，类圆形，约为种子直径的 1/3，种皮厚，可见类圆形的大腔室。腔内有黄棕色至红棕色树脂状物。胚乳透明而有黏性，胚小而直，子叶 2 枚，扁平（图 3-1）。

（二）水分测定

按规定程序把种子样品烘干所失去的重量，用失去重量占供检样品原始重量的百分率表示。采用高恒温烘干法测定，方法与步骤具体如下：

（1）预热恒温烘箱至 130℃。烘干干净铝盒，迅速称重，记录。

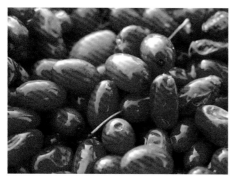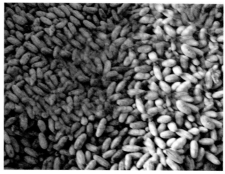

图 3-1 山茱萸果实与种子形态图

（2）迅速称量需检测的样品，每种样品 3 个重复。称后置于已标记好的铝盒内，一并放入干燥器。

（3）烘箱达到规定温度时，将铝盖放在铝盒基部，打开烘箱，快速放入箱内上层。保证铝盒水平分布，迅速关闭烘箱门。

（4）待烘箱温度回升至 130℃时开始计时。

（5）3h 后取出，迅速放入干燥器中冷却至室温，30～40min 后称重。

（6）根据烘后失去的重量占供检样品原始重量的百分率，计算种子水分百分率。

不同产地山茱萸种子含水量测定结果见表 3-1。

表 3-1 不同产地山茱萸种子含水量

编号	含水量 /%	编号	含水量 /%	编号	含水量 /%	编号	含水量 /%
1	7.71	14	7.68	27	7.92	40	11.05
2	7.67	15	7.42	28	7.72	41	9.61
3	7.46	16	7.82	29	8.25	42	10.19
4	7.49	17	7.02	30	6.91	43	9.38
5	7.52	18	7.48	31	9.20	44	9.49
6	7.59	19	7.68	32	10.95	45	10.80
7	7.50	20	7.76	33	8.57	46	13.14
8	7.72	21	7.52	34	8.69	47	9.26
9	7.81	22	7.60	35	8.77	48	8.66
10	7.60	23	7.44	36	9.57	49	9.15
11	7.84	24	7.71	37	10.11	50	7.56
12	7.45	25	7.41	38	11.81		
13	7.72	26	7.69	39	9.35		

（三）重量测定

从净种子中数取一定数量的种子，称其重量，换算成每 1 000 粒种子的重量。种子千粒重是种子质量的重要指标之一。采用百粒法测定，方法与步骤具体如下：

（1）将净种子混合均匀，从中随机取试样 8 个重复，每个重复 100 粒种子。

（2）将 8 个重复分别称重（g），结果精确到 10^{-4}g。

（3）按以下公式计算结果：

$$平均重量(\overline{X}) = \frac{\sum X}{n}$$

式中：$\overline{X}$ 为 100 粒种子的平均重量；X 为各重复重量，单位 g；n 为重复次数。

$$种子千粒重(g) = 百粒重(\overline{X}) \times 10$$

百粒法测定不同产地山茱萸种子千粒重结果见表 3-2。

表 3-2　百粒法测定不同产地山茱萸种子千粒重

编号	千粒重/g	编号	千粒重/g	编号	千粒重/g	编号	千粒重/g
1	137.0	14	161.5	27	125.8	40	144.5
2	142.1	15	153.8	28	136.7	41	129.7
3	144.8	16	152.3	29	162.5	42	149.2
4	170.2	17	144.8	30	148.2	43	121.6
5	174.7	18	127.7	31	133.1	44	162.7
6	200.7	19	144.5	32	133.3	45	136.1
7	170.5	20	155.3	33	138.5	46	126.2
8	153.4	21	140.4	34	123.1	47	147.9
9	219.0	22	149.5	35	117.7	48	138.4
10	214.2	23	126.0	36	161.9	49	170.4
11	212.3	24	147.6	37	135.3	50	142.5
12	155.9	25	161.7	38	153.4		
13	221.7	26	148.9	39	127.3		

（四）发芽试验

种子放入粪池（牛、马）中浸泡 1 个月，捞出晾干。选择背风向阳地势高的地方挖坑，坑深 15～20cm，最下面铺一层 3cm 左右的粪（牛、马）沙混合物，放一层 2cm 厚的种子，再放一层粪沙混合物，铺 3 层，最后一层粪沙混合物要稍厚一点，用塑料纸把坑盖住，然后填土，要求中间高四周低，沤制过程中要保持一定湿度，前几个月隔 1 个月检查 1 次，之后每周检查 1 次，当种子炸口或露白芽时可以选择时机播种（图 3-2）。其余按《GB/T 3543.4—1995 农作物种子检验规程　发芽试验》执行。不同产地山茱萸种子发芽率结果见表 3-3。

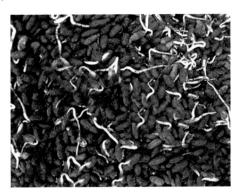

图 3-2　发芽的山茱萸种子

表3-3　不同产地山茱萸种子发芽率

编号	发芽率 /%	编号	发芽率 /%	编号	发芽率 /%	编号	发芽率 /%
1	58	14	68	27	58	40	59
2	61	15	58	28	72	41	66
3	66	16	62	29	66	42	68
4	63	17	70	30	69	43	61
5	68	18	64	31	64	44	60
6	60	19	62	32	62	45	56
7	61	20	65	33	55	46	62
8	64	21	62	34	56	47	68
9	62	22	67	35	58	48	74
10	58	23	62	36	61	49	73
11	59	24	64	37	60	50	59
12	58	25	59	38	52		
13	55	26	57	39	56		

（五）生活力测定

种子生活力是指种子发芽的潜在能力或种胚具有的生命力,测定方法与步骤如下:

（1）从试样中随机剥出（去掉种皮）100粒种子,采用四分法,取2份做重复。

（2）种子在常温下用蒸馏水中浸泡12h。

（3）将种子沿中线切开。

（4）将种子置于2.0% TTC 溶液中,在35℃恒温箱内染色。

（5）3h 后取出,迅速用自来水冲洗,至洗出的溶液为无色。根据染色情况记录其有生活力和无生活力种子的数目。

1. 有生活力的种子　①胚和子叶全部均匀染色;②子叶远胚根一端≤1/3 不染色,其余部分完全染色;③子叶侧边总面积≤1/3 不染色,其余部分完全染色;④胚染色淡红,子叶染色不均匀,颜色淡红。

2. 无生活力的种子　①胚和子叶完全不染色,种胚发白;②胚染色,子叶染色面积未超过 1/4,未染色部分发黄、发白;③子叶近胚根处不染色。

不同产地山茱萸种子生活力测定结果见表3-4。

（六）种子健康度检查

检查种子是否携带病原菌（如真菌、细菌和病毒）,以及有害动物（如线虫和昆虫）及其状况。

1. 未处理种子表面带菌检测　随机选取 20 粒供测种子,将其摆放在培养基上,每皿 5 粒种子,4 皿一个重复。以打开皿盖保持和摆放种子基本相等时间的未接种种子的 PDA 培养基作为该检测方法的空白对照。将其放在 25～28℃恒温箱中培养并观察菌落生长情况,记录种子表面携带的真菌种类和分离频率。

表3-4 不同产地山茱萸种子生活力

编号	生活力/%	编号	生活力/%	编号	生活力/%	编号	生活力/%
1	90	14	96	27	89	40	94
2	92	15	90	28	97	41	96
3	95	16	92	29	95	42	95
4	96	17	98	30	96	43	91
5	97	18	94	31	93	44	90
6	90	19	90	32	94	45	93
7	92	20	93	33	89	46	88
8	95	21	92	34	88	47	92
9	92	22	96	35	90	48	96
10	89	23	93	36	91	49	93
11	88	24	95	37	93	50	95
12	93	25	90	38	89		
13	97	26	89	39	88		

2. 种子洗涤后表面带菌与洗涤液中带菌检测

（1）从供测种子中选出 20 粒种子，放入 250ml 锥形瓶中，加 30ml 无菌水后充分振荡，放置 30min 后，收集悬浮液 5ml，以 4 000r/min 的转速离心 20min，倒去液体，加入 1ml 无菌水悬浮，制成孢子悬浮液。吸取 100μl 孢子悬浮液加到 9cm 直径的 PDA 平板上，均涂，相同操作条件下设无菌水空白对照。放入 25～28℃培养箱中黑暗条件下培养，观察菌落生长情况，记录种子表面携带的真菌种类和分离比例。

（2）将洗涤的种子摆在培养基上，每皿 5 粒，4 个皿为一个重复。以打开皿盖保持和摆放种子基本相等时间的未接种种子的 PDA 培养基作为该检测方法的空白对照。将其放在 25～28℃恒温箱中培养并观察菌落生长情况，记录种子表面携带的真菌种类和分离频率。

（3）种子内部带菌检测方法：将供测种子在 5% 次氯酸钠溶液中浸泡 5min，然后用无菌水冲洗 3 遍，分别取正常种子均匀摆放在 9cm 直径 PDA 平板上，每皿摆放 5 粒左右，每个处理 4 个重复。在 28℃恒温箱中培养后检查，记录种子带菌情况、不同部位真菌种类和分离频率（表3-5、图3-3、图3-4）。

表3-5 PDA检测山茱萸种子真菌类群的分离率/%

处理方法	带菌率/%	青霉 *Penicillium*	曲霉 *Aspergillus*	镰刀菌 *Fusarium*	链格孢菌 *Alternaria*	根霉 *Rhizopus*	其他
A	100	—	60.0	70.0	—	—	—
B	100	—	40.0	60.0	—	—	—
C	15.0	10.0	5.0	—	—	—	—

注："A"表示未消毒处理的种子，"B"表示用无菌水洗涤处理的种子，"C"表示用 5% 次氯酸钠消毒处理的种子，"—"表示未检测到真菌。

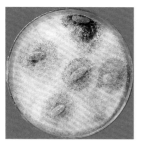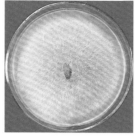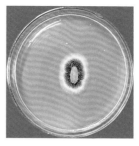

图 3-3 PDA 培养基未处理山茱萸种子表面带菌图

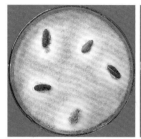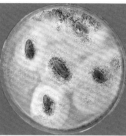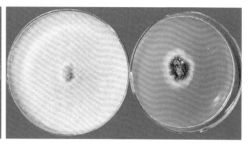

图 3-4 PDA 培养基洗涤山茱萸种子带菌图

车前子

车前(*Plantago asiatica* L.)，又名车辙草、牛舌菜，为车前科车前属多年生草本植物，以其干燥成熟的种子入药。具有清热、利尿、明目、祛痰等功效。产于中国多省区及朝鲜、俄罗斯(远东)、日本、尼泊尔、马来西亚、印度尼西亚。喜温暖、阳光充足、湿润的环境，怕涝、怕旱，适宜于我国南方肥沃的砂质壤土种植。采用种子繁殖，播种适期为 7 月下旬。花期 6—9 月，果期 7—10 月。种子 4～8 枚，近椭圆形，黑褐色。

(一)真实性鉴定

随机从送验样品中数取 400 粒种子，鉴定时须设 4 次重复，每个重复 100 粒种子。根据种子的形态特征，通过对种子形态、大小、颜色等表面特征能够快速检验种子的真实性，必要时可借助放大镜等进行逐粒观察。另取平车前种子 1 份，观察车前和平车前种子的形态特征区别。

车前种子略呈椭圆形或不规则长圆形，稍扁，长 1.5～2mm，宽 0.8～1.2mm，厚 0.2～0.6mm。表面淡棕色或棕色，略粗糙不平。于放大镜下可见微细纵纹，于稍平一面的中部有淡黄色凹点状种脐。质硬，切段面灰白色。种子放入水中，外皮有黏液释出。气微，嚼之带黏液性。以粒大、均匀饱满、色棕红者为佳(图 3-5)。

(二)水分测定

依据《国际种子检验规程》规定，分别采用高恒温烘干法和低恒温烘干法做比较，从中选取最佳测定方法。以江西樟树洲上乡大洲村、四川泸县青龙镇龙朝村、湖南邵阳邵东县、广西兴业县大平山镇龙泉村的净种子作为样本。

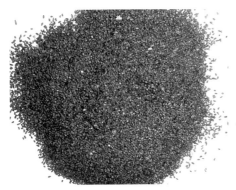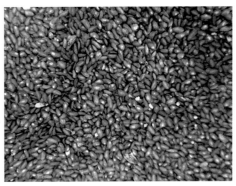

图3-5 车前种子形态图

1. 低恒温烘干法 将称量瓶预先烘干、冷却、恒重,并记下盒号。上述4份试样各2份,每份4.5~5.0g,将试样放入预先烘干和恒重的样品盒(称量瓶)内,再称重(精确至0.001g)。使烘箱通电预热至110~115℃,将样品盒摊平放入烘箱内的上层,迅速关闭烘箱门,使箱温在5~10min内回升至(103±2)℃时开始计算时间。每隔1h冷却称重,至重量恒定,用坩埚钳或戴上手套盖好盒盖(在箱内加盖),取出后放入干燥器内冷却至室温,30~45min后再称重。

车前种子在烘干6h后种子含水量基本保持稳定。随着时间的增加,含水量不再有大变化(图3-6)。

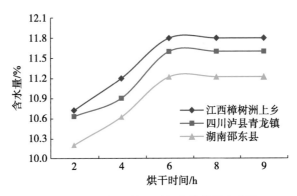

图3-6 不同低温烘干时间车前种子含水量

2. 高恒温烘干法 首先将烘箱预热至140~145℃,打开箱门5~10min后,烘箱温度须保持在130~133℃。其他程序与低恒温烘干法相同。

车前种子在烘干7h后种子含水量基本保持稳定。随着时间的增加,含水量不再有大变化。3h内测得两个不同种子样本含水量没有显著性差异(图3-7)。综合各因素,推荐高恒温烘干法,烘干时间为7h。

(三)重量测定

采用了百粒法、五百粒、千粒法来测定车前种子重量。

1. 百粒法 将净种子混合均匀,从中随机取试样8个重复,每个重复100粒;将8个重复分别称重(g),结果精确到10^{-3}g;计算8个重复的标准差、平均重量及变异系数。

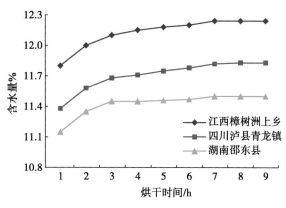

图 3-7　不同高温烘干时间车前种子含水量

2. 五百粒法　将净种子混合均匀,从中随机取试样 4 个重复,每个重复 500 粒。将 4 个重复分别称重(g),结果精确到 10^{-3}g;计算 4 个重复的标准差、平均重量及变异系数。

3. 千粒法　将净种子混合均匀,从中随机取试样 2 个重复,每个重复 1 000 粒。将 2 个重复分别称重(g),结果精确到 10^{-3}g;计算 2 个重复的标准差、平均重量及变异系数。

用百粒法、五百粒法和千粒法测定种子的千粒重,只有千粒法测定各样品测定值之间变异系数均小于 4.0%(表 3-6),故选用千粒法作为车前种子千粒重测定方法。

表 3-6　不同方法测定车前种子千粒重比较

产地	千粒重 /g			变异系数 /%		
	百粒法	五百粒法	千粒法	百粒法	五百粒法	千粒法
江西樟树市大洲村	0.540	0.541	0.541	5.511	1.432	0.392
江西樟树市湖西村	0.539	0.531	0.530	4.023	6.175	0.267
四川泸县龙朝村	0.519	0.530	0.529	2.993	1.910	1.739
四川什邡马祖村	0.431	0.438	0.438	9.715	6.937	0.162
四川什邡福星村	0.524	0.510	0.510	6.450	3.589	3.747
湖南邵东县	0.543	0.543	0.544	5.374	1.661	1.560
广西兴业县龙泉村	0.551	0.551	0.552	4.986	1.998	0.641
广西兴业县平山村	0.534	0.529	0.529	4.582	1.760	1.204
江西樟树市	0.558	0.567	0.567	6.342	2.203	0.249
江西修水县十甲村	0.610	0.615	0.615	3.919	1.514	0.230
江西修水县大桥镇	0.631	0.648	0.648	3.433	3.194	0.436
江西修水县黄龙镇	0.546	0.559	0.559	2.757	2.196	0.253
江西修水县溪口镇	0.685	0.689	0.689	2.468	0.604	0.308
江西修水县十甲村	0.640	0.661	0.659	5.603	3.775	3.544
江西修水县寒水村	0.616	0.627	0.628	6.370	2.662	0.789
江西修水县东津村	0.600	0.580	0.581	4.082	3.847	2.071

续表

产地	千粒重 /g			变异系数 /%		
	百粒法	五百粒法	千粒法	百粒法	五百粒法	千粒法
江西修水县大桥镇	0.621	0.619	0.618	3.593	1.276	1.144
江西修水县溪口镇	0.635	0.642	0.642	6.243	1.954	0.551
江西南昌市招贤镇	0.495	0.497	0.496	6.568	3.160	1.426
江西新干县荷浦乡	0.585	0.586	0.584	4.659	1.635	1.818
江西新干县大洋洲镇	0.573	0.577	0.576	5.582	2.237	2.089
江西新干县三湖镇	0.533	0.538	0.540	3.291	1.437	1.309
江西新干县程家	0.621	0.612	0.611	3.793	0.977	0.347
江西新干县巷口村	0.610	0.592	0.589	3.394	1.979	0.120
江西吉安县白沙村	0.604	0.589	0.588	4.240	1.870	0.602
江西樟树市中团村	0.598	0.588	0.585	4.540	1.125	1.692
江西新干县上聂村	0.600	0.602	0.602	3.333	2.119	1.528
江西吉水县上车村	0.533	0.518	0.516	4.461	2.609	0.137
江西吉安县坑西村	0.561	0.582	0.581	6.204	2.502	1.704
江西吉安县罗家村	0.580	0.578	0.577	4.515	1.355	0.735
江西吉安县白沙村	0.636	0.607	0.617	3.354	4.252	2.980
江西吉安县曾家村	0.558	0.560	0.560	5.051	2.163	0.505
江西泰和县湖头村	0.550	0.541	0.541	3.887	2.288	0.392
江西泰和县江洲村	0.529	0.522	0.522	3.419	1.128	1.355
江西泰和县下芜村	0.613	0.603	0.602	2.991	2.071	0.588
江西吉水县水南村	0.508	0.504	0.504	3.289	0.678	0.421
江西新干县上聂村	0.599	0.605	0.604	2.884	1.024	0.820
江西新干县上聂村	0.598	0.609	0.609	2.145	3.110	3.483
江西新干县陵上村	0.583	0.591	0.592	3.642	2.219	2.389
江西新干县陵上村	0.595	0.591	0.592	3.239	1.843	0.120
江西新干县陵上村	0.581	0.595	0.595	2.825	1.514	1.426
江西新干县陵上村	0.574	0.572	0.572	2.270	1.369	0.124
江西新干县陵上村	0.576	0.581	0.581	3.818	0.659	0.000
江西新干县巷口村	0.585	0.600	0.601	3.030	2.151	1.647
江西新干县巷口村	0.564	0.564	0.563	3.410	3.565	0.880
江西修水县东津村	0.553	0.568	0.568	2.514	1.267	0.623
江西修水县十甲村	0.605	0.614	0.613	3.061	2.738	2.768
江西修水县十甲村	0.671	0.689	0.692	3.129	3.545	3.474
江西修水县东津村	0.555	0.562	0.561	4.718	2.232	1.260
江西修水县寒水村	0.624	0.633	0.634	2.414	1.515	0.781

（四）发芽试验

取江西樟树市大洲村、四川泸县龙朝村、湖南邵东县和广西兴业县龙泉村的净种子样本。

1. 发芽床选择 根据车前种子特点,选取以下发芽床:

(1)纸床:在培养皿里垫上 3 层滤纸,滤纸充分湿润,无毒无菌、清洁干净,不含可溶性色素或其他化学物质,pH 为 6.0～7.5。

(2)沙床:选取沙粒大小均匀,直径为 0.05～0.80mm 作为试材。使用前必须进行洗涤和高温消毒,用蒸馏水湿润后,放至培养皿 1/2 处,表面平整。

(3)蛭石床:将蛭石经洗涤和高温消毒,用蒸馏水湿润后,放至培养皿 1/2 处,表面平整。

(4)海绵床:将充分吸水的海绵置于培养皿中。

将种子放入 5% 次氯酸钠溶液浸泡 15min 后,用蒸馏水冲净后,备用。将冲洗干净的种子分别置于 4 种发芽床,于 30℃光照培养箱中发芽,每天 8h 光照、16h 黑暗培养。每床 100 粒,4 次重复。

结果表明,4 个不同产地的车前种子在不同的发芽床上其发芽势和发芽率有显著性差异,纸上发芽床的发芽势和发芽率最高(表 3-7、图 3-8),故以纸上发芽床作为车前种子发芽床。

表 3-7 不同发芽床车前种子发芽率比较

项目	发芽床	产地			
		江西樟树市大洲村	四川泸县龙朝村	湖南邵东县	广西兴业县龙泉村
发芽率/%	滤纸	91.25	64.75	55	56
	海绵	71	50.75	43.25	37
	蛭石	77.75	49.75	42.75	40
	沙上	71.25	44.75	49.25	35.25
发芽势/%	滤纸	82	62.75	54.75	44.75
	海绵	68.75	47.25	47.25	34
	蛭石	64.25	40.25	38.75	34
	沙上	64.25	43.25	47.25	27

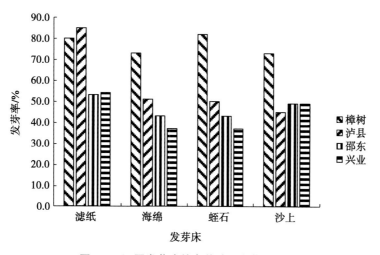

图 3-8 不同发芽床的车前种子发芽率比较

2. 发芽温度 取樟树洲上乡大洲村、泸县青龙镇龙朝村、邵阳市邵东县和兴业县大平山镇龙泉村的净种子样本。将种子在放入 5% 次氯酸钠溶液浸泡 15min 后,用蒸馏水冲净后以备用。

分别设 15℃、20℃、25℃、30℃恒温及 15/25℃、20/30℃ 2 种变温 6 个温度处理,每个处理 400 粒种子,4 次重复,pH 为 6.5～7.5。变温处理时,采用高温 8h,光照;低温 16h,黑暗。处理时用培养皿为容器,皿底铺 3 层滤纸做发芽床,试验中每天加水使滤纸保持湿润。

结果表明,不同产地的种子在不同温度处理条件下的发芽率有显著性差异。4 份种子在 30℃下都表现出较高的发芽率和发芽势(表 3-8、图 3-9),故选择 30℃作为车前种子发芽培养温度。

表 3-8 不同温度下车前种子发芽率比较

项目	温度 /℃	产地			
		江西樟树市大洲村	四川泸县龙朝村	湖南邵东县	广西兴业县龙泉村
发芽率 /%	15	73.25	46.75	51.25	22.25
	20	81	51.25	52.25	31.75
	25	82.75	52.75	52.5	44.25
	30	91.25	64.75	55	56
	15/25	80	56.25	54.25	44.75
	20/30	79.75	50.75	46.25	47
发芽势 /%	15	69.5	42.5	49.25	20.25
	20	79	49.75	50.25	25.25
	25	81.25	51.75	51.75	40.5
	30	82	62.75	54.75	44.75
	15/25	72.25	52.25	50.75	42.5
	20/30	77	48	45.25	41.25

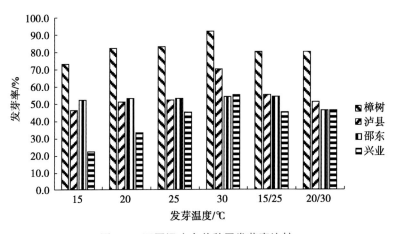

图 3-9 不同温度车前种子发芽率比较

3. 发芽计数时间 根据适宜发芽条件下的发芽表现，确定初次计数和末次计数时间。以达到 50% 发芽率的天数为初次计数时间，以种子萌发达到最高时，以后再无萌发种子出现时的天数为末次计数时间。

车前种子在第 3～4 天即可达到 50% 萌发，在第 10 天仅有极少种子萌发（图 3-10）。因此确定车前种子初次计数时间为发芽后第 3 天，末次计数时闻为第 10 天。

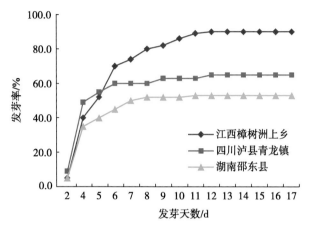

图 3-10 不同产地车前种子发芽动态

（五）生活力测定

1. 红墨水染色法 将车前种子随机分为 2 组，一组用沸水煮 5min 为空白对照死种子，一组在发芽口下横切一刀，切去 1/4～1/3，露出胚直接染色。红墨水浓度为 5%，染色时间分别为 30min、1h、2h、4h 4 个水平。染色完毕后，用自来水冲洗 5 次，根据胚着色程度部位和空白对照死种子来鉴定种子的生活力，其他试验条件、方法与 TTC 染色方法相同。

2. BTB 法 将车前种子随机分为 2 组，一组用沸水煮 5min 为空白对照死种子，一组浸泡于蒸馏水中 12h。然后分别把车前种子整齐包埋于备好的 0.1% BTB 琼脂凝胶中，在 30℃恒温条件下，2h 后观察种子周围出现的黄色晕圈情况，有晕圈证明有活力。每个设 4 次重复，每个重复 25 粒。

结果表明用 BTB 法和红墨水法染色，车前子死种子和活种子间没有显著性差异。故选用 TTC 染色法。

3. TTC 染色法 取干种子在发芽口下横切一刀，切去 1/4～1/3，露出胚，得 2 个横断面，然后把切好的种子放入小杯内。取已处理的种子，加入 1% TTC 溶液中，在 30℃恒温条件下染色，染色时间设 2.5h、3.5h、4.5h 三个水平。染色完毕后根据胚的着色程度和部位鉴定种子的生活力，计算有生活力种子的百分率。每个时间设 4 次重复，每个重复 100 粒种子，取 4 次重复的平均值作为试验结果。

（1）TTC 法染色时间的确定：在 TTC 染色法测定过程中，TTC 溶液的染色时间在 3.5h 和 4.5h 对测定车前种子生活力的差异都不显著，相对而言，用 1% TTC 溶液染色 4.5h 测得种子生活力的平均值最高（表 3-9）。

表 3-9　染色时间对车前种子生活力的影响

染色时间 /h	生活力 /%			
	江西樟树市大洲村	四川泸县龙朝村	湖南邵东县	广西兴业县龙泉村
2.5	86.5	57.5	42.5	40
3.5	91.5	71	57	51.5
4.5	92.5	72.5	58	53

（2）种子生活力判断标准：在染色后逐粒挤出胚部并观察胚部的着色情况，再判断是否有生活力。

有生活力种子的染色情况：①只刀口断面染红，其他部分因未染色后挤出，尚未呈红色反应；②染色后，切口的横断面因染色时间略长或其他原因呈现伤口白，但挤出的胚部上段染红，下段因在种子内部尚未着色。

无生活力种子的染色情况：①着色浅，呈粉色；②胚部全不着色。

（六）种子健康度检查

1. 种子外部带菌检测　各样品随机选取 500 粒种子，放入 50ml 锥形瓶中，加入 10ml 无菌水后充分振荡，吸取悬浮液 2ml 以 4 000r/min 的转速离心 20min 后，倒去上清液，加入 1ml 无菌水悬浮，稀释 1～100 倍，摇匀后吸取其中 100μl 加入直径为 9cm 的 PDA 平板上涂匀，相同操作条件下设无菌水空白对照，每个处理 3 次重复，放入 25～28℃恒温箱中，于黑暗条件下培养 3～7d 观察菌落生长情况，记录种子表面携带的真菌数量、种类，计算分离比例。

从 50 批次的种子样品来看，车前种子外部携带的优势真菌群是曲霉属、青霉属和根霉属真菌，这 3 个属的真菌分离频率较高。整体看来，不同批次种子外部孢子的负荷量差异较大，车前种子的孢子负荷量最高达 126.67 个 / 粒，最低只有 0.07 孢子 / 粒。分析其原因，可能与田间生态、卫生洁净程度、采收和储运管理等有关（表 3-10）。

表 3-10　不同产地车前种子外部携带真菌种类和分离比例

产地	孢子负荷量 /个·粒$^{-1}$	分离比例 /%			
		青霉属	曲霉属	根霉属	未知
江西樟树市大洲村	0.53	50.00	50.00	0.00	0.00
江西樟树市湖西村	1.47	40.91	59.09	0.00	0.00
四川泸县龙朝村	5.33	0.00	62.50	37.50	0.00
四川什邡马祖村	22.67	0.00	94.12	5.88	0.00
四川什邡福星村	0.67	0.00	100.00	0.00	0.00
湖南邵东县	100.00	13.33	53.33	33.33	0.00
广西兴业县龙泉村	73.33	0.00	54.55	45.45	0.00
广西兴业县平山村	20.67	29.03	64.52	6.45	0.00
江西樟树市	2.60	0.00	97.44	0.00	2.56
江西修水县十甲村	0.07	0.00	0.00	100.00	0.00
江西修水县大桥镇	2.53	0.00	100.00	0.00	0.00
江西修水县黄龙镇	0.47	28.57	71.43	0.00	0.00

续表

产地	孢子负荷量/个·粒$^{-1}$	分离比例 /%			
		青霉属	曲霉属	根霉属	未知
江西修水县溪口镇	1.33	0.00	100.00	0.00	0.00
江西修水县十甲村	74.67	10.71	89.29	0.00	0.00
江西修水县寒水村	29.33	6.82	93.18	0.00	0.00
江西修水县东津村	4.67	0.00	100.00	0.00	0.00
江西修水县大桥镇	6.67	100.00	0.00	0.00	0.00
江西修水县溪口镇	2.33	11.43	85.71	2.86	0.00
江西南昌市招贤镇	0.67	100.00	0.00	0.00	0.00
江西新干县荷浦乡	120.00	33.33	44.44	22.22	0.00
江西新干县大洋洲	86.67	0.00	84.62	15.38	0.00
江西新干县三湖镇	86.67	23.08	61.54	15.38	0.00
江西新干县程家	2.73	2.44	97.56	0.00	0.00
江西新干县巷口村	1.67	0.00	92.00	8.00	0.00
江西吉安县白沙村	18.00	14.81	74.07	11.11	0.00
江西樟树市中团村	126.67	26.32	42.11	31.58	0.00
江西新干县上聂村	1.40	0.00	95.24	4.76	0.00
江西吉水县上车村	0.20	66.67	33.33	0.00	0.00
江西吉安县坑西村	0.73	9.09	90.91	0.00	0.00
江西吉安县罗家村	38.00	3.51	96.49	0.00	0.00
江西吉安县白沙村	1.53	4.35	95.65	0.00	0.00
江西吉安县曾家村	4.33	3.08	96.92	0.00	0.00
江西泰和县湖头村	73.33	9.09	72.73	18.18	0.00
江西泰和县江洲村	60.00	0.00	44.44	55.56	0.00
江西泰和县下芜村	2.47	29.73	70.27	0.00	0.00
江西吉水县水南村	41.33	4.84	91.94	3.23	0.00
江西新干县上聂村	80.00	0.00	66.67	33.33	0.00
江西新干县上聂村	16.67	0.00	92.00	0.00	8.00
江西新干县陵上村	66.67	0.00	80.00	20.00	0.00
江西新干县陵上村	3.47	23.08	76.92	0.00	0.00
江西新干县陵上村	2.40	13.89	83.33	0.00	2.78
江西新干县陵上村	1.27	0.00	100.00	0.00	0.00
江西新干县陵上村	1.53	4.35	91.30	4.35	0.00
江西新干县巷口村	1.80	3.70	96.30	0.00	0.00
江西新干县巷口村	2.67	0.00	97.50	2.50	0.00
江西修水县东津村	2.67	40.00	60.00	0.00	0.00
江西修水县十甲村	2.27	26.47	73.53	0.00	0.00
江西修水县十甲村	73.33	27.27	54.55	18.18	0.00
江西修水县东津村	66.67	0.00	70.00	30.00	0.00
江西修水县寒水村	26.00	2.56	94.87	0.00	2.56

2. 种子内部带菌检测　各样品随机选取 500 粒种子，在 5% 次氯酸钠溶液中浸泡 15min，用无菌水冲洗 3～5 次，分别均匀摆放在直径为 9cm 的 PDA 平板上，每皿摆放 30 粒，每个处理 3 次重复。在 25～28℃恒温箱中 12h 光暗交替培养 3～7d 后检查，记录种子带菌情况、真菌种类，计算分离频率。

种子内部带菌检测结果表明（表 3-11），车前种子内部携带的主要优势真菌群为曲霉属和根霉属，不同产地车前种子内部带菌率为 0～12.22%，其中江西新干县荷浦乡和江西新干县大洋洲镇车前种子带菌率相对较高，超过了 12%，而江西新干县三湖镇上聂村（1 份样品）和修水县东津村（1 份样品）的车前种子上没有分离到任何真菌。

表 3-11　不同产地车前种子内部携带真菌种类和分离比例

产地	带菌率 /%	分离比例 /%			
		青霉属	曲霉属	根霉属	未知
江西樟树市大洲村	10.00	0.00	77.78	22.22	0.00
江西樟树市湖西村	5.56	0.00	20.00	80.00	0.00
四川泸县龙朝村	1.11	0.00	0.00	100.00	0.00
四川什邡马祖村	2.22	0.00	0.00	100.00	0.00
四川什邡福星村	5.56	0.00	40.00	40.00	20.00
湖南邵东县	4.44	0.00	25.00	75.00	0.00
广西兴业县龙泉村	6.67	0.00	16.67	83.33	0.00
广西兴业县平山村	5.56	0.00	0.00	100.00	0.00
江西樟树市	8.89	0.00	75.00	25.00	0.00
江西修水县十甲村	5.56	0.00	20.00	80.00	0.00
江西修水县大桥镇	3.33	0.00	100.00	0.00	0.00
江西修水县黄龙镇	2.22	0.00	50.00	0.00	50.00
江西修水县溪口镇	1.11	0.00	100.00	0.00	0.00
江西修水县十甲村	7.78	57.14	28.57	14.29	0.00
江西修水县寒水村	1.11	0.00	0.00	100.00	0.00
江西修水县东津村	10.00	0.00	77.78	22.22	0.00
江西修水县大桥镇	4.44	0.00	50.00	50.00	0.00
江西修水县溪口镇	3.33	0.00	100.00	0.00	0.00
江西南昌市招贤镇	1.11	0.00	0.00	100.00	0.00
江西新干县荷浦乡	12.22	0.00	90.91	9.09	0.00
江西新干县大洋洲镇	12.22	9.09	90.91	0.00	0.00
江西新干县三湖镇	6.67	0.00	50.00	50.00	0.00
江西新干县程家	1.11	0.00	0.00	100.00	0.00
江西新干县巷口村	1.11	0.00	0.00	100.00	0.00
江西吉安县白沙村	3.33	0.00	33.33	66.67	0.00
江西樟树市中团村	2.22	0.00	50.00	50.00	0.00

续表

产地	带菌率 /%	分离比例 /%			
		青霉属	曲霉属	根霉属	未知
江西新干县上聂村	2.22	0.00	50.00	0.00	50.00
江西吉水县上车村	4.44	25.00	75.00	0.00	0.00
江西吉安县坑西村	1.11	0.00	0.00	100.00	0.00
江西吉安县罗家村	5.56	0.00	60.00	40.00	0.00
江西吉安县白沙村	5.56	0.00	40.00	60.00	0.00
江西吉安县曾家村	8.89	0.00	75.00	25.00	0.00
江西泰和县湖头村	1.11	0.00	0.00	100.00	0.00
江西泰和县江洲村	5.56	0.00	100.00	0.00	0.00
江西泰和县下芜村	3.33	0.00	0.00	100.00	0.00
江西吉水县水南村	1.11	0.00	0.00	100.00	0.00
江西新干县上聂村	2.22	0.00	50.00	50.00	0.00
江西新干县上聂村	0.00	0.00	0.00	0.00	0.00
江西新干县陵上村	7.78	0.00	100.00	0.00	0.00
江西新干县陵上村	1.11	0.00	100.00	0.00	0.00
江西新干县陵上村	6.67	0.00	16.67	83.33	0.00
江西新干县陵上村	1.11	0.00	100.00	0.00	0.00
江西新干县陵上村	2.22	0.00	50.00	50.00	0.00
江西新干县巷口村	3.33	0.00	0.00	100.00	0.00
江西新干县巷口村	11.11	0.00	100.00	0.00	0.00
江西修水县东津村	3.33	0.00	33.33	66.67	0.00
江西修水县十甲村	8.89	12.50	75.00	25.00	0.00
江西修水县十甲村	1.11	0.00	100.00	0.00	0.00
江西修水县东津村	0.00	0.00	0.00	0.00	0.00
江西修水县寒水村	3.33	0.00	33.33	66.67	0.00

3. 不同药剂对带菌种子的抑菌效果　按照杀菌剂处理种子安全有效剂量选择原则，对供试车前种子进行药剂消毒处理：50% 多菌灵、50% 福美双 WP、40% 多·福 WP 按药剂种子质量比 1∶125 拌种；70% 甲基硫菌灵按药种比 1∶333 拌种；64% 噁霜·锰锌、75% 百菌清、81% 甲霜·百菌清 WP 按药种比 1∶200 拌种，以未经任何药剂处理的种子作为对照，拌种后的种子放入密闭的锥形瓶静置过夜。各处理种子均匀摆放在直径为 9cm 的 PDA 平板上，每皿摆放 30 粒，每个处理 3 次重复。在 25～28℃的恒温箱中，光照和黑暗交替条件下培养 3～7d 后观察，记录种子带菌情况。

由于不同来源的车前种子外部和内部携带真菌种类及各供试杀菌剂的防治谱有一定差异，不同杀菌剂对不同来源车前带菌种子消毒效果不同。结果表明 50% 多菌灵和 81% 甲霜·百菌清 WP 这两种药剂对车前种子消毒处理具有良好效果，经药剂处理后车前种子带菌率均在 10% 以下（表 3-12）。

表 3-12 药剂处理后车前种子带菌率

药剂名称	药种比	不同来源种子的带菌量 /%	
		江西新干县荷浦乡	江西樟树市洲上乡
50% 多菌灵	1:125	6.67	7.78
50% 福美双 WP	1:125	10.00	4.44
40% 多·福 WP	1:125	3.33	13.33
70% 甲基硫菌灵	1:333	5.56	17.78
64% 噁霜·锰锌	1:200	2.22	20.00
75% 百菌清	1:200	14.44	20.00
81% 甲霜·百菌清 WP	1:200	3.33	6.67
不处理	—	16.67	25.56

牛蒡子

牛蒡子为菊科植物牛蒡 *Arctium lappa* L. 的干燥成熟果实。具有疏散风热、宣肺透疹、解毒利咽的功效。用于风热感冒,咳嗽痰多,麻疹,风疹,咽喉肿痛。分布于河北、山西、山东、江苏、安徽、浙江、江西、广西等地。

牛蒡喜温暖湿润气候,耐寒、耐热性颇强。生于海拔 750～3 500m 的山坡、山谷、林缘、林中、灌木丛中、河边潮湿地、村庄路旁或荒地。种子繁殖,直播或育苗移栽法,以直播为主。南方于秋季 8—9 月,北方于春季 3—4 月播种。播种前,将种子放入 30～40℃的温水中浸泡 12h 左右,捞出种子晾至不粘手时再播。在整好地的畦面上按 40～50cm 的行距开浅沟,条播,播种时将种子与火土灰混合均匀,将种子均匀地撒在沟内,播后覆土 2～3cm 即可。

(一)真实性鉴定

观察测量种子形态、大小、表面特征和种子颜色,采用种子外观形态法,随机数取 100 粒净种子,4 次重复,逐粒观察牛蒡种子形态特征,并与标准种子样品或鉴定图片等有关资料对照,同时做好记录。

牛蒡种子瘦果为长倒卵形,两端平截,略扁弯曲,长 5～7mm,直径 2～3mm。表面灰褐色或淡灰褐色,具多数细小黑斑,并具有明显的纵棱线。先端较宽,有一圆环,中心有点状凸起的花样残迹;基部狭窄,有圆形果柄痕。无臭;种子气特异,味苦微辛,稍久有麻舌感。千粒重一般为 9～12g。

市场上屡有发现同科植物大翅蓟(*Onopordum acanthium* L.)、毛头牛蒡(*Arctium tomentosum* Mill)、木香(*Aucklandia lappa* Decne)、水飞蓟[*Silybum marianum*(L.)Gaertn]的干燥成熟果实冒充牛蒡子,其中大翅蓟在市场最为常见。

大翅蓟种子呈椭圆形,略扁、不弯曲,长 4～6mm,宽 2～3mm,表面灰白色至灰棕色,具稀疏的黑色斑点,有数条不明显的纵棱,以中间一条最明显,棱间有隆起的波状横纹,顶端钝尖,有一类圆形或类方形的环,中间有点状花柱残迹,基部较窄,果皮、子叶、气味、味道等基本同正品。

毛头牛蒡子为菊科植物毛头牛蒡的成熟果实。呈长倒卵形，略扁，微弯，顶端稍宽，顶面观为多角形，中央有点状花柱残基，基部有类白色点状果痕，长5～6mm，宽2～3mm，棕褐色，有黑色斑点，具数条较明显的纵棱及浅沟，油性，微辛味微苦。

木香为菊科植物云木香的果实。呈长倒卵形、半月形，略扁稍弯曲，顶端稍宽，顶面观多角形，中间部分呈类白色，中心有一点状或短柱状花柱残迹，基部有一点状果痕长8～10mm，宽2.5～4mm，表面灰褐色至灰黑色，带紫黑色斑点或无明显斑点，有明显纵棱和细沟，果皮较厚硬，味苦辛。

水飞蓟为菊科植物水飞蓟的果实。呈椭圆形，两侧略不对称，顶端略宽，有一微斜的圆环，中间有突起的花柱残迹，基部有扁缝状果痕，略偏斜，长5～7mm，宽2～4mm，黑褐色或灰棕色，表面光滑，有纵条或白色纵纹；放大镜下可见细皱纹。

（二）水分测定

参照《农作物种子检验规程　水分测定》（GB/T 3543.6）执行。分别采用高恒温烘干法和低恒温烘干法对2个产地种子含水量进行测定。

1. 高恒温烘干法　分别在（133±2）℃高温条件下，每隔1h取出放入干燥器内冷却30min后称重，直至后次称重和前次称重不超过0.005g为止。

2. 低恒温烘干法　在（105±2）℃低恒温条件下，与高恒温烘干法类似，分别于14h、15h、16h、17h、18h、19h、20h取出冷却后称重，计算种子水分损失量，每个处理3次重复，每次称重4.5～5.0g。

牛蒡种子在高温下烘干4h后，失水量基本保持稳定，并且在4～5h失水量无显著性差异。此后数小时重量不变，综合2个产地种子情况，选择烘干时间4h为宜；在低恒温烘干后15h内失水量差异不显著。15～20h差异性显著，20h后失水量几乎不变，重量基本恒定，综合2个产地种子情况，选择烘干时间20h为宜（表3-13）。同时，对高恒温烘干4h和低恒温烘干20h间测定牛蒡种子含水量进行比较发现，2种烘干方法间测定值差异不显著。鉴于低恒温烘干法所需时间较长，所以选择高恒温烘干4h为宜。

表3-13　不同烘干时间牛蒡种子失水量变化

烘干时间/h		失水量/%	
		陕西合阳	甘肃会川
高恒温烘干法（133±2）℃	1	10.46±6.55a	7.33±0.39a
	2	11.41±6.34b	8.48±0.13b
	3	11.64±6.21b	8.75±0.33b
	4	12.17±6.38c	9.16±0.36c
	5	12.53±6.25c	9.31±0.42c
低恒温烘干法（105±2）℃	14	10.59±6.84a	7.23±0.67a
	15	11.01±7.06b	7.47±0.63a
	16	11.08±7.06b	7.61±0.55a
	20	11.73±7.11c	8.34±0.65b

注：同一列中含有不同小写字母者为差异显著（α=0.05）。

（三）重量测定

设置百粒法、五百粒法及千粒法对牛蒡种子重量进行测定。具体方法如下：

1. 百粒法　随机从净种子中数取 100 粒净种子，重复 8 次，分别记录百粒重，计算标准差及变异系数。

2. 五百粒法　随机从净种子中数取 500 粒净种子，重复 3 次，分别记录五百粒重，计算标准差及变异系数。

3. 千粒法　随机从净种子中数取 1 000 粒净种子，重复 2 次，分别记录千粒重，计算标准差及变异系数。

结果表明，不同方法测定牛蒡种子千粒重的变异系数均小于 4.0%，而千粒法测定变异系数最小，平均为 0.69%（表 3-14）。对 3 种方法测定的 3 份牛蒡种子千粒重值进行多重比较，3 种方法测定结果之间有显著性差异（$P < 0.05$）。综合比较 3 种方法，选择千粒法作为牛蒡种子千粒重的测定方法。

表 3-14　不同方法测定牛蒡种子千粒重比较

产地	百粒法			五百粒法			千粒法		
	百粒重 /g	标准差	变异系数 /%	五百粒重 /g	标准差	变异系数 /%	千粒重 /g	标准差	变异系数 /%
甘肃会川	1.172 2	0.037 5	3.20	5.875 1	0.161 9	2.76	11.865 8	0.075 2	0.63
甘肃岷县	1.091 6	0.028 0	2.57	5.677 7	0.117 8	2.07	11.258 1	0.094 6	0.84
陕西合阳	0.954 7	0.018 2	1.90	4.685 2	0.032 0	0.68	9.643 5	0.056 6	0.59
平均值	1.072 8	0.027 9	2.56	5.412 7	0.103 9	1.84	10.922 5	0.075 5	0.69

（四）发芽试验

1. 发芽前处理　将牛蒡净种子在清水中浸泡 12h，以 0.2% 高锰酸钾溶液消毒 20min，用清水冲洗干净。

2. 发芽床选择　根据牛蒡种子特点，选择滤纸、纱布、沙床 3 种发芽床进行比较。①在发芽盒中铺 3 层湿润的滤纸，然后置种；②在发芽盒中铺 3 层湿润的纱布，然后置种；③发芽盒中铺 4cm 厚的湿细沙（沙水比为 4∶1），然后置种。培养条件为 25℃光照培养。每个处理 100 粒种子，3 次重复，每个重复 100 粒种子。发芽率以发芽终期的全部正常发芽种子粒数占供检种子粒数的百分率表示。发芽势（GI）以下列公式进行计算：

$$GI = \sum (G_t / D_t)。$$

式中：G_t 为 t 日后的发芽数，D_t 为相应的发芽天数。

以滤纸作为牛蒡种子发芽床的处理，其发芽率、发芽势都较优于以纱布和细沙作为发芽床的处理，且有显著性差异（$P < 0.05$）（表 3-15），故选择滤纸床为牛蒡种子发芽床。

3. 发芽温度的选择　设 20℃、25℃、30℃ 3 个温度处理，每个处理 3 个重复，每个重复 100 粒种子。发芽床采用 3 层湿润滤纸，试验过程保持滤纸湿润，每天记录、观察发芽情况，记录种子发芽数。

表 3-15　发芽床对牛蒡种子发芽的影响

发芽床	陕西合阳		甘肃岷县		甘肃会川	
	发芽率 /%	发芽势 /%	发芽率 /%	发芽势 /%	发芽率 /%	发芽势 /%
滤纸床	76.33±4.04a	22.71±1.60a	77.67±5.69a	19.79±1.58a	91.33±3.79a	21.76±0.53a
纱布床	65.33±6.51b	20.39±0.96b	79.33±3.51a	20.59±1.04a	83.33±8.96b	20.94±2.18b
沙床	79.00±3.00a	19.38±0.54b	72.67±1.15b	15.59±1.93b	91.67±7.57a	21.40±3.30a

注：处理间多重比较采用 LSD 法，同一列中含有不同小写字母者为差异显著（$\alpha=0.05$）。

不同发芽温度条件下牛蒡种子发芽率表现出一定的差异。比较不同产地牛蒡种子在不同发芽温度下的发芽率和发芽势，结果表明，当温度为 25℃时，牛蒡种子发芽率和发芽势都较高，与 20℃、30℃牛蒡种子发芽率和发芽势具显著性差异（$P<0.05$）（表 3-16）。故选择 25℃作为牛蒡种子发芽温度。

表 3-16　温度对牛蒡种子发芽率和发芽势的影响

发芽温度 /℃	陕西合阳		甘肃岷县		甘肃会川	
	发芽率 /%	发芽势 /%	发芽率 /%	发芽势 /%	发芽率 /%	发芽势 /%
20	82.67±7.02a	20.37±1.70b	62.00±2.00b	12.73±0.57c	81.33±6.11b	17.02±0.92b
25	78.00±4.36a	23.82±2.13b	78.00±4.36a	27.26±2.23a	88.33±0.58a	12.20±1.04a
30	72.67±1.15b	31.37±1.57a	56.67±5.03a	20.74±1.47b	82.00±5.29b	8.93±0.51a

注：处理间多重比较采用 LSD 法，同一列中含有不同小写字母者为差异显著（$\alpha=0.05$）。

4. 发芽计数时间的确定　根据种子发芽情况，确定初次计数和末次计数时间。以种子露白为发芽开始时间，连续 3 次记录无萌发种子出现为发芽结束时间。

吸胀后的牛蒡种子发芽速度很快，置发芽床后第 2 天胚根迅速露出种皮，第 6 天以后发芽速度明显下降，并趋于平缓，以后连续 3 次种子发芽不变化（图 3-11）。因此，牛蒡种子整个发芽计数时间在第 2～8 天。第 2 天作为初次计数时间，第 8 天作为末次计数时间。

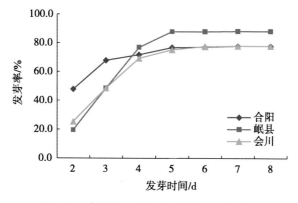

图 3-11　牛蒡种子发芽率与发芽时间的关系

（五）生活力测定

1. 预湿处理和种子胚的暴露方法　在室温下将种子直接加水浸泡至吸水膨胀，牛蒡种子如果浸泡时间太长，组织会腐烂，故浸泡时间为12h。取充分吸涨的牛蒡种子，纵向1/2处切成两半，置于TTC溶液中避光染色。

2. 染色时间、浓度和温度　采用3因素3水平 $L_9(3^4)$ 的正交试验设计。TTC浓度设为0.2%、0.4%、0.6%，染色温度设为25℃、30℃、35℃，染色时间设为1h、3h、5h。每个处理100粒种子，3次重复。染色结束后，沥去溶液，用清水冲洗种子3次，将裸种子摆放在培养皿中，逐一检查，子叶和胚完全染成红色的表示有生活力种子，统计有活力种子数。

牛蒡种子染色情况与染色的时间、浓度、温度均有密切联系。试验结果表明，处理5，9染色情况较好，着色率都在90%以上（表3-17）。但由于TTC有毒性，从染色时间和浓度综合考虑，选择处理5，即选择染色3h、0.4% TTC、35℃作为牛蒡种子生活力检测的染色条件。

表3-17　TTC法不同处理对牛蒡种子着色率的影响

处理号	时间/h	浓度/%	温度/℃	着色率/%
1	1	0.2	25	60.66
2	3	0.2	30	76.00
3	5	0.2	35	84.67
4	1	0.4	30	74.00
5	3	0.4	35	92.67
6	5	0.4	25	87.33
7	1	0.6	35	87.67
8	3	0.6	25	78.00
9	5	0.6	30	92.33

3. 染色鉴定标准的建立　参照种子的发芽试验结果，拟定出有生活力种子中允许出现的不染色、软弱或坏死组织的最大面积，建立牛蒡种子TTC染色的鉴定标准。

（1）有生活力的种子：符合下列任意一条的列为有生活力种子：①胚和子叶全部均匀染色；②子叶远胚根端<1/3不染色，其余部分完全染色；③子叶侧边总面积<1/3不染色，其余部分完全染色。

（2）无生活力的种子：符合下列任意一条的列为无生活力种子：①胚和子叶完全不染色；②子叶近胚根处不染色；③胚根不染色；④胚和子叶染色不均匀，其上有斑点状不染色；⑤子叶不染色总面积>1/2；⑥胚所染颜色异常，且组织软腐。

五味子

五味子为木兰科植物五味子 *Schisandra chinensis*（Turcz.）Baill 的干燥成熟果实。具收敛固涩，益气生津，补肾宁心的功效。用于久嗽虚喘，梦遗滑精，津伤口渴。产于中国黑龙江、吉林、辽宁、内蒙古、河北、山西、宁夏、甘肃、山东，也分布于朝鲜和日本。

五味子喜微酸性腐殖土。野生植株生长在山区的杂木林中、林缘或山沟的灌木丛中，缠绕在其他林木上生长。其耐旱性较差。自然条件下，在肥沃、排水好、湿度均衡适宜的土壤中发育最好。种子繁殖，育苗移栽。秋季收获期间选留果粒大、均匀一致的果穗作种用，用清水浸泡至果肉胀起时搓去果肉，将浮在水面上的秕粒除掉。搓掉果肉后的种子再用清水浸泡 5～7d，使种子充分吸水，每隔 2 天换一次水，浸泡后捞出控干水分并与 2～3 倍湿沙混匀，放入室外准备好的深 0.5m 左右的坑中，上面覆盖 10～15cm 的细土，再盖上柴草或草帘子，进行低温处理。翌年 5—6 月即可裂口播种。

（一）真实性鉴定

种子外观形态特征是植物生活史中最稳定的性状之一。随机从送验样品中数取 400 粒种子，鉴定时须设重复，每个重复不超过 100 粒种子，通过对种子形态、大小、种子颜色、种脐形状、气味等外部特征的鉴定，能够快速检验种子的真实性。

种子肾形，长 4～6mm，宽 3～5mm，厚 2～4mm，浅褐色，种子表面近光滑，有光泽，种脐 U 字形，有花椒味（图 3-12）。

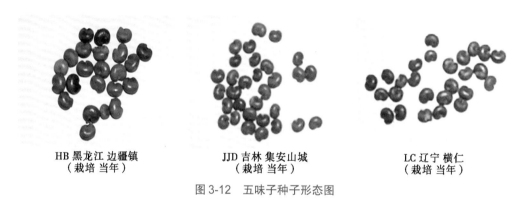

HB 黑龙江 边疆镇　　　　JJD 吉林 集安山城　　　　LC 辽宁 横仁
（栽培 当年）　　　　　（栽培 当年）　　　　　（栽培 当年）

图 3-12　五味子种子形态图

（二）水分测定

依据《国际种子检验规程》规定，采用低恒温烘干法和高恒温烘干法测定种子含水量。

1. 低恒温烘干法　取 LA 净种子样本。对样本种子每种进行 3 个重复，每个重复 (5 ± 0.001) g。用小型粉碎机将种子粉碎 10s；将粉碎后的种子连同铝盒一起称重，记录，放置在温度达 (103 ± 2)℃恒温烘箱内 (17 ± 1)h；到预定时间后，取出称量；根据烘后失去的重量计算种子水分百分率。种子含水量测定结果见表 3-18，3 个重复平均含量为 30.89%。

表 3-18　低恒温烘干法测定五味子种子含水量

重复	含水量 /%
Ⅰ	30.919
Ⅱ	30.710
Ⅲ	31.055
平均值	30.895

2. 高恒温烘干法 取 LA 净种子样本。对种子样本设 4 个时间处理，即 1h、2h、3h 和 4h，3 个重复，每个重复（5±0.001）g。用小型粉碎机将种子粉碎；将粉碎后的种子连同铝盒一起称重，记录，放置在烘箱内；待烘箱温度至 133℃时开始计时，温度保持在（133±2）℃；到预定时间后，取出称量；根据烘后失去的重量计算种子水分百分率。种子含水量测定结果见表 3-19。采用高恒温烘干法时五味子种子在烘干 3h 后种子含水量基本保持稳定。随着时间的增加，含水量不再有大变化。4h 内测得不同种子样本含水量没有显著性差异，鉴于综合考虑操作等因素，所以确定高恒温烘干法烘干时间为 3h。

表 3-19 高恒温烘干法测定五味子种子含水量 /%

重复	含水量 /%			
	1h	2h	3h	4h
1	27.201	27.962	28.425	28.383
2	35.253	35.850	39.077	39.532
3	25.303	25.448	25.970	26.263
平均值	29.252	29.753	31.157	31.393

由表 3-18 和表 3-19 可知，用两种水分测定法测定同一样本含水量没有显著性差异，因此两种方法都可以用来测定五味子含水量，但由于低恒温烘干法时间长，建议使用高恒温烘干法烘 3h。

（三）重量测定

取吉林、辽宁、黑龙江三省共计 22 份五味子净种子样品，分别采用百粒法和千粒法测定五味子种子的千粒重。

1. 百粒法 将净种子混合均匀，从中随机取试样 8 个重复，每个重复 100 粒；将 8 个重复分别称重（g），结果精确到 0.01g；计算 8 个重复的标准差、平均重量及变异系数。应用百粒法对 22 个净种子样本进行千粒重值测定，结果表明，JJB-2 千粒重值最大，为 31.60g，HA 千粒重值最小，仅为 16.16g（表 3-20）。除几个样品外，绝大多数样品的变异系数均小于 4.0%，说明大多数样品的测定值有效，个别样品（即变异系数大于 4.0%）若想得到有效的测定值，则须做更多的重复测定，直到变异系数小于 4.0%。

表 3-20 百粒法测定不同产地五味子种子千粒重

样本	千粒重 /g	标准差	变异系数 /%
LA	22.52	0.031	1.4
JD	25.22	0.079	3.1
JCA	26.72	0.097	3.6
JWA-2	24.58	0.045	1.8
JJC	23.04	0.070	3.0
JJD	25.02	0.054	2.2

续表

样本	千粒重/g	标准差	变异系数/%
JJB-2	31.60	0.319	10.1
JJB-3	30.76	0.044	1.4
JCB	24.75	0.064	2.6
JCC	24.84	0.048	1.9
JJE	27.84	0.063	2.3
HA	16.16	0.088	5.4
JLA	28.04	0.046	1.6
LB	25.17	0.032	1.3
LC	23.51	0.052	2.2
JWB-1	27.91	0.059	2.1
JWB-2	24.10	0.079	3.3
JWB-3	25.79	0.042	1.6
JLC-2	26.07	0.023	0.9
JLD	20.48	0.083	4.0
JLE	27.14	0.056	2.1
HB	27.87	0.106	3.8

2. 千粒法 将净种子混合均匀,从中随机取试样 2 个重复,每个重复 1 000 粒;将 2 个重复分别称重(g),结果精确到 0.01g;计算 2 个重复的平均值。两份重量的差数与平均值之比不超过 5%,如果超过,则视为结果无效,需做第 3 个重复,直到差数 <5%。应用千粒法对 22 份净种子样本进行千粒重值测定,结果表明,22 份净种子样品除 HA(HA 为野生五味子种子,所以个体差异性较大)外,其他样品千粒重两个重复之间的差数都小于 5%,测定值有效(表 3-21)。

表 3-21 千粒法测定不同产地五味子种子千粒重

样本	千粒重/g	重复间差数	差数与平均值之比/%
LA	22.37	0.52	2.32
JD	25.32	0.42	1.66
JCA	26.75	0.46	1.72
JWA-2	25.98	0.49	1.89
JJC	22.65	0.55	2.43
JJD	24.85	0.25	1.01
JJB-2	30.24	0.33	1.09
JJB-3	30.71	0.08	0.26
JCB	24.75	0.12	0.49
JCC	24.66	0.20	0.81
JJE	27.31	0.72	2.64
HA	15.01	1.03	6.86

续表

样本	千粒重/g	重复间差数	差数与平均值之比/%
JLA	28.42	0.46	1.62
LB	25.07	0.09	0.36
LC	23.34	0.03	0.13
JWB-1	27.79	0.05	0.18
JWB-2	24.06	0.11	0.46
JWB-3	25.73	0.18	0.70
JLC-2	26.37	0.61	2.31
JLD	20.42	0.04	0.20
JLE	27.16	0.33	1.22
HB	27.83	0.13	0.47

3. 百粒法和千粒法比较　应用百粒法和千粒法对 JJB-2 五味子种子样品进行千粒重值的测定,结果表明,用不同方法对同一五味子种子样本进行千粒重的测定其结果无显著性差异,用百粒法测定的结果重复间变异系数为 2.23%,千粒法变异系数为 0.75,均小于 4%(表 3-22)。因此,选用百粒法作为五味子种子千粒重的测定方法。

表 3-22　百粒法和千粒法测定五味子种子样品 JJB-2 千粒重

方法	千粒重/g			平均值	变异系数/%
	I	II	III		
百粒法	29.85	30.32	31.19	30.45	2.23
千粒法	30.07	30.39	30.28	30.24	0.75

(四)发芽试验

1. 前处理方法

(1)贮藏方式:鲜种子与干种子均经室外低温层积后转室内高温层积,鲜种子裂口率和发芽率明显高于贮藏一段时间的干种子(表 3-23)。

表 3-23　不同贮藏方法五味子种子裂口率和发芽率比较

种子来源	裂口率/%	发芽率/%
鲜种子层积	75	65
干种子层积	70	50

(2)低温层积:干藏的种子浸泡后经不同低温方式层积后,再经室内高温层积。层积于室外条件的种子裂口率和发芽率明显高于层积于 4℃冰箱条件下的种子(表 3-24)。

表 3-24　不同低温层积五味子种子裂口率和发芽率比较

低温层积条件	裂口率/%	发芽率/%
室外	76	67
4℃冰箱	43	52

（3）高温层积：干藏的种子浸泡、4℃冰箱低温层积后，在不同温度条件的恒温箱内层积发芽。25～30℃高温层积时种子裂口率和发芽率明显高于层积于 20℃ 条件下的种子（表 3-25）。

表 3-25　不同高温层积五味子种子裂口率和发芽率比较

高温层积条件 /℃	裂口率 /%	发芽率 /%
20	23	27
25	40	37
30	40	40

（4）浸泡时间：干藏种子浸泡 12h 与 24h，种子发芽率没有明显差别（表 3-26）。

表 3-26　干藏种子不同浸泡时间五味子种子发芽率比较

产地	发芽率 /%	
	浸泡 12h	浸泡 24h
集安山城	52	46
集安青石	57	56

2. 发芽温度　取层积后的 JWA-2、JJB-3 和 LC 种子样本。在 15cm 培养皿里垫上滤纸，滤纸充分湿润；将冲洗后的种子分别置于发芽床上，每床 100 粒，3 次重复，分别置于 20℃、25℃、30℃ 条件下，8h 光照，16h 黑暗；每日查看并记录不同处理五味子种子发芽情况，保持发芽床内水分充足，随时挑去腐烂死种子。

对选定的 3 种净种子样本（均为 100 粒种子）进行发芽最适温度的确定，结果发现温度对五味子种子的发芽率有着很大影响，30℃ 时为五味子种子的最适发芽温度（表 3-27）。

表 3-27　不同温度五味子种子发芽率

温度 /℃	编号	重复		发芽率 /%
		I	II	
20	JWA-2	39	45	40
	JJB-3	40	43	41
	LC	47	46	49
25	JWA-2	49	62	58
	JJB-3	69	69	67
	LC	65	66	63
30	JWA-2	61	60	53
	JJB-3	67	76	68
	LC	77	78	73

3. 发芽床　取层积后的 LA 和 LC 种子样本。发芽床的设置如下：

（1）滤纸：在 15cm 培养皿里垫上 3 层滤纸，并使滤纸充分湿润。

（2）脱脂棉：在 15cm 培养皿里垫上 1cm 厚的脱脂棉，并使脱脂棉充分湿润。将层积好的种子均匀放在培养皿内的发芽床上，每床 100 粒，4 次重复；将培养皿置于 30℃，8h 光照条件下的培养箱中进行培养，观察记录结果。

结果表明，不同产地的 2 份五味子种子在脱脂棉发芽床上的发芽率均较高（表 3-28）。推测原因有可能为脱脂棉保水性比较好，能够提供连续的有助于五味子种子的发芽环境，因此建议采用脱脂棉为发芽床进行五味子种子的发芽试验。

表 3-28　五味子种子样本在不同发芽床上发芽率比较

产地	发芽率 /%	
	脱脂棉	滤纸
辽宁宽甸（LA）	50	44
辽宁恒仁（LC）	65	56

4. 发芽首次和末次计数时间　取层积后的 HB、LC 和 JJE 种子样本。在 15cm 培养皿里垫上 1cm 的脱脂棉，并使之充分湿润；将层积后的种子分别置于发芽床上，每盒 100 粒，4 次重复，30℃恒温，8h 光照、16h 黑暗条件下培养；每日查看并记录不同处理五味子种子发芽情况，保持发芽盒内充足水分，随时挑去腐烂死种子。

对三省的五味子种子发芽趋势进行比较分析，具体结果见图 3-13。由于五味子种子的产地、生活力等因素不一样，胚根大多数伸出种皮（即发芽）的时间存在差异，不同省份的五味子种子基本都在 1 周后开始有胚根伸出种皮，因此此时可作为初次计数时间；五味子种子发芽较慢，在水分充足的情况下，从 1 周后开始发芽，持续到第 28 天以后基本没有新发芽的种子出现，可作为末次计数时间。

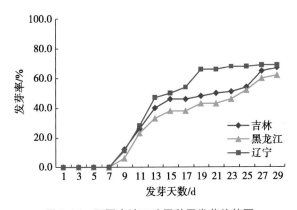

图 3-13　不同产地五味子种子发芽趋势图

（五）生活力测定

对红墨水染色法、BTB 法、TTC 法进行染色法选择。

1. 染色法选择

（1）红墨水染色法：规律性不明显，对于胚部分染色的面积大小和部位反映不够清晰。

（2）BTB 法：活种子由于呼吸作用，放出二氧化碳改变种子周围凝胶 pH，从而产生黄色晕圈。由于 BTB 琼脂凝胶在空气中容易氧化成黄绿色，该颜色影响对有生活力种子的正常判断。

（3）TTC 染色法：研究染色溶液的浓度、染色时间和染色温度等。需要制定有生活力和无生活力种子的鉴别标准。

2. TTC 染色测定法

预湿：取净种子适量于 30℃ 条件下，蒸馏水中浸泡 12h。

染色：设 0.1%、0.3%、0.5%、0.7% 4 个浓度处理，随机取预湿后的种子，去除种皮后用刀片沿种脐纵切为两半，取一半装入试管内，每管 100 粒，4 次重复，用 TTC 溶液浸没，封口后在 30℃ 的恒温下避光染色。

五味子种子的染色效果与 TTC 溶液浓度和染色时间及温度有较大相关性。鉴于 TTC 溶液有挥发性和毒性，五味子种子染色温度选定常用的 30℃。对试验结果进行多重比较发现，不同浓度的 TTC 溶液和染色时间对五味子种子染色影响存在显著差异性。0.5% 和 0.7% 浓度 TTC 溶液对五味子种子染色的影响差异不显著，考虑到 TTC 溶液的毒性作用，宜选用 0.5% TTC 溶液（表 3-29）。以染色 4h 和 5h 染色效果最好，由于两个时间对染色的影响差异并不显著，考虑到节省试验周期，选择 4h 作为染色处理时间（表 3-30）。

表 3-29　五味子种子不同浓度 TTC 溶液染色结果分析

浓度 /%	平均值	差异显著性	
		$\alpha = 0.05$	$\alpha = 0.01$
0.7	86.7	a	A
0.5	85.3	a	A
0.3	80.0	b	B
0.1	68.7	c	C

表 3-30　五味子种子不同染色时间染色结果分析

时间 /h	平均值	差异显著性	
		$\alpha = 0.05$	$\alpha = 0.01$
5	86.10	a	A
4	85.95	a	A
3	80.20	b	B
2	75.45	c	C
1	60.50	d	D

注：同一列中含有不同小写字母者为差异显著（$\alpha=0.05$），同一列中含有不同大写字母者为差异极显著（$\alpha=0.01$）。

种子有无生活力的判断标准：由于五味子种子属于深度休眠型种子，种胚状态为尚未成型的胚细胞团或黄色的微小胚，所以种子切开看到的基本都为种子的子叶，种子全部或大部分子叶且近胚根处被染成红色即为具有生命力的种子；种子全部没有被染色、小部分被染成红色或种子颜色异常，且组织软腐或种胚处没有被染成红色的视为无生活力种子（图3-14）。

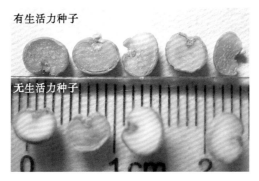

图3-14　五味子种子生活力显色图

（六）种子健康度检查

1. 滤纸检测　经5%次氯酸钠消毒后的五味子种子未检测出真菌，仅用无菌水清洗的五味子种子带菌率达78.13%，仅检测出曲霉（表3-31）。

表3-31　滤纸法检测五味子种子带菌率

处理	检测种子数	带菌种子数	带菌率/%	真菌种类及所占比例/%	
				曲霉	青霉
5%次氯酸钠消毒	64	0	0	—	—
无菌水清洗	64	50	78.13	100	—

注："—"表示未检测出该真菌。

2. PDA培养基的检测

（1）种子外部带菌检测：结果表明，五味子种子孢子负荷量为1 987.5个/粒，表面携带真菌主要为曲霉和青霉。其中曲霉所占比例大，为96.86%；青霉所占比例小，为3.14%（表3-32）。

表3-32　五味子种子外部携带真菌及分离比例

孢子负荷量/个·粒$^{-1}$	真菌种类和分离比例/%	
	曲霉	青霉
1 987.5	96.86	3.14

（2）种子内部带菌检测：结果表明，未消毒的五味子种壳带菌率达到80%。携带真菌主要为曲霉和青霉，其比例分别为90.63%、9.37%。未消毒的种仁带菌率为47.5%，主要为曲霉和青霉，所占比例分别为73.68%、26.32%。在消毒后的种壳与种仁中没有检测到真菌而只有细菌，带菌率分别为7.5%、20%（表3-33）。

　　采用普通滤纸法及解剖分离培养的方法对五味子带菌情况进行检测，带菌率分别为78.13%、80%，结果相近，未灭菌的种壳带菌率高于未消毒种仁，可能是由于种壳内部携带真菌。普通滤纸检测出的真菌少，只有曲霉。种子水洗液中检测出曲霉和青霉比例分别为 96.86%、3.14%。可能是由于滤纸法不适合青霉的生长,也可能由于曲霉生长快而掩盖青霉的生长。

表 3-33 五味子种子内部携带真菌及分离比例

处理	带菌率 /%	真菌种类和分离比例 /%		
		曲霉	青霉	其他
A	80	90.63	9.37	—
B	7.5	—		100
C	47.5	73.68	26.32	—
D	20	—		100

注:A. 未消毒种壳;B. 5% 次氯酸钠消毒种壳;C. 未消毒种仁;D. 1% 次氯酸钠消毒种仁。"—"表示未检测出该真菌。

本试验采用的 PDA 培养基,有可能不适于五味子种子携带的某些真菌的生长,或因生长缓慢,因此比例较小被其他菌所覆盖而未检测出。

决明子

决明子为豆科一年生草本植物钝叶决明 Cassia obtusifolia L. 或决明(小决明)Cassia tora L. 的干燥成熟种子。具有清肝明目、润肠通便等功效。主治高血压、头痛、眩晕、急性结膜炎、角膜溃疡、青光眼、痈疖疮疡等症。分布于长江以南各省区。全世界热带地方均有。安徽、广西、四川、浙江、广东等省,南北各地均有栽培。

喜高温、湿润气候。适宜于砂质壤土、腐殖质土或肥分中等的土中生长。用种子繁殖。分春播与夏播,春播于清明前后,夏播于夏至之前,选籽粒饱满、无虫蛀的种子,用 50℃温水浸泡 24h,捞出稍晾干后,按行距 60cm 开沟条播,沟深 5～7cm。

(一)真实性鉴定

决明种子外观特点:方棱形,长 4.2～7.2mm,宽 2.0～3.3mm,表面黄褐色或绿棕色,平滑,有光泽,解剖镜下常见若干横线纹或小颗粒状突起;顶端钝,下端斜尖,两侧面各具一浅色微凹的纵条;腹棱具一棕色线状种脊,种脐近种子下端,种皮较薄而脆。胚乳灰白色或黄白色,胚直生,黄棕色,胚根短圆锥形,子叶 2 枚,薄片状,圆形,基部心形,横切面呈 S 或 W 形(图 3-15)。

小决明(C. tora L.)种子(图 3-16)与决明种子最明显的区别在于决明种子两侧面各有一条凹陷的条纹,而小决明种子没有。

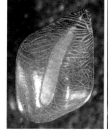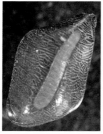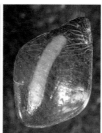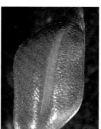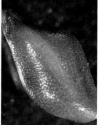

图 3-15 决明种子

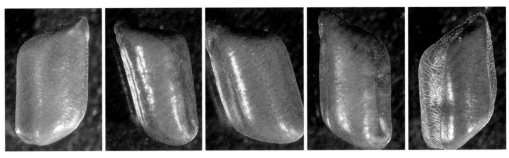

图 3-16　小决明种子

（二）水分测定

高恒温烘干条件下,含水量随烘干时间延长而增加(表 3-34)。烘干的前 3h 之内,每次测定含水量都与前一次测定有显著性差异,烘干至 3.5h 后测定含水量不再有显著性差异。因此,高恒温烘干 3.5h 即可测定决明种子含水量。

表 3-34　高恒温(130℃)烘干测定决明种子含水量

烘干时间 /h	含水量 /%	
	J–5	J–7
0.5	11.08 ± 0.04e	9.24 ± 0.06g
1.0	11.45 ± 0.02d	9.62 ± 0.04f
1.5	11.53 ± 0.09d	9.70 ± 0.04e
2.0	11.71 ± 0.08c	9.87 ± 0.06d
2.5	11.84 ± 0.06bc	9.98 ± 0.02c
3.0	11.93 ± 0.06ab	10.09 ± 0.04b
3.5	12.00 ± 0.08a	10.15 ± 0.04ab
4.0	12.05 ± 0.14a	10.18 ± 0.06a

注: 同一列中含有不同小写字母者为差异显著($\alpha = 0.05$)。

比较高恒温烘干 3.5h 与低恒温烘干 17h 的烘干效果。结果表明,130℃烘干 3.5h 测定的含水量显著高于 103℃烘干 17h(图 3-17)。综上所述,采用 130℃烘干 3.5h 测定决明种子含水量。

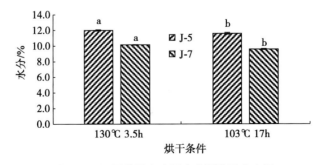

图 3-17　不同烘干方法测定决明种子含水量
注:不同小写字母表示差异显著($\alpha = 0.05$)。

（三）重量测定

1. 百粒法　用百粒法测定决明种子重量,重复间变异系数 > 4.0%,结果不可靠,不能用于测定决明种子千粒重(表 3-35)。

表 3-35　百粒法测定决明种子千粒重

样品编号	测定次数	均值 /g	标准差	变异系数 /%	变异系数是否 < 4.0%	千粒重 /g
J-1	1	2.44	0.086 0	3.5	是	24.41
	2	2.63	0.085 7	3.3	是	26.25
J-5	1	2.49	0.107 2	4.3	否	24.92
	2	2.51	0.094 6	3.8	是	25.09
J-7	1	2.22	0.090 9	4.1	否	22.22
	2	2.17	0.077 7	3.6	是	21.74
J-8	1	2.28	0.076 5	3.4	是	22.78
	2	2.27	0.066 5	2.9	是	22.74

注:表中一次测定是指应用百粒法测定种子千粒重一次,即每次数取种子 100 粒,重复数取 8 次并称重。

2. 千粒法　用千粒法测定决明种子重量,重复间差数与均值之比 < 5%,结果可靠,可用于测定决明种子千粒重(表 3-36)。

表 3-36　千粒法测定决明种子千粒重

样品编号	测定次数	均值 /g	重复间差数 / 均值	重复间差数 / 均值是否小于 5%	千粒重 /g
J-1	1	12.96	2.2%	是	25.93
	2	12.40	1.3%	是	24.80
J-5	1	12.59	2.7%	是	25.19
	2	12.15	3.7%	是	24.30
J-7	1	10.78	3.8%	是	21.56
	2	11.06	4.5%	是	22.12
J-8	1	11.33	3.6%	是	22.65
	2	11.42	1.0%	是	22.85

注:表中一次测定是指应用千粒法测定种子千粒重一次,即每次数取种子 500 粒,重复数取 2 次并称重。

（四）发芽试验

1. 发芽床　决明种子在不同发芽床上的发芽率存在显著性差异(图 3-18)。在卷纸间和沙中发芽率达 90% 以上,沙上发芽率为 65.67%,纸上发芽率仅为 52.67%。卷纸间和沙中发芽率显著高于沙上和纸上。

幼苗在不同发芽床上的生长情况存在差异(图 3-19)。决明种子在卷纸间和沙中发芽情况良好,根系和地上部分发育正常;在纸上生长的幼苗根短小萎缩;沙上发芽后大部分幼苗主根和侧根细长卷曲无法扎入沙中,幼苗歪倒,生长不良。

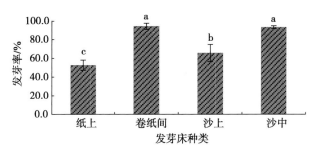

图 3-18　不同发芽床上决明种子发芽率

注: 不同小写字母表示差异显著($\alpha=0.05$)。

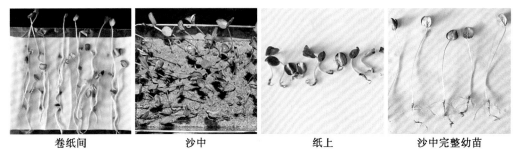

卷纸间　　　　　沙中　　　　　纸上　　　　沙中完整幼苗

图 3-19　不同发芽床上决明幼苗生长状况

决明种子在卷纸间和沙中发芽率高且幼苗生长良好,因此确定决明发芽试验的发芽床为卷纸间或沙中。

2. 发芽温度　不同温度条件下,决明种子发芽起始时间和终止时间不同(图 3-20)。15℃时决明种子发芽起始时间明显晚于其他温度,发芽持续时间很长。20℃、25℃和30℃时,决明种子在第 2 天或第 3 天就能出苗,持续至第 9 天发芽基本结束。

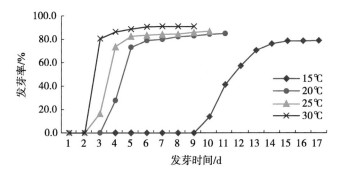

图 3-20　不同温度条件下决明种子发芽率随时间变化图

不同温度条件下,决明种子发芽率、发芽指数、活力指数有显著性差异(表 3-37)。25℃和 30℃下发芽率显著高于 20℃,20℃下的发芽率显著高于 15℃。30℃下的发芽指数和活力指数显著高于 25℃,25℃下的发芽指数和活力指数显著高于 20℃,20℃下的发芽指数和活力指数显著高于 15℃。

表 3-37　不同温度下决明种子发芽率、发芽指数、活力指数

温度/℃	发芽率/%	发芽指数	活力指数
15	79.00±2.00c	6.80±0.39d	22.87±0.90d
20	85.00±1.00b	17.69±0.38c	84.86±1.08c
25	87.00±2.65ab	22.16±0.20b	106.45±6.40b
30	91.00±3.61a	29.15±1.10a	137.25±6.80a

注：同一列中含有不同小写字母者为差异显著（α=0.05）。

决明幼苗在不同温度条件下根系发育状况不同（图 3-21）。15℃条件下主根较短，侧根仅呈现突起状态，没有发育成根状。20℃和 25℃条件下根系生长良好，主根健壮、侧根数量多，呈黄色。30℃条件下侧根为黄色，主根褐色，组织变软萎蔫。

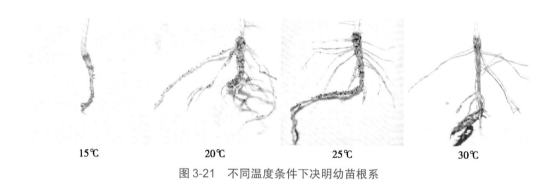

| 15℃ | 20℃ | 25℃ | 30℃ |

图 3-21　不同温度条件下决明幼苗根系

综合考虑发芽持续时间、发芽率、发芽指数、活力指数以及幼苗发育状况，选择 25℃为决明种子适宜发芽温度。

3. 初次计数时间和末次计数时间的确定　J-5 在第 3 天和第 4 天发芽幼苗数量增长最快，至第 6 天幼苗数量基本不变；而 J-2 从第 4 天开始发芽，第 5 天幼苗数量增加最快，至第 9 天幼苗数量不再变化（图 3-22）。综合考虑 2 个种子样本，确定决明种子发芽试验的初次计数时间为第 4 天，末次计数时间为第 9 天。

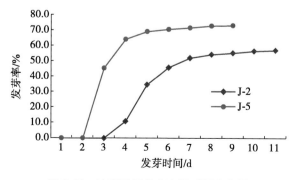

图 3-22　决明种子发芽率随时间变化图

4. 正常幼苗和不正常幼苗评定标准　正常幼苗主根粗壮，侧根细长，为淡黄色。有生活力的决明种子发芽后大部分为正常幼苗，仅有少数幼苗为不正常幼苗（图 3-23、图 3-24）。决明幼苗为子叶出土型幼苗。种子萌动后，胚根及下胚轴迅速伸长，同时子叶脱去种皮并逐渐转绿。

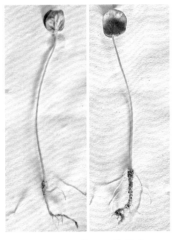

图 3-23　决明正常幼苗

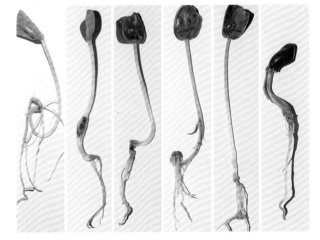

图 3-24　决明不正常幼苗

决明幼苗的评定标准如下：

（1）正常幼苗

1）完整幼苗：幼苗具有 2 片近圆形绿色子叶，胚轴完整且直立，主根粗壮，侧根细长呈淡黄色，幼苗整体健康而匀称。

2）有轻微缺陷的幼苗：幼苗部分子叶受损，其他部分正常，幼苗整体呈现健康匀称的状态。

3）次生感染的幼苗：具有完整幼苗特征或有轻微缺陷，被细菌或真菌感染，但可以鉴别病原菌不是来自种子本身。

（2）不正常幼苗

1）损失的幼苗：幼苗茎受损伤，不能直立；幼苗无主根，仅有细长的须根。

2）畸形幼苗：幼苗根系短小细弱，子叶不能突破种皮；仅剩 1 片子叶且茎尖受损。

3）由于自身原因而腐烂的幼苗。

（五）生活力测定

1. 预湿方法　预湿的前 8h 内，种子质量随浸泡时间延长而增加，8～22h 种子质量基本不变（图 3-25）。浸泡 16h 后观察到有种子开始萌动。根据种子萌发吸水三阶段原理，种子吸水第一阶段为物理吸涨，是单纯的亲水物质吸水过程；第二阶段为组织活化过程，是种子发芽前的准备阶段；第三阶段种子重新大量吸水，此后种子发育为幼苗。从图 3-25 中曲线来看，决明种子吸水的第一阶段为前 8h；第二阶段为 8～16h；第三阶段为 16h 以后。种子预湿的目的是使组织完全活化，因此确定预湿时间为 14～16h。

2. 染色前处理　决明种子由种皮、胚乳和胚构成（图 3-26），两子叶重叠卷曲，胚乳填充在子叶之间,种皮薄,包在最外层。种皮和胚乳粘连在一起难以剥离,染色前需将胚乳和种皮剥去或者将种子纵向切开,取其中一半染色。

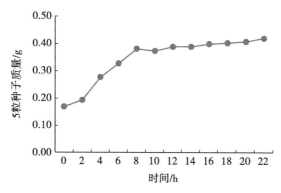

图 3-25 吸涨过程中决明种子质量随时间变化曲线

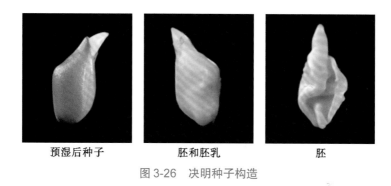

预湿后种子 　　 胚和胚乳 　　 胚

图 3-26 决明种子构造

3. TTC 溶液浓度和染色时间 决明种子在不同浓度的 TTC 溶液中染色深浅不同。在 0.1% 和 0.3% TTC 溶液中种子略显红色;在 0.5% TTC 溶液中染成有光泽的红色;在 0.7% TTC 溶液中为深红色。因此使用 0.5% TTC 溶液染色。

决明种子在 0.5% TTC 溶液中随染色时间增加,染色逐渐加深(图 3-27),染色 8h 后活组织均可染成有光泽的红色。

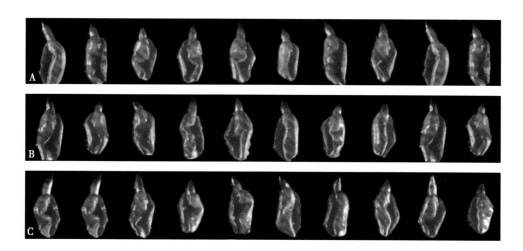

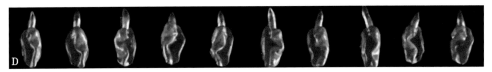

图 3-27　决明种子 TTC 染色图

A. 染色 2h；B. 染色 4h；C. 染色 6h；D. 染色 8h。

4. 染色形态鉴定　决明种子染色形态分为 4 种类型：胚全部染色（图 3-28A）、全部不染色（图 3-28B）、子叶未染色（图 3-28C）、子叶以外部分未染色（图 3-28D）。

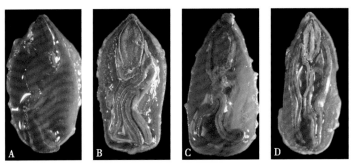

图 3-28　决明种子染色形态

决明种子子叶薄，可提供的营养物质较少，因此判定子叶局部未染色种子无生活力。决明种子染色形态分类以及有无生活力见表 3-38。

表 3-38　决明种子生活力鉴定标准

TTC 染色形态	有无生活力
全部染色	有
全部不染色	无
子叶以外未染色	无
子叶未染色	无

经验证，上述方法所测生活力和发芽试验所测发芽率呈明显线性相关性（图 3-29），此判定标准准确、可靠。

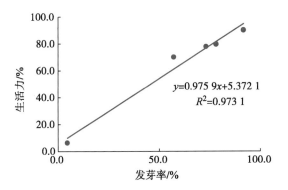

$y=0.975\ 9x+5.372\ 1$

$R^2=0.973\ 1$

图 3-29　决明种子生活力与发芽率相关性

苦豆子

苦豆子 *Sophora alopecuroides* L. 是豆科槐属多年生草本植物,其种子、茎叶和根均可入药,味苦性寒,有清热解毒、抗菌消炎、止痛杀虫等作用。产于内蒙古、山西、陕西、宁夏、甘肃、青海、新疆、河南、西藏。多生于干旱沙漠和草原边缘地带。俄罗斯、阿富汗、伊朗、土耳其、巴基斯坦和印度北部也有分布。

苦豆子适合生长于荒漠、半荒漠区内较潮湿的地段,如半固定沙丘和固定沙丘的低湿处,地下水位较高的低湿地、湖盆沙地、绿洲边缘及农区的沟旁和田边地头。生产上一般采用种子繁殖,播种前用 98% 硫酸处理苦豆子种子,100g 种子使用 50ml 硫酸,处理时间为 25min。处理后的种子用水冲洗 6~7 次,以洗净种子表面的硫酸,并置于通风处晾干备用。播种时间为 4 月 25 日—5 月 5 日。

(一)真实性鉴定

从种子样本中随机数取种子 400 粒,用游标卡尺测量其长和宽。将苦豆子种子置于体视显微镜下观察并拍照,记录种子形态特征。采用种子外观形态法进行真实性鉴定。

苦豆子外观形态为:黄褐色至乳黄色,少数为褐色,长 3.0~4.8mm,宽 2.6~3.5mm,不规则卵圆形和椭圆形,种子表面革质化,有蜡质,较光滑(图 3-30)。

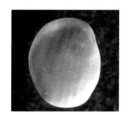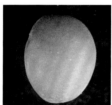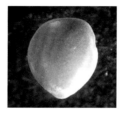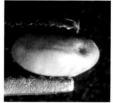

图 3-30 苦豆种子形态

(二)水分测定

试验材料为 KD-1 和 KD-2 两份净种子。依据《农作物种子检验规程》,种子水分测定方法有高恒温烘干法和低恒温烘干法。本试验用以上 2 种方法测定苦豆子种子水分。

1. 高恒温烘干法 测定步骤如下:

(1)分别取 KD-1、KD-2 净种子 25g,用小型粉碎机分别将种子粉碎 15s(粉碎细度为 90% 以上成分可通过 3mm 筛孔)。

(2)取 6 个洁净铝盒,置于 130℃烘箱内预先烘干 1h。1h 后取出铝盒,放进干燥器内冷却干燥 30min。冷却后将铝盒称重,然后放入 4.5~5.0g 磨碎种子,称总重。每个样品 3 次重复。

(3)将铝盒放入 130℃烘箱内,每隔 0.5h 取出铝盒放入干燥器内冷却,然后称重,直至累计烘干 3.5h。

（4）计算每次烘干后测得的种子水分。所有称重结果精确至 0.001g。同一样品的重复间差距不能超过 0.2%。

2. 低恒温烘干法　步骤与高恒温烘干法一致，不同的是种子烘干温度为 103℃，烘干时间为 17h。

高恒温烘干时，随烘干时间延长含水量测定值逐渐增大（表 3-39）。烘干 2.5h 后，所测种子含水量不再变化。因此高恒温烘干 2.5h 即可计算苦豆子含水量。

表 3-39　高恒温（130℃）烘干法测定苦豆种子含水量

烘干时间 /h	含水量 /%	
	KD-1	KD-2
0.5	8.57±0.03d	10.19±0.07d
1.0	8.78±0.03c	10.37±0.03c
1.5	8.88±0.02b	10.50±0.02b
2.0	8.91±0.03b	10.53±0.01b
2.5	8.95±0.03a	10.60±0.02a
3.0	8.97±0.02a	10.60±0.01a
3.5	8.98±0.02a	10.64±0.01a

注：同一列中含有不同小写字母者为差异显著（α=0.05）。

高恒温烘干 2.5h 测定的含水量显著高于低恒温烘干 17h（图 3-31）。因此苦豆子种子含水量测定采用高恒温烘干 2.5h。

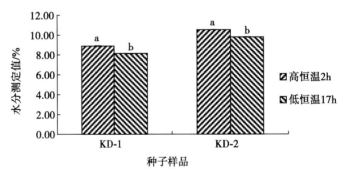

图 3-31　不同烘干方法测定苦豆种子水分
注：不同小写字母表示差异显著（α=0.05）。

（三）重量测定

根据《农作物种子检验规程》规定，种子千粒重测定方法有百粒法和千粒法。本试验用以上两种方法测定苦豆子种子千粒重，步骤如下：

1. 百粒法　取 KD-1、KD-2 净种子，每份样品用百粒法测定其千粒重 2 次。即从每份样品中随机数取种子 100 粒，8 次重复，分别称重；再重新数取种子 100 粒，8 次重复，分别称重。称重结果精确至 0.001g。计算每次百粒法的均值、标准差、变异系数。

2. 千粒法　取 KD-1、KD-2 净种子，每份样品用千粒法测定其千粒重 2 次。即从每份样品中随机数取种子 500 粒,2 次重复,分别称重;再重新数取种子 500 粒,2 次重复,分别称重。称重结果精确至 0.001g。计算每次千粒法的均值、重复间差数。

百粒法测定苦豆子种子千粒重变异系数 <4.0%,结果稳定性较好(表 3-40)。千粒法容易出现重复间差数与均值之比 >5% 的情况,结果稳定性差(表 3-41)。所以,苦豆子种子千粒重测定方法为百粒法。

表 3-40　百粒法测定苦豆种子千粒重

样品编号	测定次数	均值 /g	标准差	变异系数 /%	变异系数是否 <4.0%	千粒重 /g
KD-1	1	2.32	0.049 0	2.1	是	23.16
	2	2.22	0.060 2	2.7	是	22.16
KD-2	1	2.08	0.056 6	2.7	是	20.83
	2	2.02	0.078 9	3.9	是	20.23

注:表中一次测定是指应用百粒法测定种子千粒重一次,即每次数取种子 100 粒并称重,8 次重复。

表 3-41　千粒法测定苦豆种子千粒重

样品编号	测定次数	均值 /g	重复间差数 / 均值	重复间差数 / 均值是否 <5%	千粒重 /g
KD-1	1	11.43	5.1%	否	22.87
	2	11.10	0.8%	是	22.20
KD-2	1	10.59	11.5%	否	21.17
	2	10.37	1.0%	是	20.75

注:表中一次测定是指应用千粒法测定种子千粒重一次,即每次数取种子 500 粒并称重,2 次重复。

(四)发芽试验

探究硫酸破除苦豆子硬实的方法,选择发芽床、发芽温度,确定发芽试验初次计数时间和末次计数时间、确定幼苗评定标准。

1. 前处理　取大小均匀的 KD-1 种子 1 200 粒。对照组用蒸馏水冲洗 3 次,试验组分别用浓硫酸浸泡 15min、20min、25min、30min、35min。处理后用蒸馏水浸泡 20h,然后做纸上发芽试验。4 次重复,每个重复 50 粒。25℃条件下培养,每天加水,统计发芽种子数。

处理组发芽种子显著多于对照组,说明硫酸可有效破除苦豆子硬实。处理组种子随处理时间延长其初始发芽数增加,然后逐渐趋于一致。处理 30min 和 35min 发芽种子数始终高于其他处理,且二者曲线几乎重叠,即二者处理效果相近。考虑到 30min 更节省时间,因此选择硫酸(分析纯)浸泡 30min 破除苦豆子硬实(图 3-32)。

2. 发芽床　取大小均匀的 KD-1 种子 1 200 粒,破除硬实,分别用沙中、沙上、纸上、卷纸间方法进行发芽试验。试验方法同决明种子试验方法。沙床含水量为 20ml 水 /100g 干沙,覆盖沙层厚度为 2cm。每天统计发芽种子数,幼苗出土且子叶展开记为发芽。

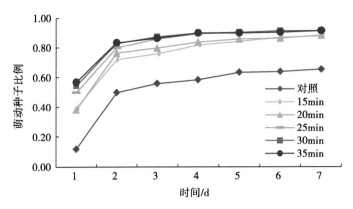

图 3-32 硫酸处理对苦豆种子萌发的影响

苦豆子在沙上发芽率显著低于纸上、卷纸间和沙中（图 3-33）。苦豆子在不同发芽床上生长状况有差异（图 3-34）。沙中发芽的幼苗生长良好。沙上发芽的幼苗无法扎根到沙层内，根系露在沙表面呈现弯曲细弱的状态，茎不能直立，幼苗生长不正常。纸上发芽的幼苗可直立，但是缺乏自然条件下子叶出土时遇到的来自土壤的阻力，不能顺利脱去种皮和展开子叶。卷纸间发芽的幼苗也不能自行脱去种皮，与沙中幼苗相比，子叶颜色较浅。

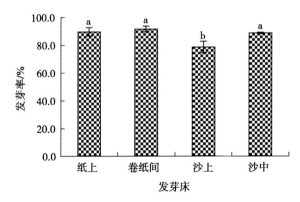

图 3-33 不同发芽床上苦豆种子发芽率

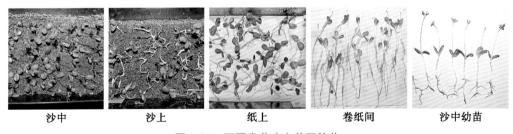

图 3-34 不同发芽床上苦豆幼苗

3. 发芽温度 取大小均匀的 KD-1 种子 1 200 粒，破除硬实。用沙中发芽方法进行发芽试验，分别置于 15℃、20℃、25℃、30℃恒温光照条件下培养。3 次重复，每个重复 100 粒,每个副重复 50 粒。每天统计发芽种子数,发芽标准为子叶出土且展开。发芽结束后从每个重复中挑选 25 棵长势均匀的幼苗,洗去根上的沙子并用吸水纸吸干幼苗表面水分,测定幼苗鲜重。

随发芽温度上升,种子开始出苗的时间逐渐提前,发芽所需时间逐渐缩短(图 3-35)。15℃条件下,种子第 11 天出苗,第 17 天结束;20℃条件下,种子第 9 天出苗,第 17 天结束;25℃条件下,种子第 5 天出苗,第 11 天结束;30℃条件下,种子第 3 天出苗,第 7 天结束。

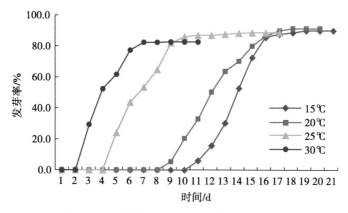

图 3-35　不同温度下苦豆子发芽率动态曲线

不同温度条件下苦豆子发芽率、发芽指数、活力指数有显著性差异(图 3-36)。30℃条件下苦豆子的发芽率显著低于其他温度,但 30℃的发芽指数显著高于 25℃,25℃的发芽指数显著高于 20℃和 15℃。30℃的活力指数显著高于 25℃,25℃的活力指数显著高于 20℃,20℃的活力指数显著高于 15℃。

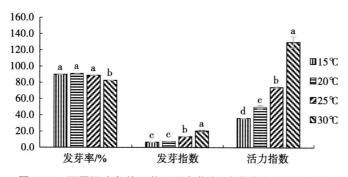

图 3-36　不同温度条件下苦豆子发芽率、发芽指数和活力指数
注:不同小写字母表示差异显著($\alpha = 0.05$)。

综合考虑发芽率、发芽指数、活力指数和发芽持续时间,选择 25℃为苦豆子发芽试验最适温度。

4. 发芽试验计数时间　取 KD-1、KD-4 种子各 400 粒,破除硬实。用沙中发芽方法进行发芽试验,25℃持续光照培养。每个样品 4 次重复,每个重复 100 粒,每个副重复 50 粒。每天统计发芽种子数。

2 份苦豆子种子均在第 6 天开始发芽,第 6 天至第 8 天幼苗数量迅速增加,第 13 天以后幼苗数量基本不变(图 3-37)。因此苦豆子发芽试验初次计数时间为第 6 天,末次计数时间为第 13 天。

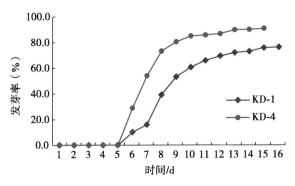

图 3-37　苦豆子发芽率随时间变化

5. 幼苗评定标准　发芽计数时间试验结束后,将所有幼苗从发芽盒内取出,洗去沙子,观察幼苗形态,结合《农作物种子检验规程》确定正常幼苗及不正常幼苗形态。

苦豆子幼苗为子叶出土型幼苗,正常幼苗根系发达,下胚轴白色,发芽试验结束后上胚轴伸长,真叶展开,真叶卵圆状,有细小绒毛(图 3-38A)。不正常幼苗无主根或茎纵裂(图 3-38B)。

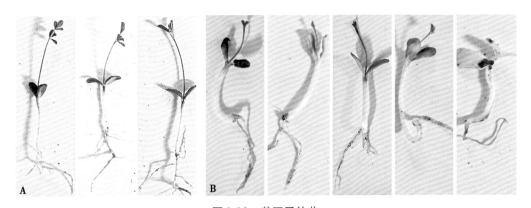

图 3-38　苦豆子幼苗
A. 苦豆子正常幼苗;B. 苦豆子不正常幼苗。

（五）生活力测定

探究 TTC 染色法测定苦豆子生活力的具体操作方法,包括预湿方式和时间、染色前处理方法、TTC 溶液浓度、染色时间和种子染色形态鉴定标准。

1. 预湿方法　取种子 800 粒,破除硬实,分别用于水浸预湿和纸间预湿。4 次重复,每个重复 100 粒。每隔 4h 记录吸涨种子数。

水浸预湿和纸间预湿均可使苦豆子种子充分吸涨。水浸预湿和纸间预湿均在预湿后 4～8h 吸涨粒数最多；水浸预湿 16h 后吸涨粒数达 90% 以上，此后无明显变化；纸间预湿 20h 后吸涨粒数达 90%，此后吸涨粒数仍在缓慢增加（图 3-39）。

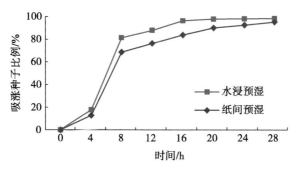

图 3-39　不同预湿条件下苦豆种子吸涨情况

　　水浸预湿 20h 种子切面有划痕，表明预湿不够充分；水浸预湿 24h 种子切面出现水肿；纸间预湿 20h 后种子组织正常且活化适宜（图 3-40）。纸间预湿 20～24h 吸涨种子比例达 90% 以上，预湿 28h 有种子萌动，确定预湿方法为纸间预湿 20～24h。

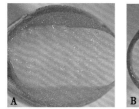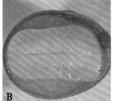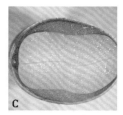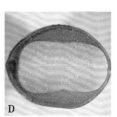

图 3-40　不同预湿方式预湿后苦豆种子切面图
A. 水浸预湿 20h；B. 水浸预湿 24h；C. 纸间预湿 20h；D. 纸间预湿 24h。

　　2. 染色前处理　苦豆子由种皮、胚和胚乳 3 部分构成。种皮较厚，不利于染色液渗入。图 3-41A 为剥去种皮的种子。胚（图 3-41B）包括胚根、胚芽、胚轴和 2 片子叶，子叶外侧中间部位稍稍凹陷。胚乳（图 3-41C）为乳白色胶状物，较薄，包裹在胚外部，会阻挡 TTC 溶液渗入种胚。苦豆子种子胚外面包有种皮和残留胚乳，阻挡染色液渗入，因此染色前需除去种皮和胚乳。

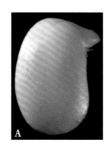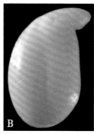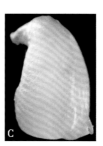

图 3-41　除去种皮后苦豆种子构造

3. TTC溶液浓度和染色时间

（1）TTC溶液浓度选择

1）取KD-1种子200粒，破除硬实，纸间预湿24h，做染色前处理。

2）取4个洁净培养皿，每皿放入50粒种子，分别倒入0.3%、0.5%、0.7%、1.0% TTC溶液至浸没种子，置于30℃黑暗条件下染色。

3）6h后取出，沥出残留染色液，用自来水清洗2遍。擦干种子表面水分，用相机拍照。

（2）染色时间选择

1）取KD-1种子200粒，破除硬实，纸间预湿24h，做染色前处理。

2）取4个洁净培养皿，每皿放入50粒种子，倒入0.7% TTC溶液至淹没种子，盖上培养皿盖置于30℃黑暗条件下染色。

3）分别于染色2h、4h、6h、8h后取出一皿，滤出染色液，用自来水清洗2遍。用纸巾擦干种子表面水分，在体视显微镜下观察并拍照。

将种子用0.3%、0.5%、0.7%、1.0% TTC溶液在30℃黑暗条件下染色6h后发现，随TTC溶液浓度增加，种子染色逐渐加深。0.3% TTC溶液和0.5% TTC溶液染色较浅，0.7% TTC溶液染色深浅适宜，1.0% TTC溶液染色较深。因此选择0.7% TTC溶液进行染色。种子在0.7% TTC溶液中染色4h后略显红色，此后染色逐渐加深（图3-42）。染色10h后可辨别活组织和死组织。

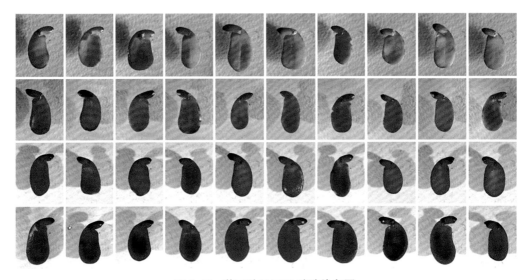

图3-42 苦豆种子TTC溶液染色图

4. 染色形态鉴定 步骤如下：

（1）取KD-1、KD-2种子各400粒，采用砂纸摩擦的方法破除硬实（保证所有种子吸水），经预湿和预处理后放入培养皿内，每皿50粒。

（2）倒入0.7% TTC溶液，30℃黑暗条件下染色8h。

（3）倒出并清洗种子表面残留的染色液，然后将种子置于体视显微镜下观察染色形态并拍照。

（4）随机数取 KD-1、KD-2、KD-3、KD-4、KD-5 种子各 400 粒，破除硬实，经预湿和预处理后浸入 0.7% TTC 溶液，30℃黑暗条件下染色 8h，判定生活力。

（5）随机数取 KD-1、KD-2、KD-3、KD-4、KD-5 种子各 400 粒，做沙中发芽试验，统计发芽率。

（6）分析生活力与发芽率相关性，验证染色形态鉴定标准是否可靠。

染色形态分为 5 种类型（图 3-43）：全部染色、子叶 < 1/2 未染色、全部未染色、子叶 > 1/2 未染色、局部不染色。图 3-43A 坏死组织部分较小，为有生活力种子；图 3-43B 坏死组织面积过大，为无生活力种子。

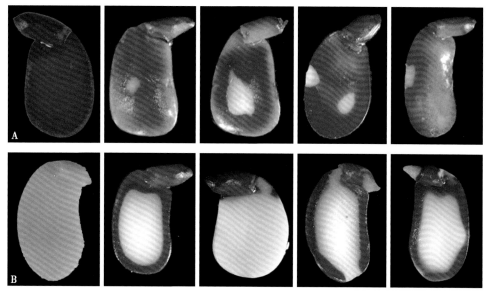

图 3-43　苦豆种子染色后形态
A. 苦豆有生活力种子；B. 苦豆无生活力种子。

苦豆种子染色形态鉴定标准见表 3-42：

表 3-42　苦豆种子 TTC 染色形态鉴定标准

染色形态	有无生活力
全部染色	有
子叶 < 1/2 未染色	有
全部未染色	无
子叶 > 1/2 未染色	无
胚根和子叶局部未染色	无

测定的苦豆子生活力与发芽率呈明显线性相关性（图 3-44）。因此上述染色形态鉴定标准准确可靠。

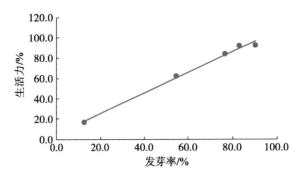

图 3-44　苦豆种子生活力与发芽率相关性

草果

草果为姜科植物草果 *Amomum tsaoko* Crevost et Lemarie 的干燥果实,具有燥湿健脾、除痰截疟的功效。主治脘腹胀满、反胃呕吐、食积、疟疾等症。分布于中国云南、广西、贵州等省区。

草果喜荫蔽、潮湿、温凉、土壤肥沃疏松的环境,宜选择在荫蔽度为 60%～70% 的阔叶林下种植,以常年有流水的山凹中种植为好,以海拔 1 200～1 800m 为宜。草果的栽培可采用育苗移栽和分株种植,其中以育苗移栽为普遍。播种前用草木灰或钙镁磷拌种后,用手充分搓揉,除去种子表面的胶质丝状膜,以提高出芽率。播种时间以当年 12 月为佳。选择交通便利,排灌方便,土层深厚的轮耕地育苗,若用蔬菜地做苗床,需要用多菌灵和杀虫剂进行土壤消毒处理,畦高 15～20cm,宽 1～1.3m。播种后覆土 1.5～2cm,并浇透水。采用人工搭遮阴矮棚的办法,用稻草扎成草排或塑料薄膜加遮阴网遮阴,保持苗床荫蔽度在 60% 左右。

（一）真实性鉴定

采用种子外观形态法,通过种子形态、大小、颜色等表面特征能够快速检验种子的真实性。从试验样本中随机数取 100 粒净种子,4 次重复,逐粒观察草果种子形态特征并记录。

草果种子外观形态特征:呈圆锥状多面体,表面红棕色,外被灰白色膜质的假种皮,种脊外 1 条纵沟,尖端有凹状种脐;质硬,胚乳灰白色;有特异香气,味辛、微苦。种子长 5.09～6.94mm,宽 4.35～5.60mm（图 3-45）。

（二）水分测定

依据《国际种子检验规程》,对种子进行研磨和整粒处理,分别采用低恒温烘干法和高恒温烘干法测定含水量。

1. 低恒温烘干法　取云南金平（11 号）、保山（45 号）和怒江（54 号）3 个产地的净种子样本,先将样品盒预先烘干、冷却、称重,并记下盒号,称取研磨和整粒的试验样品各 5g,3 个重复,将试样放入预先烘干和称重过的样品盒内,再称重（精确至 0.001g）。放置在温度达 110～115℃的恒温烘箱内,使烘箱温度在 5～10min 回升至 103℃开始计

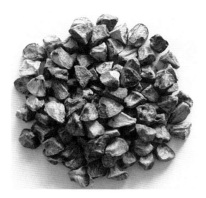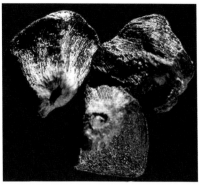

图 3-45 草果种子形态特征

时,温度保持在(103±2)℃,烘 17h 后取出放入干燥器内冷却至室温,约 30min 后再称重,根据烘干后失去的重量计算种子含水量。

2. 高恒温烘干法 程序与低恒温烘干法相同,设 5 个时间处理即 1h、2h、3h、4h、5h。将试样放入 140~145℃的恒温烘箱内,使烘箱温度在 5~10min 内回升至 133℃开始计时,温度保持在(133±2)℃,样品依次烘干 1h、2h、3h、4h、5h 后分别计算含水量。

结果显示,采用高恒温烘干法,草果种子在最初的 2h 内迅速失去水分,随后失水缓慢。研磨处理的样品烘干 3h 后,种子含水量趋于稳定,而整粒处理的样品烘干 5h 后,种子含水量还未趋于稳定,且研磨烘干法测定的含水量比整粒烘干测定值高 3%~4%,故以高温研磨烘干 3h 为宜(图 3-46)。采用低恒温烘干 17h,研磨处理烘干的样品含水量比整粒烘干的测定值高 3% 左右,故低恒温烘干法以研磨烘干为宜(图 3-47)。比较高温研磨烘干 3h 和低温研磨烘干 17h 样品的含水量,结果显示,两种方法测定的 3 批样品含水量均无显著性差异($P > 0.05$)(表 3-43)。鉴于低温烘干需要时间长,故采用高温研磨烘干 3h 作为草果种子含水量测定的最佳方法。

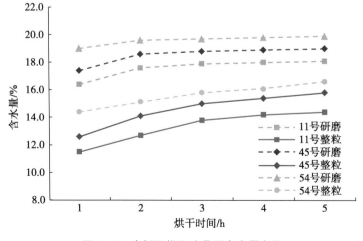

图 3-46 高恒温烘干法草果含水量变化

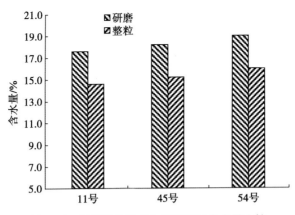

图 3-47 低恒温烘干 17h 草果种子含水量比较

表 3-43 高温研磨和低温研磨测定草果种子含水量($P > 0.05$)

种子来源	含水量 /%	
	高温研磨烘干 3h	低温研磨烘干 17h
金平(11 号)	17.90±0.17	17.8±0.10
保山(45 号)	18.91±0.06	18.74±0.11
怒江(54 号)	19.71±0.07	19.54±0.09

（三）重量测定

取云南金平、保山和怒江 3 个产地的净种子样品，采取百粒法、五百粒法和千粒法测定每份种子重量，对 3 组千粒重数据进行统计分析。

1. 百粒法 随机从净种子中数取 100 粒，8 个重复，计算平均质量、标准差及变异系数。变异系数 <4.0%，测定值有效。

2. 五百粒法 随机从净种子中数取 500 粒，3 个重复，计算平均质量、标准差及变异系数。变异系数 <4.0%，测定值有效。

3. 千粒法 随机从净种子中数取 1 000 粒，2 个重复，计算平均质量、标准差及重复间误差。重复间误差 <5%，测定值有效。

结果显示，3 种方法测定的草果种子千粒重数据变异系数 <4.0%，重复间误差 <5%，测定值均有效。通过方差分析，采用上述 3 种方法测定 3 份种子试样的千粒重，各处理间无显著性差异（$P > 0.05$）（表 3-44）。鉴于百粒法测定所需种子量较少，实际操作更为便捷，故确定百粒法为草果种子重量测定的方法。

表 3-44 不同方法测定草果种子千粒重比较

测定方法	项目	种子来源		
		金平	保山	怒江
百粒法	平均值 /g	5.994	7.283	7.084
	标准差 /g	0.13	0.26	0.06
	变异系数 /%	0.02	0.04	0.008
	千粒重 /g	59.94	72.83	70.84

测定方法	项目	种子来源		
		金平	保山	怒江
五百粒法	平均值 /g	30.26	37.33	36.209
	标准差 /g	0.05	0.77	0.28
	变异系数 /%	0.002	0.02	0.008
	千粒重 /g	60.52	74.66	72.42
千粒法	平均值 /g	60.72	71.70	71.78
	标准差 /g	0.35	1.25	1.09
	重复间差数 /g	0.5	1.77	1.538
	重复间误差 /%	0.82	0.02	2.14

（四）发芽试验

1. 发芽前处理

（1）赤霉素处理：采用 100mg/L、200mg/L、300mg/L GA3 分别浸种 12h、24h、36h 后进行种子萌发试验。

（2）层积处理：采用湿沙层积 15d、30d、60d、75d、90d 后进行种子萌发试验。

（3）赤霉素 + 层积处理：采用湿沙层积 60d、75d、90d 后，再用 100mg/L GA3 浸种 24h 后进行种子萌发试验。

以上试验均以未经任何处理的种子作对照；以双层滤纸（纸上）做发芽床，在 30/20℃ 变温，12h 光照条件下进行培养，每 7 天观察记录 1 次种子萌发情况；每个处理 100 粒 种子，5 个重复。

结果显示，采用赤霉素进行前处理，对照组与各处理组相比，均无显著性差异，表 明赤霉素对种子萌发的作用影响不大（表 3-45）。

表 3-45　赤霉素处理草果种子发芽情况

浸种时间 /h	不同处理后的 50d 发芽率 /%				起始发芽天数 /d
	300mg/L	200mg/L	100mg/L	水	
36	74.25 ± 5.91	76.75 ± 9.29	72 ± 3.46	67.5 ± 6.24	17
24	79 ± 10.74	74.75 ± 4.5	80.25 ± 4.27	76.5 ± 5.74	17
12	80.5 ± 5.26	78.75 ± 10.63	71.75 ± 2.06	75.25 ± 9.98	17

采用湿沙层积处理后，草果种子的发芽势和发芽率均显著提高，且种子的起始发 芽天数明显缩短。湿沙层积处理 30d 后，发芽率超过 40%；层积处理 90d 后，发芽率可 达 59%，均比对照显著提高。湿沙层积协同赤霉素浸种处理后，种子发芽势和发芽率 与湿沙单一处理结果比较并无明显差异（表 3-46）。由此可见，采用湿沙层积处理方法 可有效破除草果种子休眠，显著提高种子发芽率，明显缩短起始发芽天数。故以湿沙 层积处理 30d 作为草果种子发芽前处理的方法。

表 3-46　湿沙层积及赤霉素处理对草果种子萌发的影响

贮藏时间	30d 发芽势 /%	发芽率 /%	起始发芽天数 /d
对照	0	0	0
15d	3	6.2	22
30d	35.75	43.75	14
60d	38.75	44.75	15
60d＋GA3	30.75	39.25	14
75d	39.5	54.75	14
75d＋GA3	39.25	45.5	13
90d	46.75	59	12
90d＋GA3	48	57	11

2. 发芽床的选择　试验样本为湿沙层积 30d 的种子。选取纸上、纸间、沙上、沙间、纱布（双层）5 种发芽床进行萌发试验。将种子分别置于不同发芽床，在 30/20℃变温、12h 光照条件下进行培养，每 7 天观察记录一次种子萌发情况；每个处理 100 粒种子，5 个重复。

结果显示，11 号和 54 号种子均以沙上和纱布作为发芽床发芽率较高，其中 54 号种子以纱布作发芽床的发芽率高达 86%；45 号种子各发芽床的发芽率均无显著性差异（图 3-48）。综合试验结果，草果种子以沙上和纱布做发芽床萌发较好，鉴于纱布做发芽床操作简便，观察清晰，故确定以双层纱布作为草果种子发芽床。

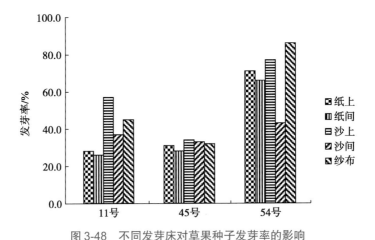

图 3-48　不同发芽床对草果种子发芽率的影响

3. 发芽温度和光照的选择　试验样本经湿沙层积 30d 后，分别置于 15℃、20℃、25℃、30℃、35℃恒温和 30/20℃变温培养箱，并在 12h 光照和全黑暗条件下分别培养，以纱布做发芽床，每 7 天观察记录一次种子萌发情况，每个处理 100 粒种子，5 个重复。

结果显示，在不同温度 12h 光照条件下培养，3 批种子均以 30/20℃变温和 15℃条件下发芽率较高；在不同温度全黑暗条件下培养，3 批种子也均在 15℃和 30/20℃变温条件下发芽率较高，表明无光照时对草果种子的萌发影响不大（图 3-49）。根据试验结果,草果种子在 15℃和 30/20℃变温条件下发芽较好,因此选择 30/20℃变温及 12h 光照作为草果种子发芽温度和光照条件。

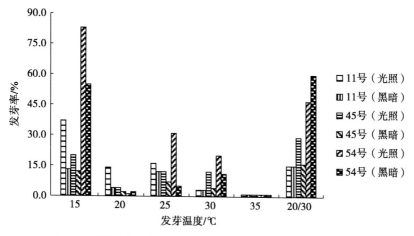

图 3-49　不同温度条件下 12h 光照和全黑暗条件下草果种子萌发率

4. 发芽计数时间的确定　以胚根突破种皮,胚轴伸长并开始变为淡绿色时计为发芽,并作为初次计数时间,种子萌发数达到最高,以后再无新萌发种子的天数为末次计数时间。

试验观察表明,草果种子发芽较慢,发芽极不整齐,一般在培养 15～20d 开始萌发,35～45d 萌发基本结束。因此将第 15 天作为初次计数时间,第 45 天作为末次计数时间。

(五)生活力测定

1. 染色条件的确定　在常温下用蒸馏水浸种 12h 后,沿种脊纵向切成 2 半,露出胚乳。采用 3 因素 3 水平 $L_9(3^4)$ 正交设计试验(表 3-47、表 3-48),每个处理 100 粒种子,3 个重复。染色结束后,沥去溶液,逐一检查,子叶和胚完全染成红色的为有生活力种子(表 3-49)。

测定结果见表 3-48 至表 3-50。方差分析结果表明,不同产地试样的重复试验均 $P>0.05$,说明重复试验间无差异;A、B、C 因素均 $P<0.05$,有统计学意义,说明草果种子染色情况主要与染色温度、时间和 TTC 浓度 3 个因素有关(表 3-50)。因素水平的均数估计显示,不同产地试样 A 因素水平 3 的均值最大,B 因素水平 3 的均值最大,C 因素水平 2 的均值最大(试验指标数值越大越好),确定 TTC 染色的最佳试验方案为 $A_3B_3C_2$,即在 35℃条件下,0.2% TTC 溶液避光染色 24h(表 3-51)。

表 3-47　草果种子染色因素水平设计

因素水平	温度(A)/℃	时间(B)/h	浓度(C)/%
1	25	7	0.1
2	30	16	0.2
3	35	24	0.4

表 3-48 草果种子 TTC 染色法正交试验

试验号	A	B	C	x	试验方案
	1	2	3	4	
1	1	1	1	1	$A_1B_1C_1$
2	1	2	2	2	$A_1B_2C_2$
3	1	3	3	3	$A_1B_3C_3$
4	2	1	2	3	$A_2B_1C_2$
5	2	2	3	1	$A_2B_2C_3$
6	2	3	1	2	$A_2B_3C_1$
7	3	1	3	2	$A_3B_1C_3$
8	3	2	1	3	$A_3B_2C_1$
9	3	3	2	1	$A_3B_3C_2$

表 3-49 草果种子 TTC 法染色着色率 /%

试验条件	金平种子			保山种子			怒江种子		
	I	II	III	I	II	III	I	II	III
$A_1B_1C_1$	32	26	30	38	33	24	30	30	32
$A_1B_2C_2$	48	45	50	42	45	53	47	40	41
$A_1B_3C_3$	45	44	42	44	41	49	38	47	42
$A_2B_1C_2$	48	43	45	39	36	37	39	47	41
$A_2B_2C_3$	38	40	40	41	45	40	53	50	49
$A_2B_3C_1$	64	58	61	59	57	55	62	63	70
$A_3B_1C_3$	37	43	43	50	43	52	47	45	50
$A_3B_2C_1$	49	52	50	52	58	55	66	67	65
$A_3B_3C_2$	52	64	64	63	66	67	77	78	82

表 3-50 草果种子生活力测定值方差分析

方差来源	金平种子		保山种子		怒江种子	
	F	P	F	P	F	P
重复试验	0.398	0.678	0.097	0.908	0.443	0.650
A	23.051	0.000	30.170	0.000	136.835	0.000
B	52.197	0.000	33.781	0.000	102.155	0.000
C	18.337	0.000	4.851	0.047	15.784	0.000

表 3-51 草果种子生活力测定因素水平均值估计

水平	金平种子			保山种子			怒江种子		
	A	B	C	A	B	C	A	B	C
1	40.2	38.6	46.9	41.0	39.1	47.9	38.6	40.1	53.9
2	48.6	45.8	51.0	45.4	47.9	49.8	52.7	53.1	54.7
3	50.4	54.9	41.3	56.2	55.7	45.0	64.1	62.1	46.8
方案	$A_3B_3C_2$			$A_3B_3C_2$			$A_3B_3C_2$		

2. TTC 染色鉴定标准　根据观察,有活力的草果种子被染成光亮的鲜红色,且染色均匀。

(1) 有生活力种子:符合下列任意一条的为有生活力种子(图3-50)。

1) 胚完全着色。

2) 胚根端<1/3 不染色,其余全部染色。

3) 子叶端<1/3 不染色,其余全部染色。

(2) 无生活力种子:符合下列任意一条的为无生活力种子(图3-51)。

1) 胚完全不着色。

2) 胚根不染色。

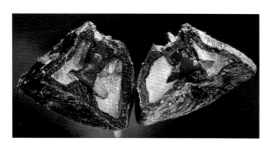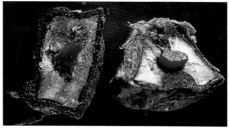

图 3-50　草果有生活力种子

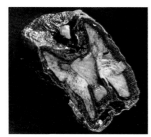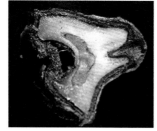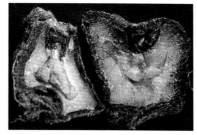

图 3-51　草果无生活力种子

欧李

欧李为蔷薇科欧李 *Cerasus humilis*(Bge.)Sok,以种仁入药,有利尿、缓下作用。欧李果实酸甜可口,风味独特,营养丰富,其钙和铁的含量为水果之最。每100g 果肉中含钙360mg、铁58mg。产于中国黑龙江、吉林、辽宁、内蒙古、河北、山东、河南。

欧李野生于阳坡沙地、山地灌丛中,缓坡、丘陵区、梯田向阳面分布最多。一般海拔300~1 800m 的地方均有分布。欧李叶片小而厚,虽然气孔密度大,但气孔小,水分散失少,所以其抗旱性较强,适合干旱地区种植。可采用种子育苗移栽的方式种植。采集成熟果实,剥出种子,晾干,在阴凉通风处贮藏,元旦前后进行层积处理。于背阴处挖长、宽、深各 1m 的穴,底部铺 20cm 的河沙,然后一层河沙一层种子,距地面 20cm 时全部用河沙封平,然后用土封成高于地面 20cm 的土堆,3 月初当种子有 15% 破壳露芽时即可播种。采用穴播,行距 40cm,株距 15cm,每穴 3 粒,覆土 3～4cm 然后用地膜进行覆盖,出苗率可达 85% 以上。

（一）真实性鉴定

采用种子外观形态法,通过对种子形态、大小、表面特征和种子颜色进行鉴定。鉴别依据如下:种子呈卵形,长 5～8mm,直径 3～5mm。表面黄白色或浅棕色,一端尖,另一端钝圆。尖端一侧有线形种脐,圆端中央有深色合点,自合点处向上具有多条纵向维管束脉纹。种皮薄,子叶 2,乳白色,富油性。

（二）水分测定

按规定程序将种子样品烘干,用所失去重量占供检样品原始重量的百分率表示。本试验取编号 24、35、50 经净度分析后的种子 5g。分别采用高恒温烘干法（133±2）℃与低恒温烘干法（103±2）℃进行含水量测定。

1. 高恒温烘干法 每隔 1h 取出试样放入干燥器内,冷却至室温（30～45min）后称重,总烘干时间为 4h。

2. 低恒温烘干法 烘干 5h、10h、15h、20h 后取出称重。每个处理约 5g 种子精确称重,2 个重复。小数位数保留按《GB/T 3543.3—1995 农作物种子检验规程 净度分析》规定。

高恒温烘干 2h 后再继续进行烘干,3 份种子含水量基本保持恒定,随着时间的增加,含水量无显著性差异。因此,采用高恒温烘干法对欧李种子进行含水量测定的烘干时间应不少于 2h（表 3-52）。低恒温烘干 10h 后继续对欧李种子进行烘干,种子含水量变化不明显,因此,利用低恒温烘干法对欧李种子进行含水量测定的时间应不少于 10h。但是低恒温烘干法测得的 3 份样品含水量均显著低于高恒温烘干法测得的含水量,这有可能是由于低恒温烘干法无法完全排出种子内的游离水分,导致测得的种子含水量偏低。因此,确定采用高恒温烘干法对欧李种子进行含水量测定,烘干时间应不少于 2h。

表 3-52 欧李种子不同水分测定方法结果比较

方法	时间 /h	含水量 /%		
		24 号	35 号	50 号
高恒温烘干法	1	7.42a	9.11a	6.36a
	2	7.83b	9.45b	6.61b
	3	7.84b	9.42b	6.61b
	4	7.88b	9.50b	6.66b
低恒温烘干法	5	6.95a	8.88a	6.08a
	10	7.13b	9.08b	6.31b
	15	7.17b	9.15b	6.33b
	20	7.19b	9.15b	6.39b

注:同一列中含有不同小写字母者为差异显著（$\alpha=0.05$）。

（三）重量测定

取编号 24、35、50 经净度分析后的种子，分别采用百粒法、五百粒法和千粒法测定种子千粒重。百粒法每种种子 8 次重复，每个重复 100 粒；五百粒法 3 次重复，每个重复 500 粒；千粒法 3 次重复，每个重复 1 000 粒。种子的变异系数不应超过 4.0%，小数位数保留按《GB/T 3543.3—1995 农作物种子检验规程　净度分析》规定。

结果显示，3 份试样的百粒法、五百粒法和千粒法的测定结果变异系数均未超过 4.0%；对每份试样的 3 种方法做方差检验，结果表明每份试样的 3 种方法之间均没有显著性差异（表 3-53）。用百粒法测定千粒重过程相对简单，因此选择百粒法测定千粒重。

表 3-53　不同方法测定欧李种子千粒重比较

种子编号	方法	平均值 /g	标准差	变异系数 /%	千粒重 /g	F	P
	百粒法	25.20	0.429	1.7	252.0	0.005	0.995
24 号	五百粒法	126.0	0.902	0.7	252.0		
	千粒法	251.8	1.061	0.4	251.8		
	百粒法	21.11	0.598	2.8	211.1	0.201	0.821
35 号	五百粒法	106.6	0.666	0.6	213.2		
	千粒法	212.3	1.715	0.8	212.3		
	百粒法	21.33	0.269	1.3	213.3	0.690	0.522
50 号	五百粒法	105.6	1.137	1.1	211.2		
	千粒法	213.1	2.041	1.0	213.1		

（四）发芽试验

取净度分析后的种子，室温条件下用蒸馏水浸泡 72h 使种子充分吸涨；将种子与湿沙按 1:4 充分混匀，再将种子埋于地下低温沙藏 60d，挖出后置于沙床上，在 25℃条件下发芽；每份试样 3 次重复，每个重复 100 粒；待不再有新芽冒出时统计未发芽种子数与发芽种子数，计算发芽率。

发芽试验结果表明，不同产地欧李种子的发芽率为 0～87%，方差分析结果表明不同产地欧李种子的发芽率有极显著性差异（$F=377.64$，$P=0.00$）（表 3-54）。

表 3-54　不同产地欧李种子发芽率

种子编号	发芽率 /%	种子编号	发芽率 /%
1	20	9	6
2	22	10	40
3	27	11	21
4	7	12	24
5	35	13	11
6	10	14	25
7	26	15	28
8	29	16	24

续表

种子编号	发芽率 /%	种子编号	发芽率 /%
17	38	34	12
18	27	35	20
19	21	36	24
20	9	37	64
21	24	38	52
22	22	39	87
23	24	40	11
24	71	41	29
25	25	42	14
26	16	43	8
27	27	44	0
28	20	45	27
29	26	46	13
30	44	47	22
31	21	48	22
32	34	49	18
33	6	50	68

(五)生活力测定

本试验用 TTC 法测定欧李种子的生活力。从经净度分析后并充分混合的净种子中随机数取 100 粒，2 个重复。

取编号为 50 的种子用蒸馏水浸泡 72h，使种子充分吸涨后沿中轴纵切，使胚和胚乳露出。染色条件采用 3 因素 3 水平 $L_9(3^4)$ 的正交试验设计；TTC 染色时间为 1h、3h、5h，TTC 浓度为 0.2%、0.4%、0.6%，染色温度为 25℃、30℃、35℃，3 个重复，每个重复 100 粒种子。染色结束后沥去溶液，用清水冲洗 3 次，置于培养皿中逐一检查，计算着色率。

正交试验结果表明，温度的差值 R 最大，其次是染色时间，TTC 浓度对着色率结果影响较小，因此，温度是影响欧李种子着色率的关键性因子。根据各试验因子分析结果的总和可以看出，温度 35℃，时间 5h，浓度 0.6% 为好。但由于 TTC 有毒性，因此在不影响着色率的情况下，尽可能选取浓度较低的处理，并减少染色时间。因此，选择处理 5，即 0.4% TTC 溶液在 35℃温度条件下染色 3h 作为欧李种子生活力检测的染色条件（表 3-55、表 3-56）。

表 3-55　TTC 溶液染色时间、浓度和温度对欧李种子着色率的影响

处理号	时间 /h	浓度 /%	温度 /℃	着色率 /%
1	1	0.2	25	0
2	1	0.4	30	15

处理号	时间 /h	浓度 /%	温度 /℃	着色率 /%
3	1	0.6	35	63
4	3	0.2	30	43
5	3	0.4	35	98
6	3	0.6	25	30
7	5	0.2	35	98
8	5	0.4	25	44
9	5	0.6	30	96

表 3-56 欧李种子着色率直观分析

处理水平	时间 /h	浓度 /%	温度 /℃
T1	78	141	74
T2	171	157	154
T3	238	189	259

砂仁

砂仁为姜科植物阳春砂 *Amomum villosum* Lour.、绿壳砂 *A. villosum* Lour. var. *xanthioides* T. L. Wu et Senjen 或海南砂 *A. longiligulare* T. L. Wu 的干燥成熟果实。有化湿开胃、温脾止泻、理气安胎的功效。用于湿浊中阻,脘痞不饥,脾胃虚寒,呕吐泄泻。分布于中国福建、广东、广西和云南。栽培或野生于山地阴湿之处。

砂仁喜热带、南亚热带季雨林温暖湿润气候,不耐寒,能耐短暂低温,-3℃受冻死亡。生产区年平均气温 19～22℃,降水量在 1 000mm 以上,空气相对湿度在 90% 以上,怕干旱,忌水涝。需适当荫蔽,喜漫射光。宜选森林保持完整的山区沟谷林,有长流水的溪沟两旁,传粉昆虫资源丰富的环境,以上层深厚、疏松、保水保肥力强的壤土和砂壤土栽培,不宜在黏土、沙土栽种。采用种子繁殖,育苗移栽的方法。选择饱满健壮的果实,播前晒果 2 次,晒后进行沤果,在温度 30～35℃和一定湿度下,3～4d 即可洗擦果皮,晾干待播。春播 3 月,秋播 8 月下旬至 9 月上旬,开沟条播或点播。出苗遮阴,荫蔽度达 80%～90% 为宜。苗高 50cm 即可出圃定植。

(一)真实性鉴定

采用种子外观形态法,通过种子形态、大小、颜色等表面特征能够快速检验种子的真实性。从试验样本中随机数取 100 粒净种子,4 次重复;逐粒观察阳春砂仁种子形态特征并记录。

阳春砂仁种子外观形态特征:不规则多面体,表面黑褐色。有细皱纹,较小的一端有凹陷的发芽孔,较大的一端为合点。种脊沿腹面呈一纵沟,背面平坦。种子长 2.75～4.26mm,宽 1.88～3.74mm,千粒重 8.81～20.42g(图 3-52)。

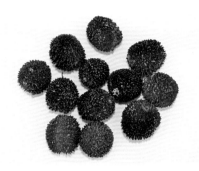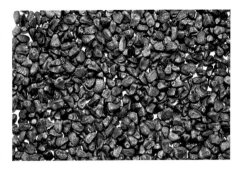

图 3-52　阳春砂仁果实和种子形态

（二）水分测定

根据《国际种子检验规程》规定，种子水分测定方法有烘箱法，包括低恒温烘干法和高恒温烘干法。

1. 低恒温烘干法　取云南景洪、云南勐腊、广东阳春、福建长泰、广西隆安 5 个产地的净种子样本。先将样品盒预先烘干、冷却、称重，并记下盒号，称取试验样品 2 份，每份 4.0g，将试样放入预先烘干和称重过的样品盒内，再称重（精确至 0.000 1g）。放置在温度达 110～115℃的恒温烘箱内，使烘箱温度在 5～10min 内回至 103℃时开始计时，温度保持在（103±2）℃；烘（17±1）h 后取出放入干燥器内冷却至室温，30～45min后再称重。根据烘后失去的重量计算种子含水量。

2. 高恒温烘干法　程序与低恒温烘干法相同，设 4 个时间处理即 1h、2h、3h 和 4h。将试样放入 140～145℃的恒温烘箱内，使烘箱温度在 5～10min 内回至 133℃时开始计时，温度保持在 130～133℃；样品分别烘干 1h、2h、3h、4h。根据所得数据，选择高温烘干时间。一个样品的每次测定结果之间差距不能超过 0.02%，否则必须重新测定。结果可用其算术平均值表示。

采用高恒温烘干法 1h、2h、3h、4h 和低恒温烘干法 17h 对 5 个产地的阳春砂仁种子含水量进行了测定。结果显示，采用高恒温烘干法，砂仁种子在最初的 2h 内迅速失去水分，随后失水缓慢；烘干 3h、4h 时，测得种子的含水量趋于稳定，故选择适宜烘干时间为 3h（图 3-53）。

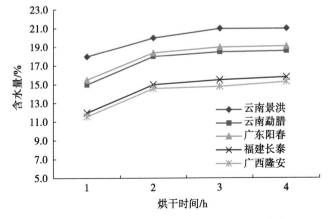

图 3-53　不同高温烘干时间下阳春砂仁种子的含水量

对高恒温烘干 3h 和低恒温烘干 17h 测定的含水量进行统计分析,结果显示:采用两种方法测定的 5 个产地阳春砂仁种子含水量均无显著性差异,并且误差都在 0.2% 以内(表 3-57)。鉴于低恒温烘干法需要时间长,推荐使用高恒温烘干法 3h。

表 3-57 两种方法测定阳春砂仁种子含水量($P < 0.05$)

样本	含水量 /%	
	高恒温烘干法 3h	低恒温烘干法 17h
云南景洪	20.79	20.73
云南勐腊	18.8	18.71
广东阳春	15.4	15.51
福建长泰	15.67	15.39
广西隆安	15.21	15.25

(三)重量测定

选取云南景洪、广东阳春、福建长泰、广西隆安 4 个产地的净种子样本,采取百粒法和千粒法测定每份种子重量,对两组千粒重数据进行显著性差异分析。

1. 百粒法 从试验样品中随机数取 8 个重复,每个重复 100 粒种子;将 8 个重复分别称重(g),结果精确到 0.000 1g;计算 8 个重复的平均重量、标准差及变异系数。变异系数 <4.0%,测定值有效。

2. 千粒法 从试验样品中随机数取 2 个重复,每个重复 1 000 粒种子;将 2 个重复分别称重(g),结果精确到 0.000 1g;计算 2 个重复的平均重量、标准差及两重复间差数与平均值。2 个重复间差数与平均值之比 <5%,测定值有效。

表 3-58 百粒法测定阳春砂仁种子千粒重

样本	百粒平均重 /g	千粒重 /g	标准差	变异系数 /%
云南景洪	1.31	13.06	0.02	1.47
广东阳春	1.32	13.22	0.01	0.10
福建长泰	0.88	8.81	0.02	0.19
广西隆安	1.37	13.68	0.01	0.08

表 3-59 千粒法测定阳春砂仁种子千粒重

样本	千粒重 /g	重复间差数	差数和平均值之比 /%
云南景洪	13.13	0.06	0.46
广东阳春	13.23	0.02	0.16
福建长泰	8.81	0.01	0.11
广西隆安	13.64	0.03	0.20

方差分析表明,采用 2 种方法测定 4 批阳春砂仁种子的千粒重,各处理间无显著性差异,且数据重复间变异系数均小于 4.0%,测定值有效(表 3-58、表 3-59)。鉴于百粒法所需种子量较少,因此确定百粒法为阳春砂仁种子重量测定的方法。

（四）发芽试验

1. 发芽前处理　阳春砂仁种子存在成熟度不一致、种皮透性差、胚轻度休眠等现象，导致发芽慢且不整齐。本试验取云南景洪净种子样本，按以下 2 种处理方法试验，每个处理 100 粒种子，5 次重复。

（1）采用湿沙层积 20d、30d、60d、90d 后取出试验。

（2）试验播前采用粗沙摩擦种皮和 100mg/L 赤霉素浸种 30h 处理种子。

湿沙层积试验结果显示，采用湿沙层积 20～90d 后，阳春砂仁种子的发芽势和发芽率均显著升高，且种子的初始发芽天数比对照明显缩短。层积处理 20d 后，发芽率超过 50%，发芽率比对照显著升高，但与层积处理 30d、60d 和 90d 无显著性差异；湿沙层积 60d，发芽率与发芽势达最大值，且在 30d 左右可基本结束发芽（表 3-60）。试验结果表明采用湿沙层积处理方法可有效破除阳春砂仁种子休眠，显著提高种子的发芽率、发芽速度和发芽整齐度，缩短发芽时间。

表 3-60　湿沙层积对阳春砂仁种子萌发的影响

贮藏时间 /d	30d 发芽势 /%	发芽率 /%	起始发芽天数 /d
现采现播	3.00c	21.40c	27
20	36.25b	55.40b	18
30	30.67b	53.40b	16
60	61.56a	67.22a	12
90	53.60a	58.80b	11

注：同一列中含有不同小写字母者为差异显著（$\alpha = 0.05$）。

摩擦和浸种试验结果表明，播前采用粗沙摩擦种皮和 100mg/L 赤霉素浸泡砂仁种子 30h，可加快阳春砂仁发芽，并显著提高其发芽势和发芽率。结合湿沙层积处理，阳春砂仁种子的发芽率可提高到 76.25%，发芽率提高近 60%，始发芽天数缩短 17d（表 3-61）。

表 3-61　发芽前处理对阳春砂仁种子萌发的影响

处理		30d 发芽势 /%	发芽率 /%	起始发芽天数 /d
未贮藏	100mg/L 赤霉素	32.25a	49.00a	23
	沙处理	28.25a	42.00a	26
	对照	17.25b	31.00b	28
湿沙贮藏 60d	100mg/L 赤霉素	69.25a	76.25a	11
	沙处理	48b	69a	11
	对照	21.5c	42.33b	14

注：同一列中含有不同小写字母者为差异显著（$\alpha = 0.05$）。

2. 发芽床　取云南景洪、云南勐腊、广东阳春、福建长泰、广西隆安 5 个产地的净种子样本，经湿沙层积 30d，100mg/L 赤霉素浸种 30h 后，选取纸上、纸间、沙上、沙间、纱布 5 种发芽床试验。将种子分别置于不同发芽床，于 30/20℃变温光照（12h 光照、12h 黑暗）培养箱中发芽。每个处理 100 粒种子，5 次重复。

试验结果显示,各产地种子在不同发芽床发芽率差异略有不同(图 3-54),但综合 5 个产地的试验数据可以看出,以纸上、纸间、沙上做发芽床较为适宜阳春砂仁发芽。

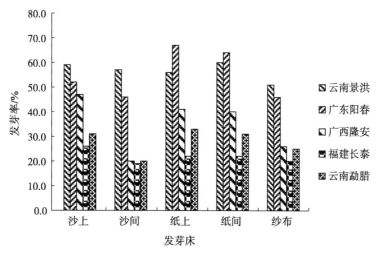

图 3-54　不同发芽床对阳春砂仁种子萌发的影响

3. 发芽温度　取云南景洪、广东阳春、福建长泰 3 个产地的净种子样本;经湿沙层积 30d,100mg/L 赤霉素浸种 30h 后,分别置于 15℃、20℃、25℃、30℃、35℃恒温和 30/20℃变温光照条件下(12h 光照、12h 黑暗)培养;以双层滤纸(纸上)做发芽床。每个处理 100 粒种子,5 个重复。

试验结果显示,3 份样品砂仁种子在 30/20℃变温条件下萌发效果均显著高于其他恒温处理(图 3-55),说明砂仁萌发需要一定的变温。

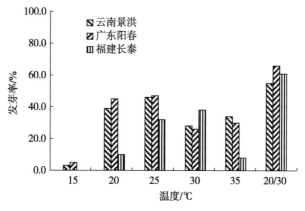

图 3-55　不同温度对阳春砂仁种子萌发的影响

4. 发芽首次和末次计数时间　取云南景洪、广东阳春、福建长泰、广西隆安 4 个产地的净种子样本,经湿沙层积 30d,100mg/L 赤霉素浸种 30h 后,以双层滤纸(纸上)做发芽床,置于 30/20℃变温光照(12h 光照、12h 黑暗)培养箱中发芽。每个处理 100 粒种子,5 个重复。逐日查看并记录各处理阳春砂仁种子发芽情况,保持发芽盒内充足水分,随时挑去腐烂死种子。

根据对 4 个产地阳春砂仁种子发芽的观测,阳春砂仁种子一般在试验后 14～20d 开始萌发,40～50d 萌发基本结束(图 3-56),所以确定砂仁种子萌发试验首末次计数时间为 15～50d。

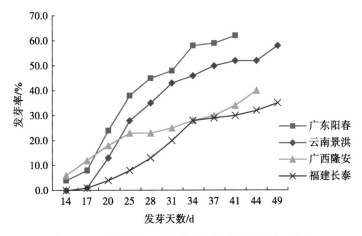

图 3-56　阳春砂仁种子发芽率和发芽时间的动态变化

5. 正常幼苗和不正常幼苗评定标准

(1)正常幼苗:在良好土壤及适宜水分、温度和光照条件下,具有继续生长发育成为正常植株的幼苗。阳春砂仁正常幼苗必须符合下列类型之一。

1)完整幼苗:幼苗具有初生根,乳白色的茎和 2 片完整的嫩绿色子叶,并且生长良好、完全、匀称和健康。

2)带有轻微缺陷的幼苗:幼苗的主要构造出现某种轻微缺陷,如 2 片初生叶的边缘缺损或坏死,或茎有轻度裂痕等,但在其他方面仍能良好而均衡发展的完整幼苗。

3)次生感染的幼苗:幼苗明显符合上述完整幼苗和带有轻微缺陷幼苗的要求,但已受到不是来自种子本身的真菌或细菌的病原感染。

(2)不正常幼苗:在良好土质及适宜水分、温度和光照条件下不能继续生长发育的称为不正常幼苗。幼苗带有下列缺陷的一种或其组合列为不正常幼苗。

1)损伤的幼苗:幼苗的任何主要构造残缺不全,或受严重的和不能恢复的损伤,以致不能均衡生长者。

2)畸形或不匀称的幼苗:幼苗生长细弱,或存在生理障碍(白化或黄化苗),或其主要构造畸形或不匀称者。

3)腐烂幼苗:由初生感染(病原来自种子本身)引起的幼苗主要构造(茎和叶)的发病和腐烂,以致妨碍其正常生长者。

(五)生活力测定

研究 TTC 染色测定法染色温度、染色液浓度、染色时间和染色鉴定标准。

1. TTC 法染色温度的确定　将供试种子用清水浸泡 24h,然后沿种脊小心地将种子切成两半,使其露出胚乳,一半放入培养皿,切面向下,滴入 0.2% TTC 溶液浸没剖

面,加盖,分别置于 30℃、35℃、40℃ 的恒温箱中,避光条件下染色 12h、18h、24h、30h
后各取出 1 个处理,自来水冲洗净,观察并记录染色情况。每个处理 100 粒种子,4 个
重复。试验结果显示,温度对阳春砂仁种子染色有较大影响,在 40℃ 恒温条件下,阳
春砂仁种子染色效果好,染色较快(表 3-62)。

表 3-62　染色温度对阳春砂仁种子染色的影响

染色温度/℃	生活力/%			
	染色 12h	染色 18h	染色 24h	染色 30h
30	11.11	40.00	52.22	54.44
35	15.56	42.22	56.67	60.00
40	41.33	53.33	62.22	66.67

2. 染色液浓度和时间的确定　将供试种子用清水浸泡 24h,然后沿种脊小心地将
种子切成两半,使其露出胚乳,一半放入培养皿,切面向下,分别滴入 0.1%、0.2%、0.3%
TTC 溶液浸没剖面,加盖,置于 40℃ 的恒温箱中,避光条件下染色 12h、18h、24h、30h
后各取出 1 个处理,自来水冲洗净,观察并记录染色情况。每个处理 100 粒种子,4 个重
复。试验结果显示,阳春砂仁种子不易染色,3 个产地的阳春砂仁种子在 40℃ 恒温避光
条件下,采用 3 种浓度 TTC 溶液浸泡,有生活力的种子均在 12h 左右才开始着色,24h
后着色趋于稳定。采用 0.1% 和 0.2% 两种浓度的 TTC 溶液,染色 24h 后,阳春砂仁种子
的生活力无显著性差异,但显著高于用 0.3% TTC 溶液染色的种子生活力(表 3-63)。

因此阳春砂仁采用 TTC 法测定生活力,应采用 0.1%～0.2% TTC 溶液、40℃ 下染
色 24h。

表 3-63　TTC 溶液浓度和染色时间对阳春砂仁种子染色的影响

种子来源	TTC 溶液浓度/%	生活力/%			
		染色 12h	染色 18h	染色 24h	染色 30h
云南景洪	0.1	25.56	40.00	60.00	62.22
	0.2	41.33	53.33	62.22	66.67
	0.3	33.33	44.44	52.22	55.56
福建长泰	0.1	23.33	41.11	62.22	67.78
	0.2	16.67	37.78	60.00	64.44
	0.3	14.44	41.11	54.44	66.67
广东阳春	0.1	27.78	50.00	70.00	75.56
	0.2	25.56	41.11	70.00	74.44
	0.3	23.33	35.56	72.22	73.33

3. TTC 染色鉴定标准　根据种子染色特点和发芽率的对照分析,拟定阳春砂仁种
子生活力的鉴定标准。

(1)有生活力种子:符合下列任意一条的列为有生活力种子(图 3-57)。

1）胚和子叶全部均匀染色。

2）子叶远胚根一端≤1/3 不染色，其余部分完全染色。

3）子叶侧边总面积≤1/3 不染色，其余部分完全染色。

（2）无生活力种子：符合下列任意一条的列为无生活力种子（图 3-58）。

1）胚和子叶完全不染色。

2）子叶近胚根处不染色。

3）胚根不染色。

4）胚和子叶染色不均匀，其上有斑点状不染色。

5）子叶不染色总面积＞1/2。

6）胚所染颜色异常，且组织软腐。

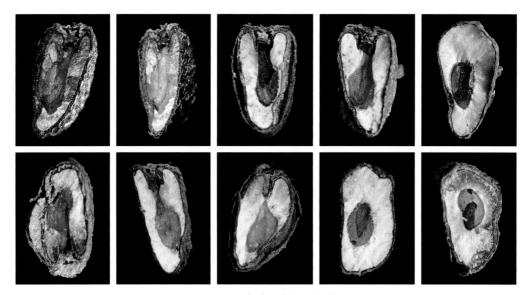

图 3-57 阳春砂仁有生活力种子

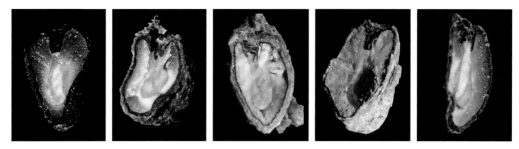

图 3-58 阳春砂仁无生活力种子

（六）种子健康度检查

选取云南景洪、广东阳春、福建长泰、广西隆安 4 个产地的净种子样本。

1. 种子外部带菌检测 从每份样本中随机选取 400 粒种子，放入 100ml 锥形瓶中，加入 40ml 无菌水充分振荡，吸取悬浮液 1ml，以 2 000r/min 的转速离心 10min，弃上清液，再加入 1ml 无菌水充分振荡悬浮后，吸取 100μl 加到直径为 9cm 的 PDA 平板上，涂匀，每个处理 4 次重复。相同操作条件下设无菌水空白对照。25℃黑暗条件下培养 5d 后观察记录。计算孢子负荷量。

对 4 个不同产地的种子样品的检测结果显示，阳春砂仁种子外部孢子的负荷量在 17.88～33.42 个 / 粒；种子外部携带的优势真菌群是青霉属、曲霉属、镰刀菌属和链格孢属真菌，其中以青霉属真菌分离频率最高（表 3-64）。

表 3-64　阳春砂仁种子外部携带真菌种类和分离比例

样品	培养总数	孢子负荷量 / 个·粒$^{-1}$	真菌种类和分离比例 /%				
			青霉属	曲霉属	镰刀菌属	链格孢属	其他
云南景洪	400	26.70	100.00	—	—	—	—
广东阳春	400	17.88	94.74	5.26	—	—	—
福建长泰	400	28.13	54.68	—	33.15	—	12.17
广西隆安	400	33.42	44.40	22.20	5.46	5.74	22.20

注："—"表示未分离到真菌。

2. 种子内部带菌检测　将每份阳春砂仁种子用清水浸泡 30min 后，在 1% 次氯酸钠溶液中浸泡 3min，同时取阳春砂仁种子直接在 5% 次氯酸钠溶液中浸泡 6min，均用无菌水冲洗 3 遍后，将同一处理的种子分别均匀摆放在直径为 15cm 的 PDA 平板上，每皿摆放 100 粒，每个处理 4 个重复，在 25℃恒温箱中黑暗条件下培养 5～7d 后检查，记录种子带菌情况、不同部位的真菌种类和分离频率。

阳春砂仁种子内部带菌检测结果显示，不同产地的阳春砂仁种子带菌率为 9.75%～26.75%，优势菌群为青霉属和镰刀菌属真菌（表 3-65）。

表 3-65　阳春砂仁种子内部携带真菌种类和分离比例

样品	培养总数 / 粒	带菌总数 / 粒	带菌率 /%	真菌种类和分离比例 /%			
				青霉属	镰刀菌属	曲霉属	其他
云南景洪	400	70	17.50	40.00	6.67	6.67	46.66
广东阳春	400	39	9.75	22.22	55.56	11.11	11.11
福建长泰	400	51	12.75	27.27	72.73	—	—
广西隆安	400	107	26.75	78.27	10.86	4.35	6.52

注："—"表示未分离到真菌。

栝楼

栝楼是葫芦科栝楼属植物栝楼 *Trichosanthes kirilowii* Maxim. 的干燥果实。具有解热止渴、利尿、镇咳祛痰等功效。分布于中国辽宁、华北、华东、中南、陕西、甘肃、四川、贵州和云南。朝鲜、日本、越南和老挝也有分布。

栝楼喜温暖潮湿气候。较耐寒,不耐干旱。生产上常采用分根繁殖和种子繁殖。9—10月采收果实,待果皮稍软,取出种子,干藏过冬。育苗移栽播种在早春进行,床温控制在22℃左右,将种子尖头插入土中,常喷水保持苗床湿润,约10d后出土,见真叶伸出即可移栽。直播在4月进行,穴播,穴距30cm×40cm。覆土2cm,约半个月出土,当有真叶2片时开始间苗,每穴留苗1株。

（一）真实性鉴定

采用种子外观形态法,随机数取100粒净种子,4次重复,逐粒观察栝楼种子形态特征并记录,通过对种子形态、大小、表面特征和种子颜色进行鉴定,并与标准图对照。鉴别依据如下:

种子扁平椭圆状,长1.2～1.5cm,宽6～10mm,厚约4mm,外皮平滑,灰褐色,尖端有一白色凹点状的种脐,四周有宽约1mm的边缘。种皮坚硬,内含种仁2瓣,类白色,富油性,外被绿色内种皮。气微弱。味甘、微苦涩。以均匀、饱满、油性足者为佳(图3-59)。

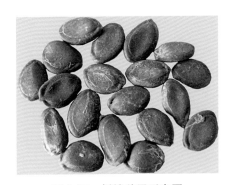

图3-59 栝楼种子形态图

（二）水分测定

比较低恒温烘干法和高恒温烘干法对栝楼种子含水量的影响。

1. 低恒温烘干法 先将样品和样品盒预先烘干、冷却、称重,并记下盒号;取试样2份(按《GB/T 3543.6—1995农作物种子检验规程 水分测定》的要求磨碎细度进行磨碎),每份4.5～5.0g,将试样放入预先烘干和称重过的样品盒内,再称重(精确至0.001g)。烘箱通电预热至110～115℃,将样品摊平放入烘箱内上层,样品盒距温度计水银球约2.5cm处,迅速关闭烘箱门,使箱温在5～10min内回升至(103±2)℃时开始计时,烘8h,用坩埚钳或戴上手套盖好盒盖(在箱内加盖),取出后放入干燥器内冷却至室温,约30min后称重。

2. 高恒温烘干法 首先将烘箱预热至140～145℃,打开箱门5～10min后,烘箱温度须保持130～133℃,样品烘干时间为1h。

结果表明两种水分测定方法对同一份样品测定结果存在较大差异,高恒温烘干法测定值高于低恒温烘干法测定值(表3-66)。高恒温烘干法在开始30min内失水迅速,而后较慢。低恒温烘干法虽经过8h烘干,测得含水量仍然较低。因此采用高恒温烘干法较为适宜。

表 3-66 不同干燥方法测定栝楼种子含水量

样品编号	低恒温烘干法		高恒温烘干法	
	含水量 /%	容许差距 /%	含水量 /%	容许差距 /%
LC	0.935	0.18	2.14	0.12
TX	1.482	0.13	2.76	0.13
CL	1.129	0.07	2.69	0.1
XZ	1.935	0.15	2.82	0.09
DT	1.055	0.05	2.44	0.05

（三）重量测定

比较百粒法、五百粒法、千粒法。百粒法：选取 5 份栝楼净种子，数取 100 粒，8 个重复，称重；五百粒法：数取 500 粒，2 个重复，称重；千粒法：数取 1 000 粒，2 个重复，称重。

对 5 批次的栝楼种子分别采用百粒法、五百粒法和千粒法测定千粒重。结果表明各样品栝楼种子千粒重差异较大，样品 DT 千粒重最大，为 245.9g；样品 LC 千粒重最小，为 185.0g。百粒法中各样品测定值之间变异系数均小于 4.0%，结果有效。用五百粒法和千粒法测定的 5 份栝楼种子的千粒重结果表明，5 份种子 2 个重复之间的差数都 <5%，表明测定结果有效（表 3-67～表 3-69）。

3 种测定方法测定同一份栝楼种子样本千粒重结果表明，三者之间没有显著性差异，但五百粒法测定栝楼种子的千粒重过程相对简单，因此栝楼种子重量测定宜采用五百粒法。

表 3-67 百粒法测定栝楼种子千粒重

样品	千粒重 /g	标准差	变异系数 /%
LC	185.0	0.216	1.166
DT	245.9	0.666	2.710
XZ	220.6	0.572	2.512
CL	241.6	0.869	3.598
TX	223.2	0.119	0.509

表 3-68 五百粒法测定栝楼种子千粒重

样品	千粒重 /g	两次重复差数	差数与平均值之比 /%
LC	182.6	0.402	0.47
DT	245.0	5.000	4.08
XZ	218.8	2.864	2.62
CL	235.2	4.582	3.90
TX	221.8	0.586	0.53

表 3-69 千粒法测定栝楼种子千粒重

样品	千粒重 /g	两次重复差数	差数与平均值之比 /%
LC	185.2	1.491	0.85
DT	237.5	5.000	2.11
XZ	216.4	6.567	3.08
CL	239.8	9.590	4.17
TX	225.9	1.944	0.86

（四）发芽试验

发芽之前的预处理采用不同水温或进行变温处理，预处理之后分别以滤纸、细沙和壤土做发芽床，置于 30℃光照培养箱，测定各处理种子发芽率，重复 3 次（表 3-70）。

表 3-70 栝楼种子不同发芽预处理方法

处理	预处理	发芽温度 /℃
T1	开水浸泡 2min，转入冷水浸泡 24h	30
T2	温水 40℃洗涤，冷水浸泡 24h	30
T3	温水浸泡 4h，冷水浸泡 24h	30
T4	温水浸泡 6h，冷水浸泡 24h	30
T5	温水浸泡 8h，冷水浸泡 24h	30
对照	—	30

发芽试验结果表明，在 T1 处理中，开水浸泡 2min 对种子损伤较大，能将种子完全杀死。壤土作发芽床，除 T4 外，在各处理中发芽率高于沙床和滤纸；沙床和滤纸床相比互有高低，差异不显著。T4 处理的滤纸床发芽率最高。滤纸做发芽床时，种子外表皮易着生真菌，但对种子萌发无显著影响（表 3-71）。而用滤纸作发芽床，操作也更简便。

表 3-71 不同预处理对栝楼种子发芽的影响

处理	发芽指标	沙床	壤土	滤纸
T1	发芽势 /%	0	0	0
	发芽率 /%	0	0	0
T2	发芽势 /%	21.1	35.6	34.4
	发芽率 /%	45.6	67.8	52.2
T3	发芽势 /%	60.0	80.0	65.6
	发芽率 /%	70.0	86.7	67.8
T4	发芽势 /%	66.7	62.2	83.3
	发芽率 /%	77.8	71.1	87.8
T5	发芽势 /%	1.1	5.6	3.3
	发芽率 /%	1.1	7.8	3.3
对照	发芽势 /%	16.7	40.0	38.9
	发芽率 /%	33.3	66.7	61.1

从发芽势看,温水浸泡的 3 个处理 T3、T4、T5,发芽势明显高于其他处理,第 7 天时发芽势已占发芽率的 80%～90%(表 3-71),其发芽速度显著快于其他处理。

比较各处理,温水浸泡 4～6h,然后转入冷水浸泡 24h 能显著提高发芽率 10%～30%。因此,采用 40℃温水浸泡 4～6h,然后转入冷水浸泡 24h,以壤土或滤纸做发芽床。

（五）生活力测定

1. 染色方法 选用栝楼种子"TX",采用 BTB 法、红墨水染色法、TTC 法以及纸上荧光法分别测定栝楼种子的生活力。

BTB 法、纸上荧光法测定种子生活力不成功。红墨水法和 TTC 法可作为测定栝楼种子生活力的方法。笔者重点研究了 TTC 法测定生活力的条件。

结果表明,预湿时间和染色时间对生活力测定的影响较大,其中染色 3h 可比染色 1h 平均提高染色率 3 倍左右。室温下预湿 2h 和 4h,置于 1.0% TTC 溶液中,在 30℃恒温箱内染色速度最快,预湿时间过长反而不利于染色和最后生活力测定。从染色时间看,染色 3h 可使栝楼种子均匀着色(表 3-72)。

表 3-72　预湿时间和染色时间对栝楼种子生活力的影响

预湿时间 /h	染色时间 /h	染色率 /%
0	1	21
	2	43
	3	84
2	1	53
	2	69
	3	99
4	1	46
	2	67
	3	94
6	1	18
	2	44
	3	76
10	1	23
	2	42
	3	65

2. 破除硬实方法 采用不同的破除硬实方法对栝楼种子生活力测定有一定的影响。带种皮预湿后染色(CK),基本不能着色;剥去种皮预湿处理(T1)的染色效果要好于预湿后剥皮(T2)的染色效果,可能是前者预湿更充分的原因;预湿后纵切(T3)和平切(T4)染色效果相近,均好于其他处理(表 3-73)。因此,应采用预湿后纵切或平切染色测定栝楼种子生活力。

表 3-73　破除硬实方法对栝楼生活力测定的影响

方法	方法描述	染色率 %
T1	种子干剥：剥去外种皮，然后预湿 4h。30℃染色 3h	77
T2	种子湿剥：先将种子预湿 4h，然后剥去外种皮。30℃染色 3h	49
T3	种子纵切：先将种子预湿 4h，然后沿纵向切开。30℃染色 3h	94
T4	种子平切：种子预湿 4h 后，沿种子扁平面切开。30℃染色 3h	98
CK	种皮不作处理，预湿 4h。30℃染色 3h	0

（六）种子健康度检查

1. 直接检查　栝楼种子随机取 500 粒，将样品放在白纸上，观察整齐度、色泽、虫叮、病斑等外观现象。

2. 种子外部检查

（1）吸水纸法：在培养皿中放 3 层吸水纸，用无菌水湿润，沥去多余水分，把 5 粒种子播在纸上，盖好培养皿，重复 10 次，在 20℃吸涨 1d 后，在 28℃培养箱培养，经过 3～5d 培养后，检查种子外部是否存在病原菌。

（2）洗涤法：将 100 粒种子在无菌水中浸泡 30min，用力振荡，将洗涤液稀释 100 倍，分别在营养琼脂和虎红培养基涂皿，细菌和真菌分别在 37℃、28℃培养箱培养，检测种子外表携带的细菌和真菌，并进一步鉴定特定菌。

3. 种子内部检查　将 100 粒种子在 1% 次氯酸钠溶液中消毒 30min，再用无菌水洗涤 3 次后浸泡 2h，剖开后分别接种在营养琼脂和虎红培养基上，细菌和真菌分别在 37℃、28℃培养箱培养，经过 3～7d 培养后，检查种子内部是否存在病原菌，并进一步鉴定特定菌。

试验结果表明，5 份种子均不含致病菌，所携带一定量的真菌和细菌对种子发芽以及苗期生长基本无不良影响（表 3-74～表 3-77）。

表 3-74　栝楼种子直观法测定结果

编号	虫叮率 /%	色泽均一率 /%	病斑率 /%	壳薄率 /%
TX	0	95.8	4.4	2.4
LC	0	81.6	24.8	12.6
CL	0	95.2	5.2	2.8
DT	0	97.4	2.2	1.6
XZ	0	94.6	2.8	2.2

表 3-75　栝楼种子外部携带真菌率 / 个·粒$^{-1}$

编号	种子外部	
	真菌	细菌
TX	3.8	125.7
LC	5.6	111.5
CL	3.2	137.6
DT	4.7	99.8
XZ	6.6	108.5

表 3-76　栝楼种子内部不同部位带菌率 /%

编号	果皮		种皮		子叶		胚芽	
	真菌	细菌	真菌	细菌	真菌	细菌	真菌	细菌
TX	100	100	31.98	78.13	28.9	41.6	37.31	55.4
LC	100	100	46.5	65.4	34.2	38.4	28.4	42.5
CL	100	100	52.4	55.8	18.8	53.2	31.4	36.8
DT	100	100	21.3	84.4	24.4	42.5	42.3	52.8
XZ	100	100	37.8	76.6	46.6	35.5	25.6	31.5

表 3-77　栝楼种子携带真菌种类及所占比例 /%

编号	毛霉属	曲霉属	刺盘孢霉属	镰刀菌属	其他
TX	79.5	14.5	0	0	6.0
LC	83.5	5.5	0	0	11.0
CL	55.5	23.5	0	0	21.0
DT	67.0	18.5	0	0	14.5
XZ	73.5	11.6	0	0	14.9

紫苏

　　紫苏为唇形科植物紫苏 *Perilla frutescens* (L.) Britt. 的干燥叶、梗、果实。紫苏叶发表散寒、理气和中，行气安胎，解鱼蟹毒。用于外感风寒、头痛鼻塞、咳嗽、呕吐、中鱼蟹毒；紫苏子用于下气消痰、润肺；紫苏梗能和胃降气，用于胃气上逆。原产中国，印度、缅甸、日本、朝鲜、韩国、印度尼西亚和俄罗斯等国家均有分布。我国华北、华中、华南、西南及台湾省均有野生种和栽培种。

　　紫苏适应性很强，对土壤要求不严，在排水良好，砂质壤土、壤土、黏壤土，房前屋后、沟边地边，肥沃的土壤上栽培，生长良好。用种子繁殖，分直播和育苗移栽。春播，南方 3 月，北方 4 月中下旬。条播，按行距 60cm 开沟，深 2～3cm，将种子均匀撒入沟内，播后覆薄土。播后立刻浇水，保持湿润，直播省工，生长快，采收早，产量高。

　　（一）真实性鉴定

　　1. 种子形态鉴定　随机从送验样品中数取 400 粒种子，鉴定时须设重复，每个重复不超过 100 粒种子。

　　根据种子的形态特征，如种子大小、形状、颜色、光泽、表面构造及气味等，必要时可借助放大镜等进行逐粒观察，并与标准种子样品或鉴定图片和有关资料对照。

　　紫苏种子形态特征：干燥果实呈卵圆形或圆球形，直径 0.6～2mm。野生者粒小，栽培者粒大。表面灰棕色至暗棕色或黄棕色，有隆起的网状花纹，较尖的一端有果柄痕迹。果皮薄，硬而脆，易压碎。种仁黄白色，富油质。气清香，味微辛（图 3-60）。

　　2. 幼苗鉴定　随机从送验样品中数取 400 粒种子，鉴定时须设重复，每个重复为 100 粒种子。在培养室或温室中进行，可以用 100 粒。2 次重复。

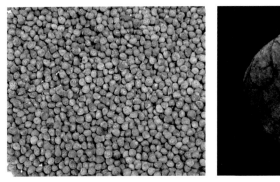
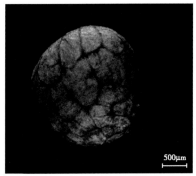

图 3-60　紫苏种子形态图

通过提供植株加速发育的条件（类似于田间小区鉴定，只是所需时间较短），当幼苗达到适宜评价的发育阶段时，对全部或部分幼苗进行形态鉴定（图 3-61）。

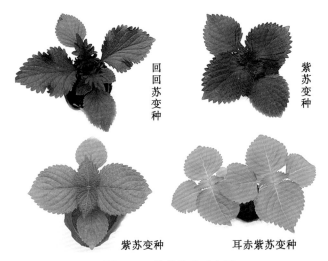

图 3-61　紫苏幼苗形态图

（二）水分测定

称取紫苏种子 4.5～5.0g，精确至 0.000 1g（测定时取 3 次重复的独立样品）。因紫苏具有种子粒小、果皮薄、硬而脆、易碎等特点，所以样品不需要进行预处理。

1. 低恒温烘干法　先将样品盒预先烘干、冷却、称重，将试样放入预先烘干和称重过的样品盒内，再称重（精确至 0.000 1g）。使烘箱通电预热至 110～115℃，将样品摊平放入烘箱内上层，样品盒距离温度计水银球约 2.5cm 处，迅速关闭烘箱门，使箱温在 5～10min 回至（103±2）℃时开始计时，烘（8±1）h。取出后放入干燥器内冷却至室温，30～45min 后再称重。

设 1h、2h、3h、4h、5h、6h、7h、8h、9h、10h、11h、12h 共 12 个时间段，每个时间段 3次重复，重复称取种子 4.5～5.0g，精确至 0.000 1g。按上述低恒温烘干方法进行测定。紫苏种子在最初的 1h 内迅速失去水分，随后失水缓慢；烘干 8h、9h、10h、11h、12h 时，测得种子的失水量趋于稳定，故选择适宜烘干时间为 8h（图 3-62）。

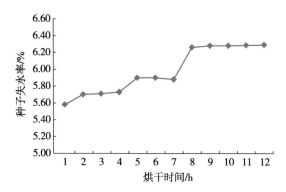

图 3-62　不同低恒温烘干时间紫苏种子失水量变化

2. 高恒温烘干法　其程序与低恒温烘干法相同。首先将烘箱预热至 140～145℃，打开箱门 5～10min 后，烘箱温度须保持 130～133℃。

设 0.5h、1h、1.5h、2h、2.5h、3h 共 6 个时间段，每个时间段 3 个重复，每个重复称取种子 4.5～5.0g，精确至 0.000 1g，按上述方法进行测定。

紫苏种子在最初的 30min 内迅速失去水分，随后失水缓慢；烘干 2h、2.5h、3h 时，测得种子的含水量趋于稳定，故选择适宜烘干时间为 2h（图 3-63）。

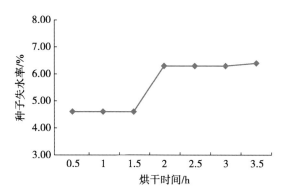

图 3-63　不同高温烘干时间紫苏种子失水量变化

3. 高恒温烘干法与低恒温烘干法的对比　称取紫苏种子 4.5～5.0g，3 次重复独立样品，精确至 0.000 1g，采用低恒温烘干法和高恒温烘干法测定种子样本的含水量。结果表明，两种烘干法测定的两个样本含水量之间均没有显著性差异，且误差都在 0.2%以内（表 3-78），鉴于低恒温烘干法需要时间长，所以紫苏种子的水分测定采用高恒温烘干法烘干 2h。

表 3-78　低恒温烘干法与高恒温烘干法紫苏种子含水量比较

处理	烘干方法	烘干前 /g	烘干后 /g	含水量 /%	平均含水量 /%
	低恒温	5.013 4	4.698 8	6.275 2	
A1	（103±2）℃	5.025 8	4.709 0	6.303 5	6.32±0.05
	烘 8h	5.060 0	4.737 1	6.381 4	

续表

处理	烘干方法	烘干前/g	烘干后/g	含水量/%	平均含水量/%
A2	高恒温 （133±2）℃ 烘2h	5.017 9 5.058 7 5.040 6	4.707 2 4.749 6 4.733 8	6.191 8 6.110 3 6.086 6	6.13±0.05

（三）重量测定

采用千粒法测定，方法与步骤具体如下：

1. 从试验样品中随机数取 2 个重复，每个重复紫苏种子 1 000 粒，分别称重（g），结果精确到 0.000 1。

2. 计算 2 个重复的平均重量。两份重量的差数和平均值之比不超过 5%，如果超过，则需做第 3 个重复，直至差数和平均值之比 <5%。50 份紫苏种子千粒重为 1～4g，样品间千粒重相差近 4 倍（表 3-79）。

表 3-79 不同产地紫苏种子千粒重

编号	千粒重/g	编号	千粒重/g
1	0.764 1	26	1.182 6
2	0.996 4	27	2.206 7
3	1.617 1	28	1.687 2
4	1.576 6	29	1.614 9
5	2.328 4	30	2.469 2
6	2.350 4	31	1.977 3
7	2.518 2	32	1.874 6
8	2.276 2	33	1.383 6
9	2.385 2	34	1.555 8
10	2.176 2	35	1.773 7
11	2.313 6	36	1.945 2
12	2.288 4	37	1.902 4
13	4.593 5	38	1.866 2
14	3.632 9	39	1.933 7
15	3.428 4	40	1.893 3
16	3.261 4	41	2.103 6
17	1.558 6	42	1.047 3
18	1.708 1	43	1.162 8
19	4.845 2	44	1.464 4
20	1.428 5	45	1.420 6
21	1.643 3	46	1.257 3
22	4.587 2	47	2.186 5
23	1.742 9	48	2.309 1
24	0.984 8	49	2.063 3
25	0.785 2	50	2.198 3

（四）发芽试验

1. 种子前处理　紫苏种子有明显的休眠期,休眠期长达 120d。由于紫苏种子表面有较厚的蜡质层,种皮透水、透气性差,导致其休眠期较长,发芽率较低。

采用赤霉素打破种子休眠:用浓度为 50mg/L、100mg/L、150mg/L 的赤霉素溶液浸泡紫苏种子 8h 后,取 100 粒置于培养皿中,培养皿中垫滤纸。每个处理重复 3 次,并设置对照组(自来水浸泡)。5d 后观察发芽情况。发芽判断:紫苏种子的新鲜胚根伸出并超出种子长度即视为发芽。结果表明,赤霉素浓度以 100mg/L 为最好,发芽率可达(80.33±2.52)%(表 3-80)。

表 3-80　不同浓度赤霉素处理对紫苏种子萌发的影响

处理	赤霉素浓度 /mg·L⁻¹	接种数 / 粒	萌发数 / 粒	萌发率 /%	平均萌发率 /%
A0	0	100	10	10	9.67±1.53
		100	11	11	
		100	8	8	
A1	50	100	55	55	54.67±5.51
		100	60	60	
		100	49	49	
A2	100	100	80	80	80.33±2.52
		100	83	83	
		100	78	78	
A3	150	100	65	65	69.33±4.51
		100	69	69	
		100	74	74	

2. 发芽床　设沙子、蛭石、海绵、滤纸 4 个发芽床处理,发芽床温度为 25℃,培养箱内进行培养,试验期间加水数次保持湿润,每天记录种子发芽数。每个处理 3 个重复,每个重复 100 粒种子(图 3-64)。

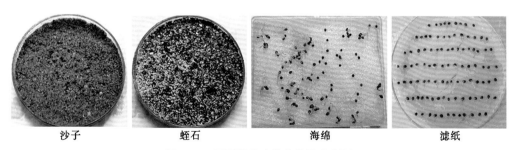

| 沙子 | 蛭石 | 海绵 | 滤纸 |

图 3-64　不同发芽床紫苏种子发芽图

试验结果表明,发芽床选择滤纸、海绵或蛭石时,发芽率均高于沙子发芽床(表 3-81)。不同发芽床之间的发芽率存在显著性差异。最终确定紫苏种子最适的发芽床为滤纸发芽床。

表 3-81　不同发芽床对紫苏种子萌发的影响

编号	发芽床	接种数/粒	萌发数/粒	萌发率/%	平均萌发率/%
1	滤纸	100	75	75	78.00±2.65
		100	80	80	
		100	79	79	
2	海绵	100	70	70	75.00±6.24
		100	73	73	
		100	82	82	
3	蛭石	100	75	75	69.33±5.51
		100	69	69	
		100	64	64	
4	沙子	100	51	51	46±5.57
		100	47	47	
		100	40	40	

3. 发芽温度　设 15℃、20℃、25℃、30℃恒温 4 个处理,每个处理 3 个重复,每个重复 100 粒种子。处理时用培养皿,皿底铺 2 层滤纸做发芽床,试验期间每天加水使滤纸保持湿润。结果显示紫苏种子的适宜发芽温度为 25℃(表 3-82)。

表 3-82　不同发芽温度对紫苏种子萌发的影响

处理	发芽温度/℃	接种数/粒	萌发数/粒	萌发率/%	平均萌发率/%
1	15	100	73	73	66.67±2.65
		100	68	68	
		100	59	59	
2	20	100	71	71	71.33±2.52
		100	74	74	
		100	69	69	
3	25	100	75	75	73.67±6.11
		100	79	79	
		100	67	67	
4	30	100	60	60	54.67±4.73
		100	51	51	
		100	53	53	

4. 发芽时间　发芽开始后,每 2 天记录 1 次正常萌发幼苗数,将不正常种苗、死种子拣出并记录。试验中若有严重霉烂的种子出现,则及时将其拣出,直至无萌发种子出现为止。在最适的萌发条件下,种子第 2 天开始发芽,第 4 天即可达到发芽高峰,第 8 天种子完全萌发。因此,可确定紫苏种子初次计数时间为发芽后第 3 天,末次计数时间为发芽第 8 天(图 3-65)。

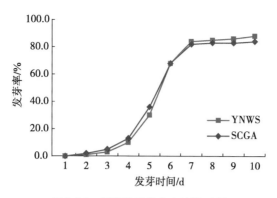

图 3-65　紫苏种子首末次计数时间

5. 幼苗鉴定　在萌发期间,注意观察种苗发育过程,参照《国际种子检验规程》,对紫苏幼苗进行评价和归类。鉴定要在种苗主要器官已发育到一定阶段才能进行,即绝大部分幼苗应达到:子叶从种皮中伸出、初生叶展开、叶片从胚芽鞘中伸出。

(1) 正常幼苗:在良好土壤及适宜水分、温度和光照条件下,具有继续生长发育成为正常植株的幼苗。正常幼苗必须具有完整的幼苗构造,如:根系、胚轴、子叶、初生叶、顶芽(图 3-66)。正常幼苗必须符合下列类型之一。

1) 完整幼苗:幼苗具有初生根,乳白色的茎和 2 片完整的嫩绿小叶,并且生长良好、匀称和健康。

2) 带有轻微缺陷的幼苗:幼苗的主要构造出现某种轻微缺陷,如:2 片初生叶的边缘缺损或坏死、茎有轻度裂痕等,但在其他方面仍能良好且均衡发展的完整幼苗。

3) 次生感染的幼苗:幼苗明显符合上述完整幼苗和带有轻微缺陷幼苗的要求,但已受到不是来自种子本身真菌或细菌的病原感染。

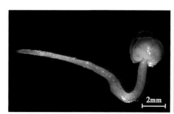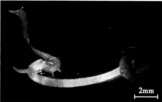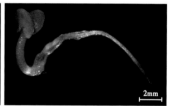

图 3-66　紫苏正常幼苗

(2) 不正常幼苗:生长在良好土壤及适宜水分、温度和光照条件下,不能继续发育成为正常植株的幼苗(图 3-67)。不正常幼苗类型包括:

1) 损伤的幼苗:没有子叶或没有初生根的幼苗;幼苗带有皱褶、破损或损伤而影响上胚轴、下胚轴与根的输导组织。

2) 畸形的幼苗:幼苗细弱、发育不平衡;发育停滞的胚芽、上胚轴或下胚轴;肿胀及根发育停滞的幼苗;子叶出现后没有进一步发育的幼苗。

3) 腐败的幼苗:某种主要构造染病或腐烂严重,以致不能正常发育的幼苗;子叶从珠孔发育出来或胚根从珠孔以外的其他部分发育的幼苗。

4）新鲜未发芽种子：因休眠所致并未发芽，但试验期间始终保持清洁和一定硬度，并有生长成为正常幼苗潜力的种子。

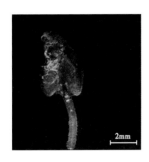 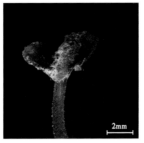 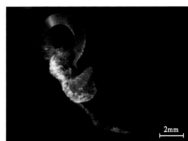

图 3-67 紫苏不正常幼苗

（五）生活力测定

1. 红墨水染色法

预湿：将种子在 30℃温水条件下浸泡 24h。

组织暴露：将浸泡后的种子完整剥去种皮，沿种脊线将种子对半纵切。

染色：将去皮后的种子置于 10ml 离心管浸没于 5% 红墨水，于 30℃条件下染色，4 个重复，每个重复 100 粒，染色时间设 5min、10min、15min、20min 4 个处理。

冲洗：染色到时间后，倒去红墨水，自来水冲洗净种子。

观察：借助手持放大镜逐粒观察种子，种胚着色者为丧失活力的种子，种胚不着色或浅着色者为有生活力的种子，分别计数（图 3-68，图 3-69）。

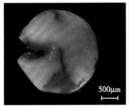 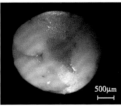 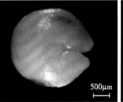 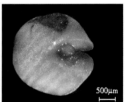

图 3-68 紫苏有生活力种子

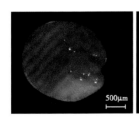 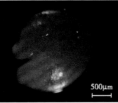 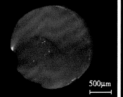 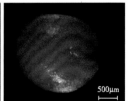

图 3-69 紫苏无生活力种子

2. TTC 法 从经净度分析后并充分混合的纯净种子中随机数取 100 粒种子作为 1 个重复。共取 3 个重复。30℃温水浸种 24h，使其达到充分吸涨。直接将种子浸入水中，种子吸涨但不会造成组织破裂损伤的种子，而使胚的主要构造和活的营养组织暴露,便于 TTC 溶液快速而充分地渗入和观测鉴定。浸种结束后,用解剖针小心切开并剥去种皮,将种子沿腹缝线纵切。

分别以 0.2%、0.5%、0.7% 浓度 TTC 溶液各 1 份组成 1 组,共配制 4 组、12 份溶液。将浸种后的种子分别放入其中,使溶液淹没种子。上述 4 组溶液分别放入 15℃、20℃、25℃、30℃ 的恒温箱中进行染色,2h、4h、6h、8h、10h 后各观察 1 次。染色结束后,沥去溶液,用清水冲洗,将种子摆在湿润的滤纸上,根据种子染色的部位、染色面积的大小和染色程度,逐粒判断种子的生活力。根据试验结果,确定适宜的染色液浓度为0.5%,染色温度为 25℃,染色时间为 6h(表 3-83)。

表 3-83　不同染色液浓度及温度紫苏种子生活力比较

组号	温度 /℃	浓度 /%	生活力 /%
1	15	0.2	72.67±2.31
2	15	0.5	74.33±1.53
3	15	0.7	75.67±1.53
4	20	0.2	77.67±1.53
5	20	0.5	79.33±3.21
6	20	0.7	82.67±0.57
7	25	0.2	78.67±3.52
8	25	0.5	83.00±3.00
9	25	0.7	82.67±3.79
10	30	0.2	78.00±3.00
11	30	0.5	82.33±2.08
12	30	0.7	79.67±3.06

观察鉴定时,确定种子是否具有生活力,必须根据胚的主要构造和有关活营养组织的染色情况进行正确的判断。一般鉴定原则是:凡胚的主要构造或有关活营养组织染色有光泽的鲜红色且组织状态正常的为正常有生活力的种子;否则为无生活力的种子。

依据鉴定标准,将有生活力种子与无生活力种子分开并计数。鉴定标准如下:

(1)有生活力种子:符合下列任意一条的为有生活力种子(图 3-70)。

1)胚和子叶全部均匀染色。

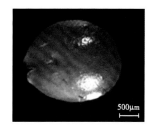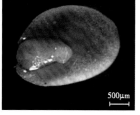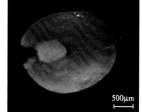

图 3-70　紫苏有生活力种子

2）子叶远胚根一端≤1/3 不染色，其余部分完全染色。

3）子叶侧面总面积≤1/3 不染色，其余部分完全染色。

（2）无生活力种子：符合下列任意一条的为无生活力种子（图 3-71）。

1）胚和子叶完全不染色。

2）子叶近胚根处不染色。

3）胚根不染色。

4）胚和子叶染色不均匀，其上有斑点状不染色。

5）子叶不染色面积 >1/2。

6）胚所染颜色异常，且组织软腐。

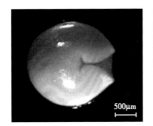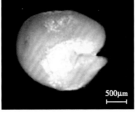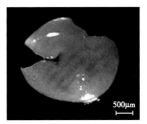

图 3-71　紫苏无生活力种子

3. BTB 法　取净种子浸泡于蒸馏水中，于 30℃条件下浸种 6h；将预湿后的种子种脐朝下埋入 BTB 琼脂凝胶中，种间距 >1cm，迅速置于 30℃黑暗恒温箱。每个处理 4 个重复，每个重复 50 粒；2h 后取出。在黑色或深蓝色背景下观察、计数，若种子周围有黄色晕圈则为有生活力种子，反之则为无生活力种子（图 3-72）。

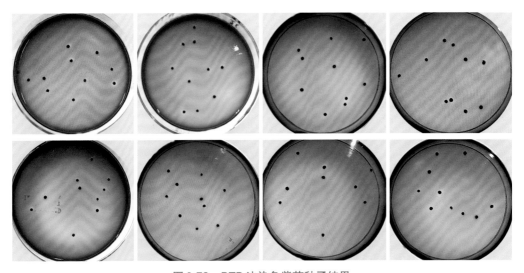

图 3-72　BTB 法染色紫苏种子结果

（六）种子健康度检查

1. 种子带菌的检查　从每份样本中随机选取 400 粒种子，放入 100ml 锥形瓶中，加入 40ml 无菌水充分振荡，吸取悬浮液 1ml，以 2 000r/min 转速离心 10min，弃上清液，再加入 1ml 无菌水充分振荡悬浮后，吸取 100µl 加到直径为 9cm 的 PDA 平板上，涂匀，每个处理 4 次重复。相同操作条件下设无菌水为空白对照。25℃黑暗条件下培养 5d 后观察记录。计算孢子负荷量（图 3-73、图 3-74）。

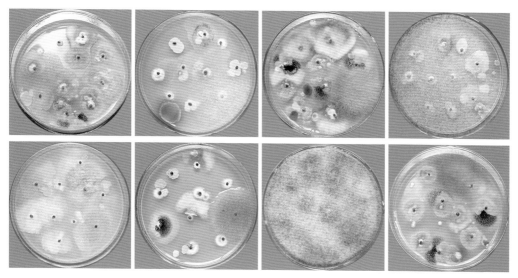

图 3-73　未处理紫苏种子表面带菌情况

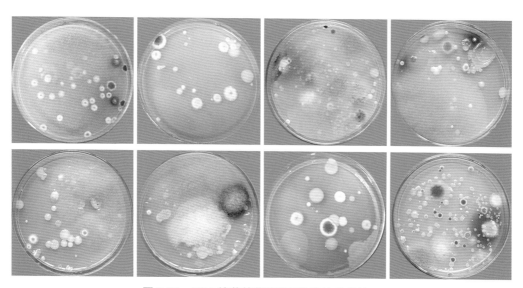

图 3-74　PDA 培养基紫苏种子洗涤液带菌情况

2. 种子内部带菌检测　将紫苏种子用精米机蹭破种皮，自来水浸泡 1～2h 后将种皮和种仁分开，用 5% 次氯酸钠溶液浸泡种皮 5min，种仁 3min，无菌水冲洗 3 遍，将同一样本的种皮和种仁分别均匀摆放在直径为 9cm 的 PDA 平板上，每皿摆放 100 个分别来自 100 粒种子的种皮或种仁组织块，4 个重复。25℃黑暗条件下培养 5～7d 后观察记录。统计真菌种类、分离频率和带菌率（图 3-75）。

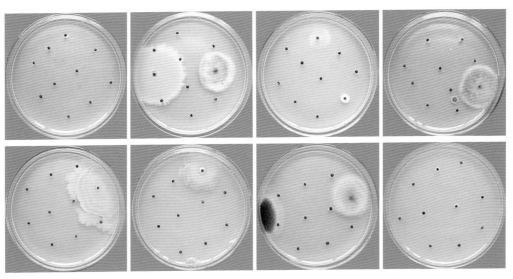

图 3-75 PDA 培养基紫苏种子内部带菌（0.5% 次氯酸钠溶液表面消毒 5min）

蔓荆子

蔓荆子为马鞭草科植物单叶蔓荆 *Vitex trifolia* L. var. *simplicifolia* Cham. 或蔓荆 *V. trifolia* L. 的干燥成熟果实。有疏散风热、清利头目的功效。用于风热感冒头痛，齿龈肿痛，目赤多泪，目暗不明，头晕目眩。主产于江西、山东、安徽、浙江、湖南等地。此外，江苏、湖北、河南等地亦有分布，家种或野生。

蔓荆适应性较强，对环境条件要求不严。但喜温暖湿润，以疏松、肥沃的砂质壤土较好。耐盐碱，在酸性土壤中生长不良。种子繁殖，育苗移栽。在秋季采收成熟果实，与 2 倍湿细沙拌匀，堆放在阴凉通风的室内，翌年 4 月上、中旬播种，将果实搓去外壳，用 35～40℃温水浸泡 1 昼夜，捞出稍晾后，条播于苗床，当年春季育苗，幼苗当年高30～40cm，秋后定植。

（一）真实性鉴定

随机从样品中数取 100 粒净种子，设 4 个重复；逐粒观察单叶蔓荆和蔓荆的种子形态特征并记录（表 3-84）。

表 3-84 单叶蔓荆和蔓荆的种子外观形态比较

形态比较	单叶蔓荆种子	蔓荆种子
大小	果实纵轴 4.5～6.5mm，横轴 4.2～6.0mm，横轴与纵轴比为 1.05，果实类似圆球形	果实纵轴 4.7～6.0mm，横轴 4.2～5.4mm，横轴与纵轴比为 1.14，果实类椭圆形
形状	新鲜果实表面呈黄色或紫红色，密被白絮状绒毛，阴干后表面褐色或者黑色。顶端微凹，基部有灰白色宿萼及短小果梗，萼长为果实的 1/3～2/3，边缘 5 齿裂，其中 2 裂较深	新鲜果实表面呈紫红色，阴干后表面灰褐色，被宿存萼包被的下部分为深绿色，表面有光泽，无绒毛、光亮。顶端较单叶蔓荆凹入更多，基部有灰白色宿萼及果梗，果梗较单叶蔓荆长；萼长为果实的 1/3～1/2，边缘 5 齿裂，其中 2 裂较深且密被黄色的细茸毛

形态比较	单叶蔓荆种子	蔓荆种子
气味	气味特异而芳香,味微辛	气特异而芳香,与单叶蔓荆种子气味相比气较淡,味较辛
横切面观	果实内部明显分为4室,有种子1～4粒,种子乳白色。内果皮为坚硬的石细胞层,体轻,质坚韧,不易破碎	果实内部分为4室,极小,每室种子1枚或不育,种仁油性较差,较干瘪

(二)水分测定

依据《国际种子检验规程》中规定,种子水分测定方法有烘箱法,包括高恒温烘干法和低恒温烘干法。

1. 蔓荆种子粉碎和不粉碎测水分的比较　称取 20g 35 号样品,用粉碎机将其粉碎过 20 目筛,粉末备用。每隔 1h 冷却称重,其余参照 1995 年《农作物种子检验》水分测定中低温法操作。每个样品平行 2 组,2 次测定之间的差距不超过 0.2%,其结果可用 2 次的算术平均值表示,否则重做。

结果见表 3-85,表明粉碎过程损失了 0.38% 水分,因此蔓荆种子水分测定前不粉碎。

表 3-85　粉碎和不粉碎蔓荆种子含水量比较 /%

	时间 /h					
	1	5	6	7	9	10
粉碎	0.113 4	0.120 7	0.122 0	0.123 6	0.123 2	0.123 3
不粉碎	0.113 0	0.124 7	0.125 9	0.127 1	0.127 1	0.127 1

2. 高恒温法和低恒温法测定含水量的比较　参照《农作物种子检验》规定,每个样品平行 2 组,2 次测定之间的差距不超过 0.2%,其结果可用 2 次算术平均值表示,否则重做。

试验结果表明,高恒温法恒重的时间为 5h,低恒温法为 6h。5 个不同产地的样品,高恒温法比低恒温法测定的含水量均高出 0.4% 左右(表 3-86,表 3-87)。考虑到蔓荆种子含有大量挥发油,因此水分测定条件确定为低恒温法 105℃恒温烘干 6h。

表 3-86　低恒温法测定不同烘干时间蔓荆种子含水量

种子编号	含水量 /%				
	1h	5h	6h	7h	8h
8	10.0	10.6	10.6	10.7	10.7
24	7.1	8.5	8.7	8.7	8.7
36	9.9	10.6	10.5	10.5	10.6
41	10.1	10.6	10.6	10.6	10.6
48	6.6	6.9	6.9	6.9	6.9

表 3-87 高恒温法不同烘干时间蔓荆种子含水量

种子编号	含水量 /%					
	1h	2h	4h	5h	6h	7h
8	10.5	10.8	11.1	11.1	11.1	11.1
24	7.8	9.1	9.6	9.7	9.7	9.8
36	10.2	10.8	11.1	11.2	11.2	11.2
41	10.8	11.1	11.3	11.5	11.5	11.5
48	7.0	7.2	7.3	7.4	7.3	7.3

（三）重量测定

参考《农作物种子检验规程》，用百粒法、五百粒、千粒法测定蔓荆种子千粒重。将净种子混合均匀，随机取样。百粒法设 8 个重复，每个重复 100 粒；五百粒法 3 个重复，每个重复 500 粒；千粒法 2 个重复，每个重复 1 000 粒。各重复组分别称重（精确至 0.001g）；分别计算百粒法、五百粒法、千粒法的标准差、平均重量及变异系数。

千粒重是种子活力的重要指标之一。种子千粒重大，其内部的贮藏营养物质多，发芽迅速整齐，出苗率高，幼苗健壮，并能保证田间的成苗密度，增加作物产量。试验结果表明，蔓荆种子千粒重为 16.07～35.54g，不同产地的种子千粒重差异较大，江西产蔓荆种子千粒重在 24g 左右，浙江省和山东省产蔓荆种子千粒重在 30g 左右（表 3-88）。但发芽率并不与种子千粒重呈正相关。因此蔓荆种子千粒重不能作为分级标准的主要参考指标。百粒法中有 19 个样品变异系数超过 4%，五百粒法和千粒法则无，因此排除百粒法。用 SPSS 11.0 分析五百粒法和千粒法测定的千粒重结果没有显著性差异（$P>0.05$），因此采用五百粒法测定蔓荆种子千粒重。

表 3-88 不同产地蔓荆种子千粒重

种子编号	变异系数 /%			千粒重 /g	
	百粒法	五百粒法	千粒法	五百粒法	千粒法
1	3.66	0.61	0.80	23.79	23.63
2	5.89	2.30	0.15	21.97	22.29
3	3.09	2.95	1.00	26.60	26.58
4	1.91	0.78	1.72	29.62	29.30
5	6.42	3.05	0.19	23.95	23.21
6	3.65	1.57	0.81	25.46	25.54
7	4.09	1.91	0.45	25.60	25.69
8	3.57	1.14	0.25	22.99	22.88
9	5.68	1.55	1.93	33.34	31.95
10	3.13	0.46	0.85	35.41	35.54
11	3.48	2.00	0.56	34.34	34.49
12	2.88	2.95	1.57	33.08	33.04

续表

种子编号	变异系数 /%			千粒重 /g	
	百粒法	五百粒法	千粒法	五百粒法	千粒法
13	4.88	1.39	0.91	34.05	34.06
14	3.22	1.36	0.91	34.04	34.06
15	3.27	0.30	0.10	33.56	33.60
16	4.65	1.11	0.14	29.46	29.50
17	2.70	2.06	1.62	32.70	32.77
18	2.70	1.74	2.29	32.65	32.80
19	8.65	2.76	2.15	27.76	27.77
20	4.71	0.56	1.08	28.40	28.49
21	1.78	0.65	0.67	32.06	31.53
22	2.91	1.56	2.37	26.52	26.32
23	3.58	1.72	2.21	19.64	19.53
24	2.11	1.57	1.50	34.07	33.61
25	2.82	1.11	1.29	27.34	27.72
26	12.84	0.92	0.87	23.30	23.45
27	2.58	0.48	0.69	23.30	23.38
28	1.79	0.65	1.44	24.43	24.25
29	2.49	1.16	0.86	22.89	22.88
30	5.46	2.53	3.44	16.98	16.57
31	6.39	1.30	3.08	17.44	16.20
32	4.18	3.07	0.77	15.91	16.07
33	3.75	1.71	1.50	22.56	22.66
34	4.10	3.06	1.41	21.90	21.74
35	5.17	1.41	0.95	27.64	27.54
36	6.34	2.88	0.48	16.55	16.34
37	3.05	3.66	2.72	27.66	27.58
38	1.95	1.68	0.74	28.32	28.45
39	2.54	0.91	0.04	29.53	29.66
40	1.40	0.61	0.50	27.00	26.94
41	2.60	1.14	0.28	28.04	27.99
42	3.95	2.22	2.39	20.29	20.75
43	2.90	1.54	0.05	27.64	27.75
44	3.32	2.86	0.01	23.30	23.05
45	2.44	1.37	2.84	29.43	29.30
46	4.04	2.75	1.66	30.28	30.40
47	1.82	2.21	0.17	29.65	29.66
48	7.99	10.64	2.06	17.35	17.63

续表

种子编号	变异系数 /%			千粒重 /g	
	百粒法	五百粒法	千粒法	五百粒法	千粒法
49	9.87	3.72	0.48	17.68	17.70
50	2.57	2.89	2.67	21.42	21.50
51	4.06	4.72	3.84	18.40	18.23
52	4.09	1.91	0.45	23.20	23.59
53	3.57	1.14	0.25	24.99	24.88
54	4.19	1.92	0.45	23.40	23.59
55	3.57	1.34	0.25	25.99	25.78
56	4.19	1.72	0.35	26.40	26.53
57	4.57	1.24	0.75	23.29	23.78
58	4.59	1.12	0.55	24.40	24.59
59	3.57	1.43	0.23	26.99	26.78
60	3.33	1.36	0.56	25.04	25.13

（四）发芽试验

采用 2009 年 9 月中旬在江西省新建县厚田沙漠收集的单叶蔓荆种子作为样品种子。在室内常温阴干后，净度风选仪清选空壳，牛皮纸袋常温保存。

1. 种子空壳率测定　随机挑选 100 粒单叶蔓荆种子，用解剖刀横切单叶蔓荆果实，计数，试验重复 3 次。净度分选仪清选后计算空壳率。空壳率 = 空壳数 /100×100%。单叶蔓荆种子的空壳率为 31%，清选后空壳为 20%。

2. 种子吸水性测定　取完整种子和用 98% 浓硫酸处理 15min 的酸蚀种子各 100 粒，称重，在 25℃条件下蒸馏水浸泡，每种测定 3 次重复；前 12h 每 2 小时取出种子，滤纸吸干表面水分后用万分之一电子天平称重，以后每 6 小时称重至恒重，计算吸水率。

酸蚀和未酸蚀的蔓荆种子吸水差异显著，未酸蚀的完整种子吸水率为 130.0%，酸蚀种子吸水率为 66.9%。蔓荆种子酸蚀 15min，只去掉了外果皮和中果皮，表明蔓荆种子中、外果皮的吸水性非常好。干燥果实内的蔓荆种子百粒重为 0.259 7g，酸蚀和未酸蚀种子在 18h 达到恒重后，百粒重分别为 0.308 5g 和 0.304 1g，二者间无显著性差异，但与干燥果实内的种子存在显著性差异，表明蔓荆种子无吸水障碍（图 3-76）。

3. 萌发抑制物质测定　准确称取蔓荆子内果皮、外果皮、果实各 2.0g，加 80% 甲醇研磨，4℃密封浸提 48h，期间振荡 5 次，过滤，35℃减压浓缩至水相，蒸馏水定容至 40ml，分别稀释为原浓度的 10%、20%、30%、100%，以蒸馏水为对照。25℃条件下分别用蒸馏水和不同浓度浸提液浸泡白菜种子 2h，每个处理 50 粒，重复 4 次，统计萌发率。

试验结果显示，不同浓度蔓荆子外果皮、中果皮、果实浸提液处理的白菜种子萌发率、萌发势与对照差异显著，且随浓度升高抑制作用明显增强，表明果皮中存在抑制种子萌发的物质（表 3-89）。

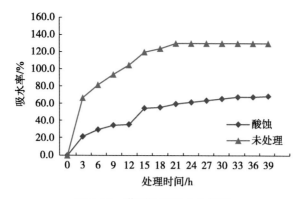

图 3-76 蔓荆种子吸水曲线图

表 3-89 蔓荆果皮和果实不同浓度浸提液对白菜种子萌发的影响

浸提液的浓度 /%	果实浸提液		中果皮浸提液		外果皮浸提液	
	萌发势 /%	发芽率 /%	萌发势 /%	发芽率 /%	萌发势 /%	发芽率 /%
0（对照）	82	85	82	85	82	85
10	53	60	66	69	58	61
20	63	64	63	69	56	63
40	64	67	67	71	61	64
100	58	60	59	66	55	56

4. 种子前处理

浓硫酸处理：用 98% 浓硫酸分别浸泡成熟的黑色蔓荆种子 30s、5min、10min、15min、30min、1h 后，慢慢倾倒掉硫酸，用清水冲洗 2h，然后用纱布搓掉蔓荆种子表面炭化物质，用清水冲洗至 pH＝7 后用 5% 次氯酸钠消毒 15min，然后用蒸馏水清洗至 pH＝7。

赤霉素处理：将酸蚀和未酸蚀的蔓荆种子分别浸泡于 0.1mg/ml、0.5mg/ml、1.0mg/ml、1.5mg/ml、2.0mg/ml、5.0mg/ml 赤霉素溶液中，浸泡时间分别为 1h、6h、12h、18h、24h、36h，用 5% 次氯酸钠消毒 15min，然后用蒸馏水清洗至 pH＝7。同时每次浸泡完后用滤纸吸干表面水分，称重。

生长素处理：将酸蚀和未酸蚀的蔓荆种子分别浸泡于 0.1mg/ml、0.5mg/ml、1.0mg/ml、1.5mg/ml、2.0mg/ml、5.0mg/ml 生长素溶液中 18h 后，用次氯酸钠消毒 15min，然后用蒸馏水清洗至 pH＝7。

低温层积：新鲜果实阴干后经 5% 次氯酸钠消毒 15min，分别进行 4℃低温层积 0d、30d、60d、90d、120d。

人工去除果皮：用镊子和解剖刀切除蔓荆子果皮，取出种子。将剥出的种子随机分为 2 组，一组用赤霉素处理，一组为空白对照。

将每种处理后的蔓荆种子放入铺有滤纸的培养皿，置 30℃光照培养箱全光照培养 20d，平行 4 组，每组 50 粒。以胚根长出 1mm 为发芽标准，计算种子发芽率（蔓荆种子为复胚种子）。

1. 赤霉素处理对种子发芽率的影响 在相同赤霉素浓度条件下，酸蚀种子的发芽率明显高于未酸蚀处理种子。酸蚀处理8d的种子发芽率为55.5%，而未酸蚀的种子发芽率仅为10%；16d发芽率达到最高，酸蚀处理的种子发芽率为78.5%，而未酸蚀的种子发芽率为68%（图3-77）。蔓荆种子用硫酸酸蚀处理可显著提高种子发芽率，随酸蚀时间增加发芽率上升，15min最佳（为72.0%），酸蚀30min时则下降（表3-90）。酸蚀处理提高发芽率可能与克服果皮的机械阻力有关。酸蚀处理30min的果实出现种子腐烂，这是由于果皮各部位薄厚不均，酸蚀处理时间过长可能对种子产生伤害，使种子腐烂进而影响萌发。

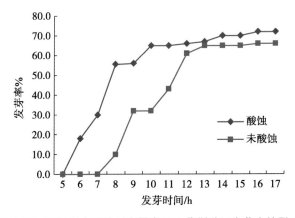

图 3-77 酸蚀和未酸蚀对赤霉素处理蔓荆种子发芽率的影响

表 3-90 浓硫酸酸蚀处理对蔓荆子发芽率的影响

酸蚀时间 /min	0.5	5	10	15	30	60
发芽率 /%	64.0	65.0	71.0	72.0	69.0	69.0

2. 赤霉素浓度对蔓荆子发芽率的影响 刚成熟的蔓荆果实，用0.1mg/ml赤霉素按上述方法处理，发芽率可达81%；随着蔓荆子存放时间延长，发芽率开始缓慢下降，种子休眠程度也越来越深。存放1年以后的蔓荆子，0.1mg/ml赤霉素处理后发芽率只有30.5%。用SSPS 11.0分析1.0mg/ml、2.0mg/ml和5.0mg/ml赤霉素三组处理没有显著性差异（$P > 0.05$）。故选用赤霉素的浓度为1.0mg/ml。

3. 赤霉素浸泡时间对蔓荆子发芽率的影响 随着浸泡时间的延长，蔓荆种子的发芽率开始逐渐上升然后下降，在18h发芽率最高（图3-78）。原因可能与蔓荆种子长期泡在水中导致不能得到充足的氧气有关。蔓荆种子吸水曲线（图3-76）表明，蔓荆种子外面的果皮吸水能力非常强，吸水后的果实为干果实重量的2.3倍，在18h后基本达到饱和，与赤霉素的浸泡时间是吻合的。

4. 发芽床和发芽温度对蔓荆种子发芽率的影响 以蛭石培养床最优，其任何一个温度下的发芽率均高于其他培养床；相同的培养床以30℃恒温光照培养为最佳温度（表3-91）。SPSS 11.0单因素分析结果表明，在温度相同时，不同培养床的发芽率无显著性差异（表3-92）。对不同温度蔓荆种子发芽率进行SNK比较（表3-92）。

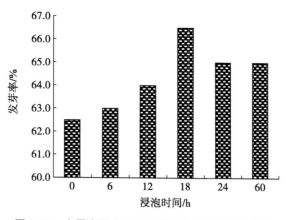

图 3-78　赤霉素浸泡时间对蔓荆种子发芽率的影响

表 3-91　不同发芽床和发芽温度对蔓荆种子发芽率的影响

温度/℃	不同培养床的发芽率/%			
	湿沙	蛭石	海绵	滤纸
15	4.0	8.0	2.0	8.0
20	70.0	76.0	68.0	70.0
25	66.7	68.0	58.7	61.3
30	77.3	78.7	62.7	64.0
25/15	54.7	46.7	1.3	58.7
30/20	77.3	77.3	46.7	68.0

表 3-92　不同温度蔓荆种子发芽率的 SNK 比较

温度/℃	样品个数 n	$\alpha=0.05$ 的子集		
		1	2	3
15	3	2.000 0		
25/15	3		11.666 7	
25	3			17.000 0
20	3			18.666 7
30/20	3			18.666 7
30	3			19.666 7
显著性		1.000	1.000	0.181

通过以上研究表明：解除蔓荆种子休眠的方法为赤霉素处理，最佳的发芽条件为将浓硫酸酸蚀 15min 后的蔓荆种子用 0.5～1.0mg/ml 赤霉素温水（20℃）浸泡 18h，然后在蛭石发芽床上 30℃恒温培养，发芽率可达 78.7%。

（五）生活力测定

1. TTC 法　将 5 批不同产地的蔓荆种子编号，每批随机分为 2 组，一组用沸水煮 10min 后染色；另一组直接染色。染色方法：将种子在室温下用水浸泡 4h 软化后，在蔓荆种子顶端横切种子纵轴长度 1/5 露出种子的四室,然后与纵轴成 30° 角斜切种子,暴露出种子的胚,放入 TTC 溶液中,在 20℃、30℃ 恒温条件下染色,TTC 溶液浓度分为 0.1%、1% 两个水平,染色时间分别为 2h、4h、8h、12h。染色后根据胚着色程度和部位鉴定种子的生活力,计算有生活力种子的百分率。每个处理设 4 个重复,每个重复 50 粒。

结果表明,生活力测定最佳条件为 TTC 浓度为 1%,染色最佳温度为 30℃,时间为 8h(表 3-93)。

表 3-93　TTC 法测定蔓荆种子生活力

TTC 溶液浓度	染色时间 /h	有生活力种子的比例 /%				
		江西新建	山东威海	福建莆田	广西防城	浙江宁波
0.1%	4	0	0	0	0	0
	6	2.0	4.0	4.0	2.0	3.0
	8	12.0	17.0	20.0	7.0	14.0
	10	24.0	27.0	35.0	13.0	21.0
1%	4	44.0	38.0	57.0	12.0	8.0
	6	66.0	62.0	82.0	18.0	30.0
	8	72.0	76.0	82.0	24.0	38.0
	10	72.0	76.0	82.0	24.0	38.0

2. 红墨水染色法　将 5 批不同产地的蔓荆种子编号,每批随机分为 2 组,一组用沸水煮 10min 后染色,一组直接染色。红墨水浓度为 5%(1ml 红墨水加 19ml 蒸馏水),染色时间为 30min、1h、2h、4h 水平,染色完毕后用自来水冲洗 5 次,根据胚着色程度部位和空白对照死种子来鉴定种子的生活力,其他试验条件、方法与 TTC 染色方法相同。

红墨水染色法测定结果表明,红墨水染色法最佳的染色条件为:30℃,染色 2h(表 3-94)。

表 3-94　红墨水染色法测定蔓荆种子生活力

染色温度 /℃	染色时间 /h	有生活力种子的百分比例 /%				
		江西新建	山东威海	福建莆田	广西防城	浙江宁波
20	0.5	79.0	84.0	84.0	38.0	41.0
	1	79.0	84.0	80.0	32.0	41.0
	2	78.0	80.0	78.0	32.0	40.0
	3	77.0	80.0	78.0	30.0	40.0
30	0.5	79.0	84.0	84.0	38.0	41.0
	1	74.0	83.0	80.0	30.0	40.0
	2	71.0	72.0	74.0	22.0	36.0
	3	70.0	72.0	71.0	22.0	36.0

3. BTB 法　将 5 批不同产地的蔓荆种子编号，每批随机分为 2 组，一组用沸水煮 10min 至灭活，作为空白对照；一组浸泡于蒸馏水中 12h。然后分别把蔓荆种子整齐包埋于备好的 0.1% BTB 琼脂凝胶中，在 30℃恒温条件下，2h 后观察种子周围出现的黄色晕圈情况，出现晕圈表明有活力。每个浓度水平设 4 次重复，每个重复用 25 粒。

BTB 法测定结果表明，采用 BTB 法得到的黄色晕圈比较明显，但死种子和活种子间没有显著性差异。因为蔓荆种子为核果，分为外、中、内 3 层果皮，对呼吸作用影响比较大，导致对黄色晕圈影响比较大，因此，排除 BTB 法。

TTC 法和红墨水法所测得生活力和发芽率的对比研究结果见表 3-95。结果表明：同一批种子所测得的发芽率均高于两种生活力测定法所得结果，两种生活力测定方法中又以 TTC 法高于红墨水法。

表 3-95　TTC 法和红墨水法测定蔓荆种子生活力比较

产地	不同测定方法测定的生活力 /%		发芽率 /%
	TTC 法	红墨水法	
江西新建	72.0	70.0	78.7
山东威海	76.0	72.0	80.5
福建莆田	82.0	81.0	81.3
广西防城	24.0	22.0	26.7
浙江宁波	38.0	36.0	45.3

TTC 法测得的蔓荆子生活力和发芽率的相关系数用 SPSS 11.0 分析得 $r=0.992$（$P<0.05$），两者存在显著线性关系。用相关与回归得到方程为 $y=0.967x+6.038$。红墨水法测得的蔓荆子生活力和发芽力的相关系数用 SPSS 11.0 分析得 $r=0.989$（$P<0.05$），两者存在显著线性关系。用相关与回归得到方程为 $y=0.967x+8.153$。

TTC 法、红墨水法测定蔓荆子生活力和发芽率的相关系数分别为 $r=0.992$（$P<0.05$）、$r=0.989$（$P<0.05$）。两者测定的生活力均与发芽率呈显著性关系。红墨水法的判断与操作过程中切口密切相关，切口处的种子细胞被染成红色造成判断错误，而 TTC 法可以避免这一点，故采用 TTC 法。BTB 法测定蔓荆子生活力的原理为种子组织活细胞进行呼吸作用，吸收 O_2，释放出 CO_2，当 CO_2 溶于水中生成为 H_2CO_3，可解离成 H^+ 和 HCO_3^-，使种子胚周围环境的酸度增加。利用溴麝草酚蓝试剂测定酸度的变化，从而可测定种子的生活力。因为蔓荆子为核果，分为外、中、内 3 层果皮，对种子呼吸作用影响比较大，导致 BTB 的灵敏度降低而难以判断。戴铮、沈宇峰等研究玉米和白术种子的生活力与发芽率的相关性时，发现两者存在显著相关，借助回归方程利用生活力快速推断种子的发芽率，可解决生产实践中快速评价种子质量的问题，与本试验的结论一致。

上述研究结果表明：应选用 TTC 法测定蔓荆种子的生活力。TTC 法测定各地所产蔓荆种子生活力结果见表 3-96。

表 3-96 不同产地蔓荆种子生活力、发芽率和含水量

编号	空壳率 /%	生活力 /%	死种子 /%	发芽率 /%	含水量 /%
1	21.0	75	4	87.0	11.54
2	15.0	46	39	15.0	11.88
3	20.0	80	0	87.0	11.80
4	23.0	77	0	75.0	11.80
5	24.0	76	0	67.0	11.69
6	17.0	83	0	86.0	11.54
7	22.0	76	2	76.0	11.96
8	19.0	10	71	0.0	12.21
9	18.0	79	3	67.0	12.22
10	6.0	94	0	82.0	11.72
11	20.0	80	0	83.0	12.22
12	12.0	82	3	72.0	12.75
13	40.0	52	8	76.0	12.74
14	4.0	86	10	62.0	12.86
15	14.0	84	2	70.0	12.13
16	16.0	76	8	71.0	11.66
17	24.0	50	26	23.0	11.14
18	24.0	56	20	21.0	11.26
19	16.0	84	0	81.0	11.00
20	52.0	46	2	69.0	11.79
21	10.0	90	0	63.0	11.16
22	46.0	48	6	62.0	12.87
23	100	0	0	0.0	11.86
24	23.0	63	14	21.0	8.73
25	67.0	21	12	2.0	10.28
26	46.0	16	38	2.0	11.95
27	74.0	24	2	24.0	11.74
28	72.0	26	2	25.0	11.82
29	100	0	0	0.0	11.78
30	84.0	0	16	0.0	11.82
31	92.0	0	8	0.0	11.54
32	76.	0	24	0.0	12.19
33	30.0	66	4	66.0	11.85
34	26.0	60	14	63.0	12.06
35	100	0	0	0.0	12.71
36	87.0	0	23	0.0	10.55
37	65.0	33	2	29.0	12.68
38	64.0	35	2	40.0	12.61

续表

编号	空壳率 /%	生活力 /%	死种子 /%	发芽率 /%	含水量 /%
39	67.0	33	0	39.0	12.44
40	56.0	44	0	45.0	12.58
41	64.0	36	0	43.0	10.63
42	100	0	0	0.0	11.59
43	98.0	0	2	0.0	11.59
44	93.0	0	7	0.0	12.23
45	38.0	58	4	61.0	12.07
46	45.0	53	2	60.0	12.35
47	44.0	46	10	52.0	12.46
48	87.0	0	13	0.0	6.94
49	41.0	0	59	0.0	9.97
50	100	0	0	0.0	9.00
51	89.0	0	11	0.0	9.58
52	44.0	22	34	1.0	11.31
53	41.0	0	59	0.0	10.75
54	24.0	0	76	0.0	11.13
55	25.0	0	75	0.0	11.06
56	22.4	72	5.6	78.0	11.90
57	62.1	10.5	27.4	0.0	11.79
58	38.8	43.5	17.7	47.0	11.74
59	21.7	70	8.3	76.0	12.06
60	62.5	12	25.5	14.0	11.76

（六）种子健康度检查

1. 种子外部带菌检测　各批次随机选取 100 粒种子，放入 250ml 锥形瓶中，加入 25ml 无菌水充分振荡，吸取悬浮液 5ml，以 4 000r/min 转速离心 15min，弃上清液，再加入 3ml 无菌水充分振荡，浮载后稀释 100 倍或者 20 倍，然后吸取 100μl 加到直径为 9cm 的 PDA 平板上涂匀，每个处理 3 次重复。相同操作条件下设无菌水对照。置 25℃的恒温箱中，光照和黑暗交替条件下培养 5～7d 后观察，记录种子外部带菌种类和分离比例并且计算种子的孢子负荷量（每百粒种子的孢子负荷量 =3 皿培养基中菌落的总个数 /0.3ml× 稀释倍数 ×25ml×100%，分离比例 = 某种真菌的总数 / 总的菌落数 ×100%）。

试验结果表明，不同产地的蔓荆种子外部带菌有差异，种子孢子负荷量在 0～32 250/100 粒，有 6 批样品的孢子负荷量为 0。种子表面携带的真菌有青霉属（*Penicillium* spp.）、根霉属（*Rhizopus* spp.）、曲霉属（*Aspergillus* spp.）、毛霉属（*Mucor* spp.）、链格孢属（*Alternaria* spp.）、镰刀菌属（*Fusarium* spp.）。携带的优势真菌为曲霉属、青霉属、根霉属、镰刀菌属。不同产地的种子普遍携带的共有菌属为曲霉属，60 个样品中有 45 个样品携带曲霉属真菌，其中 31 个样品的曲霉属分离比例 >80%。不同产地种子外部带菌的优势菌种也有显著性差异，江西省的蔓荆种子携带优势菌种为曲霉属、根霉属、镰刀菌属、青霉属，山东省蔓荆种子携带的优势菌种为曲霉属、镰刀菌属、青霉属。广西的蔓荆种子携带的优势真菌未鉴定出。毛霉属（*Mucor* spp.）仅在 60 号样品江西省石岗镇分离到，分离频率仅有 1.3%。链格孢属仅在 14 号山东省威海市的种子中分离到，分离比例为14.3%（表 3-97）。种子外部带菌与种子产地的土壤和空气中的真菌，以及蔓荆种子的采收、加工、储藏等环节有密切关系。采用涂皿法检测蔓荆种子孢子负荷量时，需严格考虑稀释倍数。试验过程中发现，稀释倍数太高，种子外部带菌无法准确检测出；稀释倍数太低，真菌菌落数目太多而无法统计。故进行梯度稀释：稀释倍数为 1 倍、10 倍、100 倍、1 000 倍，保证每皿的菌落总数在 10～100。

表 3-97　蔓荆种子外部携带真菌的种类和分离比例

编号	孢子负荷量/个·100 粒⁻¹	真菌的种类和分离比例/%				
		未知	根霉属	曲霉属	青霉属	镰刀菌属
1	833	20.0	0.0	30.0	50.0	0.0
2	6 583	0.0	2.5	97.5	0.0	0.0
3	250	0.0	100	0.0	0.0	0.0
4	167	0.0	100	0.0	0.0	0.0
5	250	0.0	100	0.0	0.0	0.0
6	250	0.0	100	0.0	0.0	0.0
7	5 250	1.6	0.0	36.5	61.9	0.0
8	12 917	0.0	0.6	88.4	11.0	0.0
9	1 500	0.0	5.6	33.3	61.1	0.0
10	1 750	0.0	0.0	23.8	76.2	0.0
11	833	0.0	0.0	40.0	20.0	40.0
12	167	0.0	0.0	0.0	50.0	50.0
13	500	0.0	0.0	33.3	16.7	50.0
14	583	14.3	0.0	0.0	42.9	28.6
15	417	0.0	0.0	16.7	50.0	33.3
16	83	20.0	0.0	20.0	60.0	0.0
17	433	0.0	0.0	80.8	19.2	0.0
18	883	0.0	1.9	98.1	0.0	0.0
19	33	0.0	0.0	100	0.0	0.0
20	17	0.0	0.0	100	0.0	0.0
21	17	0.0	0.0	100	0.0	0.0
22	583	0.0	0.0	100	0.0	0.0
23	167	0.0	0.0	100	0.0	0.0
24	117	0.0	0.0	100	0.0	0.0
25	0	0.0	0.0	0.0	0.0	0.0
26	517	0.0	0.0	90.3	9.7	0.0
27	0	0.0	0.0	0.0	0.0	0.0
28	450	7.4	0.0	92.6	0.0	0.0

续表

编号	孢子负荷量 / 个·100 粒 $^{-1}$	真菌的种类和分离比例 /%				
		未知	根霉属	曲霉属	青霉属	镰刀菌属
29	5 350	0.0	0.0	100	0.0	0.0
30	6 450	0.0	0.0	100	0.0	0.0
31	3 933	0.0	0.0	100	0.0	0.0
32	6 550	0.0	0.0	100	0.0	0.0
33	333	100	0.0	0.0	0.0	0.0
34	1 100	90.9	1.5	7.6	0.0	0.0
35	1 300	0.0	0.0	100	0.0	0.0
36	17	100	0.0	0.0	0.0	0.0
37	0	0.0	0.0	0.0	0.0	0.0
38	633	1.5	0.0	86.4	12.1	0.0
39	800	1.3	0.0	86.3	12.4	0.0
40	967	1.1	0.0	88.3	10.6	0.0
41	800	1.6	0.0	91.5	7.0	0.0
42	67	1.2	0.0	97.6	1.2	0.0
43	183	1.2	0.0	97.6	1.2	0.0
44	917	0.3	0.0	99.4	0.3	0.0
45	33	0.3	0.0	99.5	0.3	0.0
46	0	0.0	0.0	0.0	0.0	0.0
47	0	0.0	0.0	0.0	0.0	0.0
48	17	100	0.0	0.0	0.0	0.0
49	167	0.0	0.0	100	0.0	0.0
50	33	0.0	0.0	100	0.0	0.0
51	50	0.0	0.0	100	0.0	0.0
52	5 900	0.0	0.0	100	0.0	0.0
53	0	0.0	0.0	0.0	0.0	0.0
54	3 783	0.0	0.0	100	0.0	0.0
55	3 400	0.0	0.0	100	0.0	0.0
56	31 333	0.0	0.0	12.8	58.8	28.5
57	17 333	0.0	0.0	1.4	79.8	18.8
58	32 250	0.0	0.0	19.1	0.0	79.6
59	15 583	0.0	0.0	11.8	65.2	23.0
60	27 250	0.0	0.0	37.6	8.6	51.4

　　2. 种子内部带菌检测　将每个批次的蔓荆种子在 5% 次氯酸钠溶液中浸泡 15min，用无菌水冲洗 4 遍；取 10 粒种子，用无菌手术剪将蔓荆种子横向剖开成两半。将同一批次的组织块分别均匀摆放在直径为 9cm 的 PDA 平板上，每皿摆放 20 个组织块，每

个处理 3 次重复。在 25℃ 的恒温箱中光照和黑暗交替条件下培养 5～7d 后观察，记录带菌情况、不同部位的真菌种类和分离频率。

试验结果表明，蔓荆种子内部带菌率较高，最高可达 100%，最低为 3.3%，60 个样品中有 50 个带菌，其中 19 个样品的带菌率 >50%。不同产地的种子间无显著性差异，普遍携带曲霉属和镰刀属真菌，有 10 批样品的带菌率为 0。江西省的蔓荆种子内部普遍携带根霉属真菌。山东省荣成市和肥城市的蔓荆种子携带有 3.3% 弯孢霉属（*Curvularia* spp.）真菌，分离比例分别为 100% 和 25%。在山东省威海市的 14 号种子中分离到链格孢属真菌，分离频率为 20%。广西样品（27、28、33、34）和江西省（52、56、57、58、59、60）样品的未知菌为同一属真菌（表 3-98）。菌落形态和显微特征：菌落灰黑色，绒状，在 PDA 培养基上生长迅速，5d 的菌落直径可到 7～9cm，基质背面黑色，培养 30d 仍然不产生孢子，显微镜下观测，菌丝褐色，有横隔，分支，直径为 10～20μm。

表 3-98　蔓荆种子内部携带真菌的种类和分离比例

编号	内部带菌率 /%	真菌的种类和分离比例 /%				
		未知	根霉属	曲霉属	镰刀菌属	弯孢霉属
1	33.3	0.0	100	0.0	0.0	0.0
2	100	0.0	12.5	87.5	0.0	0.0
3	40.0	0.0	100	0.0	0.0	0.0
4	33.3	0.0	100	0.0	0.0	0.0
5	30.0	0.0	100	0.0	0.0	0.0
6	10.0	0.0	100	0.0	0.0	0.0
7	50.0	0.0	100	0.0	0.0	0.0
8	26.7	0.0	100	0.0	0.0	0.0
9	20.0	0.0	100	0.0	0.0	0.0
10	36.7	0.0	100	0.0	0.0	0.0
11	23.3	71.4	0.0	28.6	0.0	0.0
12	3.3	0.0	0.0	0.0	0.0	100
13	16.7	100	0.0	0.0	0.0	0.0
14	16.7	60.0	0.0	20.0	0.0	0.0
15	3.3	0.0	0.0	100	0.0	0.0
16	13.3	25.0	0.0	50.0	0.0	25.0
17	50.0	13.3	0.0	86.7	0.0	0.0
18	50.0	0.0	0.0	86.7	13.3	0.0
19	73.3	0.0	4.5	95.5	0.0	0.0
20	43.3	0.0	0.0	100	0.0	0.0
21	0.0	0.0	0.0	0.0	0.0	0.0
22	10.0	0.0	33.3	66.7	0.0	0.0
23	3.3	100	0.0	0.0	0.0	0.0
24	73.3	0.0	0.0	100	0.0	0.0

续表

编号	内部带菌率 /%	真菌的种类和分离比例 /%				
		未知	根霉属	曲霉属	镰刀菌属	弯孢霉属
25	0.0	0.0	0.0	0.0	0.0	0.0
26	100	0.0	0.0	100	0.0	0.0
27	10.0	100	0.0	0.0	0.0	0.0
28	40.0	91.7	0.0	8.3	0.0	0.0
29	100	0.0	0.0	100	0.0	0.0
30	100	0.0	0.0	100	0.0	0.0
31	100	0.0	0.0	100	0.0	0.0
32	100	0.0	0.0	100	0.0	0.0
33	10.0	100	0.0	0.0	0.0	0.0
34	20.0	100	0.0	0.0	0.0	0.0
35	80.0	0.0	0.0	100	0.0	0.0
36	100	0.0	0.0	100	0.0	0.0
37	0.0	0.0	0.0	0.0	0.0	0.0
38	3.3	100	0.0	0.0	0.0	0.0
39	6.7	100	0.0	0.0	0.0	0.0
40	0.0	0.0	0.0	0.0	0.0	0.0
41	0.0	0.0	0.0	0.0	0.0	0.0
42	6.7	100	0.0	0.0	0.0	0.0
43	0.0	0.0	0.0	0.0	0.0	0.0
44	0.0	0.0	0.0	0.0	0.0	0.0
45	26.7	12.5	0.0	0.0	87.5	0.0
46	36.7	27.3	0.0	0.0	72.7	0.0
47	13.3	50.0	0.0	0.0	50.0	0.0
48	3.3	100	0.0	0.0	0.0	0.0
49	0.0	0.0	0.0	0.0	0.0	0.0
50	13.3	100	0.0	0.0	0.0	0.0
51	0.0	0.0	0.0	0.0	0.0	0.0
52	100	0.0	0.0	100	0.0	0.0
53	0.0	0.0	0.0	0.0	0.0	0.0
54	100	0.0	0.0	100	0.0	0.0
55	0.0	0.0	0.0	0.0	0.0	0.0
56	100	55.4	0.0	0.0	44.6	0.0
57	100	13.3	0.0	0.0	86.7	0.0
58	100	34.0	0.0	0.0	66.0	0.0
59	100	61.7	0.0	0.0	38.3	0.0
60	100	68.3	0.0	0.0	31.7	0.0

3. 药剂消毒处理效果检测

（1）杀菌剂的拌种处理：按照杀菌剂处理种子安全有效剂量选择原则，对供试蔓荆种子进行药剂消毒处理。50% 多菌灵、50% 福美双 WP、40% 多·福 WP 按药剂种子质量比 1∶125 拌种；70% 甲基硫菌灵按药种比 1∶333 拌种；64% 噁霜·锰锌、75% 百菌清、81% 甲霜·百菌清 WP 按药种比 1∶200 拌种。以未经任何药剂处理的种子作为对照，拌种后的种子放入密闭的锥形瓶静置过夜。各处理种子均匀摆放在直径为 9cm 的 PDA 平板上，每皿摆放 10 粒，每个处理 3 次重复。在 25℃的恒温箱中光照和黑暗交替条件下培养 5～7d 后观察，记录种子带菌情况和药剂的消毒处理效果。

（2）杀菌剂的浸种处理：参考农田常用杀菌剂使用技术中小麦和水稻的浸种浓度，对蔓荆子进行浸种处理，浸种的浓度为：50% 福美双、75% 百菌清、81% 甲霜·百菌清、40% 多·福、64% 噁霜·锰锌按 1∶500 稀释（即 100g 可湿性粉剂加无菌水 50kg），70% 甲基硫菌灵按 1∶400 稀释，50% 多菌灵按 1∶125 稀释，充分混匀浸种 24h。以无菌水处理的种子作为对照。各处理种子均匀摆放在直径为 9cm 的 PDA 平板上，每皿摆放 10 粒，每个处理 3 次重复。在 25℃的恒温箱中光照和黑暗交替条件下培养 5～7d 后观察，记录种子带菌情况和药剂的消毒处理效果。

杀菌剂浸种的处理结果表明，不同的杀菌剂对蔓荆种子的处理效果有显著性差异。噁霜·锰锌对 13 个批次种子的处理效果最优，仅有湖北省和江西省石岗镇为 96.7%，其他均为 100%。其次为甲基硫菌灵杀菌效果均在 80% 以上（表 3-99）。百菌清、福美双、甲霜·百菌清杀菌效果较差。多菌灵、甲基硫菌灵、多·福处理之后种子携带的真菌主要为根霉属、曲霉属和少量未知菌。百菌清、福美双、甲霜·百菌清对根霉属和曲霉属真菌处理效果较差。

表 3-99　杀菌剂对蔓荆种子的消毒效果

产地	对照带菌率 /%	杀菌剂对种子的消毒效果 /%						
		百菌清	福美双	多菌灵	甲基硫菌灵	甲霜·百菌清	多·福	噁霜·锰锌
江西省星子县	100	53.3	0.0	100	86.7	63.3	66.7	100
江西省都昌县	100	63.3	46.7	73.3	83.3	60.0	96.7	100
江西省新建县	100	66.7	43.3	96.7	93.3	70.0	100	100
山东省荣成市	100	80.0	66.7	96.7	100	86.7	100	100
山东省威海市	100	100	90.0	83.3	100	100	100	100
山东省肥城市	100	73.3	3.3	83.3	100	73.3	96.7	100
广西防城市	100	83.3	100	100	100	80.0	100	100
湖北省	100	76.7	100	100	100	76.7	100	96.7
广西北海市	100	76.7	100	100	100	76.7	100	100
广西玉林市	100	50.0	100	100	100	50.0	86.7	100
浙江省台州市	100	73.3	100	100	100	73.3	100	100
江西省丰城市	100	40.0	0.0	63.3	86.7	46.7	73.3	100
江西省石岗镇	100	20.0	46.7	96.7	83.3	0.0	86.7	96.7

薏苡仁

薏苡仁为禾本科植物薏米 *Coix lacryma-jobi* L.var. *mayuen*（Roman.）Stap 的干燥种仁。有健脾利湿、清热排脓、美容养颜的功效，用于水肿，脚气，小便淋沥，湿温病等。分布于亚洲东南部与太平洋岛屿，热带、亚热带、非洲、美洲的热湿地带均有种植或逸生。产于辽宁、河北、山西、山东、河南、陕西、江苏、安徽、浙江、江西、湖北、湖南、福建、台湾、广东、广西、海南、四川、贵州、云南等省区，主产于中国湖北蕲春、湖南、河北、江苏、福建等。

多生于湿润的屋旁、池塘、河沟、山谷、溪涧或易受涝的农田等地方，海拔 200～2 000m 处常见，野生或栽培。用种子繁殖。为预防黑穗病，播前将种子用 60℃ 温水浸种 10～20min，捞出种子包好置于 1∶1∶100 的波尔多液浸种 24～72h。春播和夏播，春播早熟品种 3 月上中旬播种，中熟品种 3 月下旬至 4 月上旬播种，晚熟品种在 4 月下旬—5 月初播种。夏播则是在油菜或大、小麦收获以后播种，生育期较短、植株比较矮小，可适当增加密度。

（一）真实性鉴定

对各地薏米种子进行鉴定。形态特征为：颖果，外包软骨质总苞，总苞卵形，长 8.2～13.2mm，宽 5.0～7.0mm，表面灰色或灰棕色，有多数浅纵沟及黑褐色纵行斑纹。先端尖，顶口斜形，基部钝圆，具一圆孔，孔缘白色，含颖果 1 枚。颖果卵形，表面浅棕色或棕色，顶端具一暗棕色宿存花柱（或断落），基部微凹，具一白色椭圆形果脐，后侧围以一暗棕色肾形斑；背面隆起，腹面中央具一浅纵沟。胚乳白色，硬粉质。胚淡黄色，含油分。千粒重差异较大。

（二）水分测定

用浙江省泰顺县产的薏米种子。称取 100g 左右的种子，用粉碎机磨碎，磨碎细度为至少有 50% 的磨碎成分通过 0.5mm 筛孔的金属丝筛，而留在 1.0mm 筛孔的金属丝筛子上不超过 10%。烘干样品盒，精密称量烘干后的样品盒。将磨碎的种子放入烘干后的样品盒中，精密称量烘干前种子和干燥样品盒的总重量，将种子及样品盒放入烘箱中烘干，取出放入干燥皿中冷却，冷却后精密称量烘干后种子和样品盒的总重量，计算减少的水分占原来薏米种子重量的百分比，进行 2 次重复。如 2 次测定结果容许差距超过 0.2%，须重新测定。

烘干方法比较了低温烘干法和高温烘干法。低恒温烘干法是在 103℃ 条件下烘 8h，高恒温烘干法是在 130～133℃ 烘 2h，比较不同烘干方法下含水量的变化。

采用低恒温烘干法测得的含水量比较低，而高温烘 2h 和高温烘 4h 测得的含水量差异较小（表 3-100），所以薏米种子含水量测定采用高恒温烘干法，烘干温度为 130～133℃，烘干时间为 2h。

50 份不同来源薏米种子含水量测定结果表明，薏米种子含水量为 11.65%～14.78%，平均含水量为 12.40%（表 3-101）。

表 3-100　不同烘干方法测定薏米种子含水量比较

烘干方法	含水量 /%				RSD
	Ⅰ	Ⅱ	Ⅲ	平均值	
103℃烘 8h	11.69	11.67	11.66	11.67	0.13
130～133℃烘 2h	12.50	12.45	12.40	12.45	0.40
130～133℃烘 4h	12.58	12.50	12.48	12.52	0.42

表 3-101　50 份不同产地薏米种子含水量

种子编号	含水量 /%	种子编号	含水量 /%
1	12.14	26	12.23
2	12.30	27	14.78
3	12.12	28	12.72
4	12.47	29	12.09
5	12.44	30	12.27
6	12.41	31	12.48
7	12.11	32	12.83
8	12.54	33	12.50
9	12.20	34	13.68
10	12.09	35	12.60
11	11.79	36	12.00
12	12.42	37	13.56
13	12.13	38	12.49
14	11.94	39	12.52
15	12.28	40	13.78
16	12.08	41	12.80
17	12.88	42	11.79
18	12.47	43	12.00
19	12.07	44	11.65
20	11.88	45	11.94
21	12.35	46	12.42
22	13.45	47	12.67
23	12.33	48	12.27
24	12.83	49	12.14
25	12.40	50	12.28

（三）重量测定

采用浙江省泰顺县产的薏米种子。比较了百粒法、五百粒法和千粒法对薏米种子千粒重的影响，分别数 100 粒、500 粒和 1 000 粒，其中百粒法进行 8 个重复，重复间变异系数≤4.0%，测定值有效，取平均值；五百粒法进行 3 个重复，重复间变异系数≤4.0%，测定值有效，取平均值；千粒法进行 2 个重复，2 个重复间差数与平均值之比≤5%，测定值有效,取平均值。最后再折算成千粒重。计算重复间的平均重量、标准差及变异系数,结果表明,百粒法和千粒法测定的千粒重比较接近(表3-102),由于百粒法用时少,操作简便,故采用百粒法测定薏米的千粒重。

表 3-102 不同测定方法测定薏米种子千粒重

测定法	千粒重平均值 /g	RSD/%
百粒法	95.726	2.50
五百粒法	97.193	1.63
千粒法	95.417	0.194

测定 50 份不同产地薏米种子千粒重,结果发现薏米不同产地的种子千粒重有一定的差异(表3-103),薏米种子质量标准中对千粒重的规定应考虑这一情况。

表 3-103 50 份不同产地薏米种子千粒重

编号	千粒重 /g	RSD/%	编号	千粒重 /g	RSD/%
1	93.49	2.46	26	93.89	3.59
2	94.36	2.18	27	98.19	1.79
3	96.89	3.29	28	96.83	1.68
4	99.98	3.86	29	98.50	2.27
5	103.35	2.75	30	101.46	2.68
6	104.37	3.62	31	100.44	3.55
7	104.85	3.30	32	98.37	1.60
8	102.26	3.33	33	100.65	3.40
9	101.62	3.71	34	100.98	2.49
10	91.04	2.09	35	99.18	2.50
11	101.14	1.58	36	97.44	3.17
12	76.78	3.47	37	94.25	3.21
13	92.88	2.67	38	103.43	2.92
14	101.86	2.69	39	104.42	3.52
15	99.34	3.87	40	98.58	2.69
16	94.02	2.96	41	96.61	2.24
17	93.80	2.78	42	104.58	3.51
18	96.39	2.35	43	100.40	2.98
19	101.66	3.49	44	95.41	2.58
20	99.67	2.21	45	99.49	2.29
21	105.33	2.93	46	104.70	3.07
22	98.76	2.62	47	99.04	1.33
23	103.66	2.82	48	85.37	3.86
24	101.56	2.57	49	94.33	3.10
25	97.53	1.99	50	101.02	3.25

（四）发芽试验

选取浙江泰顺县 3 块种子田（后底、后章岗和大水洋）采收的种子作为试验材料。发芽条件试验方法包括不同前处理、不同发芽床和不同发芽温度试验（表 3-104）。

表 3-104　不同发芽条件试验设计

试验类型	试验编号	处理组合
发芽前处理	A1	50℃温水浸泡 5min
	A2	50℃温水浸泡 15min
	A3	冷水浸泡 1d
	A4	去壳
	A5	穿孔后 50℃温水浸泡 5min
	A6	不进行任何处理
发芽床	B1	纸上（TP）
	B2	纸间（BP）
	B3	褶裥纸（PP）
	B4	沙中（S）
	B5	沙上（TS）
发芽温度	C1	20℃
	C2	25℃
	C3	30℃
	C4	35℃
	C5	变温，25℃ 8h 光照（强度约 1 000lx），15℃ 16h 黑暗

试验在 13cm×19cm×12cm 的有盖发芽盒中进行。按《农作物种子检验规程》"扦样"部分的规定准备试验种子，在扦好的样品中手工数取 50 粒种子，每个处理 3 个重复，每块种子田采收的种子在每个重复中使用 1 次。发芽盒放入培养箱后，每天进行观察。按本研究制定的《薏苡种子检验规程》中"发芽试验"部分对发芽、幼苗主要构造、正常幼苗、不正常幼苗及未发芽种子等术语的规定检验发芽情况。以种子发根且突破种皮的胚轴长度长于种子长度为发芽标准。发现发芽符合发芽标准的进行计数，并挑出。如种子发霉，挑出后用水进行清洗，然后再放入。当发霉种子超过 5% 时，调换发芽床，以免霉菌传染。如种子死亡，挑出并计数。最后统计发芽数，并计算发芽率。

1. 发芽前处理　三地种子不同发芽前处理试验结果表明，6 个处理中除了 A1 与 A3、A3 与 A2、A2 与 A5 三组平均值比较未达显著性差异外，其余各组间均达显著性差异（表 3-105，图 3-79）。其中 A4（去壳）、A6（不进行任何处理）与其余各处理比较均达显著性差异。但实际操作中由于去壳增加工作量，故前处理以不去壳为佳（表 3-106）。

2. 发芽床　不同发芽床试验结果表明，5 个处理中除了 B3 与 B5 平均值未达显著性差异外，其余各组间均值均达显著性差异（表 3-107、表 3-108、图 3-80）。B3（PP）与 B5（TS）两种发芽床均可采用，但实际试验中发现，用 TS 发霉的种子数量较多，故以 PP 为佳。

表 3-105　不同前处理薏米种子发芽率 /%

编号	后底			平均值	后章岗			平均值	大水洋			平均值
	Ⅰ	Ⅱ	Ⅲ		Ⅰ	Ⅱ	Ⅲ		Ⅰ	Ⅱ	Ⅲ	
A4	100.0	96.0	100.0	98.7	98.0	96.0	100.0	98.0	98.0	98.0	96.0	97.3
A6	80.0	76.0	78.0	78.0	84.0	86.0	76.0	82.0	78.0	72.0	76.0	75.3
A1	72.0	78.0	74.0	74.7	68.0	70.0	72.0	70.0	70.0	74.0	76.0	73.3
A3	70.0	72.0	68.0	70.0	68.0	70.0	68.0	68.7	68.0	72.0	72.0	70.7
A2	68.0	70.0	66.0	68.0	66.0	72.0	68.0	68.7	66.0	68.0	70.0	68.0
A5	76.0	62.0	60.0	66.0	70.0	62.0	66.0	66.0	66.0	64.0	64.0	64.7

注：发芽床为褶裥纸（PP），发芽温度为变温，25℃ 8h 光照（强度约 1 000lx），15℃ 16h 黑暗。

表 3-106　不同前处理薏米种子发芽率方差分析

变异来源	SS	v	MS	F	P
总误差	6 875.333 3	53			
组间	6 367.777 8	5	1 273.555 6	120.44	0.000 0
组内	507.555 6	48	10.574 1		

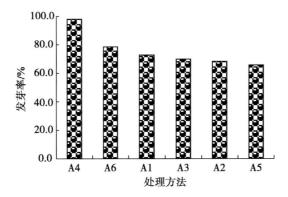

图 3-79　不同前处理方法对薏米种子发芽率的影响

表 3-107　不同发芽床薏米种子发芽率

编号	发芽率 /%											
	后底			平均值	后章岗			平均值	大水洋			平均值
	Ⅰ	Ⅱ	Ⅲ		Ⅰ	Ⅱ	Ⅲ		Ⅰ	Ⅱ	Ⅲ	
B3	80.0	76.0	78.0	78.0	84.0	86.0	76.0	82.0	78.0	72.0	76.0	75.3
B5	78.0	74.0	68.0	73.3	76.0	80.0	74.0	76.7	78.0	76.0	74.0	76.7
B2	68.0	70.0	76.0	71.3	66.0	72.0	72.0	70.0	70.0	74.0	66.0	69.3
B1	70.0	66.0	68.0	68.0	64.0	68.0	66.0	66.0	68.0	62.0	66.0	64.7
B4	26.0	20.0	26.0	24.0	30.0	32.0	28.0	30.0	66.0	32.0	34.0	30.7

注：发芽前种子不进行任何处理，发芽温度为变温，25℃ 8h 光照（强度约 1 000lx），15℃ 16h 黑暗。

表 3-108　不同发芽床薏米种子发芽率方差分析

变异来源	SS	υ	MS	F	P
总误差	15 540.800 0	44	—		
组间	14 989.688 9	4	3 747.422 2	271.99	0.000 0
组内	551.111 1	40	13.777 8		

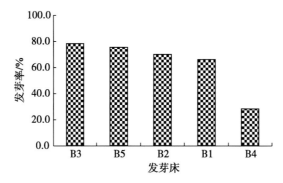

图 3-80　不同发芽床对薏米种子发芽率的影响

3. 发芽温度　不同发芽温度试验结果表明,5 个处理中各组间均达显著性差异。C5(变温,25℃ 8h 光照,15℃ 16h 黑暗)平均发芽率最高,故采纳(表 3-109,表 3-110,图 3-81)。

表 3-109　不同温度条件下薏米种子发芽率 /%

编号	后底			平均值	后章岗			平均值	大水洋			平均值
	Ⅰ	Ⅱ	Ⅲ		Ⅰ	Ⅱ	Ⅲ		Ⅰ	Ⅱ	Ⅲ	
C5	80.0	76.0	78.0	78.0	84.0	86.0	76.0	82.0	78.0	72.0	76.0	75.3
C2	74.0	72.0	72.0	72.7	72.0	76.0	74.0	74.0	72.0	70.0	72.0	71.3
C3	68.0	68.0	62.0	66.0	70.0	66.0	70.0	68.7	66.0	68.0	64.0	66.0
C4	60.0	56.0	62.0	59.3	62.0	58.0	62.0	60.7	56.0	54.0	60.0	56.7
C1	50.0	44.0	56.0	50.0	52.0	50.0	52.0	51.3	46.0	48.0	50.0	48.0

注:发芽床为褶裥纸,发芽前种子不进行任何处理。

表 3-110　不同发芽温度薏米种子发芽率方差分析

变异来源	SS	υ	MS	F	P
总误差	5 008.000 0	44			
组间	4 604.444 4	4	1 151.111 1	114.10	0.000 0
组内	403.555 6	40	10.088 9		

由上述试验及统计分析得出发芽条件的最优组合是:不进行发芽前处理,发芽床为褶裥纸(PP),发芽温度为变温,25/15℃,光照 8h。

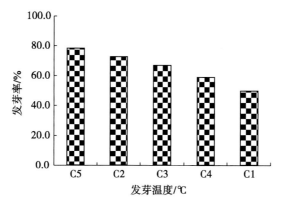

图 3-81　不同发芽温度对薏米种子发芽率的影响

（五）生活力测定

选取浙江省泰顺县应加山种作为材料,试验方法如下:

1. TTC 法　种子去壳,在室温下浸泡 24h,12h 换一次水,捞出后沿着胚纵切两半,放置 10min。将已处理的种子放入染色盘中,分别加入适量 0.05%、0.1%、0.15% TTC 溶液,在 35℃ 黑暗条件下染色 0.5h、1h、1.5h、2h,捞出后用水冲洗三四遍。根据胚的着色程度和部位鉴定种子的生活力,计算有生活力种子的百分率,每个处理 3 个重复,每个重复 100 个半粒。

2. 红墨水法　种子去壳,在室温下浸泡 24h,12h 换一次水,捞出后沿着胚纵切两半,放置 10min。将已处理的种子放入培养皿中,加入 5%、7.5%、10% 红墨水溶液,在 35℃ 条件下染色 20min、30min、40min、60min,用水冲洗 3～4 次后观察着色情况,计算生活力种子的百分率,3 个重复,每个重复 100 个半粒。

3. BTB 法　种子去壳后,在室温下浸泡 24h,将种子有胚一端朝下整齐地埋于备好的 0.25%、0.5%、0.75% BTB 琼脂凝胶中,置于 35℃ 培养箱中,观察种子周围出现黄色晕圈的情况,计算有生活力种子的百分率。每 1 小时观察一次。3 个重复,每个重复 100 粒种子。

4. 纸上荧光法　将去壳后的薏米种子在水中浸泡 3h,然后将已吸涨的薏米种子,以 3～5mm 间隔整齐排列在培养皿中的湿润滤纸上,滤纸上水分不能太多,以免荧光物质流散。放置 2h 取出种子,将滤纸阴干,取出的种子仍按原来顺序排列在另一皿中(以备验证)。将滤纸置于紫外分析仪下进行观察,如果放置过种子的位置上能看到一荧光圈,说明这粒种子是活种子;如不能看到荧光圈,说明可能是死种子。最后统计荧光圈的数量,计算有生活力种子的百分率。3 个重复,每个重复 50 粒种子。

薏米种子生活力测定结果表明,薏米种子生活力测定结果中,TTC 法和纸上荧光法测出的种子生活力最高,与发芽前进行去壳处理的种子发芽率相近,经统计分析,三者无显著性差异,但纸上荧光法不太容易辨认,误差比较大;而 TTC 法活种子染色后颜色比较明显,误差较小(表 3-111、表 3-112)。红墨水法、BTB 法与发芽试验之间存在显著性差异。因此,使用 TTC 法可以有效测定薏米种子的生活力,且以 0.1% TTC 溶液染色 1h 为生活力测定的最优组合。

表 3-111　不同测定方法薏米种子生活力 /%

试验方法 / 染色剂	浓度 /%	染色时间	生活力 /%			
			I	II	III	平均值
TTC 法	0.05	0.5h	88.00	94.00	90.00	90.67
		1h	92.00	93.00	95.00	93.33
		1.5h	96.00	90.00	93.00	93.00
		2h	91.00	89.00	92.00	90.67
	0.10	0.5h	95.00	96.00	96.00	95.67
		1h	96.00	96.00	98.00	96.67
		1.5h	94.00	92.00	94.00	93.33
		2h	94.00	96.00	90.00	93.33
	0.15	0.5h	89.00	87.00	93.00	89.67
		1h	89.00	94.00	87.00	90.00
		1.5h	87.00	89.00	88.00	88.00
		2h	86.00	88.00	85.00	86.33
红墨水染色法	5	20min	47.00	46.00	44.00	45.67
		30min	55.00	54.00	56.00	55.00
		40min	52.00	56.00	52.00	53.33
		60min	48.00	52.00	51.00	50.33
	7.5	20min	47.00	46.00	49.00	47.33
		30min	45.00	47.00	48.00	46.67
		40min	49.00	45.00	48.00	47.33
		60min	46.00	43.00	48.00	45.67
	10	20min	39.00	42.00	41.00	40.67
		30min	41.00	40.00	43.00	41.33
		40min	42.00	38.00	39.00	39.67
		60min	34.00	36.00	33.00	34.33
BTB 法	0.25	1h	56.00	53.00	55.00	54.67
		2h	52.00	57.00	56.00	55.00
		3h	58.00	64.00	63.00	61.67
		4h	69.00	63.00	62.00	64.67
	0.5	1h	72.00	75.00	71.00	72.67
		2h	77.00	80.00	75.00	77.33
		3h	78.00	81.00	83.00	80.67
		4h	85.00	88.00	83.00	85.33
	0.75	1h	61.00	65.00	63.00	63.00
		2h	65.00	66.00	68.00	66.33
		3h	69.00	63.00	65.00	65.67
		4h	62.00	59.00	57.00	59.33
纸上荧光法	—	—	92.00	94.00	94.00	93.33

表 3-112　薏米种子生活力测定方法比较

测定方法	平均生活力 /%
发芽试验（去壳）	98.70aA
TTC 法	96.67aA
红墨水法	55.00cC
BTB 法	85.33bB
纸上荧光法	93.33aA

（六）种子健康度检查

1. 剖粒检查　取未经贮存的浙江泰顺应加山和浙江缙云两地试样 100g，用刀剖开或切开种子，用 20 倍解剖镜检查仓储害虫（麦蛾）虫卵或蛹。3 个重复，每个重复 100 粒。

由于薏米种子贮存后麦蛾（*Sitotroga cerealella* Olivier）危害非常严重，为证明这种害虫是否为田间感染，对未经贮存的薏米种子进行剖粒检查。以浙江泰顺应加山和浙江缙云两种种子为材料，用解剖镜检查种子的虫卵（长 0.5～0.6mm）或蛹，发现基本没有虫卵（表 3-113），说明种子的害虫是仓储期间感染的。因此，薏米种子虫卵检出率应＜1%。

表 3-113　未经贮存的薏米种子剖粒检查结果

种子来源	带虫卵种子数			带有虫卵或蛹种子的平均值 /%
	I	II	III	
浙江泰顺应加山	0	2	1	1.0
浙江缙云	0	0	1	0.3

2. 虫口检查　取试样 100g，检查颖果总苞上的虫口。3 个重复，每个重复 100 粒。

对 50 份不同产地薏米种子进行虫口检查。其中，1～40 号为常规条件下贮存时间不超过 1 年的种子，而 41～50 号为常规条件下贮存时间超过 1 年的种子，检查时间为 4 月份，气温还未增高。结果显示，1～40 号虫口百分率特别低，而 41～50 号虫口百分率比较高（表 3-114）。夏天是仓储害虫发生的季节，41～50 号种子经过一个夏天的贮存，仓储害虫对种子的危害比较大，所以可以初步确定：①麦蛾一类的薏米仓储害虫并不是在田间感染，而是在仓储期间感染；②仓储害虫是影响薏米种子生活力的主要原因，为保证种子健康度，必须在种子贮存期间采取措施，如控制贮存温湿度和种子含水量，用药剂对仓库或贮藏室进行熏蒸等，减少仓储害虫对薏米种子的危害。

3. 琼脂皿法　先数取试样 400 粒，经 0.2% 升汞消毒 15min 后，用无菌水洗涤。在琼脂培养基上，置 20 粒种子于琼脂表面，在 25℃黑暗条件下培养 8d，3 个重复。用肉眼检查每粒种子周围圆形菌落的情况。

使用琼脂皿法对 50 份不同来源薏米种子进行检查，结果表明用琼脂皿法检查的 50 个不同来源薏米种子的健康度为 65%～95%（表 3-115）。

表 3-114　50 份不同产地薏米种子虫口检查结果

编号	带虫卵种子数			平均值 /%	编号	带虫卵种子数			平均值 /%
	I	II	III			I	II	III	
1	1.0	2.0	0.0	1.0	26	2.0	1.0	0.0	1.0
2	0.0	0.0	1.0	0.3	27	1.0	4.0	2.0	2.3
3	1.0	1.0	1.0	1.0	28	1.0	1.0	0.0	0.7
4	0.0	0.0	3.0	1.0	29	0.0	2.0	0.0	0.7
5	0.0	0.0	0.0	0.0	30	0.0	2.0	0.0	0.7
6	2.0	1.0	2.0	1.7	31	0.0	0.0	0.0	0.0
7	0.0	2.0	3.0	1.7	32	1.0	0.0	1.0	0.7
8	3.0	0.0	1.0	1.3	33	0.0	1.0	2.0	1.0
9	0.0	1.0	2.0	1.0	34	2.0	1.0	1.0	1.3
10	1.0	2.0	0.0	1.0	35	0.0	1.0	1.0	0.7
11	1.0	1.0	0.0	0.7	36	1.0	0.0	0.0	0.3
12	2.0	1.0	0.0	1.0	37	1.0	1.0	0.0	0.7
13	2.0	1.0	1.0	1.3	38	1.0	1.0	0.0	0.7
14	0.0	0.0	0.0	0.0	39	0.0	1.0	0.0	0.3
15	1.0	0.0	0.0	0.3	40	1.0	2.0	0.0	1.0
16	1.0	0.0	1.0	0.7	41	35.0	28.0	31.0	32.0
17	2.0	1.0	0.0	1.0	42	44.0	37.0	35.0	38.7
18	2.0	0.0	0.0	0.7	43	16.0	19.0	17.0	17.3
19	1.0	2.0	2.0	1.7	44	20.0	23.0	25.0	26.0
20	1.0	0.0	0.0	0.3	45	24.0	25.0	29.0	26.0
21	2.0	0.0	0.0	0.7	46	8.0	12.0	13.0	11.0
22	1.0	1.0	2.0	1.3	47	15.0	13.0	17.0	15.0
23	0.0	0.0	0.0	0.0	48	32.0	31.0	28.0	30.3
24	0.0	1.0	1.0	0.7	49	38.0	43.0	41.0	40.7
25	0.0	0.0	1.0	0.3	50	18.0	21.0	16.0	18.3

表 3-115　50 份不同产地薏米种子琼脂皿法种子检查结果

编号	带虫卵种子数			平均值 /%	编号	带虫卵种子数			平均值 /%
	I	II	III			I	II	III	
1	90.0	80.0	90.0	86.7	9	85.0	75.0	65.0	75.0
2	70.0	75.0	85.0	76.7	10	85.0	85.0	90.0	86.7
3	85.0	80.0	70.0	78.3	11	90.0	95.0	90.0	91.7
4	95.0	75.0	75.0	81.7	12	80.0	95.0	95.0	90.0
5	90.0	80.0	85.0	85.0	13	85.0	95.0	95.0	91.7
6	80.0	90.0	80.0	83.3	14	80.0	80.0	75.0	78.3
7	90.0	95.0	80.0	88.3	15	75.0	75.0	80.0	76.7
8	90.0	95.0	75.0	86.7	16	70.0	65.0	65.0	66.7

编号	带虫卵种子数			平均值 /%	编号	带虫卵种子数			平均值 /%
	I	II	III			I	II	III	
17	75.0	70.0	65.0	70.0	34	70.0	75.0	75.0	73.3
18	65.0	70.0	65.0	66.7	35	75.0	70.0	80.0	75.0
19	95.0	90.0	95.0	93.3	36	80.0	85.0	75.0	80.0
20	65.0	75.0	85.0	75.0	37	85.0	85.0	90.0	86.7
21	75.0	85.0	85.0	81.7	38	60.0	80.0	70.0	70.0
22	90.0	90.0	95.0	91.7	39	70.0	80.0	80.0	76.7
23	80.0	85.0	80.0	81.7	40	75.0	80.0	80.0	78.3
24	95.0	85.0	70.0	83.3	41	65.0	60.0	70.0	65.0
25	90.0	95.0	95.0	93.3	42	55.0	70.0	60.0	61.7
26	80.0	90.0	85.0	85.0	43	75.0	70.0	75.0	73.3
27	95.0	95.0	85.0	91.7	44	65.0	70.0	70.0	68.3
28	75.0	85.0	90.0	83.3	45	75.0	65.0	65.0	68.3
29	70.0	80.0	80.0	76.7	46	70.0	75.0	70.0	71.7
30	80.0	80.0	95.0	85.0	47	60.0	75.0	65.0	66.7
31	85.0	70.0	75.0	76.7	48	85.0	75.0	85.0	81.7
32	75.0	85.0	75.0	78.3	49	65.0	65.0	55.0	61.7
33	70.0	70.0	65.0	68.3	50	65.0	65.0	75.0	68.3

第四章

全草类中药材种子质量检验方法

白花蛇舌草

白花蛇舌草为茜草科植物白花蛇舌草 *Hedyotis diffusa* Willd. 的干燥或新鲜全草，别名鹩哥利、鹤舌草等。性凉，味甘、淡。具有清热解毒、利尿消肿、活血止痛等功效。白花蛇舌草是南方一种民间野生草药，近年研究发现其具有抗癌、护肝等功效。主要分布在云南、广东、广西、福建、浙江、江西、安徽、江苏等地。

白花蛇舌草适应性较强，喜温暖湿润的环境，不耐干旱和积水，对土壤要求不严，但以肥沃的砂质壤土或腐殖质壤土生长较好。用种子繁殖，种子细小，黄棕色，果期7—10月。白花蛇舌草播种时间可分为春播和秋播，在南方春播以3月下旬至5月上旬为佳。秋播于8月中下旬进行。一亩地需要种子1kg。

（一）真实性鉴定

采用种子外观形态法，随机数取100粒种子，4次重复，逐粒观察白花蛇舌草种子形态特征并记录。白花蛇舌草种子外部形态特征：蒴果扁球形，直径2～3mm，棕褐色至淡棕色，室背开裂，花萼宿存。种子呈长卵形或不规则多面体，长0.29～0.42mm，直径0.21～0.29mm，棕黄色，透明，有光泽。千粒重约0.03g（图4-1）。

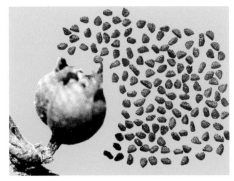

图4-1　白花蛇舌草种子和果实

（二）水分测定

白花蛇舌草种子细小，不用粉碎即可进行种子含水量测定。先将样品盒预先烘干、冷却、称重，并记下盒号，取试样2份（磨碎种子应从不同部位取得），每份4.5～5.0g，将试样放入预先烘干和称重过的样品盒内，再称重（精确至0.001g）。使烘箱通电预热至130～133℃，将样品摊平放入烘箱内上层，样品盒距温度计水银球约2.5cm处，迅速关闭烘箱门，使箱温在5～10min内回升至（130±2）℃时开始计算时间，烘2h。用坩埚钳或戴上手套盖好盒盖（在箱内加盖），取出后放入干燥器内冷却至室温，30～45min后再称重。

同时采用低恒温烘干法和高恒温烘干法测定了白花蛇舌草种子的含水量，结果表明,采用高恒温烘干法烘 2h 种子含水量基本恒定,所以白花蛇舌草种子的水分测定采用高恒温烘干法比较好(图 4-2)。

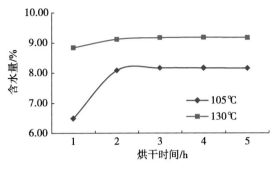

图 4-2　白花蛇舌草种子烘干时间

(三)重量测定

用百粒法、五百粒法和千粒法测定同一份白花蛇舌草种子。百粒法测定白花蛇舌草种子误差较大,五百粒法和千粒法得到的千粒重差异不显著,但千粒法的变异系数显著低于五百粒法,因此白花蛇舌草种子重量测定宜采用千粒法(表 4-1)。

表 4-1　不同测定方法测定白花蛇舌草种子千粒重比较

测定方法	样本	千粒重 /g	标准差	变异系数 /%
百粒法	浙江磐安	0.004 9	0.000 8	0.171 2
	江苏昆山 1	0.004 6	0.000 7	0.160 9
五百粒法	浙江磐安	0.008 1	0.000 6	0.082 0
	江苏昆山 1	0.007 7	0.000 8	0.110 2
千粒法	浙江磐安	0.007 9	0.000 3	0.032 0
	江苏昆山 1	0.008 7	0.000 1	0.011 5

(四)发芽试验

采用常规的发芽试验方法,设 5 个处理,将白花蛇舌草种子置于纸上、纸间、纱布上以及沙床上等发芽床,进行发芽试验。在此基础上,将白花蛇舌草种子分别浸泡 1h,2h,4h,8h,12h,16h,20h,24h 后,置于 5℃,10℃,15℃,20℃,25℃温度下培养,并在 25℃条件下进行光照和黑暗 2 个处理。每处理 3 个重复,每个重复 100 粒种子,研究温度、光照等条件对白花蛇舌草种子萌发的影响。

1. 发芽前处理　从种子的发芽率来看,白花蛇舌草种子最适浸泡时间为 2h(图 4-3)。

2. 发芽床　几种发芽床中以单层滤纸发芽床的发芽率最低,沙床发芽率最高。综合比较几种发芽床对白花蛇舌草种子发芽率的影响,沙床优于纱布,纱布优于纸沙床。

经选择,用沙床作为发芽床,白花蛇舌草种子发芽率较高(图 4-4)。

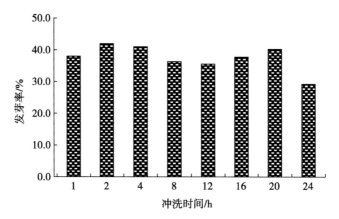

图4-3 不同浸泡时间白花蛇舌草种子发芽率

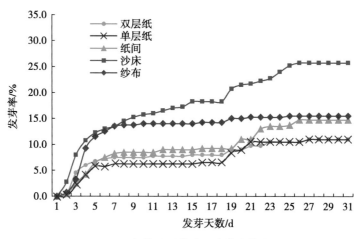

图4-4 白花蛇舌草种子发芽床筛选

3. 发芽温度和光照 温度从15℃升至35℃，白花蛇舌草种子的发芽率呈现先升后降的趋势，以25℃条件下发芽率最高。在25℃条件下，光照与否对白花蛇舌草种子发芽率有显著影响。25℃光照条件最适宜白花蛇舌草种子的萌发（图4-5，图4-6）。

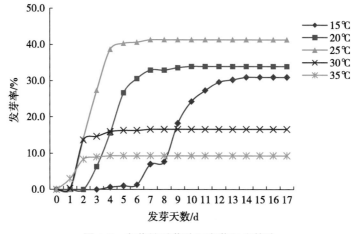

图4-5 白花蛇舌草种子发芽温度筛选

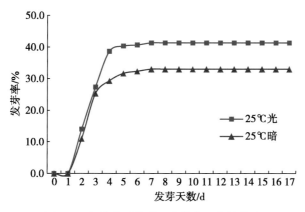

图 4-6　白花蛇舌草种子发芽光照条件筛选

（五）生活力测定

由于白花蛇舌草种子细小，TTC 法、红墨水染色法测定结果均不理想，本试验最终采用电导率法测定白花蛇舌草种子的生活力。

取白花蛇舌草干净种子 0.5g，放入 100ml 锥形瓶中，加入 50ml 蒸馏水，电导仪测定初始电导值 a_1。种子浸泡 12h，测定浸泡液电导值 a_2。将浸泡液连同种子在沸水中煮 30min，冷却至室温测定其电导值 a_3。

$$相对电导率 =(a_2-a_1)/(a_3-a_1)\times100\%$$

试验测定结果能客观反映各试验样品相对电导率的差异，可以使用相对电导率法测定预测种子的发芽能力（表 4-2）。

表 4-2　不同产地白花蛇舌草种子相对电导率 $/\mu s\cdot cm^{-1}\cdot g^{-1}$

居群编号	相对电导率	居群编号	相对电导率
河南汝南 1	43.18	河南确山 5	51.21
河南汝南 2	41.61	河南确山 6	38.84
江苏昆山 1	35.95	河南确山 7	44.05
江苏昆山 2	40.86	河南确山 8	32.86
河南确山 1	43.11	江西新建	43.51
河南确山 2	45.74	浙江磐安	28.01
河南确山 3	36.40	江西樟树	40.41
河南确山 4	50.81		

细辛

细辛为马兜铃科植物北细辛 *Asarum heterotropoides* Fr. Schmidt var. *mandshuricum* （Maxim.）Kitag. 的干燥全草。祛风散寒，通窍止痛，温肺化饮。用于风寒感冒，头痛，牙痛，鼻塞鼻渊，风湿痹痛，痰饮喘咳等。北细辛主产于中国东北，喜冷凉气候和阴湿环境，多生于林下荫湿处山沟腐殖质厚的湿润土壤中，喜土质疏松、肥沃的壤土或砂质壤土。在无遮阴、干燥、黏重的土壤和低洼积水的地块不宜种植细辛。生产上一般采用种子直播和育苗移栽两种繁殖方式。鲜种子播种期一般在 7 月上、中旬,最迟不宜超过 8 月上旬,否则种子裂口生根后再进行播种,既不便播种,也不利于发根。播种前种子可用 25% 多菌灵 1 000 倍液浸种 2h,可防细辛菌核病。或用 50% 代森锰锌 1 000 倍液浸种 1h,可防细辛叶枯病。细辛花期 5 月,果期 6 月。

(一)真实性鉴定

从北细辛与其近缘种汉城细辛种子样品中分别数取种子 400 粒,4 次重复,每个重复 100 粒,观察种子的形态特征(表 4-3)。

表 4-3　北细辛与汉城细辛形态鉴别

种名	果实	种子
北细辛	花被片反卷	颜色较浅;种子较小,长 2.6～4.3mm,宽 1.2～2.3mm,干种子千粒重 2.50～4.88g,平均 3.50g
汉城细辛	花被片斜向上伸展,花被筒表面有明显的棱条纹	颜色较深;种子较大,长 3.0～3.8mm,宽 1.9～2.2mm;干种子千粒重 6.63g

(二)水分测定

考察了高恒温烘干法(133±2℃)和低恒温烘干法(105±2℃)种子含水量变化动态及烘干时间,以确定适宜烘干方法:

1. 低恒温烘干法　先将样品盒预先烘干、冷却、称重,并记下盒号,取得试样 2 份,每份 4.5～5.0g,将试样放入预先烘干和称重过的样品盒内,再称重(精确至 0.001g)。使烘箱通电预热至 110～115℃,将样品摊平放入烘箱内上层,样品盒距温度计的水银球约 2.5cm 处,迅速关闭烘箱门,使箱温在 5～10min 内回升至(105±2)℃时开始计算时间,每隔 30min 称重 1 次。用坩埚钳或戴上手套盖好盒盖(在箱内加盖),取出后放入干燥器内冷却至室温,30～45min 后再称重。

2. 高恒温烘干法　其程序与低恒温烘干法相同。首先将烘箱预热至 140～145℃,打开箱门 5～10min 后,烘箱温度须保持 130～133℃。

两种干燥方法测定北细辛种子含水量,在 1.5h、2.0h、2.5h 三个时间内含量值趋于稳定,且最终含水量无显著性差异,因此北细辛含水量测定选择低恒温烘干法,干燥时间为 1.5h(图 4-7)。

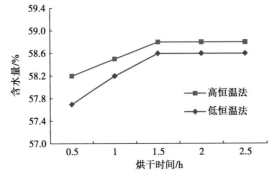

图 4-7　不同干燥温度下北细辛种子含水量随干燥时间变化动态

（三）重量测定

考察了百粒法、五百粒法、千粒法测定北细辛千粒重。

1. 百粒法　净度分析后充分混合的净种子中，随机数取试验样品 8 个重复，每个重复 100 粒。8 个重复分别称重（g），根据《GB/T 3543.3—1995 农作物种子检验规程　净度分析》，保留 3 位小数。检查重复间的容许变异系数，计算实测千粒重。结果表明重复间变异系数为 1.86%（<4.0%），测定值有效。

2. 五百粒法　从净度分析后充分混合的净种子中，随机数取试样 3 个重复，每个重复 500 粒，3 个重复分别称重（g），根据《GB/T 3543.3—1995 农作物种子检验规程　净度分析》，保留 3 位小数。结果表明重复间变异系数为 3.16%（<4.0%），测定值有效。

3. 千粒法　从净度分析后充分混合的净种子中，随机数取试样 2 个重复，每个重复 1 000 粒，3 个重复分别称重（g），《GB/T 3543.3—1995 农作物种子检验规程　净度分析》，保留 3 位小数。结果表明重复间变异系数为 2.97%（<4.0%），测定值有效。

（四）发芽试验

1. 光照对北细辛种子发芽的影响　从净度分析后充分混合的净种子中，随机数取试验样品 4 次重复，以 100 粒种子为 1 次重复，以滤纸为发芽床，发芽温度 25℃，测定光照对北细辛种子发芽的影响。处理分别为：光照发芽试验在光照培养箱中进行，一级光下光、暗各 12h 交替；暗培养在培养箱中进行，跟踪统计发芽情况。试验结果显示，光培养条件下，从第 6 周开始发芽，至第 12 周发芽率达到最大值（83.28%）。而暗培养条件下，至第 12 周种子始终未有发芽，说明北细辛种子是需光萌发的种子，光照可促进北细辛种子萌发（表 4-4）。

表 4-4　光照对北细辛种子发芽率的影响

时间	发芽率 /%	
	12h 光暗交替	暗培养
1 周	0	0
2 周	0	0
3 周	0	0
4 周	0	0
5 周	0	0
6 周	0.09	0
7 周	2.48	0
8 周	9.90	0
9 周	17.65	0
10 周	63.47	0
11 周	82.04	0
12 周	83.28	0

2. 发芽温度对北细辛种子发芽的影响　从净度分析后充分混合的净种子中，随机数取试样 4 个重复，以 100 粒种子为一次重复，以滤纸为发芽床，2 层滤纸铺在培养皿上，用水浸润，沥去多余水分，发芽期间始终保湿，跟踪统计发芽情况。

从试验结果来看（表 4-5），发芽温度对发芽率及发芽速度都有一定的影响，15℃、18℃、20℃发芽速度快、发芽率高，在第 4 周发芽率明显增大，至第 6 周达到最大值，发芽率在 90% 以上；其次是 23℃，在第 4 周发芽率明显增大，到第 7 周达到最大值（88.00%）；25℃发芽速度最小，为 83.28%，发芽时间最长，均为 12 周。从试验结果看，15~25℃北细辛种子均可以正常发芽，15~25℃可视为北细辛种子适宜发芽温度，而 15~20℃条件下发芽时间短，发芽率高，为最适发芽温度，初次计数时间为第 4 周，末次计数时间为第 6 周。

表 4-5　发芽温度对北细辛种子发芽率的影响 /%

时间	15/℃	18/℃	20/℃	23/℃	25/℃
1 周	0	0	0	0	0
2 周	0	0	0	0	0
3 周	0	0	0	0	0
4 周	31.08	12.54	13.22	12.90	0
5 周	90.41	80.14	80.60	28.40	0
6 周	93.01	91.90	90.10	52.60	0.09
7 周	93.01	91.90	90.10	88.00	2.48
8 周	93.01	91.90	90.10	88.00	9.90
9 周	—	—	—	88.00	17.65
10 周	—	—	—	—	63.47
11 周	—	—	—	—	82.04
12 周	—	—	—	—	83.28

3. 赤霉素处理北细辛种子发芽的影响　北细辛具有形态休眠和生理休眠的双重休眠特性，发芽时间较长，为了缩短发芽时间，设置了不同浓度赤霉素处理北细辛种子试验。试验赤霉素浓度为 50mg/L 和 100mg/L，室温条件下浸泡一夜，用清水漂洗，以清水处理为对照。试验发芽温度 20℃，其他条件与发芽温度试验相同（表 4-6）。

表 4-6　不同浓度赤霉素对北细辛种子发芽的影响

时间	发芽势 /%		对照组
	赤霉素		
	50mg/L	100mg/L	
1 周	0	0	0
2 周	0	0	0
3 周	0	0	0
4 周	13.30	13.52	13.22
5 周	81.22	81.55	80.60
6 周	90.80	91.70	90.10
7 周	90.80	91.70	90.10
8 周	90.80	91.70	90.10

不同浓度赤霉素处理北细辛种子,对北细辛种子发芽影响不大,各浓度间及与对照间发芽率无明显差别。

(五)生活力测定

种子的生活力是指种子发芽的潜在能力或种胚具有的生命力。测定种子的生活力,可以在短期内迅速估测种子样品的生命力,特别适用于休眠种子样品生命力的测定。以 3 份新鲜种子为研究对象,在解剖镜下解剖后放入 30℃恒温箱中染色,研究北细辛种胚染色的适宜 TTC 浓度和时间。

从经净度分析后并充分混合的净种子中,随机数取每 100 粒种子一次重复,共取 3 次重复;将北细辛种子浸没在水中,30℃浸种 2~3h;为了使胚的主要构造暴露出来,便于 TTC 溶液快速而充分地渗入和观察鉴定,将种子在解剖镜下纵切;将已准备好的种子样品放入染色盘中,加入不同浓度的 TTC 溶液以完全淹没种子,移至 30℃黑暗恒温箱进行染色反应,观察不同浓度、不同时间的染色效果;到达染色已很明显时,记录染色时间,倒去 TTC 溶液,用清水冲洗,在解剖镜下观察染色情况;凡胚的主要构造全部染成有光泽的鲜红色,且组织状态正常的为正常有生活力的种子,否则为无生活力的种子。依据鉴定标准,将有生活力种子与无生活力种子分开计数。鉴定标准如下:

(1)有生活力种子:①胚和子叶全部均匀染色;②子叶远胚根一端≤1/3 不染色,其余部分完全染色;③子叶侧边总面积≤1/3 不染色,其余部分完全染色。

(2)无生活力种子:①胚和子叶完全不染色;②子叶近胚根处不染色;③胚根不染色;④胚和子叶染色不均匀,其上有斑点状不染色;⑤子叶不染色总面积 >1/2;⑥胚所染颜色异常,且组织软腐。

从试验结果可以看出,染色时间随 TTC 溶液浓度的升高而缩短,最佳染色条件为:TTC 溶液浓度 1.5%,染色时间 9h(表 4-7)。

表 4-7　不同浓度 TTC 溶液对北细辛种胚染色效果

样品号	TTC 浓度 /%	50% 染色时间 /h	全部染色时间 /h	种子活力 /%
TC01	0.5	19	41	
	1.0	14	32	98.23
	1.5	5	9	
	2.0	5	9	
HW04	0.5	19	41	
	1.0	14	32	81.45
	1.5	5	9	
	2.0	5	9	
LQ02	0.5	19	41	
	1.0	14	32	97.94
	1.5	5	9	
	2.0	5	9	

采用上述方法对 3 份种子进行种子活力检测,其种子活力分别为 98.23%、81.45%、97.94%,与发芽率测定结果基本吻合,证明了此种方法的可靠性。

（六）种子健康度检查

为了测定种子的健康状况,进行细辛种子带菌情况检查,方法如下:

1. 种子外部带菌检测　每个样品随机抽取 100 粒种子,放入 150ml 锥形瓶中,加入 20ml 无菌水充分振荡,吸取悬浮液 5ml 以 4 000r/min 的转速离心 20min,弃上清液,再加入 1ml 无菌水振荡 10min,浮载后吸取 100μl 加到 PDA 平板上涂匀,每个处理 4 次重复。相同操作条件下设无菌水空白对照。放入 25℃恒温箱中,黑暗条件下培养 3～5d 后观察,记录培养皿中菌落出现情况。

2. 种子内部带菌检测　将每个种子样品在 5% 次氯酸钠溶液中浸泡 3min,用无菌水冲洗 3 遍;取 70～75 粒种子将其种子对称切开,于 1% 次氯酸钠溶液中浸泡 1min,用无菌水冲洗 3 遍。将同一种子样品的整粒种子、种壳和种仁分别均匀摆放在直径为 9cm 的 PDA 平板上,每皿摆放 15～18 粒,每个处理 4 次重复。在 25℃恒温箱中黑暗条件下培养 5～7d 后检查,记录种子内部带菌率及内部寄藏真菌的种类及其分离频率。

试验结果表明种子外部带菌主要为根霉属、曲霉属、镰刀属、木霉属真菌,各种真菌的分离比例:根霉属 > 曲霉属 > 镰刀属 > 木霉属。检测的 4 个样品孢子负荷量差异很大(表 4-8)。

表 4-8　细辛种子外部携带真菌种类和分离比例

样品编号	孢子负荷量 / 个·g⁻¹	真菌种类和分离比例 /%				
		根霉属	曲霉属	镰刀属	木霉属	其他
TD01	$1.0×10^4$	76.0	8.0	8.0	8.0	—
XB01	$5.0×10^5$	64.6	18.8	8.3	0.0	6.7
TS03	$1.0×10^6$	41.7	33.3	11.1	—	13.9
TS06	$3.0×10^5$	53.8	23.1	15.4	—	7.7

注:"—"表示未分离出真菌。

种子内部带菌率达 100%,携带真菌主要为根霉属、曲霉属、镰刀属真菌,各种真菌的分离比例:根霉属 > 曲霉属 > 镰刀属(表 4-9)。

表 4-9　细辛种子内部(整粒)携带真菌种类和分离比例

样品编号	带菌率 /%	真菌种类和分离比例 /%			
		根霉属	曲霉属	镰刀属	其他
TD01	100	66.0	23.7	10.3	—
XB01	100	60.3	19.3.	10.7	6.7
TS03	100	66.6	26.7	6.7	—
TS06	100	53.3	30.3	16.4	—

冬凌草

冬凌草为唇形科香茶属多年生草本植物碎米桠 *Rabdosia rubescens*（Hemsl.）Hara 的地上部分，因其植株凝结薄如蝉翼、形态各异的蝶状冰凌片而得名，具有清热解毒，活血止痛的作用。冬凌草原产于河南省太行山区的济源、林州、鹤壁等地，此外湖北、四川、贵州、广西、陕西、甘肃、山西也有分布。

冬凌草属阳性耐阴植物，略喜阴，抗寒性强，既能耐 −20℃的低温，又能耐 50℃的高温，适宜温度为 25～30℃，10～40℃适合生长。萌蘖力强，耐干旱、瘠薄，即使夏季土壤含水量低于 4%，冬凌草仍能够生长。花期 8—10 月，果期 10—11 月。生产上采用种子繁育。10—11 月当果实充分发育成熟，籽粒饱满，果皮颜色由白变褐并带白色花纹，果皮变硬时及时将果枝收割。采回后，置通风干燥的室内干燥 4～5d，然后晒干、脱粒，除去杂质及瘪种子贮藏备用。当年的种子发芽率为 75%～92%，隔年陈种子发芽率较低，不宜作种用。采用撒播的方法，用耙子将畦面搂平，将种子与细河沙按 1∶5 拌匀后，均匀撒入田间，用石滚镇压即可。

（一）真实性鉴定

冬凌草种子的外部形态特征：冬凌草种子为小坚果，每个果萼中有 3～4 粒种子，倒卵形，长 1.42～1.65mm；宽 1.00～1.10mm，种皮革质，表面光滑无毛，色泽为浅棕色至褐色或有白色花纹，种子顶端呈近浑圆形，种子基端（着生种脐的一端）有隆起的种阜，种脐呈疣状突起，种孔位于种阜尖端，尖端为灰白色，种阜周围有明显的晕环，呈深色，明显深于种皮颜色。而且种子饱满的种皮为白色花纹（图4-8）。

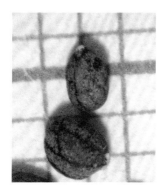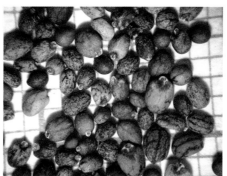

图 4-8　冬凌草种子形态图

（二）水分测定

先将种子样本分成等量两部分，一部分磨碎，一部分保持原样。

1. 高恒温烘干法　①对 2 份种子样本设 4 个时间处理即 1h、2h、3h 和 4h，每处理 4 次重复，每重复（5±0.001）g；②将种子样本连同称量瓶一起称重，记录，放置在温度达 145℃的恒温烘箱内；③待烘箱温度回升至 133℃时开始计时，温度保持在（133±2）℃；④到预定时间后，取出称重；⑤根据烘后失去的重量计算种子含水量；⑥通过所得数据，选择高温烘干时间。

根据高恒温烘干法测得冬凌草种子水分和烘干时间的关系见图 4-9，冬凌草种子在最初的 1h 内迅速失水，随后失水缓慢；烘干到 4h 以后，种子的含水量趋于稳定，故选择适宜的烘干时间为 4h。

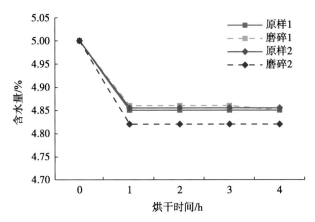

图 4-9　高恒温烘干法冬凌草种子含水量的变化

2. 低恒温烘干法　方法步骤与高恒温烘干法基本一致，不设时间处理重复，将种子样本放在（103±2）℃烘箱内烘（17±1）h。

两个样本磨碎与否差异性并不是很显著，考虑到操作简便和误差方面的原因，选择采用原样烘干测定其水分。

两种烘干法测定的两个样本含水量之间都没有显著性差异，并且误差都在 0.2% 以内。鉴于低恒温烘干法需要时间长，因此建议使用高恒温烘干法（表 4-10、表 4-11）。

表 4-10　高恒温烘干法测定冬凌草种子含水量

样品的处理	含水量 /%	两次重复间差异
磨碎 1	7.328 4	0.1
磨碎 2	7.338 5	
原样 1	7.465 1	0.0
原样 2	7.458 8	

表 4-11　低恒温烘干法测定冬凌草种子含水量

样品的处理	含水量 /%	两次重复间差异
磨碎 1	7.365 4	1.6
磨碎 2	7.244 1	
原样 1	7.356 0	1.2
原样 2	7.265 9	

（三）重量测定

1. 百粒法　从测定样品中随机数取种子 100 粒组成 1 组，共 8 个重复。分别称量各重复重量，精度同净度测定要求。

2. 五百粒法　将净种子混合均匀，从中随机取试样 3 个重复，每个重复 500 粒；将 3 个重复分别称重（g），结果精确到 10^{-4}g。

3. 千粒法　随机数取 1 000 粒，共数取 2 组。

试验结果表明，百粒法测得的 3 份种子样本千粒重之间的变异系数为 2.42%（<4%），结果有效（表 4-12）。五百粒法测得的 3 份种子样本千粒重之间的变异系数为 2.19%（<4%），结果有效（表 4-13）。由百粒法测得的 3 个相同样本的冬凌草种子千粒重与五百粒法、千粒法没有显著性差异，因此选择百粒法测定冬凌草种子千粒重（表 4-14）。

表 4-12　百粒法测定冬凌草种子千粒重

编号	千粒重 /g	标准差	变异系数 /%
1	0.478 8		
2	0.484 9	0.011	2.42
3	0.501 6		

表 4-13　五百粒法测定冬凌草种子千粒重

编号	千粒重 /g	标准差	变异系数 /%
1	0.501 7		
2	0.504 2	0.002	2.19
3	0.506 1		

表 4-14　千粒法测定冬凌草种子千粒重

编号	千粒重 /g	标准差	重复间的误差 /%
1	0.501 4		
2	0.504 0	0.003	1.19
3	0.507 4		

由百粒法测得的 3 个相同样本的冬凌草种子千粒重与五百粒法、千粒法没有显著性差异，因此选择百粒法测定冬凌草种子千粒重（表 4-15）。

表 4-15　不同方法测定冬凌草种子千粒重的差异性比较 /g

方法	样品 1	样品 2	样品 3	平均值
百粒法	0.478 8	0.484 9	0.501 6	0.488 4a
五百粒法	0.501 7	0.504 2	0.506 1	0.504 0a
千粒法	0.501 4	0.504 0	0.507 4	0.504 2a

注：同一列中含有不同小写字母者为差异显著（$\alpha=0.05$）。

（四）发芽试验

1. 吸涨时间 冬凌草种子在 0～4h 吸水量变化较大，4h 后变化缓慢，6h 后基本不变，可认为种子已吸涨饱和（表 4-16）。因此选取 6h 作为冬凌草种子的最佳吸涨时间。

表 4-16　冬凌草种子吸涨处理结果

时间 /h	0	1	2	4	6	8	12	24
重量 /g	0.500 3	0.542 9	0.566 5	0.583 5	0.584 2	0.584 3	0.584 8	0.585 0

2. 发芽前处理 冬凌草种子在发芽过程中种子易出现霉烂现象，发芽前分别用 75% 乙醇、1% $KMnO_4$、2% NaClO 消毒处理和直接用蒸馏水冲洗，10d 后统计发芽情况。75% 乙醇溶液处理后的种子霉烂率为 25%，发芽率为 56%，开始发芽时间为第 2 天；1% $KMnO_4$ 溶液处理后的种子霉烂率为 5%，发芽率为 95%，开始发芽时间为第 1 天；2% NaClO 溶液处理后的种子霉烂率为 1%，发芽率为 99%，开始发芽时间为第 1 天；水冲洗霉烂率为 40%，发芽率为 60%，开始发芽时间为第 1 天（表 4-17）。可见，2% 次氯酸钠溶液对抑制种子发霉效果最佳；1% $KMnO_4$ 效果也比较好；75% 乙醇溶液效果较差，且推迟种子的发芽时间；水冲洗效果最差。考虑经济、安全、方便等多方面因素，选取 2% NaClO 溶液作为最佳消毒处理方法。

表 4-17　不同消毒处理对种子发芽率和发病率的影响

参数	75% 乙醇	1% $KMnO_4$	2% 次氯酸钠	水冲洗
开始发芽时间	第 2 天	第 1 天	第 1 天	第 1 天
10d 后发霉率 /%	25	5	1	40
消毒效果 /%	75	95	99	60
10d 后发芽率 /%	56	95	99	60

种子发芽前的清洁处理是为了能够真实反映种子在最适条件下的发芽潜力。冬凌草种子在发芽过程中易受霉菌的侵染影响发芽潜力，发芽前的清洁处理很有必要。

3. 发芽温度 冬凌草种子在 5 个不同温度下，发芽差异性较显著，15℃、20℃、25℃、30℃温度下种子的发芽率无显著性差异，35℃与其他温度下发芽率有显著性差异。25℃条件下发芽率最高，达到 95%，第 1 天即开始发芽，且发芽最整齐，因此选择 25℃作为冬凌草种子的最佳发芽温度（表 4-18）。

表 4-18　不同温度条件下冬凌草种子发芽情况

温度 /℃	始发芽时间	平均发芽率 /%	标准差	变异系数 /%	差异显著性
15	第 2 天	89.33	2.516 6	2.817 1	a
20	第 1 天	92.67	1.527 5	1.648 4	a
25	第 1 天	95	1.154 7	1.250 6	a
30	第 1 天	92	2.645 7	2.875 8	a
35	第 1 天	65.67	7.234 1	11.016 5	ab

注：同一列中含有不同小写字母者为差异显著（$\alpha = 0.05$）。

4. 发芽床 不同发芽床对冬凌草种子的发芽影响差异并不显著,而纸上发芽床发芽率最高,且始发芽时间短,发芽整齐,易于操作,水分保持情况较好,因此选择纸上发芽床为最佳发芽床(表4-19)。

表4-19 不同发芽床冬凌草种子发芽率的比较

发芽床	始发芽时间	平均发芽率 /%	标准差	变异系数 /%	差异显著性
纸间发芽床	第1天	85.33	2.516 6	2.949 2	a
沙床	第2天	86.33	3.785 9	4.385 3	a
海绵床	第1天	85.33	1.154 7	1.353 2	a
纸上发芽床	第1天	93	1.000 0	1.075 2	a

注:同一列中含有不同小写字母者为差异显著($\alpha = 0.05$)。

5. 发芽的首末次计数时间 冬凌草种子在第1天时已经开始发芽,到第2天3份样品的发芽率都达到了30%以上,可作为冬凌草种子首次发芽计数时间;在第5天发芽率达到最高,以后随发芽时间延长,发芽率不再发生较大变化(图4-10)。因此建议以第7天作为发芽末次计数时间。

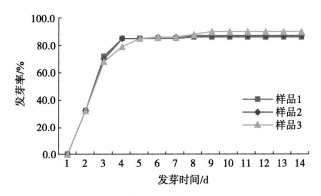

图4-10 冬凌草种子发芽首末次计数时间

(五)生活力测定

1. 红墨水染色法 冬凌草种子用红墨水染色不易着色,且染色不均匀,呈斑块状,规律性不明显,对于子叶和胚分部染色面积大小和部位反应不够清晰,不能反映种子的真实生活力(图4-11)。因此,不使用此法作为冬凌草种子生活力的测定。

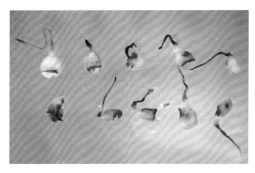

图4-11 冬凌草种子红墨水染色情况

2. BTB 法　由于活种子的呼吸作用,释放出二氧化碳改变种子周围凝胶 pH,从而产生黄色晕圈。由于 BTB 琼脂凝胶在空气中容易氧化成黄绿色,该颜色影响对有生活力种子的正常判断,不利于观察统计染色情况(图 4-12、图 4-13)。因此,不选用此法测定冬凌草种子的生活力。

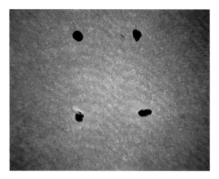
图 4-12　冬凌草种子 BTB 法染色局部情况

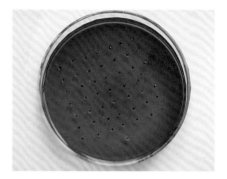
图 4-13　冬凌草种子 BTB 法染色整体情况

3. TTC 法

(1) TTC 溶液浓度和时间:随着染色时间延长和染色液浓度的增大,染色效果越好,但是实际观察中浓度越大,染色越深,颜色过深不利于观察判别且浓度越高毒性越大。0.5% TTC 溶液染色 4h 效果最好,因此采用 0.5% TTC 溶液染色 4h 作为冬凌草种子生活力测定的方法(表 4-20)。

表 4-20　不同染色时间和染色液浓度对冬凌草种子染色的影响 /%

染色情况	0.1% TTC				0.3% TTC				0.5% TTC				1.0% TTC			
	1h	2h	3h	4h	1h	2h	3h	4h	1h	2h	3h	4h	1h	2h	3h	4h
完全染色	64	64	80	86	70	80	84	88	73	85	88	94	75	86	96	91
部分染色	16	22	3	4	26	16	11	10	23	15	12	4	22	13	3	2
完全不染色	8	13	17	10	4	4	5	2	4	0	0	2	3	1	1	0

(2) 鉴定标准

1) 有生活力种子(图 4-14):胚和子叶全部均匀染色;子叶远胚根≤1/3 不染色,其余部分完全染色;子叶侧边总面积≤1/3 不染色,其余部分完全染色。

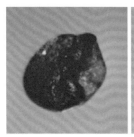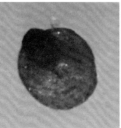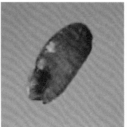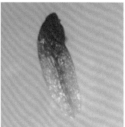

图 4-14　冬凌草有活力的种子

2）无生活力种子（图 4-15）：胚和子叶完全不染色；子叶近胚根处不染色；胚根不染色；胚和子叶染色不均匀，其上有斑点状不染色；子叶不染色面积占总面积的 1/2；胚所染颜色异常，且组织软腐。

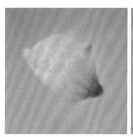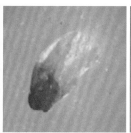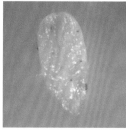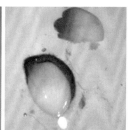

图 4-15　冬凌草无有活力的种子

石香薷

石香薷为唇形科石荠苧属石香薷 *Mosla chinensis* Maxim. 的干燥全草，具有发汗解表、和中利湿等功效，用于感冒，中暑呕恶，腹痛泄泻，跌打瘀痛，湿疹，疖肿。产于山东，江苏，浙江，安徽，江西，湖南，湖北，贵州，四川，广西，广东，福建及台湾等省区。

石香薷喜欢生长在温暖湿润、阳光充足、雨量充沛的环境，野生石香薷生于荒地、路边、田边和山坡草丛中。用种子繁殖。选无病害的健壮植株保留到 9 月下旬至 10 月上旬，待种子完全成熟时收获。选晴天早晨，带着露水收获，种子不易掉落。将拔出的植株切去根部，运回放置在水泥晒场或晒垫上晒至八成干时，用小棒拷打穗部使种子脱落，扬净杂质，晒干，置通风干燥处。春播以 3 月下旬至 4 月上中旬为宜，夏播可在 6 月份进行。以条播为好，按行距 20～25cm，开浅沟深 2cm，播种时将种子与草木灰拌匀，均匀播于沟内，播后稍加压紧，使种子与泥土紧贴。播种后用土筛筛过的细土拌草木灰或火土灰覆盖，约 1cm 厚。经 1～2 周时间，种子便可出芽。

（一）真实性鉴定

石香薷种子外部形态特征：小坚果近球形，长径 0.8～1.4mm，短径 0.6～1.0mm，灰黑色或灰褐色，解剖镜下常见深雕纹，无毛，雕纹内有白色晶体（图 4-16）。

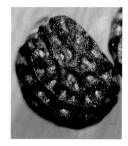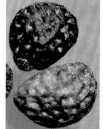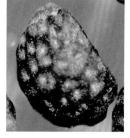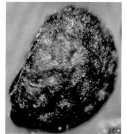

图 4-16　石香薷种子形态图

（二）水分测定

高恒温烘干条件下,水分测定值随烘干时间延长而增大(图4-17)。石香薷种子在最初的2h内迅速失去水分,随后失水缓慢;烘干4h、5h时,测得种子的含水量趋于稳定,故选择适宜烘干时间为4h。因此,高恒温烘干4h即可测定石香薷种子水分。

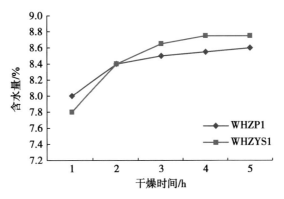

图4-17　不同高温烘干时间石香薷种子含水量

（三）重量测定

用百粒法测定石香薷种子重量,重复间变异系数<4.0%,结果可靠,可用于测定石香薷种子千粒重(表4-21)。

表4-21　百粒法测石香薷种子千粒重

样本	平均值/g	标准差	变异系数/%	千粒重/g
WHZP1（百粒法）	0.052 7	0.014 32	2.7	0.527

注:表中一次测定是指应用百粒法测定种子千粒重1次,即每次数取种子100粒,重复数取8次并称重。

（四）发芽试验

1. 筛选石香薷种子方法　石香薷有瘪粒种子,但从外观难以区分,取"WHZP1"种子,分别考察离心法和水分离法筛选出的实粒种子发芽率,见图4-18,水分离实粒效率略低但发芽率较高,因此选择水分离法筛选石香薷实粒。

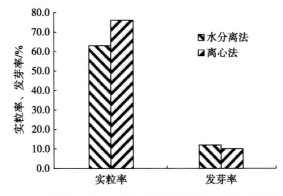

图4-18　水分离法、离心法筛选石香薷种子实粒率和发芽率比较

2. 发芽前处理　石香薷种子在发芽前经不同处理后发芽率存在显著性差异(图4-19)。因此对石香薷种子发芽前处理是有必要的,低温处理对石香薷种子发芽最有利。

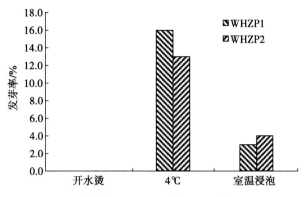

图 4-19　发芽前处理对石香薷种子发芽率的影响

3. 发芽床　石香薷种子在纸床、沙床、土壤与褶纸、蛭石和海绵上发芽率差异显著(表4-22)。纸床、沙床、土壤更适宜石香薷种子发芽,考虑到方便操作,选择纸床作为石香薷的最适发芽床。

表 4-22　不同发芽床石香薷种子发芽比较

发芽床	始发芽所需天数 /d	平均发芽率 /%	标准差	变异系数 /%	差异显著性
纸床	6	34.0	2.00	5.88	a
褶纸	6	12.0	2.00	16.67	b
沙床	6	26.7	4.16	31.22	a
蛭石	8	14.0	2.00	28.57	b
土壤	7	22.0	4.00	36.36	a
海绵	7	7.3	1.15	31.49	c

注:同一列中含有不同小写字母者为差异显著($\alpha=0.05$)。

4. 发芽温度　石香薷种子在 4 个不同的温度处理下发芽率差异较大,见图4-20。30℃石香薷几乎不发芽,20℃发芽率达到最高 20%,第 5 天开始发芽,发芽率高且整齐,因此选择 20℃作为石香薷发芽的最适宜温度。

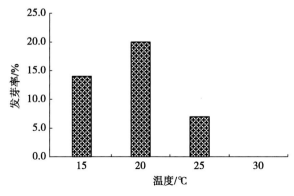

图 4-20　不同发芽温度对石香薷种子发芽的影响

5. 发芽首次和末次计数时间　取 WHZP2、WHYS2、RJ3 3 份净种子,自来无菌水 4℃浸泡 24h。将浸泡后的种子用无菌水洗涤 2 次,于 9cm 培养皿滤纸上,每皿 50 粒,4 次重复,20℃恒温,8h 光照、16h 黑暗培养。每日查看并记录种子发芽情况,保持皿内充足水分,随时挑去腐烂死种子。

试验结果表明,石香薷种子在第 6 天时才有少量发芽数,到第 9 天后,3 份样本的发芽率都达到了 10% 以上,可作为石香薷发芽的初次计数时间;在第 21 天时,发芽率达到最高,以后随发芽时间延长,发芽率不再发生较大的变化(图 4-21)。因此建议第 21 天作为石香薷种子发芽末次计数时间。

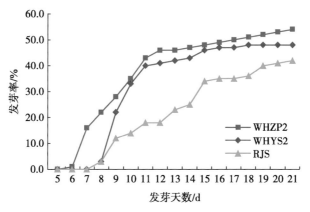

图 4-21　石香薷种子发芽率随发芽时间的变化

6. 正常幼苗和不正常幼苗评定标准

(1)正常幼苗:幼苗具有初生根,乳白色的茎和 2 片完整的嫩绿小叶,并且生长良好、完全、匀称和健康(图 4-22)。

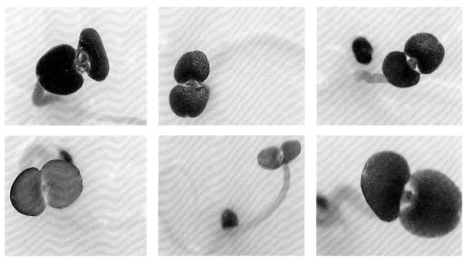

图 4-22　石香薷正常幼苗

（2）不正常幼苗

1）腐烂幼苗：由初生感染引起的幼苗主要构造（茎和叶）的发病和腐烂，以致妨碍其正常生长者。

2）畸形或不匀称的幼苗：幼苗生长细弱，或存在生理障碍（白化或黄化苗），或其主要构造畸形或不匀称者（图4-23）。

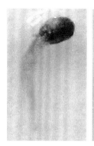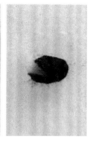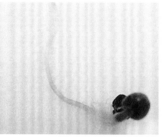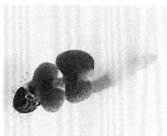

图 4-23　石香薷不正常幼苗

（五）生活力测定

1. 种子前处理　石香薷种子属小坚果，常温下用水浸泡 72h 后外种皮依然坚硬，因此采取浓硫酸处理法处理石香薷种子 20～120min，根据外种皮的软化程度和解剖难易程度来确定最适的预湿方法与时间。

长径＞1.3mm 的石香薷种子，用浓硫酸处理 1～1.5h 适宜（图4-24）；＜1h 时种子坚硬而难以剥离外种皮，而浓硫酸处理 2h 则石香薷种子处理过度，种子有些腐软，难以染色。

长径＜1.3mm 的石香薷种子，用浓硫酸处理 30～40min 适宜。

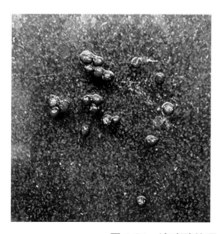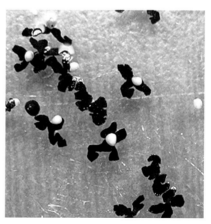

图 4-24　浓硫酸处理石香薷种子前后比较

2. 暴露种子组织的方法　取 2 份适量净种子。浓硫酸预处理后，用水洗涤 3 次，在自来水中浸泡 1～2h，分别进行以下处理：①完整剥去内种皮，取出完整的胚；②只剥去外种皮。处理后放入 0.7% TTC 溶液，于 37℃黑暗条件下染色，根据染色情况和操作难易程度来确定最适方法。

结果,完整剥去种皮的染色效果不佳,可能与在操作过程中造成对胚的伤害有关。而带着内种皮染色效果明显,且在观察染色结果时将内种皮剥离,可以看到 TTC 染色到胚上而非种皮上。因此最终采取带内种皮染色方法进行。

3. TTC 溶液的浓度和染色时间 石香薷种子在不同浓度的 TTC 溶液中染色率不同。在 0.1% TTC,0.3% TTC,0.5% TTC 溶液中种子略显红色;在 0.7% TTC 溶液中染成有光泽的红色,在 1.0% TTC 溶液中为深红色。用浓度为 0.7% 的 TTC 溶液染色,能够得到染色均匀、深浅适宜的种子,6h 染色已经充分。故石香薷种子生活力测定方法为 0.7% TTC 溶液染色 6h 最为适宜(表 4-23,表 4-24)。

表 4-23 不同 TTC 溶液浓度石香薷种子染色效果比较

浓度 /%	生活力平均值 /%	差异显著性	
		$\alpha = 0.05$	$\alpha = 0.01$
1.0	90.0	a	A
0.7	90.0	a	A
0.5	75.0	b	A
0.3	65.0	b	A
0.1	11.7	c	B

注:同一列中含有不同小写字母者为差异显著($\alpha=0.05$),同一列中含有不同大写字母者为差异极显著($\alpha=0.01$)。

表 4-24 0.7% TTC 浓度不同染色时间石香薷种子染色结果比较

时间 /h	生活力平均值 /%	差异显著性	
		$\alpha = 0.05$	$\alpha = 0.01$
7	90.0	a	A
6	90.0	a	A
5	70.0	b	A
4	60.0	c	B
3	50.0	d	C

注:同一列中含有不同小写字母者为差异显著($\alpha=0.05$),同一列中含有不同大写字母者为差异极显著($\alpha=0.01$)。

4. TTC 染色鉴定标准的建立

(1) 有生活力种子:符合下列任意一条的为有生活力种子(图 4-25)。

1)胚全部染成有光泽的鲜红色。

2)子叶远胚根端染色面积≥30% 染色。

(2) 无生活力种子:符合下列任意一条的为无生活力种子(图 4-26)。

1)胚完全不着色。

2)子叶远胚根端染色面积≤30% 着色。

图 4-25　石香薷有生活力种子染色

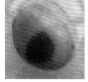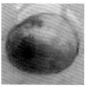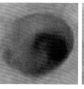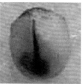

图 4-26　石香薷无生活力种子染色

鸡骨草

　　鸡骨草为豆科植物广州相思子 *Abrus cantoniensis* Hance 的干燥全株。主要分布于湖南、广东和广西的疏林、灌丛或山坡上，海拔约 200m。具有清热利湿，疏肝止痛功效，用于急慢性肝炎及乳腺炎。鸡骨草为广西地产大宗药材鸡骨草的主要原植物，是广西著名中成药"鸡骨草丸"系列产品的主要原料。目前，鸡骨草野生资源日趋枯竭，生产上多采用人工栽培。据调查，广西常年栽培面积达 7 000 多亩，年产量 3 000 吨，产业链总产值 3 亿元，是一个重要的桂药、南药品种。

　　鸡骨草喜温暖、潮湿、怕寒冷，耐旱，忌涝。以疏松、肥沃的壤土、砂质壤土、轻黏土、pH 5～6.5 的环境为适宜。主要采用育苗移栽法繁殖，也可以用直播及分根繁殖。种子采用摩擦法和热水浸种法处理，以提高发芽率。2—5 月播种，点播或撒播。点播株行距 2cm×3cm，播后盖 1cm 厚的沙土或火灰，喷水保温，并盖稻草 1 层。

（一）真实性鉴定

　　鸡骨草种子的外观形态特征是该植物最稳定的性状之一。通过种子形态、大小、颜色等表面特征能够快速检验种子的真实性（表 4-25，图 4-27）。

表 4-25　鸡骨草和毛鸡骨草种子形态特征

种名	学名	种子形态特征
鸡骨草	*Abrus cantoniensis*	卵状椭圆形或矩圆形，扁平，棕色、黑色或棕褐色，长 2.8～5.2mm，宽 2.0～3.6mm，厚 1.3～2.3mm。表面光亮，偶有棕黑相间的花斑，种脐凹陷，线形，种阜呈冠状，长圆形，蜡黄色或浅褐色。子叶肥大，黄绿色或白色，胚根短小
毛鸡骨草	*A. mollis*	卵形或矩圆形，扁平，暗褐色、棕色或黑色，长 3.5～6mm，宽 2.3～4.5mm，厚 1.2～2.8mm。表面光亮，常有棕黑相间的花斑，种脐凹陷，线形，种阜小，环状。子叶肥大，黄绿色或白色，胚根较鸡骨草种子的为长

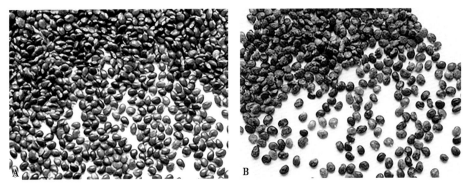

图 4-27 鸡骨草(A)和毛鸡骨草(B)的种子形态图

(二)水分测定

从表 4-26 可看出,在整粒烘干的试验过程中,样品不断失去水分,并无一个较稳定的失去束缚水的过程可循;而粗磨样品在试验过程中,先有一个快速的失水期,然后到一个较长时间较缓慢失水的时期,后来又有一个比较显著失水的时期(表 4-27),

表 4-26 不同烘干时间鸡骨草整粒种子含水量变化

高恒温烘干法		低恒温烘干法	
烘干时间 /h	含水量 /%	烘干时间 /h	含水量 /%
1	10.583e	4	10.706e
2	11.936d	5	11.244d
3	12.431c	6	11.428c
4	12.895b	7	11.816b
5	13.024b	8	11.817b
6	13.359a	9	12.098a

注:表内水分测定结果为 4 个重复的平均值,同一列中含有不同小写字母者为差异显著($\alpha = 0.05$)。

表 4-27 不同烘干时间鸡骨草粗磨种子含水量变化

高恒温烘干法		低恒温烘干法	
烘干时间 /h	含水量 /%	烘干时间 /h	含水量 /%
0.5	11.316d	3	11.642e
1.0	11.906c	4	11.824d
1.5	12.055bc	5	11.906cd
2.0	12.096bc	6	12.147ab
2.5	12.236b	7	12.154ab
3.0	12.279b	8	12.024bc
3.5	12.404a	9	12.163ab
4.0	12.410a	10	12.168ab
4.5	12.470a	11	12.259a
5.0	12.479a	12	12.204a

注:表内水分测定结果为 4 个重复的平均值,同一列中含有不同小写字母者为差异显著($\alpha = 0.05$)。

可以将这个快速失水期看作失去自由水,缓慢期看作失去束缚水,而其后的较快失水期为失去化合水,从烘干时间上与《GB/T 3543.6—1995 农作物种子检验规程　水分测定》规定的时间较吻合。因此,以快速、简便为原则,通过对高、低恒温烘干法的结果比较,将鸡骨草种子不需预先烘干水分测定的技术规定为,种子粗磨,温度 130～133℃,样品 4～5g,干燥 2h。

(三)重量测定

采用百粒法、千粒法和全量法对鸡骨草 4 个试样进行分析(表 4-28～表 4-31)。百粒法中,其变异系数均 <4%,千粒法的误差不超过 5%,而且百粒法、千粒法、全量法所得的结果在 5% 和 1% 的显著水平上没有差异,说明对于鸡骨草的重量测定,百粒法、千粒法和全量法均适用。在实际操作中,百粒法为国际上通用,千粒法为我国常用方法,全量法也是国际上规定的方法,为与国际接轨,从标准化的角度出发,选择百粒法作为鸡骨草重量测定方法。

表 4-28　鸡骨草种子千粒重百粒法测定结果

| 试样 | 千粒重 /g | | | | | | | | 平均值 /g | 变异系数 /% |
	I	II	III	IV	V	VI	VII	VIII		
1	1.553	1.578	1.626	1.615	1.562	1.606	1.620	1.612	1.596	<4
2	1.580	1.626	1.603	1.590	1.553	1.641	1.636	1.599	1.603	<4
3	1.550	1.583	1.615	1.622	1.617	1.594	1.604	1.588	1.597	<4
4	1.541	1.587	1.629	1.630	1.612	1.567	1.585	1.624	1.597	<4

表 4-29　鸡骨草种子千粒重千粒法测定结果

重复	I	II	III	IV
千粒重 /g	15.73	16.22	16.34	15.98
平均值 /g	16.068			
重复误差	<5%			

表 4-30　鸡骨草种子千粒重全量法测定结果

试样重 /g	粒数 / 粒	千粒重 /g	重复误差
78.10	5 006	15.60	<5%
62.25	3 892	15.99	<5%

表 4-31　不同方法测定鸡骨草种子千粒重差异性分析

| 测定方法 | 千粒重 /g | | | | 平均值 |
	I	II	III	IV	
百粒法	15.96	16.03	15.97	15.97	15.98aA
千粒法	15.73	16.22	16.34	15.98	16.07aA
全量法	15.60	15.99	15.60	15.99	15.80aA

注:同一列中含有不同小写字母者为差异显著($\alpha=0.05$),同一列中含有不同大写字母者为差异极显著($\alpha=0.01$)。

（四）发芽试验

1. 破除种子硬实的方法　浓硫酸不同处理时间对鸡骨草种皮的腐蚀效果不同，3～7min 处理不彻底，种子发芽不整齐，发芽结束时硬实种子仍较多。10min 以上过度腐蚀，不正常幼苗明显增多（表 4-32）。精白机打磨是有效破除硬实的方法。但随着打磨时间的增加，鸡骨草种子受热损伤、机械损伤（磨破种皮，尤其对胚根处的磨损），使不正常幼苗明显增多。综合发芽结束时的硬实率、不正常幼苗率、发芽率，以打磨 2min 的效果为好。各破除硬实的方法对种子的发芽均有明显促进作用（表 4-33）。从破除硬实的均匀性及室内检验操作的方便性看，以浓硫酸处理 8～9min 及精白机打磨 2min 的破除硬实效果最好（表 4-34）。

表 4-32　浓硫酸处理时间对鸡骨草种子发芽的影响

处理时间 /min	硬实率 /%	发芽势 /%	发芽率 /%
3	14	44e	64c
5	10	54d	67c
7	7	59c	73bc
9	2	86a	88a
11	1	68b	81ab
对照	74	9f	21d

注：硬实指在试验结束时，不吸涨种皮仍保持坚硬的种子；表内数据为 4 个重复的平均值。同一列中含有不同小写字母者为差异显著（$\alpha = 0.05$）。

表 4-33　精白机打磨时间对鸡骨草种子发芽的影响

处理时间 /min	硬实率 /%	不正常幼苗率 /%	发芽率 /%
0.5	27	3c	50b
1.0	10	5c	81a
1.5	6	4c	85a
2.0	2	6c	86a
2.5	1	12b	84a
3.0	0	15ab	81a
3.5	0	16a	82a
对照	74	3c	21c

注：表内数据为 4 个重复的平均值。同一列中含有不同小写字母者为差异显著（$\alpha = 0.05$）。

表 4-34　硬实破除方法对鸡骨草种子发芽的作用

处理方法	硬实率 /%	发芽势 /%	发芽率 /%
沙子摩擦	10	54b	76b
砂纸打磨	13	59b	74b
热水浸种	15	41c	72b
浓硫酸腐蚀 8～9min	2	86a	88a
精白机打磨 2min	2	84a	86a
对照	74	9d	21c

注：表内数据为 4 个重复的平均值。同一列中含有不同小写字母者为差异显著（$\alpha = 0.05$）。

2. 发芽温度　15℃和40℃两个温度因过低和过高，均严重影响鸡骨草种子的萌发，尤其是40℃，在此温度下几乎无正常发芽的种子。20℃、25℃、30℃、35℃时种子发芽率较一致，但20℃时发芽势较低，整个试验持续时间较长，为13d；35℃时幼苗发育整齐，但温度较高，胚根发育受阻滞，幼苗不正常（表4-35）。

表4-35　发芽温度对鸡骨草种子发芽的影响

发芽温度 /℃	露白时间 /h	发芽势 /%	发芽率 /%	统计发芽率时间 /d	硬实 /%
15	180	0d	21b	30	0
20	48	78b	90a	13	0
25	30	85a	89a	11	2
30	20	86a	91a	9	1
35	14	88a	88a	7	0
40	30	10c	10c	5	0

注：露白时间指胚根突破种皮的时间；发芽势和发芽率为4个重复的平均值。同一列中含有不同小写字母者为差异显著（$\alpha = 0.05$）。

3. 发芽床　纸上：在发芽盒内垫上2层充分吸湿的发芽纸，将预处理的种子均匀置床，培养；纸间：将2层充分吸湿的发芽纸垫在发芽盒内，将预处理的种子均匀置床，另外用一层发芽纸松松地盖在种子上，培养；沙上：将拌好的湿沙在发芽盒内铺20mm厚，将种子均匀压入沙的表层，培养；沙中：将拌好的湿沙在发芽盒内铺20mm厚，种子均匀置床，然后加盖一层10mm厚的松散湿沙，培养。由表4-36可知，纸上、纸间、沙上的发芽率显著高于沙中。从便于观察计数方面看，纸上最佳；从操作的简便性方面看，纸床比沙床方便（表4-36）。

表4-36　发芽床对鸡骨草种子发芽的影响

发芽床	初次计数时间 /d	末次计数时间 /d	发芽率 /%
纸上	5	9	91a
纸间	5	10	88ab
沙上	5	10	86b
沙中	6	10	67c

注：发芽率为4个重复的平均值，同一列中含有不同小写字母者为差异显著（$\alpha = 0.05$）。

4. 光照对发芽的影响　鸡骨草种子对光反应不敏感。黑暗发芽的幼苗黄、纤弱，生长较慢；在实验室内检验时，不同季节自然光照不一，会或多或少地影响发芽的结果。从标准化的角度出发，每天给予固定光照的条件更适合，而且还便于鉴定白化或黄化畸形苗（表4-37）。

5. 种子发芽试验持续时间　预处理后置床培养的鸡骨草种子，在25℃和30℃的培养温度时，从开始培养到种子萌发、幼苗长成可计数的正常幼苗通常为5d。结合逐日发芽粒数（表4-38），可将末次计数时间定为置床培养后第10天。对于太小幼苗，难以鉴定的，可延长发芽时间5d。

表 4-37 光照条件对鸡骨草种子发芽的影响

光照条件	末次计数时间 /d	发芽率 /%
光照	10	86a
黑暗	10	86a
自然光	10	84a

注：发芽率为 4 个重复的平均值。同一列中含有不同小写字母者为差异显著（$\alpha = 0.05$）。

表 4-38 鸡骨草种子发芽数变化统计表

温度 /℃	逐日发芽粒数（以露白计）/粒									
	1d	2d	3d	4d	5d	6d	7d	8d	9d	10d
25	0	56	14	8	7	1	1	2	0	0
30	8	62	7	6	3	3	2	0	0	0

注：表内数据为 4 个重复的平均值。

6. 幼苗鉴定　根据鸡骨草幼苗的根系、中轴、子叶等构造是否有缺陷，对其幼苗进行鉴定。

（1）正常幼苗

1）完整幼苗：根系发育良好，初生根长而细，通常在发育初期长满大量白色根毛，在规定的试验时间内产生次生根。子叶出土型发芽，同时具有伸长的上胚轴和下胚轴，在计数时已变绿色或带紫红色。子叶 2 片，在计数时未或稍微萎缩。初生叶 2 片，单叶，广州相思子的初生叶互生通常绿色或黄绿色。具有一个完整顶芽，其发育程度因所计数时间的不同有或无复叶。

2）带有轻微缺陷的幼苗：初生根局部损伤，或生长稍迟缓。初生根有缺陷，生长迟缓或停滞，但有足够发育良好的次生根。下胚轴、上胚轴局部损伤，但不影响幼苗的发育。子叶局部损伤，但子叶组织总面积的 50% 或 50% 以上仍保持着正常的功能（采用 50% 规则），并且幼苗顶端或其周围组织没有明显的损伤或腐烂。初生叶局部损伤，但其组织总面积的 50% 或 50% 以上仍保持着正常的功能（采用 50% 规则）。

3）次生感染的幼苗：幼苗已发育，但严重腐烂，经观察不是由于种子本身感染引起，而是由真菌或细菌侵害而引起的，并能确定所有主要构造仍保留（图 4-28A）。

（2）不正常幼苗：幼苗带有下列缺陷的一种或其组合列为不正常幼苗（图 4-28B）。

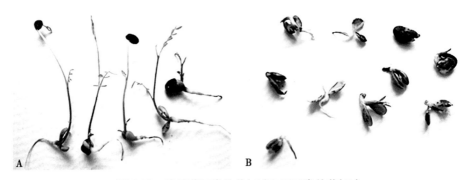

图 4-28 鸡骨草正常幼苗（A）和不正常幼苗（B）

1）初生根：残缺，短粗，停滞，缺失，破裂，纤细，卷缩在种皮内，负向地性生长，水肿状，由初生感染所引起的腐烂。

2）下胚轴、上胚轴由初生感染所引起的腐烂。

3）子叶：畸形，破裂或其他损伤，缺失，由初生感染所引起的腐烂。

（五）生活力测定

1. 种子预湿　各预湿方法达到充分吸涨的最小时间结果表明，纸上和纸间种子吸涨的时间没有差异，但水中浸渍比缓慢预湿提前很多，并且未出现组织破裂损伤的情况，同时为与其他试验对照，故在 TTC 染色中选择水中浸渍（W）30℃作为预湿方式（表 4-39）。

表 4-39　不同预湿方法及预湿温度下鸡骨草种子吸涨时间 /h

发芽床	预湿温度 /℃				种子状况
	20	25	30	35	
湿润纸上	24	10	10	8	充分吸涨的种子，种皮软化，很容易将种皮与胚剥离，也易将种子切开
湿润纸间	24	10	10	8	
水中浸渍	7	6	5	4	

2. 染色前处理　染色前的不同处理结果如表 4-40 所示。种皮妨碍染色液的吸收，不论是整粒或部分切去种子，其染色时间长，染色不完全；而剥皮的胚染色快，染色均匀，便于观察。因此，染色前的处理为将预湿好的种子进行剥皮。

表 4-40　鸡骨草种子染色前处理结果

处理方式	染色结果
整粒种子	10h：个别粒根尖或子叶边缘有染色反应； 14h：染色加深，个别有生活力粒呈橙红至鲜红色； 18h：较多有生活力粒呈橙红至鲜红色，但局部染色粒较模糊，全染粒占 14%，染色粒占 40%； 22h：染色较透，染色粒较 18h 有较大幅度增加，全染粒占 34%，染色粒占 65%； 24h：有染色呈暗红的粒，全染粒占 35%，染色粒占 88%
横切	3h：有生活力的种子子叶切面可见有染色反应，呈淡红色； 24h：有生活力的种子在切口处呈鲜至暗红色，但剥开种皮观察发现种子染色不均匀，切口远端染色、未染色或染色浅
剥皮	1h：可观察到染色反应，胚根或子叶边缘先染色； 2h：染色加深，但多粒有活性的颜色仍呈淡红，未达到鲜红； 3h：可见较多有活力粒颜色染得鲜红，但仍有较多粒呈淡红状态，且局部染色粒仍较多呈不清晰状态，不好下鉴定结论； 4h：可见有生活力粒染色清晰，鲜红；全染粒占 14%，染色粒占 30%； 5h：可见有生活力粒染色清晰，鲜红，局部染色粒染色状态也较稳定；全染粒占 14%，染色粒占 37%； 6h：可见部分有生活力粒染色过红变暗；全染粒占 17%，染色粒占 44%

注：全染粒指整粒种子全染成可鉴定的红色。

3. 染色 不同染色液浓度、染色温度及染色时间的染色结果见表 4-41，染色结果与发芽试验结果见表 4-42。0.1% TTC 溶液浓度低，染色效果差；1.5% 的浓度过高，易出现过度染色。1.0%～1.5% TTC 溶液 30℃染色 4～6h、0.5%～1.0% TTC 溶液 35℃染色 4h、1.0% TTC 溶液 40℃染色 2h 均有较好的染色效果。染色时，有生活力粒染成有光泽的鲜红色，染色均匀，局部染色粒染色清晰，便于观察鉴定。根据表 4-42 可以看出，1.0% TTC 溶液 30℃染色 5～6h 的处理与种子发芽试验结果的差异最小，从染色效果、染色时间、材料节省及环境保护（TTC 有毒）的角度出发，TTC 染色选择 1.0% TTC 溶液 30℃染色 5～6h 较为适宜。

表 4-41 鸡骨草种子染色试验结果

染色液浓度	染色温度		
	30℃	35℃	40℃
0.1%	着色不均匀，试验结束时的全染粒一半鲜红一半淡红的现象较多	全染粒染色较好，但局部染色粒不清晰	染色 2h 的全染粒染色较清晰、均匀，但局部染色粒不清晰
0.5%	全染粒着色较好，但局部染色粒染色不够清晰，难以鉴定	染色 4h 的染色清晰、均匀，可鉴定	染色 2h 的全染粒染色较清晰、均匀，但局部染色粒不清晰
1.0%	染色 5～6h 的染色清晰、均匀，可鉴定	染色 4h 的染色清晰、均匀，可鉴定	染色 2h 的染色较清晰、均匀，可鉴定
1.5%	染色 4～5h 的染色清晰、均匀，可鉴定	全染粒染色较好，但局部染色粒不清晰	染色 2h 的全染粒染色较清晰、均匀，但局部染色粒不清晰

表 4-42 鸡骨草种子染色率与发芽率对比分析

种名	染色方法	全染率 /%	发芽率 /%	显著性水平（$\alpha = 0.05$）
鸡骨草	30℃、1.0%	16	17	b
	35℃、0.5%	30	—	a
	35℃、1.0%	33	—	a

注：表内差异性分析是全染率与种子在 30℃下的发芽率对比分析的结果。同一列中含有不同小写字母者为差异显著（$\alpha = 0.05$）。

4. TTC 溶液染色与离体胚发芽试验对比 鸡骨草 TTC 溶液染色与离体胚发芽结果比较见表 4-43。离体胚发芽试验中，可以看到：完整的胚若是发芽，长成的幼苗也是完整的。有些完整胚即使是新鲜的，但也不能发芽。个别有破损的种子不能发芽，相应的在活力染色中，这部分种子不着色或部分不着色。从表 4-43 的发芽情况和 TTC 溶液染色情况比较，有生活力种子的胚全部染色，局部染色和不染色的为无生活力种子。

表 4-43　鸡骨草种子 TTC 溶液染色与离体胚发芽试验结果

离体胚发芽试验			TTC 溶液染色	
胚形态	发芽率 /%	未发芽率 /%	种子染色情况	染色率 /%
完整且新鲜	17	48	完全染色	16
仅胚根破损	0	3	仅子叶不染色	7
子叶远胚根处或侧边 <1/3 破损	0	0	仅胚根不染色	7
子叶远胚根处或侧边 ≥1/3 破损	0	0	子叶远胚根处或侧边 <1/3 不染色	9
胚根及部分子叶破损	0	1	胚根及部分子叶不染色	16
组织腐烂	0	31	完全不染色	45

注：表内数据为 4 个重复的平均值。

青蒿

青蒿为菊科植物黄花蒿 *Artemisia annua* L. 的干燥地上部分。清透虚热，凉血除蒸，解暑，截疟。用于暑邪发热，阴虚发热，夜热早凉，骨蒸劳热，疟疾寒热，湿热黄疸。主产重庆酉阳、吉林、辽宁、河北（南部）、陕西（南部）、山东、江苏、安徽、浙江、江西、福建、河南、湖北、湖南、广东、广西、四川（东部）、贵州、云南等省区，以及朝鲜、日本、越南（北部）、缅甸、印度（北部）及尼泊尔等地。重庆酉阳享有"世界青蒿之乡"的美誉，是世界上最主要的青蒿生产基地，也是全球青蒿素高含量的富集区，平均青蒿素含量高达 8‰。

青蒿常零星散生于低海拔、湿润的河岸边沙地、山谷、林缘、路旁等，也见于滨海地区。喜湿润、忌干旱，怕渍水，要求光照充足。采用育苗移栽，育苗时间为 3 月初至 3 月下旬。育苗时将 2g 左右的青蒿种子用细泥沙 1.5～2kg 充分拌匀，在整好的苗床上均匀撒播，再平铺地膜，以保温保湿，上盖拱膜，保持土壤湿润，温度控制在 18～25℃，出苗后及时除草和施用清粪水促苗。当植株生长到 10～15cm 时，即可移栽至大田。

（一）真实性鉴定

随机从送验样品中数取 400 粒种子，设 4 次重复，根据种子的形态、大小、颜色等指标与标准种子样品或鉴定图片对照（表 4-44）。

表 4-44　青蒿种子形态特征

指标	描述
形态	种子瘦果，椭圆形，无冠毛。顶端尖，具一小突起花盘，基部钝圆，内含种子 1 枚，胚乳白色，含油分
大小	千粒重为 0.025～0.038g，长约 1mm
颜色	黄棕色，表面略有光泽

（二）水分测定

依据《农作物种子检验规程》中规定，种子水分测定有低恒温烘干法、高恒温烘干法。由于黄花蒿种子十分细小，不需要磨碎，可以直接测定其含水量。本研究主要从烘干时间、烘干温度等方面进行研究，确定含水量测定最佳方法。

测定方法分别为高恒温烘干法、低恒温烘干法，高温测定法分别设置 1h、2h、3h，低温测定法设置 4h、6h、8h。

种子中的水分按其特性可分为自由水、束缚水和化合水。种子烘干时，由于自由水容易蒸发，水分一开始蒸发较快。随着烘干的进行，由于束缚水被种子内胶体牢固束缚不易蒸发出来，蒸发速度逐渐缓慢。因此，测定种子水分必须保证种子中的自由水和束缚水全部除去，同时要尽最大可能减少氧化、分解或其他挥发性物质的损失。《GB/T 3543.6—1995 农作物种子检验规程　水分测定》规定：高恒温法样品烘干的时间是 1h，低恒温烘干法样品烘干的时间是 8h。对属于中小粒种子的青蒿种子是否需磨碎样品，在整粒烘干的试验过程中，样品不断失去水分，并无一个较稳定的失去束缚水的过程可循；而粗磨样品在试验过程中，先有一个快速的失水期，然后到一个较长时间较缓慢失水的时期，后来又有一个比较显著失水的时期，可以将这个快速失水期看作失去自由水，缓慢期看作失去束缚水，而其后较快的失水期为失去化合水，从烘干时间上与《GB/T 3543.6—1995 农作物种子检验规程　水分测定》规定的时间较吻合（表 4-45）。

表 4-45　不同方法青蒿种子含水量测定结果

	烘干时间 /h	含水量 /%		烘干时间 /h	含水量 /%
高恒温烘干法	1	12.321	低恒温烘干法	4	11.456
	2	12.124		6	11.231
	3	12.431		8	12.251

（三）重量测定

青蒿种子用百粒法、千粒法、全量法所得的结果在 5% 和 1% 的显著水平上没有差异，说明对于青蒿种子的重量测定，百粒法、千粒法和全量法均适用（表 4-46）。

在实际操作中，百粒法为国际上通用，千粒法为我国常用方法，全量法也是国际上规定的方法。由于青蒿种子极为细小，重量极轻，从实用角度看选择千粒法作为青蒿种子的重量测定方法比较适宜。

表 4-46　青蒿种子不同测定方法千粒重比较

测定方法	实测千粒重 /g				$\bar{x}$
	1	2	3	4	
百粒法	0.034	0.034	0.031	0.028	0.031aA
千粒法	0.032	0.031	0.033	0.032	0.032aA
全量法	0.029	0.033	0.033	0.032	0.032aA

注：同一列中含有不同小写字母者为差异显著（$\alpha=0.05$），同一列中含有不同大写字母者为差异极显著（$\alpha=0.01$）。

（四）发芽试验

1. 温度对种子发芽的影响　青蒿种子低温萌发效果好，在 15℃以下有着较高的发芽率，20℃以上开始发芽率下降，温度越高，发芽率越低；变温的发芽率与低温发芽率相接近，但发芽时间较短且出苗整齐，能大致整体反映其种子的发芽状况（表 4-47）。因此种子发芽的适宜温度为 15～25℃的变温。

表 4-47　温度对青蒿种子发芽率的影响

发芽温度 /℃	发芽率 /%	露白时间 /d	初次计数时间 /d	末次计数时间 /d
10	81	5	10	17
15	80	5	8	17
20	55	2	5	15
25	33	2	4	14
30	20	2	4	12
35	15	2	8	10
15～25	81	2	5	12
15～30	78	2	5	12

注：露白时间指发现胚根突破种皮的最早时间。

2. 发芽床对种子发芽的影响　试验的几种发芽床均为 ISTA 1996 和《GB/T 3543.4—1995 农作物种子检验规程　发芽试验》推荐使用。试验结果比较，TP、BP、TS 各发芽床的发芽率间无显著性差异，均显著高于 S。从发芽计数时间看，TS 末次计数时间较长。从便于观察计数上看，TP 较 BP 为佳。从幼苗生长上看，BP 的幼苗因受发芽纸的覆盖影响，既不能直立，子叶也不能正常打开，影响对其正常幼苗的判定（表 4-48）。

表 4-48　发芽床对青蒿种子发芽的影响

发芽床	初次计数时间 /d	末次计数时间 /d	发芽率 /%
TP	4	14	73a
BP	5	14	75a
TS	8	21	72a
S	9	21	45b

注：同一列中含有不同小写字母者为差异显著（$\alpha = 0.05$）。

3. 光照对种子发芽的影响　无论光照与否，青蒿均有较高的发芽率（黑暗条件下发芽率略低），但幼苗的表现有较大差异（表 4-49）。全光照发芽的幼苗虽然见绿快，但植株矮小，下胚轴及初生根的长度均明显短于部分光照及自然光的幼苗；黑暗发芽苗黄、纤弱；在实验室内检验时，不同季节自然光照不一，会或多或少地影响发芽的结果。从标准化的角度出发，每天给予固定部分光照的条件更适合，而且还便于鉴定黄化畸形苗。

表 4-49 不同光照条件对青蒿种子发芽的影响

光照条件	末次计数时间 /d	发芽率 /%
全光照	14	78
部分	14	73
黑暗	14	67
自然光	14	69

4. 发芽持续时间 在部分光照条件下正常发芽的青蒿种子,首先为胚根突破种皮(露白),然后下胚轴伸长,同时胚根进一步伸长,并密生白色茸状根毛。下胚轴长到约 0.5cm 时,子叶脱出种皮或部分脱出种皮,下胚轴和子叶渐变绿色,打开。顶芽从打开的子叶间伸出,继续生长,可见 2 片初生叶(单叶),绿色。此时胚根进一步伸长,仍密生或较少白色茸毛,个别幼苗有次生根长出。当顶芽发育伸出子叶的幼苗通常都能发育成正常幼苗,此时应可进行初次计数。以上过程在 15~25℃ 的培养温度时,通常为 4~5d。

预处理后置床培养的青蒿种子,在 25~35℃ 培养时,从开始培养到种子萌发、幼苗长成可计数的正常幼苗通常为 5d。结合逐日发芽粒数,可定末次计数时间为置床培养后第 7 天。对于太小幼苗,难以鉴定的,可延长发芽时间 2d。

5. 幼苗鉴定 根据青蒿幼苗的根系、中轴、子叶等构造是否有缺陷,对其幼苗进行鉴定。

(1)正常幼苗:青蒿的正常幼苗分 3 类。

1)完整幼苗:根系发育良好,初生根长而细,通常在发育初期长满大量白色根毛,在规定的试验时间内产生或不产生次生根。子叶出土型发芽,同时具有伸长的上胚轴和下胚轴,在计数时绿色。子叶 2 片,绿色;初生叶 2 片,单叶,绿色,两面密生白色柔毛,对称。具有一个完整顶芽,其发育程度因所计数时间的不同或大或小。

2)带有轻微缺陷的幼苗:初生根局部损伤,或生长稍迟缓。初生根有缺陷,生长迟缓或停滞,但有足够发育良好的次生根。下胚轴、上胚轴局部损伤,但不影响幼苗的发育。子叶局部损伤,但子叶组织总面积的 50% 或 50% 以上仍保持着正常的功能(采用 50% 规则),并且幼苗顶端或其周围组织没有明显的损伤或腐烂。初生叶局部损伤,但其组织总面积的 50% 或 50% 以上仍保持着正常的功能(采用 50% 规则)。

3)次生感染的幼苗:幼苗已发育,但严重腐烂,经观察不是由于种子本身感染引起,而是由真菌或细菌侵害而引起,并能确定所有主要构造仍保留,这类幼苗应列为正常幼苗。

(2)不正常幼苗:幼苗带有下列缺陷的一种或其组合列为不正常幼苗。

1)初生根表现为残缺,短粗,停滞,缺失,破裂,纤细,卷缩在种皮内,负向地性生长,水肿状,由初生感染所引起的腐烂。

2)下胚轴、上胚轴表现为由初生感染所引起的腐烂,下胚轴缺失。

3)子叶表现为畸形,破裂或其他损伤,由初生感染所引起的腐烂。

（五）生活力测定

依据《农作物种子检验规程》中规定,种子生活力的测定用 TTC 法。

1. 种子预湿处理　取经净度分析过的净种子,置于双层湿润滤纸上,上面再盖一层湿润滤纸,直接浸泡于自来水中,于常温条件下预湿。

每隔 1h 观察并解剖吸涨种子,观察吸涨程度,随时拣出吸涨完全的种子,以确定预湿方法与时间。

2. 染色前的准备　取预湿后的种子,因青蒿种子细小,不剥种皮直接放于不同浓度的 TTC 溶液中染色。

3. 染色时间的确定　对于不剥种皮的染色液浓度,参考《农作物种子检验规程》设 1% 浓度,将经过预湿的种子置于玻璃试管中,每管 100 粒,设 6 个重复,35℃恒温避光染色。

观察:每隔 1h 取出一个处理,自来水冲洗干净,观察并记录其染色情况,选出最佳染色时间。

4. 生活力鉴定标准的建立　将种子发芽试验结果与 TTC 法结果对比,建立 TTC 染色的鉴定标准。

(1)预湿:将经破皮预湿后的种子 400 粒,每皿 100 粒,4 次重复,置于 25℃的光照培养箱中培养,观察记录发芽情况,并完全剥开种皮观察子叶情况。

(2)染色:随机数取预湿后的种子 400 粒,每管 100 粒,4 次重复。浸于 1% TTC 溶液中,于 35℃恒温避光染色,5～6h 后取出观察染色情况。

(3)鉴定:观察发芽试验 TTC 染色情况对比,拟定标准。综合预湿方法和时间、染色前的准备、不同染色液浓度、染色温度及染色时间、染色结果与发芽试验的结果对比、染色图谱的鉴定等试验结果,青蒿种子 TTC 法测定的技术规定见表 4-50。

表 4-50　青蒿种子 TTC 法测定技术规程

预湿方式	预湿时间	染色前处理	溶液浓度 /%	35℃染色时间	有生活力种子允许不染色、较弱或坏死的最大面积
纸床或水中	纸床 14～16h,水中 12～14h	无须准备	1.0	5～6h	胚根顶端≤1/3 不染色,子叶远离胚根处≤2/3 不染色

草珊瑚

草珊瑚为金粟兰科草珊瑚 *Sarcandra glabra*（Thunb.）Nakai 的全草,又名九节茶、肿节风、接骨木等。味辛、苦,性平。有抗菌消炎、清热解毒、祛风除湿、活血止痛、通经接骨等功效,用于治疗各种炎症性疾病、风湿关节痛、疮疡肿毒、跌打损伤。骨折等。

草珊瑚适宜温暖湿润气候,喜阴凉环境,忌强光直射和高温干燥。喜腐殖质层深厚、疏松肥沃、微酸性的砂壤土,忌贫瘠、板结、易积水的黏重土壤。草珊瑚多为须根系。根部萌蘖能力强,常从近地面的根茎处发生分枝,而使植株呈丛生状。种子育苗的植株,定植后第 2 年开始结果,浆果核果状,球形,熟时呈鲜红色。生产上多用扦插繁殖,也可用种子繁殖。

（一）真实性鉴定

1. 种子外观形态 取 4 个不同产地种子作为试验样品。从试验样品中随机选取 400 粒种子,鉴定时须设重复,每个重复 100 粒种子。

根据外果皮和种子的形态特征,观察外果皮颜色、表面特征、种子大小、形状、颜色、光泽、表面构造及气味等,可借助放大镜等进行逐粒观察,并与标准种子样品或鉴定图片和有关资料对照。

草珊瑚种子通常指其浆果状核果连同它包裹的解剖学意义上的种子。其外形呈椭圆形,橙红色至鲜红色,表面光滑,有光泽,果柄脱落处呈黑色,果皮揉碎后有特异香气。种子有种皮、胚、胚乳。种子呈圆形或卵圆形,一端稍尖,一端钝圆,长 2.88～4.52mm,宽 2.42～3.66mm;种皮淡黄色或灰白色,有的呈现黄褐色、褐色或黑色花纹,略粗糙,可刮去,去除花纹后种皮光滑,呈灰白色;种皮薄,贴生于胚乳周围,较坚硬。胚乳半透明,有油性,新鲜种子胚几乎不可见。种子气微,嚼之味清凉,微涩(图 4-29)。

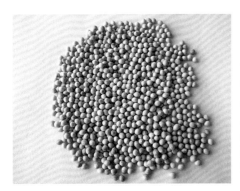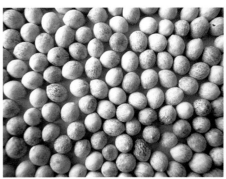

图 4-29 草珊瑚种子形态图

2. 酯酶同工酶鉴定 用垂直板聚丙烯酰胺凝胶电泳法测定种子的酯酶同工酶,根据特征谱带鉴定草珊瑚种子的真实性。

种子取 0.3g、0.8g 和 1g 时,酶带颜色太浅或者太浓,分辨率较低。结果表明,取 0.5g 种子比较适宜。11% 分离胶酶带窄,分辨率高,但有酶带难以分离开,带数比 10% 分离胶的少,故试验选择用 10% 分离胶。

取 0.5g 种子,用 10% 分离胶进行试验,供试的 50 个草珊瑚种子批的酯酶同工酶产生了 14 条酶带,其中最多的在 12 个位点出现酶带,最少的则有 8 个位点。依据酶谱特征,按迁移率从负极到正极可划分为 A、B、C3 个带区,即 A 区(0.17～0.36),B 区(0.46～0.76),C 区(0.80～0.93)。从酶带在个区的分布格局看,A 区和 B 区为快染色区,A 区共出现了 4 条酶带,其中 3 条强带;B 区酶带最多,出现了 6 条酶带,有 2 条强带;C 区为慢染色区,共有 4 条酶带,均为弱带(图 4-30)。

因此,草珊瑚种子酯酶鉴定方法为:取种子 0.5g,加 2ml 样品提取液,离心后提取上清液加入 200μl 50% 甘油、10μl 溴酚蓝制备成样品。用 10% 分离胶和 3% 浓缩胶制胶版，低离子浓度 tris-Gly 电极缓冲液进行电泳，酶带较多，分辨率较好。迁移率 $R_f = 0.36$、$R_f = 0.59$、$R_f = 0.66$ 三条带为草珊瑚种子酯酶特征谱带，带宽染色深，重复性好，容易识别，依据此特征带可以准确鉴定种子的真实性。

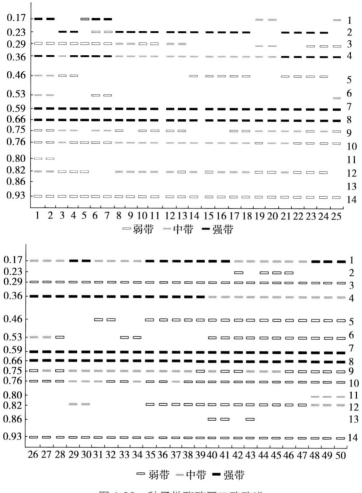

图 4-30　种子批酯酶同工酶酶谱

（二）水分测定

取 2 号、13 号、42 号种子批的新鲜种子作为试验样品。将种子除去外果皮后，洗净晾干，直至种子表面无水分。试验样品准备好之后应立即进行试验，种子在室温下放置不得超过 4h。

1. 低恒温烘干法　先将称量瓶烘干至恒重，并记下重量和盒号，取得试样 2 份，每份 4.5～5.0g，将试样放入预先烘干和称重过的称量瓶内，再称重（精确至 0.001g）。使烘箱预热至 110～115℃，将试验样品放入烘箱内上层，迅速关闭烘箱门，使箱温回到 105℃时开始计时，每隔 2h 取出，冷却 30min 后称重，直至水分变化 <0.05% 时，认为含水量趋于平稳。

低温烘干时种子水分变化比较平稳，8h 后含水量趋于稳定（表 4-51）。

表 4-51　低温烘干草珊瑚种子含水量变化

样品	含水量 /%					
	2h	4h	6h	8h	10h	12h
2 号	30.11	30.45	30.45	30.52	30.58	30.59
13 号	32.09	32.50	32.70	32.75	32.76	32.78
42 号	27.18	27.61	27.61	27.65	27.70	27.71

2. 高恒温烘干法　先将烘箱预热至 145℃，放入样品后，使箱温回到 130℃时开始计时，每隔 30min 取出，冷却 30min 后称重。

高温烘 0.5h 后，种子含水量急速上升，1h 后种子水分明显高于 0.5h 时的种子水分，之后水分变化平缓，3h 后测得的水分就趋于稳定（表 4-52）。

表 4-52　高温烘干草珊瑚种子含水量变化

样品	含水量 /%						
	0.5h	1h	1.5h	2h	2.5h	3h	3.5h
2 号	28.82	33.08	33.61	33.75	33.84	33.85	33.86
13 号	28.52	32.53	32.90	33.06	33.08	33.09	33.10
42 号	24.42	27.33	27.76	27.88	27.92	27.93	27.93

高恒温烘干法测得种子含水量比低恒温烘干法高，时间短，所以水分测定选用高恒温烘干法，即种子在 130℃下烘 3h 测得其含水量。

（三）重量测定

取 27 号、6 号、21 号三个产地种子作为试验样品。先将种子去皮，搓洗除去粘连的果肉，洗净后沥干水分，再用滤纸吸干多余水分，放通风处晾干至表面无水分，种子重量稳定时（同批种子连续重复称重时，差异在 0.001g 内），计算重量。分别用百粒法、五百粒法和千粒法测定种子重量。

1. 百粒法　随机数取 8 个重复，每个重复 100 粒，分别称重（g），记至小数点后 3 位。变异系数不超过 4.0%，则可计算测定的结果。如变异系数超过上述限度，则应再测定 8 个重复，并计算 16 个重复的标准差。凡与平均值之差超过 2 倍标准差的重复略去不计。

2. 五百粒法　从试验样品中随机数取 3 个重复，每个重复 500 粒，分别称重（g），记至小数点后 3 位。两份的差数与平均值之比不应超过 5%，测定值有效。

3. 千粒法　随机取 2 份试样，每份 1 000 粒，放在天平上称重，精确到 0.01g。两份的差数与平均值之比不应超过 5%，不超过 5% 的，则其平均值就是该样品的千粒重；若超过应再分析第 3 份重复，取所有重复重量的平均值作为该样品的千粒重。

用百粒法、五百粒法、千粒法测种子千粒重都符合要求，百粒法结果变异系数小，千粒法比五百粒法误差要小，见表 4-53，表 4-54，表 4-55。

表 4-53　百粒法测定草珊瑚种子千粒重

试验样品	千粒重 /g	标准差	变异系数 /%
27 号	21.27	0.035	1.64
6 号	19.77	0.031	1.59
21 号	25.12	0.059	2.35

表 4-54　五百粒法测定草珊瑚种子千粒重

试验样品	千粒重 /g	重复间差数	差数和平均值之比 /%
27 号	21.62	0.110	1.02
6 号	19.93	0.202	1.14
21 号	25.32	0.186	0.73

表 4-55　千粒法测定草珊瑚种子千粒重

试验样品	千粒重 /g	重复间差数	差数和平均值之比 /%
27 号	21.50	0.039	0.18
6 号	20.05	0.072	0.36
21 号	25.37	0.054	0.21

因此，百粒法种子重量测定变异系数小，可以作为草珊瑚种子千粒重测定方法。

（四）发芽试验

1. 发芽前处理　取种子批 1 号和 9 号经去皮湿沙层积后种子，自来水洗净，再用无菌水冲净，立即进行试验。发芽试验在种子采收后的第 2 年 4 月初进行。赤霉素选用 0.01%、0.02%、0.03% 三个浓度，浸泡时间为 4h、12h、24h，空白对照共计 10 次试验。发芽条件为 25℃，双层滤纸光照培养。过氧化氢溶液浓度为 0.1%、0.2%、0.3%，浸泡时间为 2h、4h，共计 6 次试验，空白对照试验同上。发芽条件为 25℃，双层滤纸光照培养。每培养皿里放置 25 粒种子，4 个培养皿为 1 组，2 组重复。

（1）赤霉素对发芽率的影响：不同浓度的赤霉酸，在相同浸泡时间下，浓度越小，发芽率越高；相同浓度的赤霉酸，浸泡时间越长，其发芽率越低。其中以 0.01%，浸泡 4h 的发芽率最高，为 94.5%；而浓度为 0.03%，浸泡 24h 的发芽率最低，为 25%（表 4-56）。本试验表明，随着赤霉素浓度和浸泡时间的增加，种子发芽反而逐渐被抑制，发芽率降低。

（2）过氧化氢溶液对发芽率的影响：过氧化氢溶液对草珊瑚种子发芽率没有促进作用，相同浸泡时间下，过氧化氢溶液浓度越高，发芽率受到抑制。但用过氧化氢溶液浸泡后，种子腐烂少，第 5 天种子就达到发芽最高峰，发芽势明显提高，种子腐坏现象减少（表 4-57）。

因此，草珊瑚种子的发芽试验方法为：种子沙层积至 3 月下旬或 4 月初。发芽温度为 25℃，发芽床为海绵，第 10 天计算发芽势，发芽周期 15d。

表 4-56　赤霉素处理对草珊瑚种子发芽率的影响

浓度 /%	浸泡时间 /h	1 号样品 /%	9 号样品 /%
0.01	4	94.5	81.50
0.02	4	81.5	48.00
0.03	4	64.5	38.00
0.01	12	57.0	36.00
0.02	12	48.0	31.00
0.03	12	41.5	22.50
0.01	24	37.0	35.00
0.02	24	26.0	25.50
0.03	24	25.0	22.50
0.00	12	91.5	85.00

表 4-57　过氧化氢溶液处理对草珊瑚种子发芽率的影响

浓度 /%	浸泡时间 /h	1 号样品		9 号样品	
		发芽率 /%	发芽势(7d)/%	发芽率 /%	发芽势(7d)/%
0.1	2	91.0	61.5	86.5	56.5
0.2	2	92.5	55.5	87.5	56.0
0.3	2	84.0	48.5	82.0	45.5
0.1	4	83.0	44.0	78.0	43.0
0.2	4	81.5	33.0	74.5	28.0
0.3	4	80.5	34.5	74.5	29.0
0	4	91.5	57.0	85.0	50.0

（3）层积：取 1 号、23 号和 35 号种子批作为试验样品。取湿沙储藏后的种子，洗去沙粒，用无菌水冲洗 3～4 遍。在当年 12 月种子去皮湿沙贮藏后，分别在 2 月 30 日，3 月 10 日，3 月 20 日，3 月 30 日，4 月 5 日从湿沙中随机取 200 粒种子，在 25℃，双层滤纸光照培养下测种子发芽率，一次 100 粒，2 次重复。

从表 4-58 可知，种子发芽率随着试验时间的后移而提高，2 月份种子发芽率不超过 30%，到 3 月末发芽率可达到 70% 以上，4 月上旬种子发芽率大幅提高，接近 90%。

发芽率测定试验时间主要依据草珊瑚种子胚是否完成后熟。发芽试验进行过早，种胚未发育完全，导致发芽周期长，发芽率低。当纵切种子看到种胚呈鱼雷形，此时可进行发芽试验。

2. 发芽床　取种子批 1 号和 9 号的经去皮、湿沙层积过的种子，将种子洗去沙粒，再用无菌水冲洗干净后，立即进行试验。发芽试验在种子采收后的第 2 年 4 月初进行。

发芽床采用双层滤纸、细沙、蛭石、海绵。每个培养皿里放置 25 粒种子，4 个培养皿为 1 组，2 组重复。在 25℃ 条件下光照培养。

表 4-58　层积时间对草珊瑚种子发芽率的影响

试验时间	发芽率 /%			发芽周期 /d
	1 号	23 号	35 号	
2 月 15 日	18.0	14.0	9.5	25
2 月 30 日	25.5	20.5	17.0	20
3 月 10 日	33.5	31.0	35.0	20
3 月 20 日	46.0	42.5	43.0	20
3 月 30 日	75.0	77.0	73.5	20
4 月 05 日	89.0	90.5	93.5	15

试验结果表明，草珊瑚种子在不同介质上的发芽率海绵最高，蛭石最低（表 4-59、表 4-60）。草珊瑚种子呈卵圆形，在滤纸上容易滚动，遇到水后容易聚集在一起，种子带菌腐烂后容易传染并相互感染。海绵发芽床上草珊瑚种子稳定，不会滚动聚集，可以避免相互间感染病菌，而且具有较高的发芽率和发芽势。

表 4-59　不同发芽床草珊瑚种子发芽统计（1 号种子）

发芽介质	平均发芽率 /%	平均发芽势 /%	发芽周期 /d
海绵	95.0	80.5	10
滤纸	92.0	57.0	15
沙（中）	94.0	52.0	15
蛭石（中）	73.0	25.0	15

表 4-60　不同发芽床上草珊瑚种子发芽统计（9 号种子）

发芽床	平均发芽率 /%	平均发芽势 /%	发芽周期 /d
海绵	90.5	76.5	10
滤纸	85.5	48.0	15
沙（中）	87.0	46.5	15
蛭石（中）	75.5	27.0	15

注：发芽势是第 7 天。

3. 发芽温度　取种子批 6 号和 43 号的经去皮湿沙后种子，自来水洗净，再用无菌水冲净，立即进行试验。发芽试验在种子采收后的第 2 年 4 月初进行。将种子分别置于 15℃、20℃、25℃、30℃、35℃条件下，选双层滤纸为发芽床，每个培养皿里放 25 粒种子，4 个培养皿为 1 组，2 组重复。

试验结果表明，草珊瑚种子发芽率随着温度的升高呈现先上升后下降的趋势（表 4-61、表 4-62），这说明在一定温度范围内，温度对发芽速度有着促进作用，当温度过高，发芽率又明显受到抑制。在 35℃时，种子发芽率最低，而且种子很容易腐烂。

表 4-61　不同温度下草珊瑚种子发芽统计（6 号种子）

温度 /℃	始发芽所需天数 /d	平均发芽率 /%	平均发芽势 /%
15	4	56.0	24.5
20	3	96.5	89.0
25	3	95.5	85.5
30	3	85.5	48.0
35	5	11.0	10.5

表 4-62　不同温度草珊瑚种子下发芽统计（43 号种子）

温度 /℃	始发芽所需天数 /d	平均发芽率 /%	平均发芽势 /%
15	3	47.0	22.5
20	3	89.5	82.5
25	2	94.5	84.0
30	3	81.5	46.5
35	5	12.0	12.0

注：发芽周期为 15d，发芽势是第 10 天。

（五）生活力测定

1. TTC 染色法　取经过去皮、湿沙储藏的 6 号种子批作为试验样品。沿种子脊背中央对半纵切，露出胚和胚乳，每个培养皿放 100 个半粒，2 次重复。

为确定最佳测定条件，采用正交试验设计以确定种子浸泡时间、TTC 溶液浓度、染色温度、染色时间的最优条件（表 4-63、表 4-64）。种子胚呈红色或大部分呈红色为有活力种子，白色或染色浅的为无活力种子。

表 4-63　TTC 法试验因素水平

水平	A 浸种时间 /h	B 染色液浓度 /%	C 染色温度 /℃	D 染色时间 /h
1	6	0.1	25	1
2	12	0.2	30	2
3	24	0.5	35	4

表 4-64　TTC 法试验因素正交试验表

	1（A）	2（B）	3（C）	4（D）	平均值 /%
1	1（6）	1（0.1）	1（25）	1（1）	86.0
2	1（6）	2（0.2）	2（30）	2（2）	92.5
3	1（6）	3（0.5）	3（35）	3（4）	94.0
4	2（12）	1（0.1）	2（30）	3（4）	86.5
5	2（12）	2（0.2）	3（35）	1（1）	93.5
6	2（12）	3（0.5）	1（25）	2（2）	94.5

	1（A）	2（B）	3（C）	4（D）	平均值/%
7	3（24）	1（0.1）	3（35）	2（2）	91.0
8	3（24）	2（0.2）	1（25）	3（4）	92.0
9	3（24）	3（0.5）	2（30）	1（1）	93.0
Ⅰ	90.833	87.833	90.833	91.000	
Ⅱ	91.500	92.833	92.667	90.667	
Ⅲ	92.167	93.833	91.000	92.833	
R	1.344	6	1.834	2.166	

正交试验极差分析，由极差 R 得出影响因素大小顺序为 B＞D＞C＞A。种子浸泡 24h 后，种子吸水过度，有轻微的腐软迹象，不容易切片处理，故选择浸泡 12h。所以最优的试验条件组合为 $A_2B_3C_2D_3$，即草珊瑚种子在浸种 12h，用 0.5% TTC 溶液在 30℃ 条件下染色 4h，所测得的生活力最高。再用最佳条件重复 2 次，结论可靠，测得草珊瑚种子生活力为 96%。TTC 法种子染色区域明显，容易鉴定有活力和无活力种子。

2. 红墨水染色法　取经过去皮湿沙储藏的 16 号、25 号种子批作为试验样品。将种子在水中浸泡 12h 后，对半纵切，露出胚和胚乳。用 1% 红墨水（取 1ml 红墨水然后用蒸馏水定容至 100ml 即可），在 25℃ 条件下染色 30min。每组 100 粒，2 次重复。另取种子用沸水烫死，作为参照。

红墨水染色时，两个试验样品种子效果都不理想。死种子染色明显，种胚均被染成鲜红色，其他有活力种子的种胚和胚乳都有部分染色，而且染色面积大小和部位模糊，有活力种子和无活力种子界限不明显，无法准确判其生活力情况。

3. BTB 琼脂法　取 7 号、38 号种子批作为试验样品。配制 BTB 琼脂凝胶：取 0.05g BTB，先用 95% 乙醇溶解。取 12g 琼脂用沸水 1 000ml 溶解，加入 BTB 后，用 0.01mol/L 氢氧化钠调制为蓝色（调制中性），待 BTB 琼脂凝胶冷却凝固后备用。将种子在凉开水中浸泡 12h，晾干。将整粒种子包埋在琼脂中，放置于 25℃ 恒温箱中。每组 100 粒，2 次重复。观察种子周围出现黄色晕圈的情况，计算有生活力种子的百分率。另取种子用沸水烫死作为参照。

25℃ 恒温放置 2h 后，在种子周围可以清晰地观察到黄色晕圈，但在试验中发现，有些破损种子也有晕圈，并且颜色较深，范围较大，与普通种子有明显差别，在试验中要注意区别，否则容易对测定结果造成误差。

因此，草珊瑚种子活力测定以 TTC 法最适宜。方法为：取沙藏后胚后熟种子，浸种 12h，用 0.5% TTC 溶液在 30℃ 条件下染色 4h，所得生活力最高。红墨水法染色区域模糊，不能评价种子生活力情况，BTB 法对有病害或腐烂种子的生活力判断存在误差，故两者不适合作为种子生活力测定方法。

（六）种子健康度检查

1. 种子外部带菌情况　取 14 号、20 号、34 号、38 号种子批种子作为试验样品。试验采用琼脂培养法，培养基为马铃薯葡萄糖琼脂培养基。

取 100 粒种子,在无菌环境下去除外果皮,放入无菌 40ml 离心管中,加 10ml 无菌水充分振荡 10min 后,吸取悬浮液 2ml,以 4 000r/min 的转速离心 15min 后,弃上清液,加入 1ml 无菌水振荡,摇匀后吸取 100μl 加入另一只离心管,加无菌水 900μl,稀释 10 倍。依此方法再梯度稀释 100 倍和 1 000 倍。取稀释液 100μl 加入直径为 9cm 的 PDA 平板上,涂匀,4 次重复。相同条件下设无菌水空白对照,28℃黑暗条件下恒温培养,3d 后观察菌落生长情况,记录菌落群数,种类,统计种子孢子负荷量。

$$孢子负荷量(孢子数/粒种子)=\frac{培养皿菌落数×稀释倍数×50}{检测种子总数}$$

$$分离频率(\%)=(某一种菌落总数/所有菌落总数)×100$$

培养 2d 后就可以看到明显的菌落,5d 后菌落生长完全。种子稀释 10 倍时,菌液浓度较大,培养基上菌落数量多,菌落之间相互聚集,计数困难,其种子孢子负荷量最高。稀释 100 倍菌液菌落生长良好,在培养基中分布均匀,能较好计数,是最佳的稀释倍数。稀释 1 000 倍菌液的菌落数量较稀释 100 倍少,考虑试验效果及操作方便等因素,种子外部带菌菌液选择稀释 100 倍。

结果表明,草珊瑚种子外部携带真菌主要以青霉属和柱孢菌属为优势菌落,这两种真菌分离频率较高,其他还有根霉属、曲霉属和一些未知菌(表 4-65)。

表 4-65　草珊瑚种子外部带菌种类和分离频率

种子批	孢子负荷量/ 个·粒⁻¹	分离频率/%				
		青霉属	根霉属	曲霉属	柱孢菌属	其他
14 号	312.5	93.33	—	6.67		
20 号	2 312.5	100.0	—	—	—	—
34 号	887.5	74.64	5.63	—		19.73
38 号	862.5	11.59	—	1.45	68.12	18.84

注:"—"表示未分离出真菌。

2. 种子内部带菌情况　取 4 号、22 号、33 号、42 号、50 号种子批种子作为试验样品。将去果皮的种子在 5% 次氯酸钠溶液中浸泡 5min,用无菌水冲洗 4 遍。将种子分别均匀摆放在直径为 9cm 的 PDA 平板上,每皿均匀地摆放 20 粒,5 个培养皿为一组,重复 2 组。28℃恒温,黑暗条件下培养 5~7d,记录种子带菌率和分离频率。同时吸取洗种最后一次的无菌水 100μl 做培养皿涂布,以检测种子外部菌是否有残留。

$$带菌率=(带菌种子数/供试种子总数)×100\%$$

$$分离频率(\%)=(带某类菌种子数/带菌种子总数)×100\%$$

培养 3d 后可观察到种子内部菌,7d 后菌落成形,开始记录。结果表明,草珊瑚种子内部优势菌落分化比较明显,柱孢菌属是一种优势菌落,分离频率高,易产孢子容易鉴定(表 4-66)。但 33 号、42 号试验样品却没有此真菌,携带的均为其他未知真菌,说明种子内部带菌种类可能与产地有关,由于其他未知菌很难产孢子,难以鉴定真菌种类。

表 4-66　草珊瑚种子外部带菌率与分离频率

种子批	带菌率 /%	分离频率 /%	
		柱孢菌属	其他
4 号	71.0	95.77	4.23
22 号	54.5	90.83	9.17
33 号	53.0	—	100.0
42 号	7.0	—	100.0
50 号	10.0	100.0	—

注:"—"表示未分离出真菌。

3. 药剂消毒处理效果　取 4 号和 33 号种子批种子作为试验样品。药剂有 50% 福美双可湿性粉剂,50% 多菌灵可湿性粉剂,75% 百菌清可湿性粉剂,70% 甲基硫菌灵可湿性粉剂,64% 噁霜•锰锌可湿性粉剂,40% 多福可湿性粉剂,81% 甲霜•百菌清可湿性粉剂。药剂全部采用干拌法拌种,药种比均为 1∶125,以未经过药剂处理的种子作为对照。经过处理的种子均匀摆放在直径 9cm 的 PDA 培养基上,每皿均匀摆放 25 粒,4 个培养皿为 1 组,重复 2 组。28℃恒温,黑暗条件下培养 5～7d,观察记录,统计药剂消毒处理效果。

$$药剂消毒处理效果 = \frac{对照样品带菌率 - 药剂处理样品带菌率}{对照样品带菌率} \times 100\%$$

药剂处理后,种子带菌率明显降低,甲基硫菌灵,甲霜•百菌清,百菌清处理后种子携带的主要是根霉菌属,也有少数未知种子内部菌残留;福美双、多菌灵、多福处理后种子携带的主要是曲霉菌和根霉菌;噁霜•锰锌消毒效果最好,处理后种子没有长菌,见表 4-67。

表 4-67　药剂处理对草珊瑚种子的抑菌效果

试样编号	抑菌效果 /%						
	50% 福美双	50% 多菌灵	64% 噁霜•锰锌	75% 百菌清	70% 甲基 硫菌灵	40% 多福	81% 甲霜• 百菌清
4	76.92	93.47	100.0	78.63	34.19	82.65	79.57
33	82.45	95.30	100.0	79.06	42.64	71.13	82.45

<h2 style="text-align:center">穿心莲</h2>

穿心莲为爵床科植物穿心莲 *Andrographis paniculata*（Burm. f.）Nees,以全草入药。有清热解毒、消炎、消肿止痛作用。主治细菌性痢疾、尿路感染、急性扁桃体炎、肠炎、咽喉炎、肺炎和流行性感冒等,外用可治疗疮疖肿毒、外伤感染等。主产于广东、福建等省,华中、华北、西北等地也有引种。

穿心莲喜湿怕旱,喜光、喜肥,不耐寒,整个生长过程均需高温、高湿条件。植株生长的最适温度为 25～30℃,15～20℃时生长缓慢。开花结实要求温度在 20℃以上,低于 20℃只开花不结实,除福建、广东省外,由于早霜,完全不能开花。

采用育苗移栽法或直播法繁殖。当9—10月果实呈褐色时，在早晨露水未干前分批采摘，放在阴凉处后熟几日，用罩子盖住，以免种子弹跳损失，待果荚全部开裂后，筛去果皮，取得种子。穿心莲种子细小，千粒重0.93～1.52g，种皮坚硬，外包有一层蜡质，对播种技术要求较高。种子在播种前要用细砂纸或砂磨去种皮蜡质再用温水浸种，再放在30℃恒温箱中催芽，然后播种。在广东、福建等地，春季2月下旬至3月上旬；秋季在7月播种在高畦苗床上。

（一）真实性鉴定

真实性鉴定主要依据种子形态进行鉴别。穿心莲种子近卵圆形，黄褐色至黄棕色，直径1.0～2.0mm，表面具皱纹，侧面具一条沟纹并经过种孔，沿种子中轴线种孔的下方具一凹陷种脐（图4-31），千粒重0.85～1.63g。

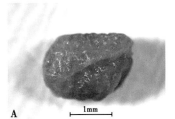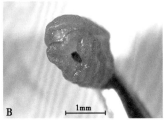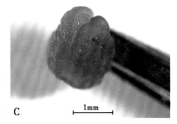

图4-31　穿心莲种子放大图
A. 侧面观，示沟纹；B、C. 示种孔及种脐。

（二）水分测定

1. 低恒温烘干法　取穿心莲种子样品（广西贵港桥圩镇及广东阳春）4.5～5.0g，分别在恒温烘0.5h、1.0h、1.5h、2.0h、3.0h、4.0h、5.0h、6.0h、7.0h、8.0h、17.0h后取出称重。以样品含水量为y轴，测定时间为x轴，绘出误差图。到6h时，测定值已达到《农作物种子检验规程》容许差距的要求（图4-32）。

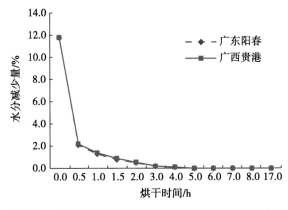

图4-32　低恒温烘干法（105℃）测定穿心莲种子含水量

2. 高恒温烘干法　分别在恒温烘15min、30min、45min、60min、75min、90min、120min、150min、180min后取出称重。以样品含水量为y轴，测定时间为x轴，绘出误

差图。到 150min 时，测定值已达到《农作物种子检验规程》容许差距的要求（图 4-33）。最后确定以 130℃高恒温烘干法烘烤 150min 作为测定条件。

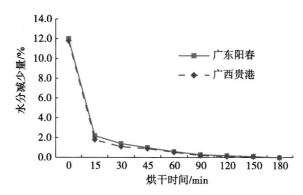

图 4-33　高恒温烘干法（130℃）测定穿心莲种子含水量

（三）重量测定

百粒法要求取 8 个重复样品，变异系数不超过 4.0%；千粒法要求取 2 个重复样品，2 个重复之差与均数之比应不超过 5%。测定结果表明，百粒法、五百粒法和千粒法都符合要求（表 4-68），所以穿心莲种子千粒重测定选择百粒法。

表 4-68　三种方法测定穿心莲种子千粒重比较

样品来源	百粒法		五百粒法		千粒法	
	均值 /g	CV/%	均值 /g	CV/%	均值 /g	R/P
广西贵港	0.108 9±0.003 4	3.14%	0.530 9±0.002 9	0.32%	1.043 0	0.910 0
广西桥圩镇	0.131 1±0.004 5	3.43%	0.649 3±0.006 6	3.44%	1.220 0	0.837 5
广东阳春	0.128 6±0.004 8	3.76%	0.639 5±0.006 1	1.02%	1.279 0	0.997 6

（四）发芽试验

1. 浸种时间　取种子（广西贵港）每组 3 个重复，每个重复 1 000 粒，分别浸种 24h、12h、6h、4h、2h、0h，称浸种前后重量，计算吸涨度；取其浸种后种子 4 个重复，每个重复 100 粒，在 30.0℃条件下纸上法发芽，吸涨 24h 种子的最终发芽率、第 3 天的发芽势和发芽指数都最高，因此种子的浸种时间选择为 24h（表 4-69）。

表 4-69　浸种时间对穿心莲种子吸涨及萌发的影响

时间	吸涨度 /%	发芽率 /%	发芽势（2d）/%	发芽势（3d）/%	发芽指数
24h	75.41±1.40	95.75±3.20	68.00±4.24	90.00±4.24	45.25±1.90
12h	70.51±1.10	93.25±0.96	57.00±14.76	84.25±5.12	39.53±3.17
6h	61.78±0.62	93.50±1.29	72.75±3.86	86.50±1.29	42.41±0.58
4h	54.36±1.04	93.25±2.06	70.00±2.45	86.50±0.58	41.84±0.17
2h	37.23±0.83	90.25±0.96	57.75±8.88	78.50±2.38	38.37±1.78
0h	0	90.75±2.22	62.75±3.86	82.50±3.32	39.73±1.03

注：吸涨度 = 千粒种子吸水量 / 种子初始千粒重，n = 3。浸种温度为 25.0℃。

2. 浸种温度　对照组以室温水浸种 24h；其他组以 40℃、50℃、60℃浸种处理 1h、2h、3h 后，转入室温水中浸种，共浸 24h。发芽条件 TP，30℃，光照培养。

对照组水温较低，可能是导致发芽势和发芽指数降低的原因，其他处理组发芽率和发芽指数均有所下降，可能是由于处理温度过高或时间过长所致。因此，确定室温浸种 18～20h 后播种进行发芽试验（表 4-70）。

表 4-70　浸种温度和时间对穿心莲种子发芽的影响

组别	预处理		发芽率 /%	发芽势（2d）/%	发芽势（3d）/%	发芽指数
1	20℃ 24h		93.75±3.40	7.50±2.51	61.50±3.70	29.16±1.26
2	40℃ 1h	20℃ 23h	82.67±5.51	8.33±4.04	56.67±9.61	26.29±1.74
3	40℃ 2h	20℃ 22h	89.50±2.08	6.50±4.51	48.75±9.74	26.52±1.37
4	40℃ 3h	20℃ 21h	91.00±2.65	4.33±5.13	54.67±13.01	27.12±2.72
5	50℃ 1h	20℃ 23h	77.50±9.33	0.50±1.00	26.00±9.83	19.86±3.29
6	50℃ 2h	20℃ 22h	66.00±6.98	0	4.00±2.16	13.65±1.84
7	50℃ 3h	20℃ 21h	62.50±6.40	0	2.50±1.73	12.11±1.56
8	60℃ 1h	20℃ 23h	0	0	0	0
9	60℃ 2h	20℃ 22h	0	0	0	0
10	60℃ 3h	20℃ 21h	0	0	0	0

3. 发芽床　取穿心莲种子（广西贵桥圩镇港），每个处理 4 次重复，每个重复 100 粒种子。发芽温度设定 30℃，在纸上、沙上 2 种发芽床上进行发芽试验，每天光照 14h 培养。其中纸上是在培养皿中铺上滤纸，加灭菌水，然后置种；沙上是在培养皿中铺沙，加灭菌水，多余的水用吸水纸吸去，然后置种。

试验结果表明，选择细沙作发芽床，发芽率较高（$P=0.015\ 7$）；但两组的发芽势及发芽指数相比较，纸上法与沙上法不具有显著性差异（表 4-71）。由于预试验过程中沙上法 4 次重复极差大于《农作物种子检验规程》要求，并且穿心莲种子较小，颜色与沙床颜色近似，不利于发芽计数，因此建议采用滤纸作发芽床。

表 4-71　发芽床对穿心莲种子萌发的影响（光照，30℃，$n=4$）

发芽床	发芽率 /%	P	发芽势（2d）/%	P	发芽指数	P
纸上	77.25±2.99	—	45.75±2.99	—	32.24±1.63	—
沙上	85.00±3.56	0.015 7	50.50±7.68	0.292 9	35.29±2.25	0.070 7

4. 发芽温度　取穿心莲种子（广西贵港桥圩镇），分别设 25.0℃、27.5℃、30.0℃、32.5℃和 35.0℃共 5 个恒温条件进行发芽试验。试验采用完全随机设计，每个处理设 4 次重复，每个重复 100 粒种子。种子置于不同温度培养箱中，每天光照 14h，自然萌发。

置于不同温度下的穿心莲种子经 10d 培养后，25.0℃、30.0℃与 27.5℃比较，发芽率与发芽指数并没有显著性差异，32.5℃、35.0℃与 27.5℃发芽势和发芽指数具有显著性差异，因此穿心莲种子较适合发芽温度为 25.0～30.0℃（表 4-72）。由于 25.0℃条件下发芽高峰期为置床后的第 3 天,迟于其他各组(图 4-34),发芽势明显低于 27.5～32.5℃组;因此建议采用 27.5℃作为发芽率测定温度。

表 4-72　发芽温度对穿心莲种子萌发的影响(光照,纸上,$n=4$)

发芽温度/ ℃	始发芽 时间/d	发芽率/%	P	发芽势(2d)/%	P	发芽指数	P
25.0	2	88.00±3.74	1.000	24.75±5.50	<0.001	31.83±2.27	0.068
27.5	2	84.50±3.42	—	49.50±1.73	—	35.58±1.12	—
30.0	2	77.25±2.99	0.057	45.75±2.99	1.000	32.24±1.63	0.136
32.5	2	70.75±2.50	<0.001	42.25±3.40	0.262	29.04±1.33	0.001
35.0	2	64.50±3.11	<0.001	29.00±5.72	<0.001	24.87±1.85	<0.001

注: P 值为各组与 27.5℃组比较。

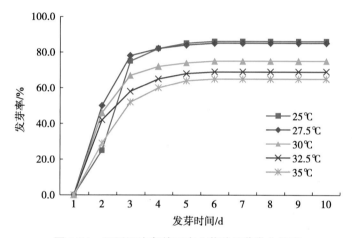

图 4-34　不同温度条件下穿心莲种子萌发曲线图

5. 光照　选择 30℃,在纸上进行光照(光强 500lx,光照时间为 14h/d)和全黑暗发芽试验。试验采用完全随机设计,每个处理 4 次重复,每个重复 100 粒种子。

试验过程中保持发芽床湿润,每天观察种子萌发情况,以胚根突破种皮长度达种子长度 0.5 倍(约 5mm)作为种子发芽的标准,每天记录种子发芽数,剔除长霉菌及腐烂种子,直至连续 2 天无萌发种子为止。

试验结果表明,光照对穿心莲种子发芽率及发芽指数的影响具有显著性意义($P<0.005$)(表 4-73)。因此,穿心莲种子萌发为需光性,建议采用光照培养。

表 4-73　光照对穿心莲种子发芽的影响(30℃,纸上)

光照条件	发芽率/%	P	发芽势(2d)/%	P	发芽指数	P
光照	77.25±2.99	—	45.75±2.99	—	32.24±1.63	—
黑暗	61.00±3.56	0.000 4	38.75±6.99	0.115 2	25.33±2.43	0.003 3

6. 发芽计数时间　根据最适萌发条件下的发芽表现,确定初次和末次计数时间。以达到 50% 发芽率的天数为初次计数时间;以种子萌发达到最高,以后再无萌发种子

出现时的天数为末次计数时间。

　　试验结果显示，在设定萌发条件（光照，27.5℃，纸上）下，穿心莲种子萌发主要出现在第 2 天与第 3 天，第 2 天即可达到发芽高峰，且发芽率接近 50%（图 4-34），因此将穿心莲种子发芽的初次计数时间确定为播种后第 2 天。到第 7 天种子大部分萌发；后期有少数萌发的种子，但是幼苗较为弱小，在实际育苗过程中意义不大，因此可确定末次计数时间为播种后第 7 天。

　　7. 幼苗鉴定　在发芽期间，注意观察种苗发育过程，按照国际种子检验协会的《种苗评定与种子活力测定方法手册》，对穿心莲进行评价、归类，试验期间还采用人为切断主根的方法观察次生根的情况，以确定次生根在种苗评价中的作用。

　　穿心莲种子在发芽过程中只有 1 条主根发育，人为切断主根后，并无侧根萌出（图 4-35、图 4-36）。幼苗鉴定时只考虑初生根的发育状况。根据对穿心莲种子发芽和种苗发育的观察，可以把它归入《种苗评定与种子活力测定方法手册》中的 A2.1.1.1 类，即：子叶出土的双子叶农作物种子。在进行种苗鉴定时，应遵循对该类种子的鉴定标准。

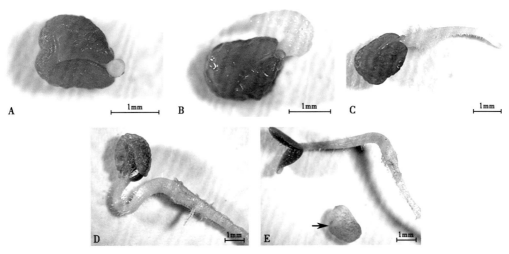

图 4-35　穿心莲种子发芽过程
A～E 依次为露出胚根、胚轴、长出根毛、初生叶变绿、初生叶冲破种皮。

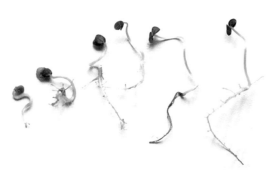

图 4-36　穿心莲种苗生长初期
从左至右依次为发芽后第 2～3 天，第 4～5 天，第 5～7 天，第 7～10 天。

（五）生活力测定

1. 预湿时间 按照《GB/T 3543.7—1995 农作物种子检验规程 其他项目检验》要求，取穿心莲种子（广西贵港）各 100 粒，预湿 2～24h 后沿种脊方形切除 2/5，在避光的条件下于 TTC 溶液中染色后观察。TTC 溶液浓度 0.1%，30℃条件下染色 24h。

预湿时间对染色影响不明显（$P = 0.8733$）。预湿 2h 种皮稍硬，而 12h 以上则种皮过软，不易切完整，因此，预湿 4h 较好（表 4-74）。

表 4-74 预湿时间对 TTC 法测定穿心莲种子生活力的影响

预湿时间	染色 /%	未染色 /%	子叶及胚全部染色 /%
24h	96	4	15
12h	94	6	—
6h	92	8	—
6h*	93	7	18
4h	92	8	—
2h	93	7	—

注：* 为 0.3% H_2O_2 溶液预湿，其余用蒸馏水预湿。

4～5h 后种皮染色较好，但是子叶、胚根不完全染色，颜色深浅不一，24h 后观察颜色变深，但是仍难以判断在何种程度下表示为有活力（图 4-37）。考虑到种子发芽率较高，表中记录数据"未染色"是指种皮、子叶、胚根均未染上红色。

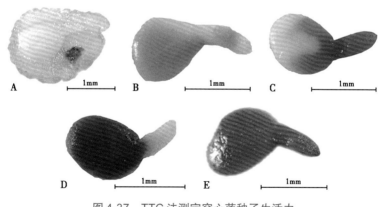

图 4-37 TTC 法测定穿心莲种子生活力
A. 无活力种子；B～E. 有活力种子。

2. TTC 浓度及染色温度的选择 TTC 溶液浓度分别设定 0.1%、0.5% 及 1.0%；温度为 30℃、35℃ 及 40℃。种子预湿 4h 后经穿刺，染色 17h。结果显示 0.1% TTC 溶液于 30℃染色较差，其他组染色较好（图 4-38）。由于国际上习惯采用较低浓度，较长时间染色，因此，最后采用 0.1% TTC 溶液于 40℃染色 17h。

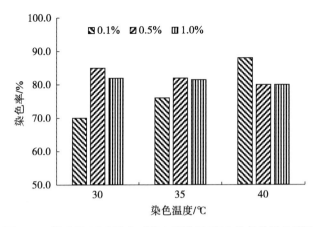

图 4-38 温度及 TTC 浓度对穿心莲种子 TTC 染色效果的影响

3. 种子活力与发芽率相关性 穿心莲种子（广西贵港和广西贵港桥圩镇）30℃染色 24h 后观察。

单独以种皮是否染色计数结果与实际发芽率（只有 1 个重复）并不一致（表 4-75），很可能是采用判断染色的标准不易掌握的原因。

表 4-75 穿心莲种子活力与发芽率相关性分析

编号	染色率 /%		发芽率 /%（30℃）
	0.1% TTC	1.0% TTC	
广西贵港	88	88	92
广西贵港桥圩镇	96	95	71

由于穿心莲种子细小，切开种子后染色较为耗时，为了实际检验的需要，参考 TZ Testing Handbook（AOSA）的方法进行穿心莲穿刺后染色（穿刺部位在远离珠孔即子叶顶一端）。种子样品批号广西贵港桥圩镇经预湿 4h，穿刺后分别加 0.1% 或 0.5% TTC 溶液刚好浸没，于 35℃黑暗环境染色 17h。以下是穿刺与不穿刺染色效果的比较（图 4-39）。

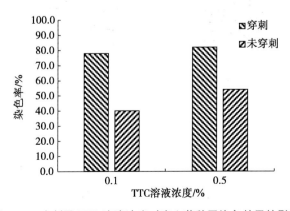

图 4-39 穿刺及 TTC 溶液浓度对穿心莲种子染色效果的影响

荆芥

荆芥为唇形科植物荆芥 *Schizonepeta tenuifolia* Briq. 的干燥地上部分。解表散风，透疹。用于感冒，头痛，麻疹，风疹，疮疡初起。野生分布于新疆，甘肃，陕西，河南，山西，山东，湖北，贵州，四川及云南等地；自中南欧经阿富汗，向东一直分布到日本，在美洲及非洲南部。人工栽培主产于河北、安徽、江苏、浙江、江西、湖北等地。

荆芥的适应力很强，喜阳光，耐高温，较耐寒，但 −2℃ 以下会出现冻害，多生长在温暖湿润的环境中。对土壤要求不严，一般土壤都能种植，但以在疏松、肥沃的土壤上生长较好，高温多雨季节怕积水，短期积水会造成死亡。生长适温为 20～25℃，幼苗能耐 0℃ 左右的低温，忌连作。一般都用种子繁殖，4 月份播种。种子容易萌发，发芽对温度要求不严格，种子在 15～20℃ 即可发芽。播种前用水浸泡 12～24h，捞出后晾晒到通风干燥处。由于荆芥种子细小，为使播种更均匀，可等到种子表面无水时掺拌适量细沙或细土，种子与沙土的比例为 3:1，搅拌均匀后即可播种。

（一）真实性鉴定

随机从荆芥送验样品中数取 400 粒种子，鉴定时设定 3 个重复，每个重复 50 粒种子。借助放大镜、显微镜进行逐粒观察荆芥种子形态：小坚果三棱状椭圆形，长 1.4～1.7mm，宽 0.4～0.6mm，表面棕色或棕褐色，略有光泽，解剖镜下可见密布小麻点。背面及两侧面均较平，腹面下部有棱，直达白色小圆点状果脐，果皮浸水后黏液化（图 4-40）。

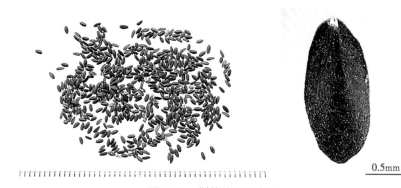

0.5mm

图 4-40　荆芥种子形态图

（二）水分测定

先将样品盒预先清洗、烘干、冷却、称重，并记下盒号，取试样 2 份，每份 5.000g，将试样放入预先烘干和称重的样品盒内，再称重（精确至 0.001g）。使烘箱预热至 140℃，打开箱门 5min 后，烘箱温度保持 133℃，将样品放入烘箱，迅速关闭烘箱门，样品烘干时间为 1h。取出时要戴上手套，在烘箱内盖好盒盖，将取出的样品放入干燥器内冷却至室温，约 40min 后再称重。根据表 4-76 试验结果，因低恒温烘干法所需时间短，且测定结果与高恒温烘干法无显著性差异，因此选择高恒温烘干法测定荆芥种子含水量。

利用高恒温烘干法对 50 份荆芥种子含水量的测定结果表明，荆芥种子的含水量为 6%～11%，不同产地的种子含水量差异较大（表 4-77）。

表 4-76　不同方法测定荆芥种子含水量比较

方法及温度	烘干时间 /h	种质	种子含水量 /%
高恒温烘干法（133℃）	1	SS-4	10.2
		YT-50	7.4
低恒温烘干法（105℃）	17	SS-4	10.3
		YT-50	7.5

表 4-77　不同产地荆芥种子含水量

编号	含水量 /%	编号	含水量 /%
SS-1	8.61	SS-26	5.82
SS-2	7.64	SS-27	8.96
SS-3	8.83	SS-28	5.71
SS-4	10.27	SS-29	7.10
SS-5	9.69	SS-30	7.22
SS-6	8.53	SS-31	7.62
SS-7	8.01	SS-32	9.62
SS-8	8.74	SS-33	8.70
SS-9	8.02	SS-34	7.22
SS-10	8.04	SS-35	7.58
SS-11	8.37	AG-36	7.60
SS-12	8.59	AG-37	7.62
SS-13	8.88	AG-38	7.72
SS-14	7.82	AG-39	7.51
AG-15	7.52	AG-40	8.28
AG-16	9.81	SS-41	6.96
AG-17	8.93	AG-42	6.93
AG-18	9.20	AG-43	7.11
SS-19	8.45	AG-44	7.65
SS-20	8.20	AG-45	6.59
SS-21	7.50	AH-46	7.35
SS-22	6.99	BJ-47	7.46
SS-23	7.08	BJ-48	7.70
SS-24	7.99	BJ-49	7.14
SS-25	9.28	YT-50	7.46

（三）重量测定

　　因荆芥属小粒，故直接从荆芥种子试验样品中随机数取 1 000 粒种子，2 个重复，称重，计算种子千粒重。

　　对 50 份荆芥种子千粒重的测定结果表明，荆芥种子的千粒重为 0.20～0.36g，不同产地的种子千粒重相差近 1 倍（表 4-78）。

表 4-78 不同产地荆芥种子千粒重

编号	千粒重 /g	编号	千粒重 /g
SS-1	0.306 7	SS-26	0.332 1
SS-2	0.308 9	SS-27	0.324 3
SS-3	0.301 4	SS-28	0.312
SS-4	0.308 2	SS-29	0.324 3
SS-5	0.335 3	SS-30	0.291 3
SS-6	0.324 7	SS-31	0.347 6
SS-7	0.310 6	SS-32	0.352 7
SS-8	0.358 7	SS-33	0.316 3
SS-9	0.311 6	SS-34	0.306 2
SS-10	0.280 0	SS-35	0.280 7
SS-11	0.313 7	AG-36	0.350 4
SS-12	0.296 4	AG-37	0.335 5
SS-13	0.288 7	AG-38	0.312 6
SS-14	0.280 7	AG-39	0.338 8
AG-15	0.309 9	AG-40	0.297 2
AG-16	0.272 9	SS-41	0.289 1
AG-17	0.309 6	AG-42	0.348 5
AG-18	0.278 8	AG-43	0.304 7
SS-19	0.309 3	AG-44	0.295 4
SS-20	0.299 1	AG-45	0.304 9
SS-21	0.292 4	AH-46	0.203 8
SS-22	0.328 1	BJ-47	0.320 2
SS-23	0.315 8	BJ-48	0.266 8
SS-24	0.318 0	BJ-49	0.228 9
SS-25	0.295 4	YT-50	0.364 5

（四）发芽试验

1. 发芽床 从经充分混合的荆芥净种子中随机数取 400 粒种子，以 100 粒为一次重复。试验结果表明，滤纸发芽床种子发芽率最高，超过 90%，而最低是沙子发芽床，种子发芽率只有 60% 左右，因此选定滤纸作为荆芥种子的发芽床（表 4-79）。将数取的种子均匀地排在湿润的纸床上，粒与粒之间应保持一定距离。在培养皿上贴上标签，按规定的条件进行培养。发芽期间要经常检查温度、水分和通气状况。如有发霉的种子应取出冲洗，严重发霉的应更换发芽床。

根据发芽床和种子特性决定发芽床的加水量。纸床吸足水分后，沥去多余水即可。发芽期间发芽床必须始终保持湿润，并使种子周围有足够的空气，注意通气。

表 4-79　不同发芽床对荆芥种子发芽率的影响

发芽床	种质	发芽率 /%
蛭石	SS-4	87
	YT-50	81
沙子	SS-4	61
	YT-50	58
褶裥纸	SS-4	85
	YT-50	92
滤纸	SS-4	91
	YT-50	92
海绵滤纸	SS-4	76
	YT-50	87

2. 发芽温度　根据表 4-80 试验结果,在 25℃条件下种子平均发芽率为 93%,而 15/25℃、20/30℃变温条件下种子平均发芽率只有 85% 左右,因此 25℃为荆芥发芽最适温度。发芽应在规定的温度进行,发芽器、发芽箱、发芽室的温度在发芽期间应尽可能一致。仪器的温度变幅不应超过 ±1℃。荆芥种子发芽试验采用恒温,白天 25℃ 8h,晚上 25℃ 16h。

表 4-80　发芽温度对荆芥种子发芽率的影响

发芽温度 /℃	种质	发芽率 /%
25	SS-4	93
	YT-50	93
15/25	SS-4	86
	YT-50	86
20/30	SS-4	80
	YT-50	89
30	SS-4	88
	YT-50	89

3. 试验持续时间　荆芥种子发芽时间为 3～5d。对 50 份荆芥种子发芽率的测定,荆芥种子发芽率为 70%～90%,整体来看荆芥种子发芽率还是比较高的,其中的两份种子(SS-25,AH-46)可能为陈种子,所以发芽率非常低,小于 20%(表 4-81)。

表 4-81　不同产地荆芥种子发芽率

编号	发芽率 /%	不正常幼苗	不发芽种子	死种子
SS-1	95	1	4	0
SS-2	92	3	5	0
SS-3	76	0	24	0
SS-4	74	2	24	0

续表

编号	发芽率 /%	不正常幼苗	不发芽种子	死种子
SS-5	89	0	11	0
SS-6	96	0	4	0
SS-7	82	1	17	0
SS-8	96	0	3	1
SS-9	70	5	25	0
SS-10	81	1	16	2
SS-11	78	1	19	2
SS-12	90	1	9	0
SS-13	76	0	24	0
SS-14	97	1	2	0
AG-15	61	3	34	2
AG-16	68	1	31	0
AG-17	89	2	9	0
AG-18	64	1	35	0
SS-19	84	0	15	1
SS-20	97	0	3	0
SS-21	79	1	20	0
SS-22	98	0	2	0
SS-23	97	1	2	0
SS-24	86	1	13	0
SS-25	23	0	75	2
SS-26	92	0	8	0
SS-27	96	0	2	2
SS-28	91	0	8	1
SS-29	96	0	4	0
SS-30	85	10	4	1
SS-31	94	0	4	2
SS-32	92	0	8	0
SS-33	94	0	5	1
SS-34	55	1	43	1
SS-35	73	7	20	0
AG-36	95	4	1	0
AG-37	93	0	7	0
AG-38	69	2	26	3
AG-39	97	1	0	2
AG-40	99	0	1	0
SS-41	97	0	3	0
AG-42	94	2	3	1

续表

编号	发芽率/%	不正常幼苗	不发芽种子	死种子
AG-43	100	0	0	0
AG-44	96	1	2	1
AG-45	65	6	28	1
AH-46	6	0	93	1
BJ-47	99	0	1	0
BJ-48	89	2	7	2
BJ-49	95	4	1	0
YT-50	93	0	7	0

（五）生活力测定

从净度分析后并充分混匀的荆芥纯种子中随机数取 50 粒作为一个重复。共取 3 次重复。预处理：为加快充分吸湿、软化种皮，便于样品准备，以提高染色均匀度，通常在染色前预湿。本规程中，将荆芥种子在 20℃水中浸泡 6h，让其达到充分吸涨。

1. 染色前准备　将预湿后的种子浸入 1.0% 硫酸铝钾［KAl（SO₄）₂•12H₂O］溶液中 15～20min，之后经自来水冲洗干净，以减少胶黏物质对以后操作的不利影响。

为了使胚的主要构造和活的营养组织暴露出来，便于 TTC 溶液快速而充分地渗入和观察鉴定，将除掉胶黏物质的荆芥种子沿中线纵向切开上半粒种子。

2. 染色　将已准备好的荆芥种子放入同位素瓶中，加入 0.5% TTC 溶液以完全淹没种子，移至 30℃黑暗的电热恒温箱中进行染色 18h。

3. 鉴定前处理　在解剖镜下扩大荆芥种子切口，轻压挤出胚，观察整个胚。选用 10～100 倍体视显微镜进行观察。依据胚的主要构造和有关或营养组织的染色情况进行判断，允许不染色、较弱或坏死的最大面积为：从尖端起 1/3 胚根，子叶末梢 1/3。

桑寄生

桑寄生为桑寄生科植物桑寄生 *Taxillus chinensis*（DC.）Danser. 的干燥带叶茎枝。有祛风湿，益肝肾，强筋骨，安胎的功效。用于风湿痹痛，腰膝酸软，筋骨无力，崩漏经多，高血压等。产于云南、四川、甘肃、陕西、山西、河南、贵州、湖北、湖南、广西、广东、江西、浙江、福建、台湾。

生于海拔 20～400m 的平原或低山常绿阔叶林中，寄生于桑树、桃树、李树、龙眼树、荔枝树、杨桃树、油茶、油桐、橡胶树、榕树、木棉、马尾松或水松等多种植物上。桑寄生种子属典型顽拗型种子，具有不耐干燥、不耐低温、寿命短暂等特征，特别是失水会对种子产生明显伤害，因此要求桑寄生种子当天采集当天接种。将采集新鲜、饱满、无病虫害的果实去掉果皮，利用果胶黏性将种子进行粘贴接种，选择桑树枝条节间为种子接种部位，接种枝条直径要求 1.0cm 以上，接种时种子种孔朝上，每根枝条接种 1～2 粒种子，每棵桑树接种 2～3 根枝条。

（一）真实性鉴定

随机抽取 20 粒种子，4 次重复。逐粒观察并记录种子形态特征。《中国药典》（2020 年版一部）收载的桑寄生科药材有 2 种，桑寄生和瘤果槲寄生，其种子的真实性可以通过果实和种子的颜色、性状、大小等表面特征的观察来加以区分（表 4-82，图 4-41，图 4-42）。

表 4-82　桑寄生果实和种子形态特征

部位	形态特征
果实	成熟果皮黄色或黄色带粉红色，果柄长 5.0～10.0mm，果实长 6～8mm，宽 4～6mm，果皮凹凸不平，果实类似长圆柱形，果肉乳白色、有黏性
种子	百粒重 45～65g，种子长 5.0～7.0mm，宽 3.5～4.5mm，种子浅绿色，呈卵形或椭圆形及长椭圆形等。种皮由内种皮和外种皮构成，外种皮呈钙化的鳞片状，内种皮紧贴胚乳，类胚根露出种孔呈绿色或浅绿色的球状

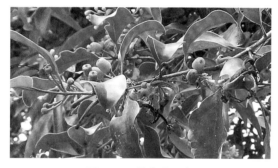

图 4-41　桑寄生果实

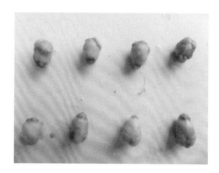

图 4-42　桑寄生种子

（二）水分测定

参照《农作物种子检验规程》中规定，种子水分测定有低恒温烘干法、高恒温烘干法。从表 4-83 可以看出，新鲜桑寄生种子含水量约为 50%，两种方法测定种子的含水量之间差异不显著，因此，两种方法均可以测定桑寄生种子的含水量。

表 4-83　不同干燥方法测定桑寄生种子含水量 /%

	重复Ⅰ	重复Ⅱ	重复Ⅲ	重复Ⅳ	平均
高温法	51.6	50.3	50.8	51.8	51.125a
低温法	51.2	50.9	50.4	50.3	50.7a

注：同一列中含有不同小写字母者为差异显著（$\alpha = 0.05$）。

（三）重量测定

参照《农作物种子检验规程》中的百粒法测定了桑寄生 3 个批次的净种子重量。结果表明，不同批次的种子重量差异显著，百粒法测定桑寄生种子变异系数均较小（<1%），未超过《农作物种子检验规程》所规定的 <4%（表 4-84～表 4-86）。由于桑寄生种子表面有一层黏性较高的果胶，在清洗种子时非常困难，数种子不方便。故建议用百粒法作为桑寄生种子重量测定方法。

表 4-84　百粒法测定桑寄生种子千粒重

样本	批次 1	批次 2	批次 3
百粒平均重 /g	53.187	51.773	50.58
标准差	1.245	1.801	29.202
变异系数 /%	0.023	0.035	0.577

表 4-85　百粒法测定不同批次桑寄生种子千粒重方差分析

变异来源	自由度	平方和	均方	F	$F_{0.05}$	$F_{0.01}$
区组间	2	10.25	5.12	3.14	6.94	18.0
处理间	2	6.22	3.11	1.91	6.94	18.0
误差	4	6.52	1.63	—	—	—
总变异	8	22.99	—	—	—	—

表 4-86　百粒法测定不同批次桑寄生种子千粒重多重比较

样本	千粒重 /g			
	重复Ⅰ	重复Ⅱ	重复Ⅲ	平均值
批次 1	54.35	53.75	51.46	53.187aA
批次 2	51.83	53.95	49.54	51.773aA
批次 3	52.47	50.51	50.65	50.58aA

注：同一列中含有不同小写字母者为差异显著（$\alpha=0.05$），同一列中含有不同大写字母者为差异极显著（$\alpha=0.01$）。

（四）发芽试验

1. 发芽床　在 25℃ 条件下，取洗干净的新鲜种子，分别放置于纸上、桑枝、纸间、沙上 4 个不同培养床上，每个处理 4 个重复，每个重复 100 粒种子。试验结果表明，不同的发芽床对种子开始萌发的时间和终止发芽时间差异不大，但对种子的发芽率和发芽势有较大影响，其中不同发芽床之间种子的发芽率差异在 5% 水平差异显著，而发芽势纸上和桑枝、纸间、沙床的差异达显著水平，桑枝和纸间的发芽势差异不显著。纸上的发芽率和发芽势最高，且发霉种子也少（表 4-87）。因此，作为桑寄生种子发芽试验的最佳发芽床是在纸上。

表 4-87　发芽床对桑寄生种子发芽的影响

发芽床	开始发芽时间 /d	终止发芽时间 /d	发霉种子 / 粒	发芽率 /%	发芽势 /%
纸上	10	70	27	73a	35a
桑枝上	11	65	40	60b	25b
纸间	11	65	45	55c	26b
沙上	12	65	58	42d	21c

注：同一列中含有不同小写字母者为差异显著（$\alpha=0.05$）。

2. 发芽温度　温度对桑寄生种子的发芽有重要的影响,其发芽需要一定的温度条件才能进行。在 10℃、15℃、20℃、25℃、30℃、35℃、40℃、25～30℃的恒温条件下,测定种子的发芽率。测定结果表明,在 25～30℃培养的条件下,桑寄生种子的发芽率最高,可达 80%。在 10℃低温培养条件下其种子不能萌发;而过高的温度也不利于桑寄生种子发芽,在 35℃下发芽率急剧降低,为 38.25%;当温度达到 40℃时,其发芽率降到 1.5%。桑寄生种子的发芽率呈先升高后降低的趋势(表 4-89)。不同的恒温条件下,种子的发芽率在 0.05 水平上差异显著,而 0.01 水平上 25～30℃与 25℃的发芽率差异不显著(表 4-89,表 4-90)。过高或过低的温度都不利于桑寄生种子萌发,说明温度对桑寄生种子发芽非常重要。

表 4-88　温度对桑寄生种子发芽率的影响 /%

重复	温度 /℃							
	10	15	20	25	30	35	40	25～30
I	0	6	55	74	68	43	1	82
II	0	8	51	78	70	35	2	79
III	0	10	49	73	65	41		75
IV	0	8	56	75	63	34	3	84
平均	0	8	52.75	75	66.5	38.25	1.5	80

表 4-89　不同温度条件下桑寄生种子发芽率方差分析

变异来源	自由度	平方和	均方	F 值	$F_{0.05}$	$F_{0.01}$
区组间	2	16.5	5.5	0.65	3.07	4.87
处理间	2	31 194.5	4 456.36	528.72	2.49	3.64
误差	4	117.0	8.43	—		
总变异	8	31 388.0	—			

表 4-90　不同温度条件下桑寄生种子发芽率多重比较

温度 /℃	发芽率平均值 /%
25～30	80.0aA
25	75.0bA
30	66.5cB
20	52.75dC
35	38.25eD
15	8fE
40	1.5gF
10	0gF

注:同一列中含有不同小写字母者为差异显著($\alpha=0.05$),同一列中含有不同大写字母者为差异极显著($\alpha=0.01$)。

（1）温度对桑寄生种子萌发时间的影响：温度由低到高对种子始发芽时间的影响呈长至短的趋势。30℃和35℃培养条件下，种子的始发芽时间最短，均为9d；其次为25℃和25～30℃，为10d；15℃恒温培养下种子始发芽时间最长，为35d（图4-43）。而从整个种子发芽所需时间看，温度对种子终止发芽的影响呈长至短的趋势，温度越高发芽越快，终止发芽的时间就越短，35℃和40℃终止发芽的时间最短，但发芽率很低。

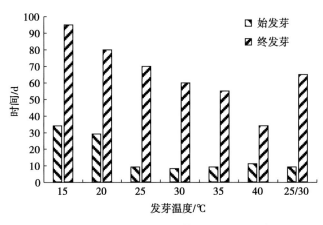

图4-43　不同温度下桑寄生种子始发芽时间和终止发芽时间的变化

（2）温度对种子发芽势的影响：种子发芽势是指种子发芽初期正常发芽种子数占供试种子数的百分率。种子发芽势高，即可表示种子活力强，且发芽整齐度好，出苗一致，增产潜力大。种子的发芽势随温度的升高呈先降低后升高的趋势。25～30℃培养下种子的发芽势最高，其次是25℃，但种子在前10天的发芽较慢，第35天出现发芽高峰，发芽势较高（图4-44）。

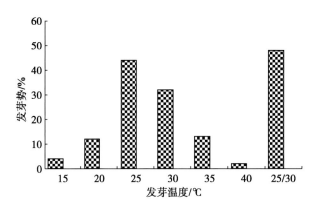

图4-44　温度对桑寄生种子发芽势的影响

3. 光照对种子发芽的影响　有光和无光均不影响桑寄生种子的萌发，不同光强度对种子的萌发也没有影响，3个处理间的发芽率差异不显著（表4-91）。

4. 抑菌处理对种子发芽的影响　以无菌水处理的种子发芽率和发芽势最高，发霉种子也较少，与用自来水、0.5%高锰酸钾、1%生汞、70%乙醇等处理的种子发芽率之间差异显著(表 4-92)。用 84 消毒液处理的种子开始发芽时间长,发霉种子也多,发芽率和发芽势较低,说明 84 消毒液对桑寄生种子的发芽有很强的抑制作用。

表 4-91　不同光照条件下桑寄生种子发芽率

光照条件	发芽率 /%				
	Ⅰ	Ⅱ	Ⅲ	Ⅳ	均值
黑暗	81	75	77	73	76.5a
2 000lx	78	80	75	82	78.75a
3 000lx	83	79	81	76	79.75a

注:同一列中含有不同小写字母者为差异显著($\alpha = 0.05$)。

表 4-92　不同抑菌处理对桑寄生种子发芽的影响

消毒处理	开始发芽时间 /d	发芽率 /%	发芽势 /%	发霉种子 / 粒
无菌水	10	76a	37a	14
自来水	11	69b	36a	21
0.5% 高锰酸钾	16	61c	26b	39
1% 生汞	18	58c	28b	42
70% 乙醇	13	56c	21c	44

注:同一列中含有不同小写字母者为差异显著($\alpha = 0.05$)。

5. 不同批次种子发芽状况　桑寄生花序为无限花序,一年四季均可以开花,但种子成熟期主要集中在春季的 3—4 月和冬季的 10—12 月。测定了 5 批次桑寄生种子的发芽状况,春季采集的 2 批种子与冬季采集的种子发芽率之间差异显著,所需的开始发芽时间春季的种子也比冬季的短,而春季采集的两批种子发芽率差异不显著,但发芽势差异显著。冬季采集的 3 批种子发芽率和发芽势差异不显著(表 4-93)。说明春季采集的种子质量优于冬季采集的种子。

表 4-93　不同批次桑寄生种子发芽状况

样品	采集时间	开始发芽时间 /d	发芽率 /%	发芽势 /%
批次 1	2014-03-05	10	85a	48a
批次 2	2014-04-13	9	82a	40b
批次 3	2014-10-15	13	78b	38bc
批次 4	2014-11-18	15	75b	38c
批次 5	2014-12-26	14	74c	35c

注:同一列中含有不同小写字母者为差异显著($\alpha = 0.05$)。

6. 发芽首次和末次计数时间　正常的种子有胚根、胚芽、胚乳、胚轴,桑寄生种子没有完整的胚,只有胚轴、胚乳和球形状的类胚根,种子成熟即可萌发,没有休眠期,有的种子在树上类胚根已经突破种孔。萌发时,类胚根露出种孔并不断膨大,期初成绿色的球形状,最后不断进行横向分化成吸盘和芽。类胚根露出种孔一般需要 3～5d,

但从类胚根膨大到分化成吸盘和芽需要 10～45d，发芽所持续的时间较长，整个过程需要 60～70d，一般第 30～45 天发芽率即可达 50% 以上。因此，建议在 25℃培养时，初次计数时间为第 10 天，末次计数时间为第 70 天。

（五）生活力测定

1. TTC 法　采用 TTC 法测定桑寄生种子生活力的正交设计试验结果见表 4-94。方差分析结果表明，影响桑寄生种子生活力因素的顺序为染色时间＞TTC 浓度＞染色温度，即染色时间和 TTC 溶液浓度是影响桑寄生种子生活力的主要因素，而染色温度对其影响相对较少（表 4-95）。从表 4-95 可知，染色时间、TTC 溶液浓度、染色温度 3 个因素的 P 值均小于 0.05，说明各因素不同水平具有显著性差异。从表 4-96 可知，TTC 溶液浓度过高会导致桑寄生种子生活力下降，试验显示当 TTC 溶液浓度为 0.8% 时，桑寄生种子的生活力最高，其与 0.4% 和 1.2% TTC 溶液浓度处理的桑寄生种子生活力均达到了显著性差异（$P<0.05$）；染色时间过长也会导致桑寄生种子生活力的下降，本试验的染色时间以染色 8h 的桑寄生种子生活力最高，其与染色时间 4h 处理的种子生活力差异达显著水平，与染色时间为 12h 处理的种子生活力差异不显著；染色温度过高同样也会导致桑寄生种子生活力的下降，在 30℃条件下处理的种子生活力最

表 4-94　TTC 法测定桑寄生种子生活力

序号	TTC 溶液浓度 /%	染色温度 /℃	染色时间 /h	生活力 /%
1	0.4	25	4	17
2	0.4	30	8	68
3	0.4	35	12	63
4	0.8	25	8	82
5	0.8	30	12	88
6	0.8	35	4	66
7	1.2	25	12	72
8	1.2	30	4	53
9	1.2	35	8	75
K_1	49.3	57.7	45.3	—
K_2	78.7	69.7	75.0	—
K_3	67.3	68.0	74.3	—
极差	29.3	12.0	29.7	—

表 4-95　桑寄生种子生活力方差分析

因素	偏差平方和	自由度	P	F
TTC 浓度	1 304.899	2	11.038	19.000
染色温度	284.222	2	2.404	19.000
染色时间	1 721.556	2	14.562	19.000
误差	118.22	2	—	—

佳，其与在 25℃条件下处理的种子生活力差异达显著水平，其与在 25℃条件下处理的种子生活力差异不显著。综上所述，TTC 法测定桑寄生种子生活力的最佳测试条件：新采摘的桑寄生种子，去除包裹在种子周围的果胶，用清水洗干净，用滤纸吸干表面的水后，沿种子长轴两侧纵向切开成两半，使其露出胚，然后将种子放至装有 0.8% TTC 溶液的棕色广口瓶中，最后将棕色广口瓶放至 30℃培养箱中染色 8h。

表 4-96　不同因素桑寄生生活力平均值比较

水平	TTC 溶液浓度 /%	染色温度 /℃	染色时间 /h
1	49.333c	57.667b	45.333b
2	78.667a	69.667a	75.000a
3	67.333b	68.000a	74.333a

注：同一列中含有不同小写字母者为差异显著（$\alpha = 0.05$）。

2. 不同产地种子活力比较　在最佳条件下测定各小组的种子生活力，结果表明，在最佳染色条件下，6 组桑寄生种子生活力均高于正交试验中的任一设计组合，说明正交试验结果可行（表 4-97）。

表 4-97　不同产地桑寄生种子生活力测定值

组数	试验种子数	染色种子数	生活力 /%
1	100	92	92.0
2	98	92	93.9
3	100	94	94.0
4	100	91	91.0
5	96	88	91.7
6	92	84	91.3

3. 采集时间对种子生活力的影响　桑寄生花序为无限花序，一年四季均可以开花，其种子成熟期主要集中在春季和冬季。为了进一步考察不同采集时间桑寄生种子生活力之间的差异，本试验选择在春季采集 2 批种子，冬季采集 3 批种子，并在 TTC 法的最佳条件下对其种子生活力进行测定。结果表明，春季采集的 2 批种子与冬季采集的 3 批种子生活力之间差异显著，春季采集桑寄生种子生活力优于冬季采收的种子（表 4-98）。

表 4-98　不同采集时间桑寄生种子生活力

样品	采集时间	种子数 / 粒	生活力 /%
批次 1	3/5/2014	100	94a
批次 2	4/13/2014	100	92a
批次 3	10/15/2014	100	89b
批次 4	11/28/2014	100	85c
批次 5	12/26/2014	100	84c

注：同一列中含有不同小写字母者为差异显著（$\alpha = 0.05$）。

（六）种子健康度检查

1. 种子外部带菌检测　从每份样本中随机选取 10 粒种子，放入 100ml 锥形瓶中，加入 40ml 无菌水充分振荡，吸取悬浮液 1ml，以 2 500r/min 的转速离心 5min，弃上清液，再加入 1ml 无菌水充分振荡悬浮后，吸取 100μl 加到直径为 9cm 的 PDA 平板上，涂匀，每个处理 4 次重复。相同操作条件下设无菌水空白对照。25℃黑暗条件下培养，观察记录。

2. 种子内部带菌检测　将种子胚和胚乳分开，用 5% NaClO 溶液浸泡 5min，无菌水冲洗 3 遍，分开胚和胚乳摆放在直径 15cm 的 PDA 平板上，每皿摆放 10 个分别来自 10 粒种子的胚和胚乳组织，4 次重复，25℃黑暗条件下培养，观察记录。

3. 鉴定　将分离到的真菌分别进行纯化、镜检和转管保存。根据真菌培养性状和形态特征进行鉴定。鉴定结果显示，种子外部携带真菌主要有青霉属、曲霉属、镰刀菌、单孢菌等。其中主要优势菌落依次为镰刀菌→青霉属→单孢菌→曲霉属；内部携带真菌优势菌落依次为曲霉属→镰刀菌→青霉属。

夏枯草

夏枯草 *Prunella vulgaris* L. 又名夏枯头，为唇形科植物。夏末全株枯萎，故名夏枯草。果穗入药，味苦、辛，性寒。有清肝明目、清热散结、利尿降压等作用，用于治疗肝胆郁热、目珠夜痛、瘰疬结核、血压升高等症。全国大部分地区均有分布，主要分布在我国陕西、甘肃、新疆、河南、湖北等省区。喜温和湿润气候，耐严寒，以阳光充足、排水良好的砂质壤土为最佳，低洼易涝的地块不宜栽培。以种子繁殖为主，果期 6—7 月。生产中一般采用直播，亦可先育苗，分为春播和秋播。春播在 4 月上、中旬，秋播在 8 月中、下旬，以秋播为好，每亩用种子约 250g。

（一）真实性鉴定

采用种子外观形态法，随机数取 100 粒种子，4 次重复，逐粒观察夏枯草种子形态特征并记录。夏枯草种子植物学上应称小坚果，但生产上习称种子。

夏枯草小坚果外观形态特征：小坚果包藏于宿萼内，果体三棱状椭圆形，长 1.5～2.2mm，宽 0.5～1mm，黄褐色；顶端钝圆，基部急尖，背面稍呈拱形，在背腹相邻的边缘称为边棱，在背腹面及其两相邻边缘的两侧边棱上均有 1 条深褐色的双线纵棱，棱间形成浅沟，腹面隆起成钝脊棱，把腹部分为两个斜面；果皮表面平滑，并有油光泽和疏细纵纹；果脐位于果实基部，脐上有 1 外突的白色附属物，马蹄状。

夏枯草种子形态特征：种子倒卵形或椭圆形，白色或淡棕黄色，腹面具 1 棕色或淡棕色成形种脊，合点位于种子中部稍上方，种脐位于近下端；种皮菲薄，膜质。无胚乳，胚直生，白色透明，具油性，子叶 2，肥厚，基部心形。

（二）水分测定

夏枯草种子细小，长 1.5～2.2mm，宽 0.5～1mm，且种皮表面平滑，不坚硬，采用低恒温烘干法，不用粉碎或切片即可进行种子含水量的测定。

取 0.5g 整粒种子直接用于含水量的测定。先将称量盒于 105℃下烘干至恒重，称重,再将样品放入预先烘干和称重过的样品盒内,在感量为 0.001g 的天平上称取试样 3 份。然后打开盒盖,一起放入预先预热至 110℃的烘箱内关好箱门,保持 105℃(±2℃),经 10h 后取出,盖上盖子置于干燥器内冷却后称重;再放入 105℃(±2℃)烘箱内 2h 取出,盖上盖子置于干燥器内冷却后称重,直至后次称重和前次称重不超过 0.02g 为止,记下最后一次重量作为烘干后重量。进行含水量计算。重复 3 次。

　　从表 4-99 可以看出:34 个居群夏枯草种子含水量为 8%～11%。安徽贵池居群种子含水量最高,为 10.28%;安徽金寨、安徽庐江以及滁州 3 个居群种子含水量较低,分别为 8.14%、8.23% 和 8.29%。

表 4-99　不同产地夏枯草种子含水量(n=3)

种子产地	含水量 /%	种子产地	含水量 /%	种子产地	含水量 /%
1	8.84	13	9.89	25	9.28
2	9.07	14	8.43	26	9.68
3	10.08	15	10.17	27	9.12
4	9.88	16	9.45	28	8.65
5	10.18	17	9.96	29	9.59
6	10.02	18	9.00	30	8.69
7	8.85	19	9.22	31	8.29
8	10.06	20	9.05	32	8.23
9	9.82	21	9.32	33	8.14
10	9.06	22	9.41	34	10.28
11	9.23	23	8.40		
12	9.06	24	8.96		

（三）重量测定

种子重量的测定方法目前主要有:百粒法、千粒法和全量法 3 种。

1. 百粒法　主要适用于大粒种子(每千克少于 5 000 粒)

2. 千粒法　用于种粒大小、轻重不均或细小的种子

3. 全量法　在纯净种子粒数少于 1 000 粒时,用全部种子称重的重量换算成千粒重。夏枯草种子细小,用百粒法无法代表其重量情况,因此选用千粒法。

　　将全部纯净种子用四分法分成 4 份,从每份中随机取 250 粒,共 1 000 粒为 1 组,用万分之一电子天平称重。重复 3 次。

　　测定结果表明,34 个居群夏枯草种子千粒重在 0.42～0.72g,以 0.50～0.70g 为多,其中贵州锦屏夏枯草居群种子最小,千粒重为 0.42g,江西进贤野生夏枯草居群种子最大,千粒重为 0.72g(表 4-100)。

表 4-100　不同产地夏枯草种子千粒重（n=3）

产地	千粒重/g	产地	千粒重/g	产地	千粒重/g
1	0.560 0	13	0.687 2	25	0.590 8
2	0.595 0	14	0.716 5	26	0.567 9
3	0.545 4	15	0.600 0	27	0.606 6
4	0.497 8	16	0.703 9	28	0.554 0
5	0.424 1	17	0.662 2	29	0.502 9
6	0.446 7	18	0.645 5	30	0.484 6
7	0.546 8	19	0.700 3	31	0.605 8
8	0.502 5	20	0.638 3	32	0.671 0
9	0.470 8	21	0.626 1	33	0.706 1
10	0.673 4	22	0.609 7	34	0.489 2
11	0.708 6	23	0.694 3		
12	0.719 0	24	0.638 7		

（四）发芽试验

采用常规的发芽试验方法，设 5 个处理，将夏枯草种子置于纸上、纸间、纱上、纱间以及沙上，进行发芽试验。在此基础上，将夏枯草种子分别浸泡 12h，24h，36h 后，置于 5℃，10℃，15℃，20℃，25℃温度下培养，并在每个温度条件下进行光照和黑暗 2 个处理。每处理 3 次重复，每重复 100 粒种子，研究温度、光照等条件对夏枯草种子萌发的影响。

1. 发芽床的选择　纸间发芽床夏枯草种子发芽率最低，其余几种发芽床之间夏枯草种子发芽率无显著性差异；夏枯草种子置于纱间种子发芽指数最高；夏枯草种子置于纱上种子活力指数最高。综合比较几种发芽床对夏枯草种子发芽的效果，纱床优于纸床，纸床优于沙床，夏枯草种子置于发芽床上优于种子置于发芽床间（表 4-101）。

表 4-101　发芽床对夏枯草种子发芽的影响（n=3）

发芽床	发芽率/%	发芽指数	活力指数
纸上	87.67	15.77	40.24
纱上	84.33	21.99	55.07
纸间	78.67	14.64	41.20
纱间	84.33	22.04	54.40
沙上	86.00	16.11	35.36

2. 发芽温度、光照和浸种时间　适宜温度条件下，光照与否对夏枯草种子发芽率影响不明显，温度不适时，光照为制约夏枯草种子发芽的主要因素；在 12~36h 浸种时间范围内，随着时间的增加夏枯草发芽率有所降低；5~25℃，夏枯草种子的发芽率呈现先升后降的趋势。所以 20℃光照条件浸种 12h，最适宜夏枯草种子的萌发（表 4-102）。

表 4-102　浸种时间、温度和光照对夏枯草种子发芽的影响

温度 /℃	光照条件	发芽率 /%		
		浸种 12h	浸种 24h	浸种 36h
5	光照	0	0	0
	黑暗	0	0	0
10	光照	35	27	22
	黑暗	16	15	18
15	光照	90	81	84
	黑暗	76	66	63
20	光照	95	84	85
	黑暗	85	81	83
25	光照	31	59	54
	黑暗	6	4	7

（五）生活力测定

夏枯草由于种子细小（长 1.5～2.2mm，宽 0.5～1mm），且表面黏膜物质吸水、保水能力较强；水分越多，夏枯草种子黏膜层越厚，严重影响了使用常规的种子生活力测定方法的准确性，所以对于夏枯草种子选用电导法，应用相对电导率指标衡量夏枯草种子生活力大小。

电导法：取不同居群夏枯草干净种子 0.5g，放入 100ml 锥形瓶中，加入 50ml 蒸馏水，电导仪测定初始电导值 a_1。种子浸泡 12h，测定浸泡液电导值 a_2。将浸泡液连同种子在沸水中煮 30min，冷却至室温测定其电导值 a_3。重复 3 次。

相对电导率：相对电导率 $= (a_2 - a_1)/(a_3 - a_1) \times 100\%$

试验测定结果能客观反映各试验样品相对电导率的差异，可以使用相对电导率法预测种子的发芽能力（表 4-103）。

表 4-103　不同产地夏枯草种子相对电导率（$n=3$）

产地	相对电导率 /%	产地	相对电导率 /%	产地	相对电导率 /%
1	16.62	13	18.37	25	27.66
2	22.53	14	35.98	26	26.67
3	20.55	15	51.75	27	21.25
4	29.98	16	37.23	28	34.18
5	48.37	17	41.42	29	53.44
6	37.91	18	30.13	30	40.22
7	15.80	19	18.47	31	24.25
8	32.80	20	25.67	32	25.38
9	28.18	21	18.25	33	17.79
10	26.48	22	21.70	34	41.82
11	15.69	23	33.10		
12	16.07	24	19.85		

益母草

益母草为唇形科植物益母草 *Leonurus japonicus* Houtt. 的新鲜或干燥地上部分，具有活血调经，利水消肿，清热解毒等功效。治疗妇女月经不调，胎漏难产，产后血晕，瘀血腹痛，崩中漏下等。产于中国各地，俄罗斯、朝鲜、日本，非洲以及美洲各地有分布。

益母草喜温暖湿润气候，喜阳光，对土壤要求不严，一般土壤和荒山坡地均可种植，以较肥沃的土壤为佳，需要充足水分条件，但不宜积水，怕涝。生长于多种环境，海拔可高达 3 400m。野荒地、路旁、田埂、山坡草地、河边，以向阳处为多。益母草分早熟益母草和冬性益母草，一般均采用种子繁殖，以直播方法种植，育苗移栽者亦有，但产量较低。播种期因品种习性不同而异，冬性益母草必须秋季播种才可开花结果。播种前将种子混入火灰或细土杂肥拌种。

（一）真实性鉴定

益母草种子外观特点：呈三棱形，长 1.5～3mm，宽 0.7～1.6mm。表面灰棕色至灰褐色，有深色斑点，一端稍宽，平截状，另一端渐窄而钝尖。果皮薄，子叶类白色，富油性，无臭。千粒重：0.76～1.31g（图 4-45）。

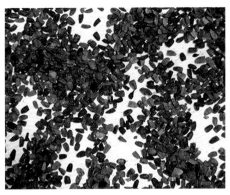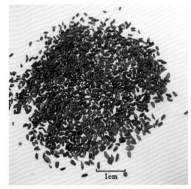

图 4-45　益母草种子形态图

（二）水分测定

高恒温烘干法：益母草种子在（133±2）℃高恒温条件下烘 5h 后，含水量基本维持稳定，随着时间的增加，含水量变化不大，故益母草测定（133±2）℃高恒温烘干时间以5h 为宜（图 4-46）。

低恒温烘干法：使用（105±2）℃低恒温烘干法，益母草种子在低恒温烘 15h 后含水量趋于稳定。

从图 4-46 中比较可以看出，益母草种子水分测定使用高恒温烘干法只需要 5h，而低恒温烘干法需要 15h。两种烘干方法对益母草种子含水量的影响无显著性差异（表 4-104），故益母草选择高恒温烘干法作为水分测定方法。

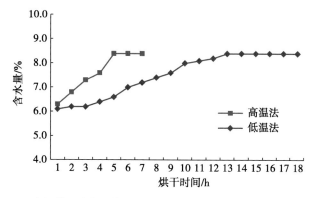

图 4-46 高温烘干和低温烘干对益母草种子(Ⅰ,Ⅱ,Ⅲ)含水量的影响

表 4-104 两种烘干法测定益母草种子含水量比较

烘干方法	益母草种子含水量 /%		
	Ⅰ	Ⅱ	Ⅲ
高恒温烘干法	8.62±0.03	6.91±0.05	8.73±0.01
低恒温烘干法	8.47±0.05	6.81±0.01	8.56±0.03

（三）重量测定

分别考察百粒法、五百粒法。

1. 百粒法 随机从净种子中数取 100 粒，重复 8 次，分别记录百粒重，计算标准差及变异系数。

2. 五百粒法 随机从净种子中数取 500 粒，重复 3 次，分别记录五百粒重，计算重复间差数及差数和平均值之比。

百粒法和五百粒法测定益母草种子千粒重的研究结果（表 4-105）表明，百粒法测定千粒重变异系数 <4%，而五百粒法中出现差数和平均值之比 >5%。综合比较，选择百粒法作为益母草种子千粒重的测定方法。

表 4-105 不同方法测定益母草种子千粒重比较

产地	百粒法			五百粒法		
	百粒重 /g	标准差	变异系数 /%	五百粒重 /g	重复间差数	差数和平均值之比 /%
产地 1	0.087	0.002	2.3	0.45	0.023	5.1
产地 2	0.081	0.003	3.7	0.39	0.019	4.8
产地 3	0.096	0.003	3.1	0.51	0.025	4.9

（四）发芽试验

1. 发芽前处理 将益母草净种子在水中浸泡 24h，用 0.2% 高锰酸钾消毒 20min，用水冲洗干净。

2. 发芽床 由表 4-106 可知，以滤纸作为益母草种子发芽床的处理，其发芽率都明显高于以纱布和细沙作为发芽床处理，故以滤纸为发芽床适合益母草种子萌发。

表 4-106　发芽床对益母草种子发芽率的影响

发芽床	始发芽天数 /d	发芽率 /%		
		产地 1	产地 2	产地 3
滤纸	2	67.3±2.1a	85.3±2.1b	79.1±2.3a
纱布	3	45.5±2.3b	62.5±3.4b	60.5±3.4b
沙床	3	48.2±3.1b	58.7±3.1b	52.3±2.7b

注: 同一列中含有不同小写字母者为差异显著($\alpha=0.05$)。

3. 发芽温度　以滤纸为发芽床, 分别考察 20℃, 25℃, 30℃ 不同温度条件对种子萌发的影响, 光照培养。每个处理 400 粒种子, 4 次重复, 每重复 100 粒种子, 结果见表 4-107。

表 4-107　不同温度条件下益母草种子的发芽率比较($n=4$)

温度 /℃	发芽率 /%		
	产地 1	产地 2	产地 3
20	62.6±1.3a	71.3±1.8b	72.3±1.4a
25	67.3±2.1a	85.3±2.1b	79.1±2.3a
30	66.1±1.3a	75.5±0.6b	75.3±0.5b

注: 同一列中含有不同小写字母者为差异显著($\alpha=0.05$)。

不同发芽温度条件下, 益母草种子发芽率表现出一定的差异。通过比较 3 个产地益母草种子在不同发芽温度下的发芽率, 结果表明, 当温度为 25℃ 时发芽率较高, 故选择 25℃ 作为益母草种子发芽温度。

4. 发芽试验初次计数时间和末次计数时间的确定　根据适宜发芽条件下的发芽表现, 确定初次计数和末次计数时间。以达到 50% 发芽率的天数为初次计数时间; 以种子发芽率达到最高时, 以后再无萌发种子出现时的天数为末次计数时间。

益母草种子以滤纸为发芽床的萌发初次计数时间为第 4 天, 末次计数时间为第 10 天。

5. 正常幼苗和不正常幼苗评定标准

（1）正常幼苗: 在良好土壤及适宜水分、温度和光照条件下, 具有继续生长发育成为正常植株的幼苗。划分时列为正常幼苗的必须符合下列类型之一:

1）完整幼苗: 幼苗所有主要构造生长良好、完全、匀称和健康。

2）带有轻微缺陷的幼苗: 幼苗的主要构造出现某种轻微缺陷, 但在其他方面仍能比较良好而均衡发展, 可以比得上同一试验中的完整幼苗。

3）次生感染的幼苗: 幼苗明显符合上述完整幼苗和带有轻微缺陷幼苗的要求, 但已受到不是来自种子本身的真菌或细菌的病原感染。

（2）不正常幼苗: 生长在良好土壤及适宜水分、温度和光照条件下, 不能继续生长发育成为正常植株的幼苗。符合下列类型之一的为不正常幼苗。

1）损伤的幼苗: 幼苗的任何主要构造残缺不全, 或受严重的和不能恢复的损伤, 以致不能均衡生长者。

2）畸形或不匀称的幼苗：幼苗生长细弱，或存在生理障碍，或其主要构造畸形或不匀称者。

3）腐烂幼苗：由初生感染（病原来自种子本身）引起的幼苗主要构造的发病和腐烂，以致妨碍其正常生长者。

（五）生活力测定

1. 预湿方法　将种子在室温下直接泡于自来水中。由于益母草的种皮比较坚硬，浸泡时间太短，不能使种子吸涨，所以选择益母草预湿时间为24h。

2. 染色前处理　种子胚的暴露方法：由于益母草种子很小，不利于纵向切种子胚，故选择远胚根端切去1/4。

3. TTC溶液浓度和染色时间　由表4-108可以看出，益母草染色情况与染色的时间、染色液浓度、温度均有密切联系。试验结果表明益母草处理3的染色情况较好，而且TTC溶液浓度低，故选择染色5h、0.2% TTC溶液浓度、35℃作为益母草种子生活力检测的染色条件。

表4-108　TTC法不同试验处理对益母草种子染色率的影响

处理	时间/h	浓度/%	温度/℃	染色率/%
1	1	0.2	25	0
2	3	0.2	30	82
3	5	0.2	35	98
4	1	0.4	30	3
5	3	0.4	35	93
6	5	0.4	25	92
7	1	0.6	35	20
8	3	0.6	25	62
9	5	0.6	30	88

4. 染色形态鉴定　益母草有生活力种子的染色情况：①胚完全着色；②染色后，切口的横断面因染色时间增长或其他原因呈现伤口白，但胚下段染红，上段因在种子内部尚未着色。无生活力的种子染色情况：①着色浅，呈粉色；②胚完全不着色。

第五章

其他中药材种子质量检验方法

灯盏花

灯盏花是菊科植物短葶飞蓬 *Erigeron breviscapus*（Vant.）Hand. -Mazz. 的干燥全草，又名灯盏细辛，主要分布于我国西南地区，以云南较多。首载于《滇南本草》，《中国药典》1977 年版一部曾予收载。灯盏花具有微寒解毒、祛风除湿、活血化瘀、通经活络、消炎止痛的功效。目前灯盏花注射液主要用于心、脑血管系统疾病，在糖尿病、肾病、中枢性眩晕、老年性疾病的治疗上也有较好疗效。

用种子繁殖。春播、夏播和秋播均可。春播可能因干旱致出苗不齐，夏播、秋播出苗整齐。春播 2 月下旬至 3 月上旬播种，种子播后 10～20d 发芽，夏播在 5—6 月雨季进行，秋播在 8—9 月进行。播前用 30℃左右的温水浸种 4～5h，然后将种子捞出，放置 3h 左右，至表面水分稍干，然后将种子均匀撒入沟内，覆土 1cm 左右，表层盖草，浇透水。灯盏花种子萌发需要较多水分，同时幼苗忌强光和高温，生产应采用覆盖物保墒和遮荫等方法，保证种子发芽及苗期生长有足够的水分。也可将种子进行催芽处理至裂口后再播种。

（一）真实性鉴定

1. 种子形态鉴定　采用种子外观形态法，通过对灯盏花种子形态、大小、颜色等特征鉴定，并与《中国植物志》所记载的特征相比较来检验种子的真实性（表 5-1）。

表 5-1　灯盏花种子真实性鉴定

	形状	种子长	冠毛层数	冠毛长
《中国植物志》	瘦果，狭长圆形	1.5mm	2 层，淡褐色，刚毛状	4mm 左右
实际测量	瘦果，狭长圆形	1.6～1.8mm	2 层，褐色，刚毛状	3.4～3.8mm

2. 幼苗鉴定　《中国植物志》记载：叶主要集中在基部，基部叶密集，莲座状，倒卵状披针形或宽匙形，长 1.5～11cm，宽 0.5～2.5cm，全缘，顶端钝或圆形，具小尖头，基部渐狭或急狭成具翅的柄，具三脉，两面被密或疏的硬毛（图 5-1）。

（二）水分测定

由于灯盏花种子较小，采用不磨碎直接烘干称重方法进行水分测定。从灯盏花混合样品中分取 4 份测定样品，分别称取各试样的重量。采用高恒温烘干法和低恒温烘干法对灯盏花种子水分进行测定，结果表明，在试验过程中，先有一个快速的失水期，

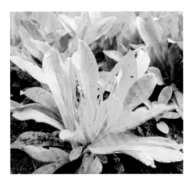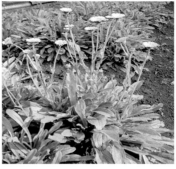

图 5-1 灯盏花幼苗及成苗

然后到一个较长时间较缓慢失水的时期,之后基本保持不变(表 5-2)。由此我们可以确定灯盏花种子含水量测定方法应为 130℃,持续时间为 2h。

表 5-2 高恒温和低恒温烘干法测定灯盏花种子含水量比较

干燥方法	含水量 /%									
	15min	45min	1h	2h	3h	4h	5h	6h	8h	12h
103℃	6.59	6.84	6.95	7.37	7.65	7.96	7.97	8.08	8.11	8.03
130℃	7.0	7.05	7.36	7.98	8.02	8.2	8.21	8.23	8.21	8.19

(三)重量测定

本试验中采取了百粒法、五百粒法、千粒法和全量法来测定灯盏花种子重量。

1. 百粒法 用百粒法对试样进行分析,重复间变异系数 <4%(表 5-3)。

表 5-3 百粒法测定灯盏花种子千粒重

样本	千粒重 /g								变异系数 /%	百粒重 /g
	Ⅰ	Ⅱ	Ⅲ	Ⅳ	Ⅴ	Ⅵ	Ⅶ	Ⅷ		
1	0.278	0.258	0.261	0.28	0.263	0.249	0.252	0.261	3.98	0.265
2	0.261	0.261	0.26	0.264	0.249	0.255	0.256	0.260	3.74	0.258

注:表中一次测定是指应用百粒法测定种子百粒重 1 次,即每次数取种子 100 粒称重。

2. 五百粒法 用五百粒法对试样进行测定,重复间变异系数 <4%(表 5-4)。

表 5-4 五百粒法测定灯盏花种子千粒重

千粒重 /g								变异系数 /%	平均值 /g
Ⅰ	Ⅱ	Ⅲ	Ⅳ	Ⅴ	Ⅵ	Ⅶ	Ⅷ		
0.271	0.253	0.260	0.261	0.259	0.245	0.253	0.259	3.40	0.128

注:表中一次测定是指应用五百粒法测定种子五百粒重 1 次,即每次数取种子 500 粒称重。

3. 千粒法 用千粒法对试样进行测定,重复间变异系数 <4%(表 5-5)。

经用百粒法、五百粒法和千粒法对同一试样进行分析,各方法测定值之间没有显著性差异,因此,灯盏花种子重量测定可以采用百粒法(表 5-6)。

表 5-5　千粒法测定灯盏花种子千粒重

	千粒重 /g			变异系数 /%	平均值 /g
Ⅰ	Ⅱ	Ⅲ	Ⅳ		
0.260 3	0.257 6	0.254 7	0.261 6	1.083	0.259

注：表中一次测定是指应用千粒法测定种子千粒重一次，即每次数取种子 1 000 粒称重。

表 5-6　灯盏花种子重量不同测定方法结果差异性分析

测定方法	千粒重 /g				
	Ⅰ	Ⅱ	Ⅲ	Ⅳ	平均值
百粒法	0.265	0.258	0.265	0.258	0.262aA
五百粒法	0.261	0.252	0.261	0.252	0.256aA
千粒法	0.260	0.258	0.255	0.262	0.260aA

注：同一列中含有不同小写字母者为差异显著（$\alpha=0.05$），同一列中含有不同大写字母者为差异极显著（$\alpha=0.01$）。

　　经分析，百粒法、五百粒法和千粒法中，其变异系数均在 4% 以下，全量法的误差不超过 5%，而且百粒法、五百粒法、千粒法所得的结果在 0.01 和 0.05 的显著水平上没有差异（表 5-6），但与全量法所得的结果在 0.01 和 0.05 的显著水平上有差异。综上所述，灯盏花种子的重量测定，百粒法、五百粒法、千粒法均适用，而全量法不适用。

（四）发芽试验

　　1. 发芽床　采用滤纸、沙子、土壤、珍珠岩做发芽床，在 25℃ 条件下，对种子进行发芽试验。试验结果表明（表 5-7），土壤和纸床在发芽率、发芽持续时间上要优于其他两种。沙床和土壤在观察种子整个萌发过程方面是不理想的；从操作的简便性上看，纸床比沙床、土壤和珍珠岩要方便一些。

表 5-7　发芽床对灯盏花种子发芽的影响

发芽床	初次计数时间 /d	末次计数时间 /d	发芽率 /%
纸床	6	15	46.5
沙床	7～8	18	45
土壤	4	15	54
珍珠岩	8～10	20	50

　　2. 发芽温度　选取灯盏花饱满种子，每个处理 100 粒，采用滤纸做发芽床，分别在 25℃、25℃/15℃、20℃、20℃/10℃、15℃/9℃、30℃ 温度光照条件下进行发芽，3 次重复。从表 5-8 结果可见，15/9℃ 因温度过低，严重影响灯盏花种子的萌发；在 30℃ 时，种子发芽率为 46.5%，但在第 4 天时就开始大量发霉，种子最终的发芽率也较低。25/15℃ 和 20/10℃ 种子发芽率较高，但是整个试验持续时间较长。而 25℃ 和 20℃ 在第 1 粒种子发芽的时间上较为一致，但是 20℃ 时的发芽率、发芽势都稍低于 25℃，且试验持续时间比 25℃ 长 3d。因此适于灯盏花种子萌发的最适温度为 25℃，发芽率为 72.5%。

　　3. 光照　选取灯盏花饱满种子，每个处理 100 粒，滤纸做发芽床，25℃ 条件下分别在光照、黑暗和自然光下进行种子发芽。试验结果表明，灯盏花种子对光反应不敏

表 5-8　温度对灯盏花种子发芽率的影响

发芽温度 /℃	始发芽时间 /d	发芽势 /%	发芽率 /%	统计时间 /d
25	6	67a	72.5a	15
25/15	9	36b	59.5b	20
20	6	59.5b	64a	18
20/10	10	32b	47.5b	22
15/9	12	10c	36c	25
30	6	35b	46.5b	12

注：发芽势和发芽率为 4 个重复的平均值。

感。但黑暗发芽的幼苗黄、纤弱，生长较慢；每天给予固定光照的条件下，发芽的幼苗绿、健壮，生长较快，因此应选择光照条件对灯盏花进行发芽试验最为适宜（表 5-9）。

表 5-9　光照对灯盏花种子发芽的影响

光照条件	初次计数时间 /d	末次计数时间 /d	发芽率 /%
光照	6	15	54.5a
黑暗	6	16	48a
自然光	6	16	55a

注：发芽率为 4 个重复的平均值。同一列中含有不同小写字母者为差异显著（$\alpha = 0.05$）。

4. 试验持续时间　种子预处理后置床在 25℃ 和 20℃ 下培养，从开始培养到种子萌发、幼苗长成可计数的正常幼苗时间为 6d。结合逐日发芽粒数，可将末次计数时间定为置床培养后第 15 天（表 5-10）。

表 5-10　灯盏花种子发芽动态表 / 粒

温度	1d	2d	3d	4d	5d	6d	7d	8d	9d	10d	11d
25℃	8	44	48	16	11	8	5	3	2	0	0
20℃	4	27	38	13	11	10	10	8	6	4	1

注：表内数据为 4 个重复的平均值。

5. 幼苗鉴定

（1）正常幼苗（图 5-2）：可分为 3 类。

1）胚根和子叶正常发育的苗。

2）带有轻微缺陷的幼苗（初生根局部损伤或生长稍迟缓）。

3）次生感染的幼苗：即幼苗已发育，但严重腐烂，经观察不是由于种子本身感染引起，而是由真菌或细菌侵害而引起的，并能确定所有主要构造仍保留。

（2）不正常幼苗（图 5-2）

1）幼苗的初生根带有下列缺陷的一种或其组合列为不正常幼苗：残缺，短粗或停滞，缺失，破裂，纤细，卷缩在种皮内，负向地性生长，水肿状，由初生感染所引起的腐烂。

2）下胚轴和上胚轴由初生感染所引起的腐烂。

3）子叶畸形、破裂或其他损伤、或缺失、或由初生感染所引起的腐烂。

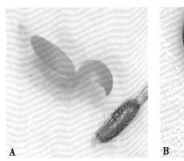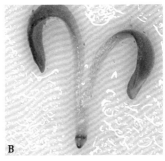

图 5-2 灯盏花正常幼苗和不正常幼苗

A. 胚根和子叶正常发育；B. 子叶发育正常，胚根发育不良。

（五）生活力测定

1. 种子预湿 随机数取饱满的灯盏花种子若干粒。因灯盏花种子单粒很轻，始终浮在水上，采取纸间结合浸水的方式作为水中处理。分别将种子做纸上、纸间、水中3 种预湿处理，放入 20℃、25℃、30℃培养箱中，每 1 小时观察种子吸涨情况，在较多数种子已吸涨的后期，每次观察时取约 30 粒种子，用解剖刀和镊子切割种子和剥离种皮，根据种皮的软化程度和解剖难易程度来确定最适的预湿方法与时间。

结果表明，水中浸渍比纸上的缓慢预湿提前很多，并且未出现组织破裂损伤的情况。纸间和水中处理，在 30℃时种子吸涨所需最小时间基本相同，但是水中浸湿更能保证种子充分吸涨（表 5-11），故在 TTC 试验中，可以选择 30℃水中作为预湿方式。

表 5-11 不同预湿方法灯盏花种子最短吸涨时间 /h

预湿方法	温度			种子状况
	20℃	25℃	30℃	
纸上	12	11	10	充分吸涨的种子，种皮软化，很容易将种皮与胚剥离
纸间	8	7	5	
水中	7	6	4.5	

2. 染色前处理 灯盏花种子的胚是完全发育的，判别种子是否染色，主要是根据胚乳部分是否染色完全和均匀。整粒、横切、剥皮染色 3 种处理中，横切处理只能观察到胚乳的一小部分，不能充分说明种子胚是否均匀染色，故排除横切染色。故染色前处理只采取整粒和剥皮处理。

染色处理结果表明，灯盏花的种皮妨碍染色液的吸收，剥皮的胚染色快，染色均匀，便于观察（表 5-12）。因此，染色前的准备为将预湿好的种子进行剥皮。

表 5-12 染色前处理对灯盏花种子染色的影响

处理	染色情况
整粒	1h: 胚的边缘有很少部分的染色；2h: 染色面积增加；4h: 胚全部染色，染色呈淡红；6h: 染色稍加深；8h: 染色加深，染色粒占 21%；10h: 活力粒染色过红变暗
剥皮	1h: 可观察到染色反应，胚边缘先染色，染色较浅；2h: 染色范围加大，胚几乎全染色，部分有活力粒颜色染得鲜红，但仍有较多粒染色较浅；3h: 有活力粒染色清晰，鲜红，染色粒占 30%。4h: 活力粒染色过红变暗

3. 染色

（1）TTC 染色：结果表明，0.1% TTC 溶液浓度低，染色效果差；随着染色液浓度、染色温度、染色时间的加大，都能一定程度上提高染色的效果。其中，1.0% TTC 溶液 30℃染色 3～4h、1.0% TTC 溶液 35℃染色 2～3h、1.0% TTC 溶液 40℃染色 1h、0.5% TTC 溶液 35℃染色 4h、0.5% TTC 溶液 40℃染色 2.5h 均有较好的染色效果（表 5-13）。综合染色时间、染色液浓度、染色温度、材料节省方面考虑，灯盏花选择 1% TTC 溶液 40℃染色 2h 较为适宜。

表 5-13 不同 TTC 溶液浓度、染色温度及染色时间条件下灯盏花种子染色情况

染色温度/℃	染色液浓度		
	0.1%	0.5%	1%
25	染色不清晰、均匀，染色结束后，染色程度达到标准的很少，淡红现象居多	染色不清晰，有部分为局部染色	染色 4h 的染色清晰、均匀，可鉴定
30	染色清晰、均匀，染色以淡红色居多	染色较清晰、均匀，但仍有多数染色不均匀	染色 3～4h 的染色清晰、均匀，可鉴定
35	染色 3～4h 的染色较清晰、均匀，但局部染色不均匀	染色 4h 的染色较清晰、均匀，可鉴定	染色 2～3h 的染色清晰、均匀，可鉴定
40	染色 3h 的染色较清晰、均匀，但局部染色不均匀	染色 2.5h 的染色较清晰、均匀，可鉴定	染色 1h 的染色较清晰、均匀，可鉴定

（2）红墨水染色：结果表明，红墨水对灯盏花活种子和死种子都有染色作用，因此很难区分种子生活力，故红墨水染色法不适宜用于灯盏花的染色测定（图 5-3）。

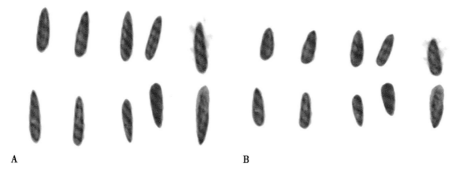

图 5-3　红墨水对灯盏花活种子和死种子染色情况
A. 活种子染色；B. 死种子染色。

关黄柏

关黄柏为芸香科植物黄檗 *Phellodendron amurense* Rupr. 的干燥树皮。清热燥湿，泻火除蒸，解毒疗疮。用于湿热泻痢、黄疸、热淋、疮疡肿毒。主产于辽宁、吉林、河北等省。关黄柏适应性强，性喜凉爽湿润。苗期较耐荫，怕涝。成年树喜阳光，耐严寒。

关黄柏大面积生产常采用种子育苗移栽法。果实于 10—11 月成熟后，采集成熟的

果实，堆放屋角盖上草，经 10～15d 后取出，搓去果皮，放在水里淘洗，取出种子，阴干或晒干，置通风干燥处贮存。春播和秋播。东北地区在 4 月下旬至 5 月下旬，华北地区在 3 月下旬，春播宜早不宜迟。播前用 40℃温水浸种 24h，以湿沙和种子 3∶1 的比例拌匀催芽，待种子裂口后开浅沟条播，条距 25～30cm，沟深约 3cm，播后覆土，耧平稍加镇压，浇水。每亩用种子 2～3kg。畦面可用稻草覆盖，保持土壤湿润，在种子发芽未出土前除去覆盖物，40～50d 出苗。秋播在 11—12 月进行，播前 20d 湿润种子至种皮变软播种，第 2 年春季出苗。

（一）真实性鉴定

真实性鉴定可测定送验种子样品的真实性和品种纯度，据此推测种子批的种子真实性和品种纯度。采用种子外观形态法观察。

关黄柏种子外观特征：呈倒卵形，略扁，长 3.8～5.8mm，宽 2.0～4.1mm，厚 1.3～2.4mm。表面黄褐色、棕褐色或灰褐色，部分有浅色花斑。具不规则的网纹或条纹；顶端钝圆；下端具一小尖，先端为种孔；腹侧具一棱线，为种脊，顶端相连于合点，下端相连于种脐。外种皮硬而脆；内种皮菲薄，透明膜质，浅黄褐色。胚乳包围于胚外方，白色，含油分，胚直立，白色；胚根短小；子叶 2 枚，椭圆形，基部微心形。千粒重 10.0～24.5g（图 5-4）。

关黄柏种子形态上与川黄柏种子较难区分，生产上收集关黄柏种子时应注意到关黄柏的相应产区收集。

川黄柏种子肾形，略扁，前端具一小喙，种脐长形，外种皮灰褐色或黄褐色，表面有不规则的网纹或条纹，种皮较厚，质脆，内种皮嫩黄色，质嫩，胚乳白色（图 5-5）。

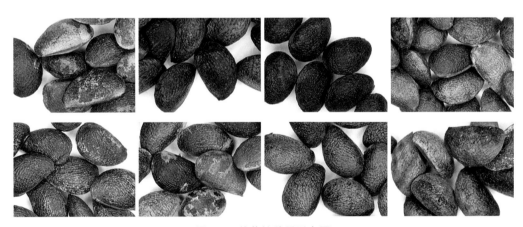

图 5-4　关黄柏种子形态图

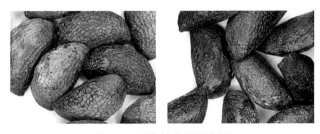

图 5-5　川黄柏种子形态图

（二）水分测定

取 LBP2、SY3 和 RGL3 净种子。分别考察高恒温烘干法与低恒温烘干法的效果。

1. 高恒温烘干法 ①将样品盒预先烘干、冷却、称重，精确到 10^{-3}g，并记下盒号。②取得试样 2 份，每份 4.5～5.0g，将试样放入预先烘干和称重过的样品盒内，再称重。③将烘箱预热至 140～145℃，将样品放入烘箱，待温度回升至（133±2）℃时开始计时，每隔 1h 取出放入干燥器内冷却至室温（30～45min）后称重。总烘干时间为 4h。④根据烘后失去的重量计算种子水分百分率，计算到小数点后 1 位。

采用高恒温烘干法测种子含水量，结果表明 LBP2 在烘干 2h 后种子含水量基本保持稳定，随着时间的增加，含水量无显著性差异，SY3 和 RGL3 在烘干 3h 后重量恒定。故推荐采用高恒温烘干法，烘干时间为 3h（表 5-14）。

表 5-14 高温烘干时间关黄柏种子含水量变化 /%

烘干时间 /h	LBP2	SY3	RGL3
1	9.64a	8.51a	8.88a
2	10.11b	8.85b	9.11b
3	10.45b	9.05c	9.41c
4	10.47b	9.12c	9.46c

注：同一列中含有不同小写字母者为差异显著（$\alpha = 0.05$）。

2. 低恒温烘干法 其程序与高恒温烘干法相同。将烘箱预热至 110～115℃，将样品放入烘箱，待温度回升至（105±2）℃时开始计时，在烘干 17h 后取出放入干燥器内冷却至室温（30～45min）后称重。比较测定结果与烘干时间的关系，从而确定关黄柏种子含水量的最佳测定方法。

低恒温烘干法测得的 3 份种子含水量均低于高恒温烘干法测得的含水量，即低恒温烘干法烘干 17h 无法将关黄柏种子烘干至恒重（表 5-15），故测定关黄柏种子含水量时应使用高恒温烘干法烘干 3h。

表 5-15 不同烘干法关黄柏种子含水量比较 /%

方法	LBP2	SY3	RGL3
高恒温烘干法 3h	10.45a	9.05a	9.41a
低恒温烘干法 17h	9.57b	8.21b	8.42b

注：同一列中含有不同小写字母者为差异显著（$\alpha = 0.05$）。

（三）重量测定

种子千粒重是种子活力的重要指标之一。种子千粒重大，其内部的贮藏物质多，发芽迅速整齐，出苗率高，幼苗健壮，并能保证田间的成苗密度，从而增加产量。在考察了百粒法、五百粒法、千粒法的基础上，确定了关黄柏种子适宜的重量测定方法为百粒法。

1. 百粒法 ①将净种子混合均匀，从中随机取试样 8 个重复，每个重复 100 粒。②将 8 个重复分别称重（g），结果精确到 10^{-3}g。③计算 8 个重复的标准差、平均重量及变异系数。重复间变异系数＜4.0%，测定值有效。如变异系超过上述限度，则应再测定 8 个重复，并计算 16 个重复的标准差。凡与平均值之差超过 2 倍标准差的重复略去不计。

2. 五百粒法　①将净种子混合均匀，从中随机取试样 3 个重复，每个重复 500 粒。②将 3 个重复分别称重（g），结果精确到 10^{-3} g。③计算 3 个重复的标准差、平均重量及变异系数。重复间差数与平均值之比＜4.0%，测定值有效。

3. 千粒法　①将净种子混合均匀，从中随机取试样 2 个重复，每个重复 1 000 粒。②将 2 个重复分别称重（g），结果精确至 10^{-3} g。③计算 2 个重复的标准差、平均重量及变异系数。两份的差数与平均值之比不应超过 5%，若超过应再分析第 3 份重复，直至达到要求，取差距小的两份计算测定结果。

用百粒法、五百粒法、千粒法测定 08WXA、08LD、09YMS 三份种子样本千粒重的结果表明（表 5-16），两两之间没有显著性差异，但用百粒法测定千粒重过程相对简单，故确定适宜的重量测定方法为百粒法。

表 5-16　不同方法测定关黄柏种子千粒重比较 /g（ $P＜0.05$ ）

样品	百粒法	五百粒法	千粒法
08WXA	11.898a	11.964a	11.937a
08LD	18.595b	18.642b	18.659 5b
09YMS	12.881 25c	12.856c	12.825 5c

注：同一列中含有不同小写字母者为差异显著（ $\alpha=0.05$ ）。

（四）发芽试验

发芽试验是测定种子批的最大发芽潜力，据此可比较不同种子批的质量，也可估测田间播种价值。

1. 发芽床　取 LD 和 RGL3 的净种子样本。种子室温条件下用自来水浸泡 24h，再经 1.0% 次氯酸钠浸泡 30min 后，用流水冲洗 10min，在 8℃低温沙藏 30d 后转入 4℃低温沙藏 30d。

根据关黄柏种子特点，选取以下发芽床：

（1）纸上：在 12cm 培养皿里放入双层滤纸包裹的玻璃板，滤纸充分湿润，种子放在滤纸上发芽。

（2）沙上：选择能通过直径为 0.8mm 的筛孔，而截留在孔眼直径为 0.05mm 的筛子上的沙子，灭菌后湿润，置于 12cm 的培养皿中，厚度约 1cm，表面平整。

（3）海绵：将 1cm 厚的充分吸水的海绵置于 12cm 的培养皿中。

将处理后的种子分别置于发芽床后，于光照培养箱中变温培养，每天 12℃，无光照 16h；24℃，光照 3 000lx 8h。每床 50 粒，4 次重复。

关黄柏种子在不同发芽床上发芽率无显著性差异，而纸上发芽床准备及操作都较方便，故认为适宜关黄柏种子的发芽床为纸上发芽床（表 5-17，图 5-6）。

表 5-17 不同发芽床关黄柏种子发芽率比较 /%

样品	发芽率		
	纸上	海绵	沙上
LD	90.50a	94.50a	95.00a
RGL3	80.50a	89.00a	86.00a

注：同一列中含有不同小写字母者为差异显著（$\alpha = 0.05$）。

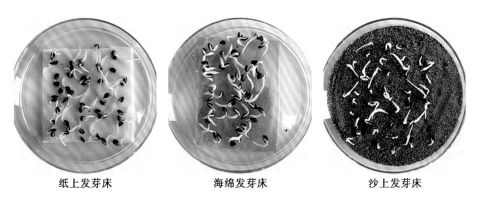

纸上发芽床　　　　　海绵发芽床　　　　　沙上发芽床

图 5-6 不同发芽床上关黄柏种子发芽情况

2. 发芽温度 取 LD 和 SY1 的净种子。种子室温条件下用自来水浸泡 24h，再经 1.0% 次氯酸钠浸泡 30min 后，用流水冲洗 10min，在 8℃低温沙藏 30d 后转入 4℃低温沙藏 30d。

将处理后的种子置于纸上发芽床后，分别于 20℃、20℃/23℃、12℃/24℃、25℃/32℃ 条件下培养，每天 8h 3 000lx 的光照，16h 无光照，变温处理时高温 8h、低温 16h。每床 50 粒，4 次重复。

关黄柏种子在不同温度条件下发芽率差异较大（表 5-18），LD 在 12/24℃ 条件下的发芽率显著高于其他温度；SY1 在 12/24℃ 与 20/23℃ 条件下的发芽率显著高于其他温度，且 12/24℃ 条件下的发芽率高于 20/23℃，故认为适宜关黄柏种子的发芽温度为 12/24℃。

表 5-18 不同温度下关黄柏种子发芽率比较 /%

样品	20℃	20/23℃	12/24℃	25/32℃
LD	8.50a	8.00a	87.00b	22.00c
SY1	33.50a	91.50c	94.00c	77.50b

注：同一列中含有不同小写字母者为差异显著（$\alpha = 0.05$）。

3. 发芽初次和末次计数时间 取 YMS、08WXA 和 THW 的净种子。种子室温条件下用自来水浸泡 24h，再经 1.0% 次氯酸钠浸泡 30min 后，用流水冲洗 10min，在 8℃ 低温沙藏 30d 后转入 4℃低温沙藏 30d。

将处理后的种子置于纸上发芽床后，于光照培养箱中变温培养，每天 12℃，无光照 16h；24℃，光照 3 000lx 8h。每床 50 粒，4 次重复。

关黄柏种子发芽持续时间较长，在培养第 5 天开始逐渐有种子发芽，可作为初次计数时间，第 10～15 天为发芽的高峰期，第 30 天后无新发芽的种子出现，可作为末次计数时间（图 5-7）。

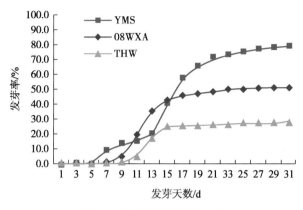

图 5-7　关黄柏种子发芽动态

4. 正常与非正常幼苗的鉴定

（1）正常幼苗：具有能在土质良好，水分、温度、光照适宜的条件下继续生长成为合格苗木潜力的幼苗。符合下列类型之一的可以划为正常幼苗（图 5-8）。

1）完整幼苗：应有的基本结构全都完整、匀称、健康、生长良好。

2）带轻微缺陷的幼苗：应有的基本结构出现某些轻微缺陷的幼苗，但其他方面正常，生长均衡，与同次测定中完整幼苗的其他方面不相上下。

3）受到次生性感染的幼苗：显然本该属于上述（1）类或（2）类但受真菌或细菌感染的幼苗，条件是该粒种子不是感染源。

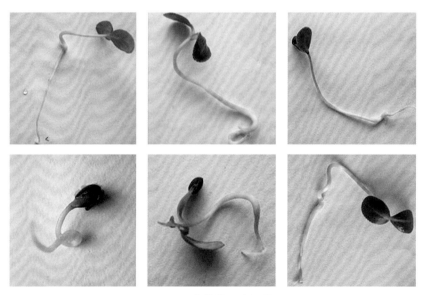

图 5-8　关黄柏正常幼苗

（2）不正常幼苗：不正常幼苗有 3 种类型，凡幼苗带有下列 1 种或 1 种以上的缺陷则列为不正常幼苗（图 5-9）。

1）受损伤的幼苗：由机械处理、加热、干燥、昆虫损害等外部因素引起，使幼苗构造残缺不全或受到严重损伤，以致不能均衡生长者。

2）畸形或不匀称的幼苗：由于内部因素引起生理紊乱，幼苗生长细弱，或存在生理障碍，或主要构造畸形，或不匀称者。

3）腐烂幼苗：由初生感染（病原来自种子本身）引起，使幼苗主要构造发病和腐烂，并妨碍其正常生长者。

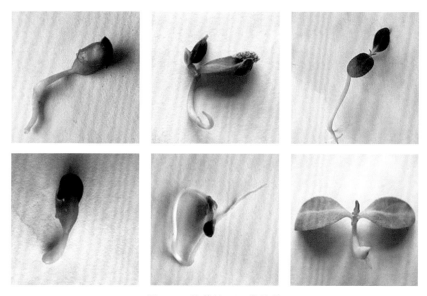

图 5-9　关黄柏不正常幼苗

（五）生活力测定

为短时间内了解种子发芽率，可以通过测定种子的生活力来快速估测种子形成幼苗的能力。考察了 TTC 法、红墨水染色法、BTB 法、纸上荧光法测定关黄柏种子生活力的效果。

1. TTC 法

（1）预湿：取 08WXA、SY3 净种子，于自来水中浸种 24h，使其充分吸涨。

（2）暴露种子组织：取充分吸涨的种子，分别进行以下处理：平行种子种脊线 2/5 纵切；去除种皮后 2/5 纵切；除去种皮和胚乳，暴露整个种子的子叶和胚。然后加入 0.4% TTC 溶液，35℃恒温避光染色。根据染色情况和操作难易程度确定最适方法。

（3）TTC 溶液浓度和染色时间　溶液浓度：设 0.2%、0.3%、0.4%、0.5% 4 个浓度处理，将处理后的种子置于培养皿中，每份 100 粒，3 次重复，35℃恒温避光染色。染色时间：每间隔 1h 取出 1 个处理，自来水冲净后观察并记录其染色情况。根据染色情况确定合适的溶液浓度和染色时间。

取 08WXA、SY3 净种子考察暴露种子组织的方法，结果表明种子完全吸涨后，除去种皮和胚乳,暴露整个种子的子叶和胚的染色情况较好,颜色均匀,对染色部分的反映最为清晰,故暴露种子组织的方法选为除去种皮和胚乳,暴露整个种子的子叶和胚。

TTC溶液染色的温度选择常用的35℃,取08WXA、SY3净种子考察染色液浓度和时间,通过多因素方差分析对染色液浓度和染色时间进行单独效应分析,结果表明不同染色液浓度和时间下关黄柏种子染色情况差异较大,考虑到TTC溶液的毒性和操作性,尽量使用低浓度TTC溶液和较短的染色时间,故推荐用0.4% TTC溶液染色5h(表5-19,表5-20)。

故采用TTC法测定种子生活力时,种子室温下浸泡24h后,除去种皮和胚乳,暴露整个种子的子叶和胚,35℃条件下用0.4% TTC溶液染色5h。

表5-19 TTC溶液浓度对关黄柏种子染色率的影响/%

样品	0.2% TTC溶液	0.3% TTC溶液	0.4% TTC溶液	0.5% TTC溶液
08WXA	41.17a	51.78b	55.71b	59.14b
SY3	43.10a	59.29b	64.05bc	72.38cd

注:同一列中含有不同小写字母者为差异显著($\alpha = 0.05$)。

表5-20 染色时间对关黄柏种子染色率的影响/%

样品	染色1h	染色2h	染色3h	染色4h	染色5h	染色6h	染色7h
08WXA	0.20a	8.09a	35.92b	54.40c	63.64cd	66.30d	67.97d
SY3	0.00a	23.33b	50.83c	76.25d	85.83d	90.00d	91.67d

注:同一列中含有不同小写字母者为差异显著($\alpha = 0.05$)。

染色鉴定标准如下:

(1)有生活力种子:符合下列任意一条的列为有生活力种子一类(图5-10):

1)胚和子叶全部均匀染色。

2)子叶远胚根一端≤1/3不染色,其余部分完全染色。

3)子叶侧边总面积≤1/3不染色,其余部分完全染色。

(2)无生活力种子:符合下列任意一条的列为无生活力种子一类(图5-11):

1)胚和子叶完全不染色。

2)子叶近胚根处不染色。

3)胚根不染色。

4)胚和子叶染色不均匀,其上有斑点状不染色。

5)子叶不染色总面积>1/2。

6)胚所染颜色异常,且组织软腐。

2. 红墨水染色法

(1)预湿:取08WXA、SY3净种子,于自来水中浸种24h,使其充分吸涨。

(2)暴露种子组织:取已充分吸涨的种子,除去种皮和胚乳,暴露整个种子的子叶和胚。

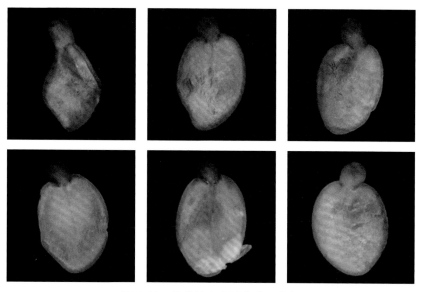

图 5-10　关黄柏有生活力种子染色

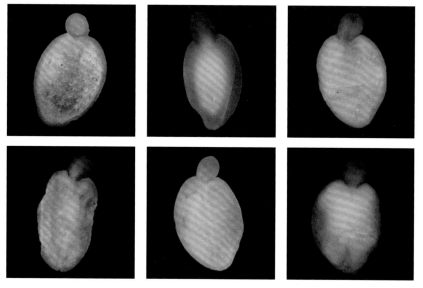

图 5-11　关黄柏无生活力种子染色

（3）染色：在 35℃下，将处理后的种子浸没于 5% 红墨水中，染色 10min，每份 100 粒，3 次重复。

染色结束后，倒去红墨水，用自来水冲净种子，观察染色情况。种胚着色者为丧失活力的种子，种胚不着色或浅色者为有生活力的种子，分别计数。

红墨水法测得 08WXA 的活力为 80%，SY3 的活力为 93%，与 TTC 染色法测得生活力相近，但对染色部位的反映不如 TTC 染色法清晰。

3. BTB 法

（1）预湿：取 08WXA、SY3 净种子，于自来水中浸种 24h，使其充分吸涨。

（2）配制 0.1% BTB 溶液：称取 0.1g BTB，溶于 100ml 自来水中，超声助溶。用氢氧化钠调节溶液直至变为蓝色或蓝绿色，置于棕色瓶中保存。

（3）制备 BTB 琼脂凝胶：取 400ml 0.1% BTB 溶液，加入 4g 琼脂粉，小火加热溶解，趁热倒入 12 个皿中，冷却备用。

（4）显色：吸涨的种子整齐地埋于准备好的琼脂凝胶培养皿中，种子平放，间隔距离至少 1cm。每处理 4 次重复，每重复 50 粒。然后将培养皿置于 30℃下避光培养 2h。另用小麦种子及煮沸的关黄柏死种子作对照。

黑色背景下观察，如种胚附近呈现较深黄色晕圈的是活种子，否则是死种子。统计种胚附近出现黄色晕圈的活种子数，计算种子生活力。

BTB 法测关黄柏种子生活力时，连续观察 24h 未见任何变化。而对照小麦种子附近均出现黄色晕圈。推测因关黄柏种子具休眠特性，未经低温沙藏的种子的呼吸代谢过慢，不足以使凝胶变色。因此可认为 BTB 法不适合用于关黄柏种子生活力的测定。

4. 纸上荧光法

（1）预湿：取 08WXA、SY3 净种子，于自来水中浸种 24h，使其充分吸涨。

（2）摆种：把已吸涨的种子，以 3～5mm 间隔整齐地排列在培养皿中已浸湿的滤纸上，每张滤纸上摆放 50 粒种子，4 次重复。滤纸上水分不能过多，以免荧光物质流散彼此影响。放置 1.5～2h，取出种子，将滤纸阴干。另取煮沸的关黄柏死种子作对照。

将阴干的滤纸置于紫外荧光灯下进行观察。在放过种子的位置上如见到荧光圈，则为死种子。统计活种子数，计算种子生活力。

纸上荧光法测关黄柏种子生活力时，所有种子均出现荧光，所得结果与关黄柏死种子对照无异，故纸上荧光法不适用于关黄柏种子生活力的测定。

（六）种子健康度检查

通过种子样品的健康测定，可推知种子批的健康状况，从而比较不同种子批的使用价值。

1. 种子外部带菌检测　取 LBP2、SY3、HG 的净种子。从每份样本中随机选取 100 粒种子，放入 50ml 锥形瓶中，加入 10ml 无菌水充分振荡，吸取悬浮液 1ml，以 2 000r/min 的转速离心 10min，弃上清液，再加入 1ml 无菌水充分振荡悬浮，摇匀后吸取其中 100μl 至另一离心管中，并加入 900μl 无菌水，按此方法得到稀释了 1 倍、10 倍、100 倍的孢子悬浮液，从每个浓度中吸取 100μl 加到直径为 9cm 的 PDA 平板上，涂匀，每个处理 4 次重复。相同操作条件下设无菌水空白对照。25℃黑暗条件下培养 5d 后观察，记录种子表面携带的真菌种类和分离频率，计算孢子负荷量。

稀释了 10 倍的孢子悬浮液培养后生长得到的真菌便于观察和计算（图 5-12），故关黄柏种子外部带菌检测时应将孢子悬浮液稀释 10 倍后接种。关黄柏种子外部带菌检测结果表明，不同样品的种子带菌情况差异较大，HG 的孢子负荷量较大，优势菌群为曲霉属；LBP2 和 SY3 的孢子负荷量较小，优势菌群分别为曲霉属和毛霉属（表 5-21，图 5-13）。

2. 种子内部带菌检测　将充分吸涨的种子用 5.0% 次氯酸钠溶液浸泡 3min，无菌水冲洗 3 遍后夹破种子种皮，取 10 粒种子均匀摆放在直径 9cm 的 PDA 平板上，4 次重复，25℃黑暗条件下培养 5～7d 后观察，记录真菌种类、分离频率和带菌率。

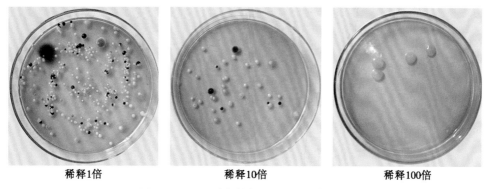

稀释1倍　　　　　　**稀释10倍**　　　　　　**稀释100倍**

图 5-12　不同稀释倍数孢子悬浮液带菌图

表 5-21　关黄柏种子外部携带真菌种类和分离比例

样品	平均孢子负荷量/个·粒⁻¹	真菌种类和分离比例 /%						
		曲霉属	毛霉属	根霉属	链格孢属	镰刀菌属	青霉属	其他
LBP2	3.75	66.67	—	—	6.67	13.33	13.33	—
SY3	0.25	—	100.00	—	—	—	—	0.00
HG	21.25	95.29	1.18	1.18	—	—	—	2.35

注:"—"表示未分离到该真菌。

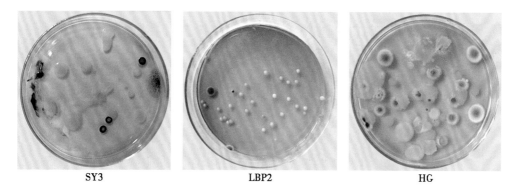

SY3　　　　　　　　　**LBP2**　　　　　　　　　**HG**

图 5-13　关黄柏种子外部带菌检测

　　关黄柏种子的内部带菌检测结果表明,HG 的带菌率也较高,为 22.5%,优势菌群仍为曲霉属;SY3 的带菌率为 10.0%,而 LBP2 未检测到任何真菌(表 5-22,图 5-14)。

表 5-22　关黄柏种子内部携带真菌种类和分离比例

样品	带菌率 /%	真菌种类和分离比例 /%				
		曲霉属	毛霉属	链格孢属	镰刀菌属	其他
LBP2	0.00	—	—	—	—	—
SY3	10.00	—	25.00	25.00	50.00	—
HG	22.50	88.89				11.11

注:"—"表示未分离到该真菌。

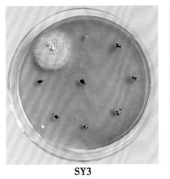　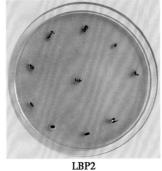　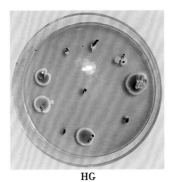

SY3　　　　　　　　LBP2　　　　　　　　HG

图 5-14　关黄柏种子内部带菌检测

牡丹皮

牡丹皮为毛茛科植物牡丹 *Paeonia suffruticosa* Andr 干燥根皮。具有清热凉血、活血化瘀、退虚热等功效。产于安徽、四川、河南、山东等地。

牡丹喜温暖湿润气候，较耐寒、耐旱、怕涝、怕高温，忌强光。喜土层深厚、排水良好、肥沃疏松的砂质壤土或粉砂壤土。盐碱地、黏土地不宜栽培。忌连作，隔 3～5 年再种。种子繁殖，随采随播，种子具有上胚轴休眠特性。以秋播为好，播期为 8 月上旬至 9 月上旬，种子播前以 50℃温水浸 24～30h，促使发芽。春播种子需进行湿沙贮藏后播种。

（一）真实性鉴定

采用种子外观形态法，随机数取 100 粒种子，4 次重复，逐粒观察药用牡丹种子形态特征并记录。

药用牡丹种子外部形态特征：椭圆形或不规则半球形，长 0.94～1.12cm，宽 0.75～0.95cm。种皮较硬，表面呈较亮的黑色，种皮光滑，种子一侧有白色长圆形种脐（图 5-15）。

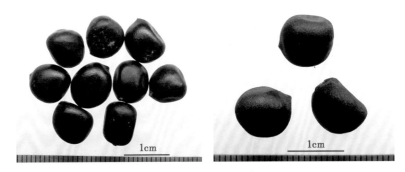

图 5-15　牡丹种子形态图

（二）水分测定

将药用牡丹种子横切后，分别采用高恒温烘干法和低恒温烘干法测定每份种子样品含水量。

1. 高恒温烘干法　分别在（133±2）℃高温条件下，设置 1h、2h、3h、4h、5h、6h、7h、8h、9h、10h 对种子水分损失量进行测定。

2. 低恒温烘干法　分别在（105±2）℃低恒温条件下，设置 4h、8h、10h、12h、14h、

16h、18h 计算种子水分损失量。以上试验每份处理重复 4 次,每次称重(5.0±0.05)g。

2 种烘干方法测得的药用牡丹中含水量存在显著性差异(图 5-16)。高恒温烘干法测得的药用牡丹种子含水量显著高于低恒温烘干法,原因可能是药用牡丹种子含油脂成分,高恒温使其内含物质发生化学反应。采用低恒温烘干法,药用牡丹种子失水较慢,3 个产地的种子均在最初的 8h 内迅速失去水分,随后失水缓慢;烘干 10h 时,测得种子的含水量趋于稳定。HZ 药用牡丹种子在两种烘干方法下测得的含水量均明显高于另外两个产地的种子,原因是 HZ 药用牡丹种子采收时间较其他两个产地晚,但是不同方法含水量测定结果并没有因种子含水量的不同产生差异,因此确定药用牡丹种子含水量测定方法为低恒温烘干法,烘干时间为 10h。

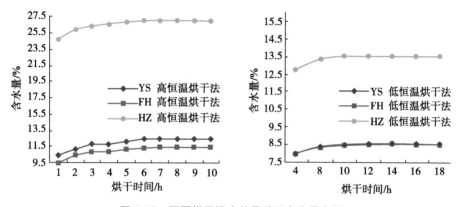

图 5-16　不同烘干温度牡丹种子含水量变化

(三)重量测定

分别采取百粒法、五百粒法和千粒法测定药用牡丹种子质量。分别称重记录,计算标准差及变异系数。

1. 百粒法　随机从净种子中数取 100 粒,重复 8 次,分别记录百粒重,计算标准差及变异系数。

2. 五百粒法　随机从净种子中数取 500 粒,重复 3 次,分别记录五百粒重,计算标准差及变异系数。

3. 千粒法　随机从净种子中数取 1 000 粒,重复 3 次,分别记录千粒重,计算标准差及变异系数。

采用百粒法、五百粒法、千粒法对 3 个产地药用牡丹种子质量测定结果见表 5-23。3 种方法各样品各测定值之间变异系数均小于 4.0%,测定值有效。但三者的试验过程相比,百粒法所需药用牡丹种子量较少,所以确定百粒法为药用牡丹种子质量测定的方法。

(四)发芽试验

清水浸泡种子 24h、48h、72h、96h 后,将种子和河沙按 1∶3(V/V)混匀,于 20℃ 12h 和 25℃ 12h(全程黑暗)培养箱下层积。待胚根长度 >4cm 时,用 300mg/LGA3 溶液浸泡 24h,以"沙中"作为发芽床,于 15℃(12h 光照、暗处理 12h)培养箱中萌发。

表 5-23　不同方法测定牡丹种子千粒重比较

测定方法	样品	千粒重 /g	标准差 /g	变异系数 /%
百粒法	YS	240.0	0.64	0.03
	FH	224.9	0.27	0.01
	HZ	250.9	0.60	0.03
五百粒法	YS	242.7	1.34	0.01
	FH	223.6	0.90	0.01
	HZ	249.0	0.88	0.01
千粒法	YS	241.7	0.89	0.00
	FH	221.8	1.20	0.01
	HZ	250.5	2.30	0.01

1. 浸种时间对种子发芽率的影响　综合 3 个产地药用牡丹种子的发芽情况，浸种 24h 药用牡丹种子发芽率最高，浸种 96h 发芽率显著下降，3 个产地药用牡丹种子发芽初始日为 20～25d。药用牡丹种子浸种时间与含水量有一定的关系，在实际生产中还需结合种子本身状态选择合适的浸种时间（表 5-24）。

表 5-24　不同浸种时间对牡丹种子发芽率的影响

处理	发芽率 /%		
	样品 YS	样品 FH	样品 HZ
浸种 24h	53.86±1.02a	72.06±0.89a	25.76±2.01a
浸种 48h	47.9±1.43b	44.85±1.24b	14.40±1.98c
浸种 72h	48.36±1.22b	45.68±1.52b	24.35±2.43b
浸种 96h	46.83±0.91c	42.55±1.34c	13.80±2.12c

注：同一列中含有不同小写字母者为差异显著（$\alpha=0.05$）。

2. 发芽床对种子发芽率的影响　3 个产地药用牡丹种子在不同的发芽床上发芽结果见表 5-25。综合 3 个产地的发芽率来看，沙中发芽床的发芽率显著高于沙上加 1 层滤纸和褶纸间 2 种发芽床，且霉烂率显著低于后两者。因此选择沙中作为药用牡丹种子发芽床。

3. 温度对种子发芽率的影响　药用牡丹种子发芽对温度要求较严格。综合 3 个产地药用牡丹种子发芽情况，10℃、15℃为药用牡丹种子的适宜发芽温度，发芽率显著高于 20℃和 25℃处理，并且 20℃和 25℃条件下种子霉烂率较高。鉴于 10℃条件下药用牡丹种子初始发芽天数较长，发芽势显著低于 15℃，因此选择 15℃为药用牡丹种子的最适发芽温度（表 5-26）。

4. 光照对种子发芽率的影响　YS、FH、HZ 3 个产地药用牡丹种子在光照条件下发芽率分别为：54.44%、55.56%、68.89%、在黑暗条件下发芽率分别为 25.00%、26.67%、48.33%，光照条件下的发芽率显著高于黑暗条件下的发芽率。因此，光照最适宜药用牡丹种子萌发。

表 5-25　发芽床对牡丹种子发芽率的影响($n=3$)

样品	处理	发芽率 /%
YS	沙中	54.44±3.79a
	沙上 + 纸	26.67±0.13b
	褶纸间	20.00±1.41b
FH	沙中	55.56±1.53a
	沙上 + 纸	36.67±0.11b
	褶纸间	48.33±2.12ab
HZ	沙中	68.89±1.53a
	沙上 + 纸	30.00±0.19c
	褶纸间	50.00±1.41b

注:同一列中含有不同小写字母者为差异显著($\alpha=0.05$)。

表 5-26　温度牡丹种子发芽的影响($n=3$)

样品	处理 /℃	发芽率 /%	30d 发芽势 /%	霉烂率 /%	初始发芽天数 /d
YS	10	93.33a	15.56b	0.00c	27
	15	88.89a	30.00a	0.00c	15
	20	54.44b	30.00a	33.33b	12
	25	8.33c	4.44c	83.33a	12
FH	10	88.33a	17.78bc	0.00b	27
	15	87.78a	40.00a	0.00b	18
	20	55.56b	30.00ab	1.11b	15
	25	10.00c	4.44c	68.33a	18
HZ	10	91.67a	27.78bc	0.00c	27
	15	96.67a	52.22a	1.11c	12
	20	68.89b	43.33ab	16.67b	15
	25	10.00c	4.44c	78.33a	18

注:同一列中含有不同小写字母者为差异显著($\alpha=0.05$)。

5. 发芽计数时间的确定　3 个产地药用牡丹种子发芽的观测结果见图 5-17。药用牡丹种子发芽周期较长,一般在试验后 12~18d 开始萌发,55~60d 萌发基本结束。因此,整个发芽计数时间在 12~60d,第 12 天可作为初次计数时间,第 60 天可作为末次计数时间。

牡丹发芽最适试验条件为:浸种 24h,沙中发芽床,发芽温度为 15℃(适宜光照条件),初次计数时间第 12 天,末次计数时间第 60 天。

(五)生活力测定

采用 3 因素 4 水平的正交试验设计 $L_{16}(4^3)$ 。染色温度为 35℃,TTC 染色液浓度为 0.1%、0.3%、0.5%、0.7%,室温浸种时间为 6h、12h、24h、48h,染色时间为 6h、12h、18h、24h。每个处理 5 次重复,每个重复 50 粒种子。种子经清水浸泡后,横切去顶端 2/3,带

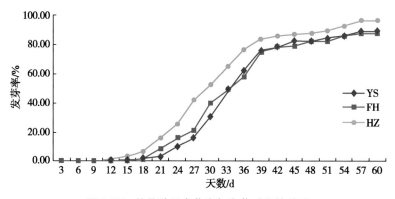

图 5-17　牡丹种子发芽率与发芽时间的关系

胚的部分剥掉种壳进行染色。参照种子的发芽试验结果，拟定出有生活力种子中允许出现的不染色、软弱或坏死组织的最大面积，建立药用牡丹种子 TTC 染色的鉴定标准。

牡丹种子生活力测定结果表明，药用牡丹种子种皮较硬，种子吸水较慢，染色比较慢。综合 3 个产地种子的染色情况，处理 12 的染色情况较好，着色率均在 95% 以上（表 5-27）。因此选择 0.5% TTC，室温下浸种 12h，35℃染色 24h 作为药用牡丹种子生活力检测的最佳染色条件。

表 5-27　TTC 法测定牡丹种子生活力结果（$n=5$）

样品号	TTC 溶液浓度 /%	染色时间 /h	浸种时间 /h	着色率 /%		
				样品 YS	样品 FH	样品 HZ
1	0.1	6	6	85.33cde	50.00e	58.33def
2	0.1	12	12	87.00bcde	73.33cd	69.00cd
3	0.1	18	24	58.00h	46.67e	31.00h
4	0.1	24	48	73.33fg	86.67abc	51.67fg
5	0.3	6	12	82.67def	72.00cd	66.00cde
6	0.3	12	6	95.67abc	51.00e	55.67efg
7	0.3	18	48	55.67h	66.67d	44.33g
8	0.3	24	24	100.00a	80.00bcd	93.33a
9	0.5	6	24	33.33i	46.67e	20.00h
10	0.5	12	48	93.33abcd	97.67a	73.00bc
11	0.5	18	6	95.67abc	82.33abcd	86.67a
12	0.5	24	12	97.67ab	95.67ab	95.33a
13	0.7	6	48	53.33h	11.00f	0.00i
14	0.7	12	24	71.00g	84.67abc	84.67ab
15	0.7	18	12	80.00efg	93.33ab	89.00a
16	0.7	24	6	100.00a	75.67cd	73.33bc

注：同一列中含有不同小写字母者为差异显著（$\alpha=0.05$）。

根据观察，有活力的药用牡丹种子被染成有光亮的红色，且染色均匀。符合下列任意 1 条的列为有生活力种子：①胚和胚乳完全着色；②胚乳着色，胚根端 <1/3 不染

色，其余全部染色；③胚乳着色，子叶端＜1/3 不染色，其余全部染色。无生活力的种子染色情况：①胚完全不着色；②胚乳完全不着色；③胚根不染色。

金莲花

金莲花为毛茛科金莲花属植物金莲花 *Trollius chinensis* Bunge 的干燥花蕾，分布于山西、河南北部、河北、内蒙古东部、辽宁和吉林的西部。清热解毒，用于上呼吸道感染，扁桃体炎，咽炎，急性中耳炎，急性鼓膜炎等。

金莲花耐寒，喜冷凉湿润环境，多生长在海拔 1 800m 以上的高山草甸或疏林地带。种子繁殖是金莲花人工栽培最常用的繁殖方法。可选择秋播或春播，秋播于种子采收后及时播种，春播则须将种子低温沙藏处理后播种育苗。

（一）真实性鉴定

种子的形状和颜色在遗传上相当稳定，种子真实性鉴定多采用微观形态观察鉴定。随机从送验的样品中数取 400 粒种子，每重复不超过 100 粒种子。根据种子的形态特征进行逐粒观察。

金莲花果实特征：蓇葖果，心皮 20～30，喙长约 1mm。金莲花种子特征：近倒卵形，长约 1.5mm，黑色，光滑，具 4～5 棱角。种子千粒重 1.0～1.2g（图 5-18）。

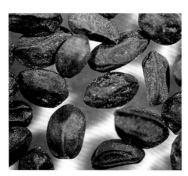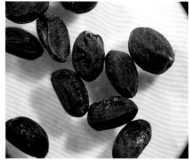

图 5-18　金莲花种子形态图

（二）水分测定

试验设 4 个处理：①粉碎机粉碎 3min，105℃；②不经过粉碎机粉碎，105℃；③粉碎机粉碎 3min，130℃；④不经过粉碎机粉碎，130℃。每处理 3 个重复，每个重复 2g。将处理后的种子放入预先烘干并称过重的铝盒中一起称重，记录，分别放置在 105℃和 130℃烘箱内烘干。每隔一段时间取出称重，直到重量趋于稳定，计算种子水分百分率。在 130℃磨碎条件下，测得种子含水量最高，在 5h 后趋于稳定，因此金莲花的含水量测定方法为：130℃磨碎条件下烘干 5h（表 5-28）。

（三）重量测定

本试验分别采用百粒法、五百粒法和千粒法测定金莲花种子重量，最终筛选出适合金莲花的重量测定法。

表 5-28　不同处理时间金莲花种子含水量变化 /%

处理方式	0	15min	30min	45min	60min	90min	120min	180min	240min	300min
105℃，磨碎	11.21	1.40	0.52	0.61	0.68	0.40	0.49	0.11	0.00	0.00
105℃，未磨碎	10.14	1.72	0.88	0.46	1.01	0.17	0.20	0.03	0.04	0.00
130℃，磨碎	13.40	6.95	6.76	2.56	2.80	2.52	2.36	1.07	0.43	0.00
130℃，未磨碎	11.40	1.87	0.13	0.51	0.41	0.37	0.49	0.19	0.01	0.00

1. 百粒法　①将净种子混合均匀，从中随机取样 8 个重复，每个重复 100 粒；②将 8 个重复分别称重，结果精确至 10^{-3}g；③计算 8 个重复的标准差、平均值和变异系数。

2. 五百粒法　①将净种子混合均匀，从中随机取样 4 个重复，每个重复 500 粒；②将 4 个重复分别称重，结果精确至 10^{-3}g；③计算 4 个重复的标准差、平均值和变异系数。

3. 千粒法　①将净种子混合均匀，从中随机取样 2 个重复，每个重复 1 000 粒；②将 2 个重复分别称重，结果精确至 10^{-3}g；③计算 2 个重复的标准差、平均值和变异系数。

不同测定方法的测定结果显示千粒法变异系数最小，相对稳定（表 5-29 至表 5-31）。因此，种子千粒重测定采用千粒法，2 个重复。

表 5-29　百粒法测定金莲花种子千粒重（8 个重复）

样本	千粒重 /g	标准差	变异系数 /%
TL	1.053 75	0.004 17	0.039 6
RL	1.141	0.009 82	0.086

表 5-30　五百粒法测定金莲花种子千粒重（4 个重复）

样本	千粒重 /g	标准差	变异系数 /%
TL	1.054	0.017 71	0.039 6
RL	1.129	0.061 43	0.108 9

表 5-31　千粒法测定金莲花种子千粒重（2 个重复）

样本	千粒重 /g	标准差	变异系数 /%
TL	1.069	0.016 97	0.015 9
RL	1.009	0.061 52	0.060 9

（四）发芽试验

研究金莲花种子发芽的前处理方法和程序，考察不同的发芽床；研究不同温度条件下的发芽率，根据发芽率情况确定初次和末次发芽计数时间、确定正常与非正常幼苗形态。在上述工作的基础上确定适宜发芽床、适宜的温度范围、发芽初次和末次计数时间等指标。

1. 发芽床　在金莲花种子萌发测定中，选用 9cm 培养皿内垫上 2 层湿润滤纸作为发芽床，每天补充水分，保持滤纸湿润，方法简便易行且发芽率明显高于其他处理。最终确定金莲花种子萌发测定发芽床为纸上，打破种子休眠方法为：预先 4℃冷浸在 500μg/ml 的 GA3 溶液中 48h（表 5-32，图 5-19，图 5-20）。

表 5-32 不同发芽床金莲花种子萌发率 /%

种子样本	沙床	纸床	纱布床	海绵床
2009 年广字村	58.33	82.67	72.33	76.60
2010 年御道口	65.67	92.67	75.33	83.33

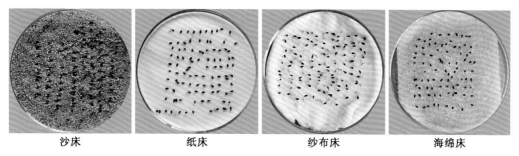

图 5-19 不同发芽床金莲花种子的萌发情况

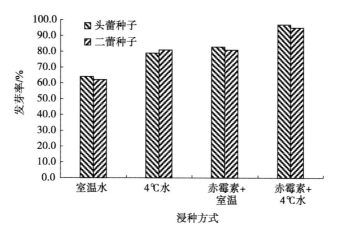

图 5-20 浸种处理对金莲花种子萌发效果

2. 发芽温度 综合不同温度条件下金莲花种子萌发率、萌发势以及萌发所需天数，最终确定 20℃为金莲花种子萌发率测定的最佳温度，温度过低萌发缓慢，温度过高种子易霉烂（图 5-21）。

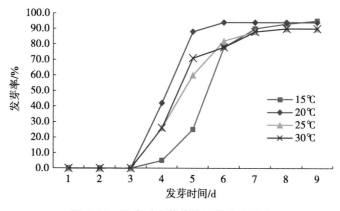

图 5-21 温度对金莲花种子萌发的影响

3. 首末次计数时间 经过赤霉素处理的金莲花种子一般在第 3～4 天开始萌发，到第 10～12 天全部萌发完毕，故可初步确定金莲花种子萌发检验时间为 15d。最终确定了金莲花种子萌发测定条件（表 5-33）。

表 5-33 金莲花种子发芽首次与末次计数时间

发芽床	温度 /℃	初次计数天数 /d	末次计数天数 /d	备注
纸上	20	3	12	预先冷浸在 500μg/ml 的 GA3 溶液中 48h

（五）生活力测定

1. 种子预湿处理

（1）置于双层湿润滤纸上，上面再盖一层湿润滤纸，于常温下预湿。

（2）直接浸泡于自来水中，于常温下预湿。

每隔 1h 观察并解剖吸涨种子吸涨程度，随时捡出吸涨完全的种子，以确定预湿方法与时间。

2. 染色前的准备 取预湿后的种子，分别进行如下处理：

（1）完整剥去种皮。

（2）沿种脊线将种子对半纵切，其中一半用 TTC 染色，另一半在沸水中煮 5min 杀死种胚，再做染色处理，作为对照观察。

（3）不剥种皮直接染色。于 0.1%、0.2%、0.5%、1.0% TTC 溶液中黑暗染色，根据操作难易程度和染色情况确定最适染色方法。

3. 染色时间 对于不剥种皮的染色液浓度，参考《农作物种子检验规程》设 1% 浓度，将经过预湿的种子置于玻璃试管中，每管 100 粒，设 6 个重复，35℃恒温避光染色。

每隔 1h 取出一个处理，自来水冲洗干净，观察并记录其染色情况，选出最佳染色时间。

$$活种子（\%）=种胚被染成红色的种子数×100/供试种子数$$

4. 鉴定标准 将种子发芽试验结果与 TTC 染色结果对比，建立 TTC 染色的鉴定标准。

（1）发芽试验：将预湿后的种子 400 粒，100 粒 / 皿，4 次重复，置于 25℃的光照培养箱中培养，观察记录发芽情况，并完全剥开种皮观察子叶情况。

（2）染色：随机数取预湿后的种子 400 粒，100 粒 / 管，4 次重复。浸于 5% 浓度 TTC 溶液中，于 35℃恒温避光染色，5h 取出观察染色情况。

（3）拟定标准：观察发芽实验幼苗胚根、子叶、胚芽完整情况，与 TTC 染色情况对比，拟定标准。

通过上述研究，最终确定了金莲花种子的检测方法为：种子浸泡约 2h，金莲花种子的胚属直立型，直接纵切，暴露胚（有时不能完全做到对半切，则保留较大部分；胚未暴露，观察时须挤出胚）；0.5% TTC 在 35℃染色 5h 作为 TTC 法测定金莲花种子生活力的初步方案（图 5-22）。

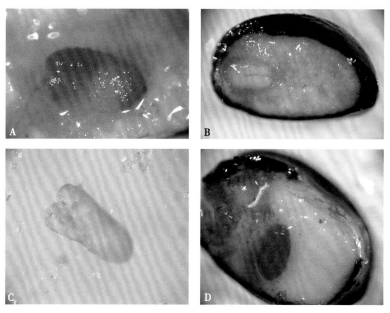

图 5-22 金莲花种子 5% TTC 溶液染色

A. 5% TTC 溶液染色 3h; B. 5% TTC 溶液染色 4h; C. 5% TTC 溶液染色 5h（死种子的胚）; D. 5% TTC 溶液染色 5h（活种子的胚）。

（六）种子健康度检查

1. 种子外部带菌 从每份样本中随机选取 0.5g 种子，放入 50ml 锥形瓶中，加入 10ml 无菌水充分振荡，吸取悬浮液 1ml，2 000r/min 离心 10min，弃上清液，再加入 1ml 无菌水充分振荡悬浮后，吸取 100μl 加到直径为 9cm 的 PDA 平板上，涂匀，每个处理 4 次重复。相同操作条件下设无菌水空白对照。25℃黑暗条件下培养，观察记录。

2. 种子内部带菌 将充分吸涨的种子用 5% 次氯酸钠溶液浸泡 3min，无菌水冲洗 3 遍，将其均匀摆放在直径 9cm 的 PDA 平板上，每皿摆放 20 粒种子，4 次重复，25℃黑暗条件下培养，观察记录。

将分离的真菌、细菌分别纯化、镜检和转管保存。根据其培养性状和形态特征对分离菌进行鉴定，主要带菌为曲霉属、链格孢属（图 5-23）。

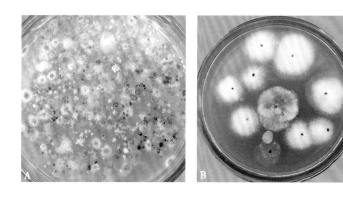

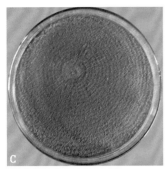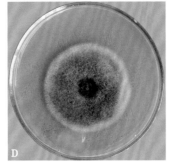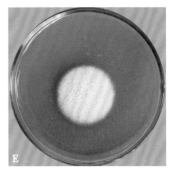

图 5-23　金莲花种子带菌情况

A. 种子表面带菌情况；B. 种子内部带菌情况；C. 曲霉属；D. 链格孢属；E. 镰刀菌。

厚朴

厚朴来源于木兰科植物厚朴 *Magnolia officinalis* Rehd. et Wils. 和凹叶厚朴 *Magnolia officinalis* Rehd. et Wils. var. *biloba* Rehd. et Wils. 的干燥干皮、根皮及枝皮，二者种子从外观上看没有区别。厚朴为中国特有的珍贵树种。产于陕西南部、甘肃东南部、河南东南部（商城、新县）、湖北西部、湖南西南部、四川（中部、东部）、贵州东北部，主产于四川、湖北等地。具有行气消积，燥湿除满，降逆平喘等功效。用于食积气滞，腹胀便秘，湿阻中焦，脘痞吐泻，痰壅气逆，胸满喘咳。

厚朴为喜光的中生性树种，生于海拔 300～1 500m 的山地林间，幼龄期需荫蔽，喜凉爽、湿润、多云雾、相对湿度大的气候环境。在土层深厚、肥沃、疏松、腐殖质丰富、排水良好的微酸性或中性土壤上生长较好。常混生于落叶阔叶林内，或生于常绿阔叶林缘。厚朴以种子繁殖最为常见，9—11 月果实成熟时采收种子，趁鲜播种，或用湿沙贮放至翌年春季播种。播前浸种 48h 后，用沙搓去种子表面的蜡质层。

（一）真实性鉴定

种子形态鉴定：随机从送验样品中数取 200 粒种子，鉴定时设 4 个重复，每个重复 50 粒种子；根据种子的形态特征，如种子大小、形状、颜色、光泽、表面构造及气味等，与标准种子样品或鉴定图片和有关资料对照。

厚朴种子外种皮呈紫红色，为蜡质；内种皮棕色至黑色坚硬，为木质，有较宽、较深的纵沟，种子为三角状倒卵形，大部分饱满有光泽。放置 1 年后的陈年种子外种皮颜色比当年种子暗沉（图 5-24）。

（二）水分测定

依据《农作物种子检验规程》中规定，种子水分测定方法有烘箱法，包括高恒温烘干法和低恒温烘干法。分别采用两种烘干法对种子样本含水量进行测定：高恒温烘干法（133±2）℃烘 4h；低恒温烘干法（103±2）℃烘（17±1）h。

测定结果表明，两种烘干法测定的两个样本含水量之间没有显著性差异（表 5-34）。鉴于低恒温烘干法需要时间长，推荐使用高恒温烘干法。

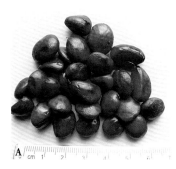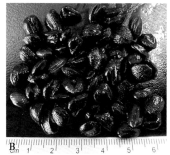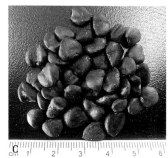

图 5-24　厚朴种子形态图

A. 具外种皮种子；B. 去除外种皮种子；C. 陈年种子。

表 5-34　两种烘干法测定厚朴种子含水量比较（$P < 0.05$）

方法	含水量 /%
高恒温烘干法, 4h	8.91
低恒温烘干法, 17h	9.02

（三）重量测定

分别采用百粒法、五百粒法和千粒法测定厚朴种子重量。

百粒法：每次数取种子 100 粒，8 次重复；五百粒法：每次数取种子 500 粒，4 次重复；千粒法：每次数取种子 1 000 粒，2 次重复。

3 种方法测厚朴种子重量，重复间变异系数均 <4.0%，结果可靠。推荐采用变异系数最小的千粒法：试样取 2 个重复，每个重复 1 000 粒，两重复间差数与平均值之比 <5%，测定值有效（表 5-35）。

表 5-35　不同方法测定厚朴种子千粒重比较

测定方法	均值 /g	标准差	变异系数 /%	千粒重 /g
百粒法	14.62	0.295 4	0.543 5	146.2
五百粒法	54.3	0.130 8	0.361 7	108.6
千粒法	155.1	0.064	0.253 0	155.1

（四）发芽试验

厚朴种子具有深度休眠特性。低温层积是打破种子休眠的较好办法。所以在萌发前对厚朴种子进行较长时间（2 个月）的低温沙藏处理，打破休眠，促进发芽。通过不同温度条件下的发芽试验，确定种子的适宜发芽温度。

1. 种子预处理　将种子用自来水浸泡 2 天，洗去外种皮，洗净种子，捞出晾干，放入温度为 3～5℃ 的生化培养箱中，低温沙藏 2 个月去除休眠。

2. 发芽床　厚朴种子较大，种皮较厚，纸床下很难发芽。砂质土壤保湿性、透气性、透光性较好，有利于种子生长；加上厚朴种子较大，所以选用沙床播种。将湿润沙子置于发芽盒，5cm 厚，表面整平，做成沙床。

3. 发芽温度　将种子放入沙床，置于人工气候箱中分别在15℃、20℃、25℃、30℃条件下发芽，记录发芽率。

比较种子在不同发芽温度下发芽率，在25℃条件下发芽率最高，为70%以上，且发芽率在第18天后不再变化（图5-25），因此，确定厚朴种子的最适发芽温度为25℃（图5-26）。

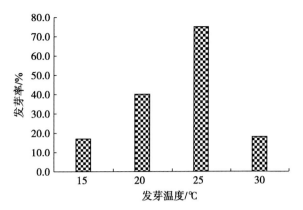

图 5-25　不同温度下厚朴种子发芽率

4. 幼苗的评定标准

（1）正常幼苗（图5-27）

1）完整幼苗：幼苗具有2片近长圆形绿色子叶，胚轴完整且直立，主根粗壮，侧根密集，幼苗整体健康而匀称。

2）有轻微缺陷的幼苗：幼苗部分子叶受损，其他部分正常，幼苗整体呈现健康匀称的状态。

3）次生感染的幼苗：具有完整幼苗特征或有轻微缺陷，被细菌或真菌感染，但可以鉴别病原菌不是来自种子本身。

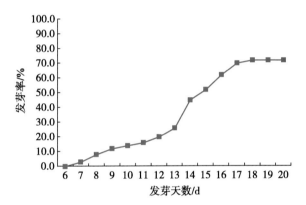

图 5-26　25℃温度下厚朴种子发芽率变化

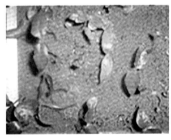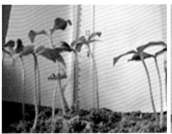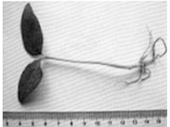

图 5-27　厚朴正常幼苗

（2）不正常幼苗（图5-28）

1）损伤的幼苗：幼苗部分部位受损伤，不能直立；幼苗无主根，仅有细长的须根。

2）畸形幼苗：幼苗根系短小细弱，子叶不能突破种皮；仅剩1片子叶且茎尖受损。

3）死苗：仅主根突破种皮，之后死亡。

（五）生活力测定

1. 染色前处理　厚朴种子由种皮、胚乳和胚构成，其中外种皮红色革质，有角质层，内种皮木质化且极其坚硬，是种子萌发的主要物理障碍。染色前需人工剥去种皮。

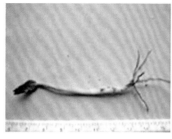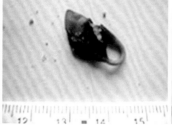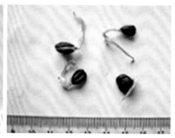

图 5-28　厚朴不正常幼苗

2. TTC 溶液浓度和染色时间　每个试样各取 2 个重复,自来水中浸泡 12h,在不损伤种子的基础上完整剥去种皮,分别加入 0.7%、0.5%、0.3%、0.1% TTC 溶液,30℃恒温避光染色。

结果显示,0.7% TTC 溶液,30℃条件下染色 4h 即可达到染色最好效果(图 5-29)。

3. 染色形态鉴定　厚朴种子中胚乳异常丰富,子叶相对小而薄,且胚乳中由于大量油细胞的存在,对染色效果有一定的影响,但不妨碍对生活力测定。图 5-30 中显示部分种子的染色效果,可观察到陈年种子完全无法染色。种子生活力鉴定标准见表 5-36。

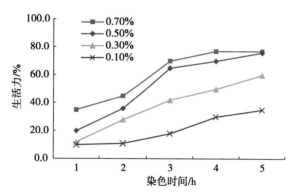

图 5-29　不同浓度 TTC 溶液厚朴种子染色效果(生活力)变化

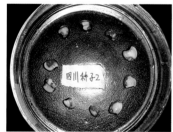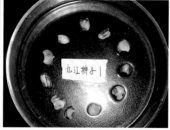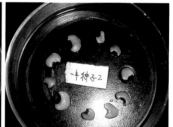

图 5-30　厚朴种子染色形态

表 5-36　厚朴种子生活力鉴定标准

TTC 染色形态	有无生活力
子叶远胚根一端≤1/3 不染色,其余部分完全染色	有
子叶侧边总面积≤1/3 不染色,其余部分完全染色	有
胚和子叶完全不染色	无
胚根不染色	无
子叶不染色总面积 >1/2	无

参考文献

[1] 国际种子检验协会(ISTA). 1996 国际种子检验规程 [M]. 农业部全国农作物种子质量监督检测中心,浙江农业大学种子科学中心,译. 北京:中国农业出版社,1996.

[2] 胡晋. 国际种子检验协会 2000 年以来主要出版物介绍 [J]. 种子世界,2005(2):64-65.

[3] 张进生,戴刚. 中国种子质量标准化研究 [J]. 农业质量标准,2003(4):14-17.

[4] 李建刚,严见方,曹栋栋,等. 种子标准化现状、存在问题及对策 [J]. 种子,2006,25(2):72-75.

[5] 支巨振.《农作物种子检验规程》实施指南 [M]. 北京:中国标准出版社,2000.

[6] 颜启传,黄亚军,宁波市种子质量检验中心. 种子四唑测定手册 [M]. 上海:上海科学技术出版社,1992.

[7] 颜启传. 种子检验原理和技术 [M]. 杭州:浙江大学出版社,2001.

[8] 汪国平,胡开林,JEDRYCZKA M. 波兰、英国油菜种子样本的健康测试及黑胫病病原菌感染分析 [J]. 华南农业大学学报(自然科学版),2003,24(4):28-31.

[9] 龚月娟,李健强. 五种牧草及三种草坪草种子寄藏真菌检测初探 [J]. 草业学报,2004,13(5):116-120.

[10] 吴利敏,赵梁军,李健强,等. 三种草花种子寄藏真菌检测与鉴定 [J]. 种子,2004,23(7):3-9.

[11] 王建华. 22 份菜豆种质健康研究 [J]. 中国农业大学学报,2003,8(5):55-60.

[12] 方仲达. 植病研究方法 [M]. 3 版. 北京:中国农业出版社,1998.

[13] 魏景超. 真菌鉴定手册 [M]. 上海:上海科学技术出版社,1979.

[14] 李先恩. 药用植物种子生物学特性多样性的概述 [J]. 中国中药杂志,1994,19(9):515-531.

[15] DESWAL D P,CHAND U. Standardization of the tetrazolium test for viability estimation in ricebean (*Vigna umballata* (Thumb.) Ohwi & Ohashi) seeds [J]. Seed Science and Tecnology,1997,25:409-417.

[16] MUMM R H,WALTERS D S. Quality Control in the Development of Transgenic Crop Seed Products Crop Science[J]. Crop Science,2001,41:1381-1389.

[17] AGARWAL V K,SINCLAIR J B. Principles of Seed Pathology [M]. 2nd ed. Boca Ratón:CRC Press/Lewis Publishers,1997.